2025 国家执业药师职业资格考试

教材精讲

药学综合知识与技能

主　编　刘隆臻　和　静　陈淑婷

副主编　高明星　尹娜娜　杨彦伟　郭锦材
　　　　吴　玲　谭慧龙

编　委　雷苏云　刘亚群　刘琳绮　邹　煜
　　　　苏琼丽　王　利　陈　博　秦嘉珩

中国健康传媒集团
中国医药科技出版社

内容提要

　　本书由从事执业药师职业资格考试考前培训的专家根据新版国家执业药师职业资格考试大纲及考试指南的内容要求精心编写而成。书中内容精炼、重点突出，便于考生在有限的时间内抓住考试重点及难点，进行高效复习，掌握考试的主要内容。随书附赠配套数字化资源，包括历年真题、考生手册、思维导图、高频考点、飞升上岸修炼计划等，使考生复习更加高效、便捷；赠2套线上模拟试卷，方便考生系统复习后自查备考。本书是参加2025年国家执业药师职业资格考试考生的辅导用书。

图书在版编目（CIP）数据

药学综合知识与技能 / 刘隆臻，和静，陈淑婷主编.

北京：中国医药科技出版社，2025.4（2025.4重印）. -- （2025国家执业药师职业资格考试教材精讲）. -- ISBN 978-7-5214-5024-8

Ⅰ. R9

中国国家版本馆CIP数据核字第2025L8J588号

美术编辑　陈君杞
责任编辑　高一鹭
版式设计　友全图文

出版　**中国健康传媒集团** | 中国医药科技出版社
地址　北京市海淀区文慧园北路甲22号
邮编　100082
电话　发行：010-62227427　邮购：010-62236938
网址　www.cmstp.com
规格　787×1092mm $^1/_{16}$
印张　20 $^1/_2$
字数　473千字
版次　2025年4月第1版
印次　2025年4月第2次印刷
印刷　河北环京美印刷有限公司
经销　全国各地新华书店
书号　ISBN 978-7-5214-5024-8
定价　**69.00元**

获取新书信息、投稿、为图书纠错，请扫码联系我们。

执业药师职业资格作为药学技术人员的一种职业资格，需要通过职业资格考试才能获得。执业药师职业资格考试实行全国统一大纲、统一命题、统一组织的考试制度，一般每年10月举办一次。

为帮助考生在有限的时间里抓住重点、高效复习，我们组织工作在教学一线、有着丰富考前培训经验的专家教授依据新版考试大纲编写了本套《国家执业药师职业资格考试教材精讲》丛书。

本丛书特点如下：

1.全面覆盖新版大纲的要点内容，用一颗至五颗星标注考点分级，重要考点用双色突出标示。

2.用精准而简洁的文字高度凝练考试指南内容，通过对比记忆、联想记忆和分类记忆为考生理出清晰的记忆思路，在有限的片段时间里掌握考试重点。

3.为使考前复习更加高效、便捷，随书附赠配套数字化资源，包括历年真题、考生手册、思维导图、高频考点、飞升上岸修炼计划等，并赠2套线上模拟试卷，便于考生熟悉题型，模拟考场，自查备考。获取步骤详见图书封底。

国家执业药师职业资格考试从执业药师岗位职责和实践内容出发，以培养具备在药品质量管理和药学服务方面的综合性职业能力、自主学习和终身学习的态度和意识、较好地服务于公众健康素质的人才为目标。希望考生通过对本丛书的学习领会考试重点难点，顺利通过考试。

为不断提升本套考试用书的品质，欢迎广大读者在使用过程中多提宝贵意见和建议，我们将在今后的工作中不断修订完善。

在此，祝愿各位考生复习顺利，考试成功！

中国医药科技出版社

2025年4月

目录

第三部分　慢性病的药物治疗管理

第一部分
药学实践与用药安全总论

第一章　药学服务与药品管理

第一节　药学服务与执业药师

考点 1 药学服务的内涵与对象 ★★★

项目	内容
内涵	药学人员利用专业知识和工具，向公众提供直接的、负责任的与药物使用相关服务，提高药物治疗安全性、有效性和经济性，改善生命质量。服务涉及全社会用药患者，涵盖治疗性、预防性、保健性用药，包括选药、用药、疗效跟踪等多方面需求
重点人群	用药周期长的慢性病患者，或需长期或终生用药者 患有多种疾病，需同时应用多种药品者 特殊人群，如儿童、老年人、妊娠期及哺乳期妇女、肝肾功能不全者、特殊体质者、过敏性体质者、听障、视障人士等 用药效果不佳，需要重新选择药品或调整用药方案者 用药后易出现明显/严重的药物不良反应者 应用高警示药物、特殊剂型、特殊给药途径者 应用治疗窗窄、需进行浓度监测的药品的患者

【记忆口诀】　药学服务为公众，安全有效又经济。重点人群记心中，慢长多病特殊情。效果不佳反应重，高警监测不能松。

考点 2 药学服务的模式与内容 ★★★

项目分类	具体项目	详细内容
药学服务模式	模式转变要点	2017年7月，原国家卫生计生委要求药学服务从"以药品为中心""以保障药品供应为中心"，转变为"以患者为中心"及"在保障药品供应基础上，以加强药学专业技术服务、参与临床用药为中心"，使药学工作更贴近临床。2020年2月，国务院同意六部委相关意见，进一步加强药学服务，推进药品领域改革，促进合理用药
	医院药师工作范畴	参与制定危重急症与疑难杂症治疗方案、慢性病长期照护、住院患者用药历史追踪、判断处方用药适宜性等多项工作
	社会药房药师职责	深入了解居民生活方式和就医用药情况，提供药学服务和健康管理，走进社区整理药箱、建立药历和健康档案
	药师整体理念要求	各执业领域药师建立以消费者为中心的服务理念，在各环节考虑用药便利性，参与药学服务
药学服务主要内容	处方审核	药学专业技术人员对医师开具的处方进行合法性、规范性和适宜性审核，并决定是否调配发药
	静脉药物配置	医疗机构药学部门经药师审核干预，在洁净环境下对静脉用药品进行加药混合调配为成品输液

续表

项目分类	具体项目	详细内容
药学服务主要内容	用药咨询	药师回答各类人员提出的用药相关问题，提供药物信息，宣传合理用药知识
	用药教育	向患者普及合理用药知识，增强患者用药知识，预防不良反应，提高依从性，降低用药错误率
	药学查房	临床药师在病区内对患者开展以安全、有效用药为目的的查房，分独立查房和联合查房
	药物重整	比较患者目前正在应用的所有药物与医嘱药物是否一致，在医疗交接阶段进行，预防药物不良事件；流程包括收集用药清单、核对及重整、分享完整用药清单
	药物治疗管理	重整医嘱药物或药疗方案，评估药物治疗有效性、安全性和经济性，核查患者用药依从性
	用药监护	观察患者病情变化，参与制定和执行药学监护计划，包括有效性监护、不良反应识别上报等
	个体化药物治疗	依据药动学/药效学原理，利用相关技术，制定和调整适合患者的个体化给药方案
	药学门诊	医疗机构药师在门诊为患者提供用药评估、用药方案调整建议、用药教育、随访指导等服务
	药学会诊	医疗机构药师应临床科室或医务部门邀请，优化患者药物治疗方案并进行药学监护
	居家药学服务	药师为居家药物治疗患者上门提供健康知识普及、用药评估、用药教育等个体化药学服务
	药物警戒	风险来源与定义：用药风险主要包括药物不良事件（含天然风险与人为风险）、用药错误及药品质量缺陷。药物不良反应特指合格药品在正常用法用量下出现的与用药目的无关的有害反应；用药错误是临床使用全过程中可防范的不当用药行为；药品质量缺陷则指药品不符合国家质量标准。三者性质不同，需严格区分 药师职责与风险防控：药师需主动收集药品不良反应、用药错误及质量缺陷信息，发现可疑不良事件时应详细记录、分析处理，并规范填写《药物不良反应/事件报告表》，通过国家监测网络及时上报（确保信息真实、完整、准确）。同时，应持续关注官方发布的安全性报告、警示信息及质量通告，提前采取防控措施降低风险 严重事件处置原则：对严重不良事件，药师须优先采取有效处置（如停药、对症支持），安抚患者并解答疑问，必要时联合临床医生协同处理，以减轻患者伤害
	循证药学	应用循证医学方法收集、归类、分析相关证据信息，形成系统性评价结果，辅助医疗决策
	药物评价	药物的临床评价分为上市前与上市后两阶段。依据《药物临床试验质量管理规范》（GCP），新药需完成四期临床试验：上市前要经过三期（Ⅰ期、Ⅱ期和Ⅲ期，分别是安全性初评、疗效验证、扩大试验），上市后Ⅳ期（广泛监测）。核心评价内容为有效性和安全性。上市后再评价覆盖更广泛人群、复杂用药条件及长期用药监测，涵盖新药与市售老药，广义上贯穿药物全生命周期

续表

项目分类	具体项目	详细内容
药学服务主要内容	药物评价	药物经济学评价通过成本分析对比不同治疗方案的优劣，优化临床药学服务设计，实现有限医疗资源最大化利用 药物临床综合评价整合卫生技术评估、循证医学等多学科方法，利用临床试验数据、真实世界证据及文献资料，围绕安全性、有效性、经济性、创新性、适宜性、可及性等进行定性与定量数据整合分析
	药学科普	以健康科普方式传播药学知识，培养和提高公众合理用药相关健康素养

【记忆口诀】　药学服务模式新，围绕患者来进行，各项服务细又全，安全合理记心间。处方静配审规范，咨询教育讲周全，查房重整除隐患，药疗监护效果显。个体门诊与会诊，居家服务暖人心，警戒循证评药物，科普知识广传承。

考点 3 药学服务对执业药师的要求 ★★

项目	内容
职业道德	遵守法规和行业规范，对药品质量负责，保证用药安全有效，尊重保护患者隐私，严谨认真，有责任心和职业荣誉感
专业知识	药学专业知识：掌握药理学、药剂学等知识 医学专业知识：学习解剖生理学、内科学等知识，便于理解临床思维和开展用药教育
专业技能	基本技能：包括药品管理、审核处方等能力 沟通能力：与患者及家属等建立良好关系，考虑患者差异选择沟通方式 其他能力：识别风险、防范风险，具备一定管理能力

【记忆口诀】　执业药师要求高，道德法规要记牢。专业知识不可少，药学医学都需要。技能多样能沟通，风险管控有高招。

第二节　药品管理

考点 1 药品经营质量管理原则 ★★

原则	内容
经营合规原则	药品经营贯彻执行法律法规，采取有效的质量控制措施，管控和追溯采购、贮存、销售、运输等环节
药品质量安全原则	药品本身具有包括有效性、安全性、稳定性、均一性等方面的质量特性，药品经营企业质量管理最重要的工作，就是要排除药品流通过程中可能影响药品质量的因素，以保证药品的质量
全员参与原则	药品经营企业质量管理需全体员工参与，对员工进行相关教育，激发积极性和责任感
风险防控原则	全面识别、评价企业质量管理风险，采取管控措施，系统化管理，实现风险管控前置
持续改进原则	通过质量内外部审核发现问题，分析原因，完善管理体系，优化业务流程，遵循PDCA循环原则

【记忆口诀】 经营合规依法规，质量安全要负责。全员参与共努力，风险防控早布局。持续改进 PDCA，药品管理规范化。

考点 2 药品经营质量管理体系★★

项目	内容
质量管理体系及重要性	药品质量管理工作通过推行 GLP、GCP、GMP、GSP、GPP、GUP、GVP 等认证工作实现，保障药品科研、生产、经营、使用等各环节质量。其中 GLP 和 GCP 保障新药研究质量，GMP 保障药品生产质量，GSP 保障药品经营质量。2019 年 12 月 1 日后，国家药监局对 GCP 实施备案管理，取消药品 GMP、GSP 认证受理，不过仍按要求开展现场检查，依相应标准进行全过程监管，确保规范实施并接轨世界其他国家相关认证工作。各环节在相应标准中均被要求建立质量管理体系 质量管理体系按全面质量管理基本要求，实施 PDCA 循环运行。PDCA 是全面质量管理的循环工作程序，分别为计划（plan）、实施执行（do）、检查（check）、处理（action）。该循环依计划、实施、检查、处理的顺序进行，是从初级向高级转动的过程。经不断循环，实现对质量体系的有效管理，取得良好效果
药品经营质量管理体系	质量方针与目标：质量方针是经营宗旨和根本原则，由主要负责人制定并监督实施，通过可量化质量目标贯彻到经营管理全过程。质量目标管理需明确责任制，按组织结构分解落实 关键要素：包括组织机构、人员、质量管理体系文件、设施设备、计算机管理系统 质量管理活动：涵盖质量策划、质量控制、质量保证、质量改进、质量风险管理

【记忆口诀】 质量管理体系全，认证环节紧相连。PDCA 循环转，方针目标记心间。关键要素五方面，管理活动细把关。

考点 3 药品经营环节质量管控★★

项目	内容
药品的稳定性	药品的稳定性研究包括稳定性实验及持续稳定性考察。药物不稳定类型分为物理、化学、生物不稳定性 物理不稳定性：主要由时间、温度、湿度等条件引发性状变化，如片剂表面黑点、变软、开裂、糖衣脱色、乳剂分层，颗粒剂结块，胶囊变脆、碎裂等 化学不稳定性：指药物因水解、氧化等化学反应而不稳定。在考察中，水分增加、光照、氧气、原辅料与药物与包装容器的相容性等，可导致药物降解、杂质增多、含量降低。此外，生产过程中上述因素也可能致晶型变化。相关检测指标包括有关物质、异构体、溶液澄清度与颜色、聚合物、含量、晶型等 生物不稳定性：主要因微生物污染等因素导致，会使药品变质、腐败。药品申报需有相关检测指标，如片剂至少要在稳定性考察的初始和结束时间点进行微生物限度考察
影响药品质量的因素	人为因素：涉及组织机构及人员设置、药品质量监督管理情况、从业人员等 环境因素：包括日光、空气、湿度、温度、时间、振荡（如人促红细胞生成素）、储运设备等 药品因素：药物水解（如酯类、酰胺类）、氧化［酚类（如肾上腺素、左旋多巴、吗啡、水杨酸钠等）、烯醇类（如维生素C）、芳胺类（如磺胺嘧啶钠）、吡唑酮类（如氨基比林）、噻嗪类（如盐酸氯丙嗪、盐酸异丙嗪）］，辅料和包材的影响
药品采购管理与质量验收	药品采购管理：采购前审核供应商合法性，签订质量保证协议并加强管理 药品质量验收：检查来源合法性、包装及外观质量、标签及说明书、有效期等
药品的贮存与运输	不同药品有不同贮存和运输要求，如易受光线、湿度、温度影响的药品需采取相应措施

续表

项目	内容
药品质量问题的发现及处理	药品质量缺陷问题的来源：按问题反馈渠道可分为企业自行发现、下游客户发现、监管部门发现、使用者发现、其他相关方发现等；按药品流动状态可分为出厂前发现、运输过程发现、贮存过程发现、使用中发现、检验时发现 药品质量缺陷问题的分类：①药品注册证书被依法撤销、注销的。②药品监督管理部门抽检不合格的。③购进渠道不符合国家规定的。④不能证明供应商或者购进药品的合法性的。⑤药品标签或者说明书不符合国家药品监督管理局有关规定的。⑥药品包装不符合要求。如包装出现破损、污染、封口不牢、衬垫不实、瓶口松动、漏液、封条损坏、标签脱落等问题；包装上无生产日期、无批号、无有效期或其数字打印错位；包装或标签印刷错误；气雾剂或喷雾剂等特殊剂型装置不能正常使用等情况的。⑦药品外观检查发现质量异常。如片剂破碎、受潮膨胀、粘连、发霉、变色；软胶囊熔化、结晶析出等；中药饮片生虫；颗粒剂粘连；注射液冻冰；注射剂中有异物；装量不足、空胶囊未装药；铝塑箔空泡眼未装填药物等情况。⑧其他存在质量缺陷问题的情形 药品质量缺陷问题的处置：当在经营过程中发现或怀疑药品可能存在质量问题时，应对涉及药品进行控制，及时追踪药品流通的整个过程以查找药品可能出现问题的环节及原因，必要时可通过对供应商的审核、质量查询、质量检验等来确定药品质量

【记忆口诀】 药品稳定要考察，影响因素多方面。采购验收严把关，贮存运输按规范。质量问题及时处，保障用药才安全。

考点4 药品的贮存与运输★★★

药品类别	具体内容
易受光线影响而变质的药品	药品：注射用硝普钠（经光线照射后，可产生有毒的氢氰酸及普鲁士蓝）、维生素A、B_2、B_6等 保管方法：遮光药品用不透光容器包装，避光药品可挂黑布帘等，设遮光区域或装置
易受湿度影响而变质的药品	药品：颗粒剂、片剂、散剂、饮片等；保管方法：控制湿度在35%～75%，用除湿机等，依天气开关门窗；含结晶水药物防风化，如阿托品
易受温度影响而变质的药品	阴凉处（不超20℃）：适用于对温度敏感药品。如锭剂密闭阴凉保存；栓剂因温度影响硬度，宜放阴凉处；头孢地尼等抗生素遮光、密封阴凉保存 凉暗处（避光且不超20℃）：适用于对光和温度均敏感药品。如乳酶生、愈美颗粒应置凉暗处保存；阿法骨化醇软胶囊、头孢他啶密封凉暗处保存 冷处（2℃～10℃）：适用于遇热不稳定药品。如门冬酰胺酶遮光、密封冷处保存；双歧杆菌乳杆菌三联活菌片等活菌制剂、静注人免疫球蛋白等血液制品，2℃～8℃保存；前列地尔脂微球载体注射液0℃～5℃贮存；阿基仑赛注射液在液氮气相（低于−150℃）储运
中药	中药材和中药饮片：防止霉变：控水分、温湿度，避日光空气；防治虫蛀与鼠害：进库前清理，喷杀虫剂，设防鼠设备，控温湿度，打压缩包，及时包装
	中成药：冲剂及颗粒剂：防受潮；散剂：防潮；煎膏剂：密闭存阴凉、干燥处
易燃、易爆、强腐蚀性等危险性药品	另设仓库单独贮存，设安全设施，制订制度和应急预案
不宜振摇的药品	单抗类药物如阿替利珠单抗注射液、贝伐珠单抗注射液在摇晃或者掉落时，液体内部受到机械冲击力和相关流体力学变化的影响，导致液体空化；人促红素是一种活性糖蛋白，不宜振摇以防止失去活性；对挥发性大的药品如浓氨溶液、乙醚等，在温度高时容器内压力大，不应剧烈振动，开启前应充分降温，以免药液（尤其是氨溶液）冲出造成伤害事故等

续表

药品类别	具体内容
特殊管理药品（麻醉、精神药品等）	加强防控，保证合法流通

【记忆口诀】　光线湿度温度变，中药西药各特点。危险振摇特殊药，贮藏运输有要点。避光防潮控温好，安全合法记心间。

考点5　中国药学会医院药学专业委员会高警示药品推荐目录（2019版）★★★★★

编号	名称
22类高警示药品	
1	100ml或更大体积的灭菌注射用水（供注射、吸入或冲洗用）
2	茶碱类药物，静脉途径
3	肠外营养制剂
4	非肠道和口服化疗药
5	高渗葡萄糖注射液（浓度20%或以上）
6	抗心律失常药，静脉注射（如胺碘酮、利多卡因）
7	抗血栓药（包括溶栓药、抗凝药、血小板糖蛋白Ⅱb/Ⅲa受体拮抗剂和降纤药）
8	口服降糖药
9	氯化钠注射液（高渗，浓度＞0.9%）
10	麻醉药，普通、吸入或静脉用（如丙泊酚）
11	强心药，静脉注射（如米力农）
12	神经-肌肉接头阻断剂（如琥珀酰胆碱，罗库溴铵，维库溴铵）
13	肾上腺素受体激动剂，静脉注射（如肾上腺素）
14	肾上腺素受体拮抗剂，静脉注射（如普萘洛尔）
15	小儿用口服的中度镇静药（如水合氯醛）
16	胰岛素，皮下或静脉注射
17	硬膜外或鞘内注射药
18	对育龄人群有生殖毒性的药品（如阿维A胶囊、异维A酸片等）
19	造影剂，静脉注射
20	镇痛药/阿片类药物，静脉注射、经皮途径及口服（包括液体浓缩物，速释和缓释制剂）
21	脂质体的药物（如两性霉素B脂质体）和传统的同类药物（例如两性霉素B去氧胆酸盐）
22	中度镇静药，静脉注射（如咪达唑仑）
13种高警示药品	
1	阿片酊
2	阿托品注射液（规格≥5mg/支）
3	高锰酸钾外用制剂
4	加压素，静脉注射或骨髓腔内注射
5	甲氨蝶呤（口服，非肿瘤用途）

续表

编号	名称
6	硫酸镁注射液
7	浓氯化钾注射液
8	凝血酶冻干粉
9	肾上腺素，皮下注射
10	缩宫素，静脉注射
11	注射用硝普钠
12	异丙嗪，静脉注射
13	注射用三氧化二砷

【记忆口诀】 大水茶碱肠外营，化疗高糖抗心律。抗栓降糖高渗盐，麻强心药肌阻断。激拮镇静胰岛素，硬膜生殖造影剂。阿片高锰甲氨蝶，钾酶肾素缩硝普，异丙嗪注三氧化。

考点6 医疗机构高警示药品分级管理推荐目录★★★★★

警示级别	药物类别	代表药物
A级	高浓度电解质	10%氯化钠注射液、10%或15%氯化钾注射液、25%硫酸镁注射液
	高渗葡萄糖注射液（浓度≥20%）	50%葡萄糖注射液
	胰岛素，皮下或静脉用	甘精胰岛素注射液、重组人胰岛素注射液等
	麻醉药，普通、吸入或静脉用	丙泊酚、七氟烷、依托咪酯等
	抗心律失常药，静脉用	胺碘酮、利多卡因等
	≥100ml灭菌注射用水（注射、吸入或冲洗用）	灭菌注射用水
	肾上腺素受体激动剂，静脉用	肾上腺素、去甲肾上腺素等
	肾上腺素受体拮抗剂，静脉用	普萘洛尔、美托洛尔、艾司洛尔等
	强心药，静脉用	去乙酰毛花苷、米力农等
	抗栓药，非肠道用	低分子量肝素、替罗非班、阿加曲班、比伐芦定、阿替普酶等
	抗肿瘤药物，静脉用	顺铂、紫杉醇、表柔比星等
	硬膜外或鞘内注射药	利多卡因（硬膜外注射）、地塞米松（鞘内注射）等
	阿片类镇痛药，静脉用	吗啡、舒芬太尼等
	造影剂，静脉用	碘海醇、碘克沙醇等
	其他	注射用硝普钠、注射用三氧化二砷、阿托品注射液（规格≥5mg/支）、肾上腺素（皮下注射）

续表

警示级别	药物类别	代表药物
B级	抗凝药，口服	华法林、利伐沙班、达比加群酯等
	肠外营养制剂	小儿复方氨基酸（19AA-Ⅰ）、复方氨基酸（18AA-Ⅱ）等
	抗肿瘤药物（其中的传统化疗药物及内分泌药物），口服	卡培他滨、巯嘌呤、依托泊苷、阿那曲唑、他莫昔芬、氟他胺等
	神经-肌肉接头阻断剂，静脉用	维库溴铵、罗库溴铵等
	茶碱类药物，静脉用	多索茶碱、氨茶碱等
	脂质体的药物和传统的同类药物	两性霉素B、两性霉素B脂质体
	中度镇静药，静脉用	咪达唑仑等
	加压素，静脉注射或骨髓腔内注射	加压素、特利加压素、去氨加压素等
	中度镇静药，小儿口服	水合氯醛
	抗心律失常药，口服	胺碘酮、美西律、普罗帕酮等
	阿片类镇痛药，经皮及口服	吗啡、羟考酮、芬太尼透皮贴等
	降糖药（其中的胰岛素促泌剂、胰岛素增敏剂、双胍类、GLP-1受体激动剂）	格列美脲、瑞格列奈、吡格列酮、二甲双胍、利拉鲁肽、度拉糖肽等
	其他	万古霉素、凝血酶散、缩宫素（静脉用）、异丙嗪（静脉用）
C级	抗肿瘤药物（其中的靶向治疗药物），口服	吉非替尼、奥拉帕利、索拉非尼等
	降糖药（其中的α-葡萄糖苷酶抑制剂、DPP-4抑制剂、SGLT-2抑制剂）	阿卡波糖、西格列汀、达格列净等
	对育龄人群有生殖毒性药品，口服	阿维A、异维A酸、利巴韦林、沙利度胺等
	免疫抑制剂，口服	环孢素、他克莫司等
	其他	甲氨蝶呤（非肿瘤用途）、阿片酊、高锰酸钾外用制剂、地高辛、硝酸甘油、阿仑膦酸钠等

【记忆口诀】 高浓电解高渗糖，胰岛麻醉抗心律，灭菌肾上强拮抗，抗凝肿瘤硬鞘剂。阿片造影硝普砷，口服抗凝肠外营，肿瘤神肌茶脂质，镇静加压小儿宁。抗心阿片降糖药，万古凝血缩异丙，靶向肿瘤降糖酶，生殖免疫甲氨碘。

考点7 高警示药品的管理 ★★★★★

项目	详情
定义	指药理作用显著且迅速，一旦使用不当可对人体造成严重伤害，甚至导致死亡的药品
目录制定与分级管理	2015年6月发布《中国高警示药品推荐目录2015版》，2019年初更新。按安全级别分A、B、C级"金字塔式"管理，其中A级风险最高，是指一旦发生用药错误可导致患者死亡，应重点监护和管理；B级风险中等，是指一旦发生用药错误，会给患者造成严重伤害，但较A级低；C级风险最低，是指一旦发生用药错误会对患者造成伤害，但较B级低。医疗机构结合数据建目录并定期修订，宜每1~2年一次

续表

项目	详情
警示与存放标识	统一警示标识，A级警示到最小包装。A、B、C级分别用红、橙、蓝底色标识。在信息系统中，应对高警示药品进行特殊标记，示例：在高警示药品名称前加★进行标识；或者以不同颜色、斜体字体进行醒目提示
存储环节风险管理	A级高警示药品专区存放、专人管理，不应与其他药品混合存放 所有高警示药品的有效期管理遵循"先进先出"原则 病区备用药品、操作用药品中的高警示药品贮存管理遵循专区存放、专用标识、专人管理原则，严格做到基数管理和交接班管理
处方环节风险管理	除紧急抢救等特殊情况外均应采用电子医嘱，药师加强审核，定期专项点评
调剂环节风险管理	调剂执行"四查十对"，双人或双次复核，推荐智能设备
使用环节风险管理	条码辅助给药"三查八对"；院前急救用辅助工具；鞘内注射标签正确；口头医嘱复述确认；自备药特殊管理；药师实施二级及以上监护；用药教育与重整；不同患者用药指导；针对性科普宣传

【记忆口诀】 高警药品定义严，分级管理记心间，各环风险严把控，标识使用都规范。

考点8 高警示药品使用环节风险管理 ★★★★

使用环节	详情
使用条码辅助给药	严格核对药品和患者信息，执行"三查八对"，即操作前、中、后，查对床号、姓名、药名、剂量、时间、浓度、用法、有效期
院前急救护理给药	推荐使用辅助药物剂量计算移动应用程序或微信小程序等智能工具，降低给药剂量计算错误率，缩短给药时间。推荐采用失效模式与效应分析管理模式，可有效提高静脉输注泵入时微量泵的调节准确率，减少泵入药物给药错误
鞘内注射管理	鞘内药物单独包装，注射器和外容器标明"鞘内使用"；非鞘内如长春新碱标"仅供静脉注射"，两类药物分放，护理人员严格培训并核对
口头医嘱处理	护士复述医师医嘱，确认后执行，记录时间、药品名、用法用量，提醒医师补开医嘱
患者自备药管理	原则用本院药，特殊可自备，入院查自备高警药，记录信息签同意书，纳入医嘱，标注自备药

【记忆口诀】 条码给药三查对，急救工具模式配，鞘内注射标清楚，口头医嘱慎处理，自备药品规范记。

考点9 高警示药品使用环节的药学监护及指导 ★★★

药学监护及指导	详情
药学监护	已实施分级药学监护的医疗机构，临床药师对使用高警示药品患者实施二级及以上用药监护，制定方案并监测指标
用药教育与药物重整	促进患者参与用药安全，提高依从性，患者主动参与药学监护，社区患者代表可参与相关会议

续表

药学监护及指导	详情
门诊患者用药指导	对使用A级高警示药品中的胰岛素、B级高警示药品中口服降糖药物的患者及首次使用C级高警示药品的患者进行详细的用药指导
住院患者用药指导	对使用A级高警示药品中的胰岛素、B级高警示药品中口服降糖药物、C级高警示药品的患者进行用药指导并发放用药指导单
科普宣传	针对高警示药品合理使用开展针对性科普，增强公众安全风险意识

【记忆口诀】　药学监护定方案，用药教育促安全，门诊住院细指导，科普宣传风险减。

考点 10 看似听似（LASA）药品管理 ★★★★

项目	具体内容
定义	LASA药品指外观相似（外包装、内包装）及发音相似（通用名、商品名读音相近等）的药品
建章立制	LASA药品混淆是用药差错高风险因素，医疗机构应建立管理制度
制定并更新目录	全国临床安全用药监测网每年发布用药错误监测年度报告，医疗机构据此及自身品种更新目录
制定标识	中国药学会医院药学专业委员会制定LASA等专用标识，医疗机构应采用警示
使用和管理	医师：接受培训，保证处方规范，录入医嘱注意相似药品，原则禁口头医嘱，特殊情况需慢速清楚口述信息 护士：领药保留包装，给药遵守 5R 原则（正确的患者、正确的药品、正确的剂量、正确的给药途径和正确的给药时间），有疑问联系医师或药师
	药剂科：各工作间对LASA药品的摆放应合理，使其尽可能在空间上分开存放，并在相应包装或货位处给予辅助警示或标识提醒。药师补充药品时应仔细核对药品的全称、商品名、规格、剂型及包装，规避因形似、音似药品混淆而造成的用药差错。药师在调配及发药时应严格执行"四查十对"、双人核对及药剂科制定的标准操作规程，如处方中有LASA药品时应仔细审核核对；药师发药时对LASA药品要告知患者或陪护人员，以便使用时引起注意。应合理使用自动化智能设备，以降低差错风险，保障用药安全
LASA药品的培训	医疗机构定期培训，相关医务人员定期关注学习LASA药品目录及干预措施

【记忆口诀】　LASA药品要记牢，定义制度不能少。目录标识都重要，各方使用管理好，定期学习别忘掉。

第二章 处方审核与调剂

考点❶ 处方审核概述 ★ ★ ★

项目	内容
定义	药学专业技术人员对医师开具的处方进行合法性、规范性和用药适宜性审核，并做出是否同意调配与发药决定的药学技术服务
审核处方类型	纸质处方、电子处方、医疗机构病区用药医嘱单
责任人	药师是处方审核工作的第一责任人
审核依据	国家药品管理相关法律法规和规范性文件、临床诊疗规范、指南、临床路径、药品说明书、国家处方集等
审核人员条件	具有药师及以上专业技术职务任职资格；具有3年及以上门诊、急诊或病区处方调剂工作经验；接受过处方审核相应岗位的专业知识培训并考核合格；对于麻醉药品、精神药品、抗菌药物等国家法律法规有审核人员要求的，符合相关要求
审核条件	医疗机构应成立处方审核质量管理小组，配备相应审核条件，推进信息化建设，可配置处方审核系统；互联网医院处方审核应坚持线上、线下一致原则
审核流程–人工	药师接收待审核处方，对处方进行合法性、规范性、用药适宜性审核；若经审核判定为合理处方，药师在纸质处方上手写签名（或加盖专用印章）、在电子处方上进行电子签名，处方经药师签名后进入收费和调配环节；若经审核判定为不合理处方，由药师负责联系处方医师，请其确认或重新开具处方，并再次进入处方审核流程；若处方医师或处方科室不同意修改，药师应根据不合理处方的危害程度，采取请处方医师再次签字确认、审核不通过等处理措施，并将严重不合理用药或用药错误上报医务部门
审核流程–信息系统辅助	接收待审核处方，处方审核系统对处方进行合法性、规范性、用药适宜性审核；若处方审核系统能涵盖所有审核项目和内容，且判定为合理处方，处方进入收费或调配环节；若处方审核系统不能涵盖所有审核项目和内容，或判定为不合理处方，由药师按照人工审核一般流程进行人工审核或复核
审核流程–互联网医疗	互联网医疗过程中，医师开具电子处方后，电子处方进入处方审核阶段。处方审核可采用人工在线审核，或使用智能审方软件辅助人工审核：首先通过审方软件初步审核，再由药师进行人工审核或复核。处方审查合格，药师电子签章确认，直接进入药品调配、发放流程；审查不合格，应及时与医师沟通处方不合格原因。经沟通后，如果药师认可医生的意见，该处方转为合格处方，进行调配；如药师认为仍需修改，处方医师不同意修改时，应拒绝调配，并在系统中记录
基本素养及技能	了解法律法规，识别法律风险；掌握药物相关基础知识、药物应用知识、疾病及辅助检查知识；持续学习；结合患者情况综合考虑；贯彻循证思维；掌握沟通技巧，提供优质服务

【记忆口诀】 处方审核要规范，药师责任重如山，法规知识都得懂，沟通服务记心间。

考点❷ 处方合法性审核 ★ ★ ★

审核项目	具体内容
开具人资格	是否根据《医师法》取得医师资格，并执业注册
处方权获取	处方开具时，处方医师是否根据《处方管理办法》在执业注册地点取得处方权
特殊药品处方权	麻醉药品、第一类精神药品、医疗用毒性药品、放射性药品等药品处方，是否由具有相应处方权资质的医师开具

续表

审核项目	具体内容
抗菌及抗肿瘤药处方权	抗菌药物及抗肿瘤药物是否依据分级管理制度由具有相应处方权资质的医师开具
终止妊娠药处方权	终止妊娠药物的处方，是否由具有相应处方权资质的医师开具

【记忆口诀】　处方合法细审查，医师资格不能差，特殊药品有要求，分级管理别混淆。

考点 3　处方规范性审核 ★ ★ ★ ★

审核项目	具体内容
处方格式	前记：包括医疗、预防、保健机构名称，费别（支付与报销类别），患者姓名、性别、年龄、门诊或住院病历号、科别或病区和床位号，临床诊断，开具日期等，并可添加特殊要求的项目。麻醉药品、第一类精神药品和毒性药品处方还应当包括患者身份证号，代办人姓名、身份证号等 正文：以"Rp"或"R"[拉丁文"Recipe（请取）"的缩写]标示，分列药品名称、剂型、规格、数量和用法、用量 后记：有医师签名或加盖专用签章，药品金额以及审核、调配、核对、发药的药师签名或加盖专用签章
药品通用名	医生开具处方必须使用药品通用名，即中国药品通用名称，由国家药典委员会按照《药品通用名称命名原则》组织制定并报国家药品监督管理局备案的药品法定名称，是同一种成分或相同配方组成的药品在中国境内的通用名称，具有强制性和约束性。每一种药品只有一个通用名，因此，使用通用名可避免重复用药的情况
处方缩写词	药师应掌握处方中常用外文缩写及其含义，如"Ac"表示餐前（服），"OD."表示右眼等
书写规范性	处方记载的患者一般情况、临床诊断应清晰、完整，并与病历记载相一致 每张处方只限用于一名患者的用药 处方字迹应当清楚，不得涂改。如有修改，医师必须在修改处签名并注明修改日期 药品名称应当使用药品通用名、新活性化合物的专利药品名称和复方制剂药品名称，或使用由原卫生部公布的药品习惯名称。医院制剂应当使用药品监督管理部门正式批准的名称。医疗机构或医师、药师不得自行编制药品缩写名称或使用代号；书写药品名称、剂量、规格、用法、用量要准确规范，药品用法可以用规范的中文、英文、拉丁文或者缩写体书写，但不得使用"遵医嘱""自用"等含糊不清字句 年龄必须写实足年龄，新生儿、婴幼儿写清日、月龄，必要时注明体重 化学药、中成药可以分别开具处方，也可以开具在一张处方；中药饮片应单独开具处方。化学药、中成药处方，每一种药品须另起一行，每张处方不得超过 5 种药品。中药饮片、中成药的处方书写应当符合《中药处方格式及书写规范》 一般应按照药品说明书中的常用剂量使用。特殊情况需超剂量使用时，应注明原因并再次签名 为便于药师审核处方，医师开具处方时，除特殊情况外必须注明临床诊断 开具处方后的空白处应画一斜线，以示处方完毕 处方医师的签名式样和专用签章必须与在药学部门留样备查的式样一致，不得任意改动，否则应重新登记留样备案 药品剂量与数量一律用阿拉伯数字书写。剂量应当使用法定剂量单位 门诊处方一般不得超过 7 日用量；急诊处方一般不得超过 3 日用量；对于某些慢性病、老年病或特殊情况，处方用量可适当延长，但医师必须注明理由 麻醉药品、精神药品、医疗用毒性药品、放射性药品的处方用量应当严格执行国家有关规定。开具麻醉药品处方时，应有病历记录

【记忆口诀】 处方规范有标准，格式通用名要准，缩写书写都规范，用量签名别混乱。

考点4 处方中常见的外文缩写及其含义★★★

外文缩写	中文含义	外文缩写	中文含义
Ac	餐前（服）	OD.	右眼
Am	上午，午前	OS./OL	左眼
bid.	每日2次	OU.	双眼
Cap.	胶囊（剂）	pc.	餐后（服）
Co.	复方的，复合的	pm.	下午
gtt.	滴，滴剂	po.	口服
hs.	临睡时	prn.	必要时（长期备用）
i.h.	皮下的（尤指皮下注射）	qh	每小时1次
im.	肌内注射	q4h	每4小时1次
Inj.	注射剂	qid.	每日4次
iv.	静脉注射	qd.	每日1次
iv gtt	静脉滴注	qod.	隔日1次
Liq.	液，溶液	Sig.	标记（标明用法）
NS	生理盐水	sos.	必要时（临时备用）

【记忆口诀】 Ac餐前pc后，Am上午pm后。bid日二qd一，给药途径要记熟，眼科缩写也不漏。

考点5 处方用药适宜性审核★★★

审核项目	具体内容
用药与病症诊断相符性	处方用药需与临床诊断紧密相符，医师应在"病情与诊断"栏明确记录诊断，药师要审核处方用药与临床诊断的相符性，加强合理用药监控。尤其对于抗菌药物处方，须有细菌感染相关诊断才可开具抗细菌药物 审核时，除了用药与诊断的相符性，还需关注诊断与用药是否存在禁忌证。有禁忌证时，患者服用会致严重不良反应甚至中毒，应绝对禁用。禁忌证用药常表现为：忽视药品说明书提示；忽略病情和患者基础疾病。例如，活动性消化性溃疡患者禁用阿司匹林片，否则易致消化道出血甚至穿孔；吗啡因抑制呼吸中枢，支气管哮喘及肺源性心脏病代偿失衡患者禁用 "慎用"指一般不轻易使用，但并非"不能使用"。若必须使用，用药后需注意观察，一旦出现不良反应立即停药，特殊人群应在医生指导下应用。如脂肪乳用于急性肝损伤、急性胰腺炎、脂质肾病、脑卒中、高脂血症患者易出现脂质紊乱，必要时应严密监测血甘油三酯水平 此外，还应关注儿童、妊娠期及哺乳期女性、器官功能不全患者的用药禁忌，以及患者的食物及药物过敏史、诊断禁忌证、疾病史禁忌证和性别禁忌证等

续表

审核项目	具体内容
规定必须做皮试的药品，是否注明过敏试验及结果的判定	有些药品在给药后易引起过敏反应，甚至出现过敏性休克。为安全起见，需根据情况在给药前进行皮肤敏感试验（简称皮试），皮试后观察15～20分钟，以确定阳性或阴性反应 皮试包括点刺试验和皮内试验，目前国内抗菌药物皮试常规采用皮内试验 对所用药品应做皮试但尚未进行者、结果阳性或结果未明确者，药师应拒绝调配药品，同时注意提示有家族性过敏史或既往有药品过敏者在应用时须提高警惕，应于注射后休息并观察30分钟 在临床药物治疗实践中，具体药物是否需要做皮试，请参照药品说明书和官方权威的药物治疗指南 根据《β-内酰胺类抗菌药物皮肤试验指导原则（2021版）》：应用所有青霉素类药物，包括含酶抑制剂的复方制剂品种及口服剂型前均须进行皮试。皮试液应使用青霉素G或青霉素G皮试制剂稀释为500U/ml的皮试液；前者需多步稀释，后者仅一步稀释，可节约操作时间和人力，并减少误差及污染 不推荐在使用头孢菌素前常规进行皮试，仅以下情况需要皮试：既往有明确的青霉素或头孢菌素Ⅰ型（速发型）过敏史患者；药品说明书中规定需进行皮试的 其他β-内酰胺类，包括单环类、头霉素类、氧头孢烯类、碳青霉烯类、青霉烯类等均无循证医学证据支持皮试预测作用，给药前无需常规进行皮试
处方剂量、用法是否正确，单次处方总量是否符合规定	药师应掌握药品说明书推荐的剂量和用法，掌握药品使用的极量。老年人由于肝、肾功能减退，肝脏对药物代谢能力下降，肾脏的排泄减慢。因此老年人用药剂量应酌减。儿童用药应按药品说明书推荐的儿童剂量，按儿童体重或体表面积计算。对于特殊管理药品，如麻精药品应依照相关法律法规审核用药疗程
选用剂型与给药途径是否适宜	了解不同剂型药理作用差异，如硫酸镁注射液稀释后静脉注射用于治疗先兆子痫，而硫酸镁溶液口服用于导泻，外用湿敷则消肿；临床应合理选择给药途径，能口服不肌注，能肌注不输液
是否有重复给药和相互作用情况	重复用药：同一药物成分但不同通用名的药物一起处方，导致剂量和作用重复，发生用药过量和药物不良反应；含有相同主要成分的复方制剂联用；同类药物，相同作用机制的药物合用 药物相互作用：狭义的药物相互作用是指2种或2种以上药物同时或在一定时间内先后应用时，在机体因素（药物代谢酶、药物转运蛋白、药物结合蛋白、药物基因多态性等）的影响下，因为彼此之间的交互作用而发生的药动学或药效学变化。广义的药物相互作用是指能使合用药物发生药动学或药效学改变的所有因素（药物、疾病、基因型、食物、饮料等）与药物之间的交互作用，以及药物导致其他因素（如医学检验值等）发生变化的交互作用 审方过程中应重视具有临床意义的药物相互作用 判断药物相互作用有无临床意义的主要依据是药品说明书 中药与化学药相互作用：联用得当可协同增效，不当则有问题，应遵循原则，注意辨证与辨病用药相结合
是否存在配伍禁忌	指药物在体外混合时发生的物理或化学异常变化；发生机制包括氧化-还原反应、pH改变等；影响因素有温度、浓度等；表现有颜色变化、浑浊等；分类有注射用药物、制剂辅料、药物与容器的配伍禁忌
溶媒的选择、用法用量是否适宜，静脉输注的药品给药速度是否适宜	溶媒选择：根据患者情况和药物稳定性选择，如考虑溶媒pH对药物影响等；滴注速度：受药物成分、患者年龄、病理状态影响，如万古霉素、氯化钾滴注速度有要求，新生儿、老年人、肾功能不全患者滴注速度需调整

审核项目	具体内容
抗菌药物处方适宜性审核	处方用药与诊断是否相符，如对于病毒性上呼吸道感染，不适宜常规使用抗菌药物 处方剂量、用法是否正确，如β-内酰胺类药物为时间依赖型抗菌药物，不应常规选择每天1次给药（头孢曲松、厄他培南除外） 选用剂型与给药途径是否适宜，如氨溴索注射液雾化吸入 是否存在重复用药、有临床意义的相互作用，如克林霉素已能覆盖厌氧菌，应避免与硝基咪唑类药物不必要的合用；如使用伏立康唑时，同时使用他克莫司等免疫抑制剂，需注意调整免疫抑制剂的用量，避免造成药物血浆浓度波动 是否存在配伍禁忌，如头孢曲松和葡萄糖酸钙注射液同管路输注 是否存在用药禁忌，如规定必须做皮试的药品是否注明过敏试验的结果判定，喹诺酮类药物应用于儿童患者等 溶媒的选择、用法用量是否适宜，静脉输注的药品给药速度是否适宜，如卡泊芬净应选择生理盐水作为溶媒，0.5 g万古霉素的滴速应控制在60分钟以上
中成药处方适宜性审查	处方适宜性审查要点：①辨证用药：确保辨证与药物功能主治相符。②剂型与给药途径：依患者体质、病情及剂型特点选择。③使用剂量：明确剂量的，慎超量；含毒性药的，不超量；有剂量范围的，老年人用偏小值 中药注射剂的用药注意事项：问过敏史，过敏体质慎用，需皮试的皮试并记录；按功能主治辨证施药，禁超范围用药；按说明书推荐的剂量、溶媒、滴速和疗程用药；单独使用，禁混合配伍，慎联合用药，长期使用需间隔疗程；部分注射剂联合用药需冲管 联合用药：多种中成药联用遵循药效互补、增效减毒原则；功能相同或基本相同的中成药，或者成分相同或相似的中成药原则上不宜叠加使用；避免重复使用药性峻烈或含毒性成分药物；注意各药味、成分间配伍禁忌（主要参照中药配伍"十八反"）；关注中成药与化学药相互作用
特殊人群用药处方适宜性审查	老年患者 生理影响：胃肠、消化、体液、脂肪、肝肾血流及肝药酶等变化致药物吸收、分布、清除能力改变 审核要点：药物选择是否适宜；有无不良相互作用；剂量是否依年龄、体质或肝肾功能调整 用药原则：明确指征、选适当剂型、小剂量起始、个体化用药 儿童患者 特点：生长发育特殊，病情危重多变 审核要点：不同年龄段禁忌证；剂量是否依年龄、体重、病情计算；剂型与途径是否适合；是否依病理状态调整剂量 妊娠期、哺乳期女性 审核要点：用药指征是否明确；是否用最低有效剂量与最短疗程；联用是否必要；依孕周看药物妊娠危险性分级是否适宜；药物能否入乳汁及对婴儿安全性 肾功能不全患者 药动学变化：影响药物有效性与安全性 审核要点：有无说明书中的用药禁忌；主要经肾排泄药物是否依肾功能调整剂量 肝功能不全患者 选药原则：选原型经肾排泄为主的药物 审核要点：药物肝毒性及获益/风险评估；剂量是否恰当，必要时参考说明书、工具书及CTP评分

续表

审核项目	具体内容
超说明书用药处方适宜性审查	超说明书用药指临床实际用药的适应证、给药方法或剂量、用药人群等不在有效说明书范围内的用法 依据《医师法》，在尚无有效或更好治疗手段等特殊情况，且取得患者明确知情同意后，医师可采用说明书未明确但有循证医学证据的药品用法治疗。医疗机构需建立制度审核医师处方、用药医嘱适宜性，规范用药行为 药师处方审核时，应学习相关治疗指南与共识，掌握循证评价基本方法，以保障用药安全、合理、缓解医患关系、减少医疗风险、提升医疗服务水平。超说明书用药处方审核可从超适应证、超给药剂量、超给药途径、超用药人群四方面开展 药事管理部门要对所在医疗机构超说明书用药进行评价和备案。药师发现超说明书处方时，要与临床医生良好沟通，确认患者知情同意是否完善，掌握药物治疗新进展，同时严格把控处方用量，尤其是极量限定

【记忆口诀】 用药适宜细审查，诊断皮试剂量抓，剂型途径防重复，特殊人群重点查。

考点 6 现行版《中华人民共和国药典临床用药须知》规定必须做皮肤敏感试验的常用药品★★★★★

药品名称	皮试要求	皮试液配制及过敏试验方法
青霉胺	应先进行青霉素皮试	同青霉素皮试方法
细胞色素C	用药前需做过敏试验；治疗用药一经中断，如再次使用，仍应重做皮试，阳性反应者禁用	皮内注射法：以0.9%氯化钠注射液稀释本品成0.03mg/ml溶液，皮内注射0.03～0.05ml，观察20分钟 皮划痕法：是取本药注射液1滴，滴于前臂屈面皮肤，用针尖划痕，观察20分钟
盐酸普鲁卡因	给药前须做皮内过敏试验	—
降纤酶	用药前应做皮试	以本品0.1ml用0.9%氯化钠注射液稀释至1ml，皮内注射0.1ml
门冬酰胺酶	首次采用本品或已用过本品但已停药1周或1周以上的患者，在注射本品前必须做皮试	加5ml的灭菌注射用水或氯化钠注射液入小瓶内摇动，使小瓶内10000U的门冬酰胺酶溶解，抽取0.1ml（每1ml含2000U），注入另一含9.9ml稀释液的小瓶内，制成浓度约为每1ml含200U的皮试液。用0.1ml皮试液（约为20.0U）做皮试，至少观察1小时，如有红斑或风团者即为皮试阳性反应
A群链球菌	本品含有青霉素，注射前应进行皮试	同青霉素皮试方法
碘[131I]美妥昔单抗注射液	用药前，需先进行皮试，阴性者方可使用	取皮试剂1瓶，加入0.9%氯化钠注射液1ml溶解后，抽取溶解液0.1ml，于前臂皮内注射，15分钟后观察结果，注射点皮肤红晕直径＞0.5cm或其周围出现伪足者为阳性
玻璃酸酶	用前应先做皮肤过敏试验	取上述药液，皮内注射约0.02ml。如5分钟内出现具有足够的疹块，持续20～30分钟，并有瘙痒感，示为阳性

续表

药品名称	皮试要求	皮试液配制及过敏试验方法
鱼肝油酸钠注射液	注射前应先进行过敏试验	—
白喉抗毒素	注射前必须先做过敏试验，阴性者方可给药，阳性者应采用脱敏注射法	—
破伤风抗毒素 多价气性坏疽抗毒素 抗狂犬病病毒血清 肉毒抗毒素	注射前必须先做过敏试验	用氯化钠注射液将抗血清稀释10倍（0.1ml血清加0.9ml氯化钠注射液，混匀），在前臂掌侧皮内注射0.05～0.1ml，观察30分钟，注射部位无明显反应或皮丘直径小于1cm、红晕小于2cm，同时无其他不适反应，即为阴性。即使为阴性，也应先注射0.3ml原液，观察30分钟无反应，才可全量注射本品
抗炭疽血清	注射前必须先做过敏试验	用氯化钠注射液将血清稀释20倍（0.1ml血清加1.9ml氯化钠注射液），在前臂掌侧皮内注射0.05～0.1ml，观察30分钟，注射部位无明显反应或皮丘小于1cm、红晕小于2cm，同时无其他不适反应，即为阴性。即使为阴性，也应先注射0.3ml原液，观察30分钟无反应，才可全量注射本品
抗蛇毒血清	使用前应询问马血清制品注射史和过敏史，并做皮肤过敏试验	取本品0.1ml加0.9%氯化钠溶液1.9ml，在前臂掌侧皮内注射0.05～0.1ml，经20～30分钟判定结果。可疑阳性者，预先注射氯苯那敏10mg（儿童酌减），15分钟后再注射药液
抗蝮蛇/五步蛇/眼镜蛇/银环蛇毒血清	注射前必须先做过敏试验	取0.1ml抗血清加1.9ml 0.9%氯化钠注射液，即20倍稀释。在前臂掌侧皮内注射0.1ml，经20～30分钟，注射皮丘直径在2cm以内，且皮丘周围无红晕及蜘蛛足者为阴性，可在严密观察下直接注射
糜蛋白酶	用前应先做皮肤过敏试验	—

【记忆口诀】　青类细胞普鲁卡，降纤门冬酶与钠。血清抗毒注射前，皮试操作不能差。方法各异要牢记，执业药师须掌握。

考点 7 现行版《中华人民共和国药典临床用药须知》规定过敏史者应做皮肤敏感试验的常用药品 ★★★★

药品名称	皮试要求
盐酸氯普鲁卡因	如对普鲁卡因过敏者，禁用本品；如系过敏体质者，应进行皮试
右旋糖酐20/40	过敏体质者用前应做皮试
鲑降钙素	有过敏史患者用药前应进行皮试
荧光素钠	疑似过敏者静脉给药前进行皮试
碘化油	少数患者对碘过敏，应先做口服过敏试验
脂肪乳注射液	对大豆蛋白、鸡蛋蛋白和蛋黄或处方中任一成分过敏者慎用本品，使用前必须做过敏试验

【记忆口诀】 氯普过敏体质试，右旋过敏先用皮，鲑钙有史要皮试，荧钠疑似静前施，碘油口服碘试先，脂乳过敏必验之。

考点 8 药物相互作用 ★★★★

分类	具体内容
狭义药物相互作用	药效增强/毒副作用加重，或药效减弱/毒副作用减轻
广义药物相互作用	药物−药物、药物−食物、西药−中药、药物−疾病、药物−基因型、药物−实验室检查相互作用
药效学相互作用	药物疗效与毒副作用的相加、协同或拮抗。如外周多巴脱羧酶抑制剂（卡比多巴或苄丝肼）和左旋多巴合用，能减少左旋多巴在外周代谢为多巴胺所导致的毒副作用，增加其在脑组织脱羧转变成多巴胺而发挥疗效；β−内酰胺类抗菌药与β−内酰胺酶抑制剂合用增加抗感染疗效；磺胺类抗菌药物磺胺甲噁唑（SMZ）和甲氧苄啶（TMP）合用可从多个途径阻断细菌叶酸的合成，增强抗菌效果。临床某些特殊情况应用吗啡或哌替啶治疗肾绞痛或胆绞痛时，常合用阿托品增加疗效，但是往往也增加了阿片类药物所致便秘和排尿困难的副作用，有时是患者难以耐受的便秘；这就属于毒副作用方面的相加或协同
药动学相互作用	药动学相互作用涵盖吸收、分布、代谢和排泄这四个方面 参与药动学相互作用的机体因素主要有以下几类：①药物代谢酶：Ⅰ相代谢酶包含 CYP450、环氧化酶、羧酸酯酶等；Ⅱ相代谢酶有尿苷二磷酸（UDP）−葡萄糖苷酸基转移酶（UGTs）、谷胱甘肽 S−转硫酶（GST）和甲基转移酶（MT）等。②药物转运蛋白：例如 P−糖蛋白、BCRP、OATP、OAT、OCT 和 MATE 等。③药物代谢活性单元的基因多态性 通常情况下，代谢酶/药物转运蛋白的强诱导剂和强抑制剂若与它们所敏感的底物药物一同使用，往往会出现具有临床意义的药物相互作用，对于这种情况，临床必须高度重视，并尽可能地加以规避

【记忆口诀】 狭义药物先后用，机体影响药效动。广义涵盖多因素，药效药动记心中，实例辅助加深巩。

考点 9 常用CYP450酶强抑制剂 ★★★★

代谢酶	强抑制剂（AUC增加≥5倍）
CYP1A2	环丙沙星、依诺沙星、氟伏沙明、扎鲁司特
CYP2C8	吡格列酮、吉非罗齐
CYP2C19	氟康唑、氟西汀、氟伏沙明、噻氯匹定、伏立康唑
CYP2D6	丁螺环酮、氟西汀、帕罗西汀、奎尼丁、特比萘芬
CYP3A4[a]	波普瑞韦、利托那韦、葡萄柚汁[b]、伊曲康唑、泊沙康唑、替拉瑞韦、醋竹桃霉素、伏立康唑
	克拉霉素、地尔硫草、奈法唑酮、奈非那韦

注：[a]CYP3A 强抑制剂使敏感底物 AUC 增加≥10倍，列入 CYP3A 表格栏上面一行，即"波普瑞韦"至"伏立康唑"。[b]葡萄柚汁因为品牌、浓度、饮用量、制备方法等不同，对 CYP3A 的作用差异很大；因此有的研究列入强抑制剂，有的列入中等抑制剂。

【记忆口诀】 CYP 酶强抑制多，沙星康唑很活跃，葡萄柚汁也来凑，记住它们不会错。

考点10 常用CYP450酶中等抑制剂 ★★★

代谢酶	中等抑制剂（2倍≤AUC增加<5倍）
CYP1A2	甲氧沙林、美西律、口服抗凝剂
CYP2C8	地拉罗司、特立氟胺
CYP2C9	胺碘酮、非尔氨酯、氟康唑、罂粟碱
CYP2D6	西咪替丁、西那卡塞、度洛西汀、氟伏沙明、米拉贝隆
CYP3A4	阿瑞匹坦、西咪替丁、环丙沙星、环孢素、决奈达隆、红霉素、氟康唑、氟伏沙明、伊马替尼、维拉帕米

【记忆口诀】 中等抑制有特点，西咪替丁较常见，唑类、沙星也不少，记住分级别混淆。

考点11 常用CYP450酶敏感底物药物 ★★★

代谢酶	敏感底物
CYP1A2	阿洛司琼、度洛西汀、美西律、萘普生、雷美替胺、他司美琼、替扎尼定、华法林、茶碱、普萘洛尔、奥氮平、氟他胺、罗哌卡因
CYP2B6	安非他酮、环磷酰胺、氯胺酮、丙泊酚
CYP2C8	瑞格列奈
CYP2C9	塞来昔布、丙戊酸钠、舍曲林、氟西汀、氟比洛芬、布洛芬、吲哚美辛、氯诺昔康、格列吡嗪、格列美脲、那格列奈、波生坦、厄贝沙坦、氟伐他汀、苯巴比妥、苯妥英、S-华法林、托拉塞米
CYP2C19	阿米替林、（艾司）西酞普兰、奥美拉唑、兰索拉唑、雷贝拉唑、奥美拉唑、泮托拉唑、伏立康唑、华法林、苯妥英、雷尼替丁、地西泮、舍曲林
CYP2D6	度洛西汀、帕罗西汀、舍曲林、利培酮、文拉法辛、氯苯那敏、美托洛尔、普萘洛尔、羟考酮、曲马多、多拉司琼、地昔帕明、右美沙芬、奋乃静、托特罗定、甲氧氯普胺、多柔比星、普罗帕酮、雷尼替丁、托烷司琼
CYP3A4	阿芬太尼、阿伐那非、丁螺环酮、考尼伐坦、达非那新、地瑞那韦、依巴斯汀、依维莫司、依鲁替尼、洛美他派、洛伐他汀、咪达唑仑、尼索地平、沙奎那韦、辛伐他汀、西罗莫司、他克莫司、替拉那韦、三唑仑、伐地那非
	布地奈德、达沙替尼、决奈达隆、依来曲普坦、依普利酮、非洛地平、茚地那韦、鲁拉西酮、马拉维若、喹硫平、西地那非、替格瑞洛、托伐普坦

【记忆口诀】 敏感底物药物全，各酶底物有特点，记住药物名称全，考试应用不犯难。

考点12 常见P-糖蛋白底物药物、诱导剂和抑制剂 ★★★

类别		药物
底物	抗肿瘤药物	多西他赛、阿霉素、依托泊苷、伊马替尼、紫杉醇、替尼泊苷、长春花碱、长春新碱
	激素	地塞米松、甲泼尼龙
	免疫抑制剂	环孢素、西罗莫司、他克莫司
	HIV蛋白酶抑制剂	茚地那韦、奈非那韦、沙奎那韦、利托那韦

类别		药物
底物	抗菌药物	红霉素、（左）氧氟沙星
	β 受体拮抗剂	布尼洛尔、卡维地洛、塞利洛尔
	钙通道阻滞剂	地尔硫草、维拉帕米
	强心药与抗心律失常药	地高辛、奎尼丁
	HMG-CoA 还原酶抑制剂	阿托伐他汀、洛伐他汀
	H₁ 受体拮抗剂	非索非那定、特非那定
	止吐药	昂丹司琼
	其他药物	阿米替林、秋水仙碱、伊曲康唑、兰索拉唑、洛哌丁胺、氯沙坦、吗啡、苯妥英、利福平
诱导剂	抗癫痫药	卡马西平、苯妥英、苯巴比妥、扑米酮
	抗结核药	利福平
	植物药	圣约翰草提取物
抑制剂	钙通道阻滞剂	维拉帕米
	大环内酯类抗菌药	红霉素、克拉霉素
	HIV 蛋白酶抑制剂	利托那韦
	免疫抑制剂	环孢素
	抗心律失常药	奎尼丁、普罗帕酮

【记忆口诀】　多阿紫长抗瘤强，地甲免疫抗艾忙。抗菌 β 阻钙心降，止吐杂药一大筐。卡马利圣诱导彰，维红利环抑制响。

考点13 常见CYP450酶诱导剂及其强度分级

代谢酶	强诱导剂	中等诱导剂
CYP1A2	—	苯妥英、利福平、利托那韦、烟草、特立氟胺
CYP2B6	卡马西平	依非韦伦、利福平、利托那韦
CYP2C8	—	利福平
CYP2C9	—	阿瑞匹坦、卡马西平、恩杂鲁胺、利福平、利托那韦
CYP2C19	利福平、利托那韦	依非韦伦、恩杂鲁胺、苯妥英
CYP3A4	卡马西平、恩杂鲁胺、米托坦、苯妥英、利福平、圣约翰草提取物	波生坦、莫达非尼

【记忆口诀】　卡马西平强诱俩（2B、3A），利福平广中效佳。苯妥英等别落下，CYP诱导轻松抓。

考点 14 化学药与中药相互作用的类型 ★★★

中药/中药复方	化学药	相互作用类型	具体表现
黄连、黄柏	四环素、呋喃唑酮、磺胺甲噁唑	协同增效	治疗痢疾、细菌性腹泻，疗效成倍提高
金银花	青霉素	协同增效	加强对耐药性金黄色葡萄球菌的杀菌作用
大蒜素	链霉素	协同增效	提高链霉素效价约3倍及血药浓度约2倍
甘草	氢化可的松	协同增效	在抗炎、抗变态反应方面协同，升高氢化可的松血药浓度
黄芩、砂仁、木香、陈皮	地高辛、维生素 B_{12}	协同增效	延长在小肠上部停留时间，提高疗效
丹参注射液	间羟胺、多巴胺	协同增效	加强升压作用并延长升压药作用时间
海螵蛸粉、白及粉	氟尿嘧啶、环磷酰胺、鲨肝醇、奋乃静	减轻不良反应	防止出现严重消化道不良反应，用于治疗消化道肿瘤
甘草酸	链霉素	减轻不良反应	降低链霉素对第Ⅷ对脑神经毒害
甘草	呋喃唑酮	减轻不良反应	防止胃肠道不良反应，保留杀菌作用
石麦汤（生石膏、炒麦芽）	氯氮平	减轻不良反应	治疗氯氮平所致流涎，流涎消失率82.7%，总有效率93.6%
珍菊降压片（珍珠层粉、野菊花膏粉、芦丁、可乐定、氢氯噻嗪）	可乐定	减少剂量	以常用量一次1片、一日3次计，可乐定剂量比单用减少60%

【记忆口诀】　中西联用类型多，协同增效减副药。痢菌腹泻效倍增，降压流涎剂量少。

考点 15 化学药与中药不良相互作用 ★★★★

化学药	中药	相互作用结果
甲氧氯普胺	舒肝丸	后者含有白芍，有解痉、镇痛作用，而甲氧氯普胺则能加强胃肠收缩，两者合用作用相反，会相互降低药效
降压药	止咳定喘膏、麻杏石甘片、防风通圣丸	后者均含有麻黄碱，会使动脉收缩，升高血压，影响降压效果
吗啡、哌替啶、可待因	蛇胆川贝液	后者含有苦杏仁苷，与前三种化学药的毒性作用一样，均抑制呼吸，同服易致呼吸衰竭
普罗帕酮、奎尼丁	益心丹、麝香保心丸、六神丸	合用可导致心脏骤停
苯巴比妥、氯苯那敏	人参酒、舒筋活络酒	后者可加强对中枢神经系统的抑制作用而发生危险
对乙酰氨基酚		有敏感者发生肝坏死的报告

续表

化学药	中药	相互作用结果
异烟肼	昆布片	后者含碘，在胃酸条件下，与异烟肼发生氧化反应，形成异烟酸、卤化物和氮气，失去抗结核杆菌的功效
阿托品、咖啡因、氨茶碱	小活络丹、香连片、贝母枇杷糖浆	后者含有乌头、黄连、贝母等生物碱成分，同服易增加毒性，出现药物中毒
地高辛	麻杏止咳片、通宣理肺丸、消咳宁片	后者均含有麻黄碱，对心脏有兴奋作用，能增强地高辛对心脏的毒性，引起心律失常
阿司匹林	风湿酒、国公酒、壮骨酒、骨刺消痛液	中药酒中含乙醇，合用会增加对消化道的刺激性，引起食欲缺乏、恶心，严重时可致消化道出血
乳酶生	黄连上清丸	后者中的黄连素可明显抑制乳酶生的活性，使其失去消化能力
碳酸氢钠、氢氧化铝、复方氢氧化铝、氨茶碱	山楂丸、保和丸、乌梅丸、五味子丸	四种中成药含有酸性成分，与碱性化学药同服可发生中和反应，降低疗效
胰酶、胃蛋白酶、多酶片	麻仁丸、解暑片、牛黄解毒片	后者含大黄，可通过吸收或结合的方式，抑制胰酶、蛋白酶的助消化作用
硫酸盐、硝酸盐、亚硝酸盐及亚铁盐类化学药	雄黄类	后者所含硫化砷可与无机盐反应生成硫化砷酸盐沉淀，既阻止化学药的吸收，又使含雄黄类的中成药失去原有疗效，并有导致砷中毒的可能
乳酶生、活菌类制剂	金银花、连翘、黄芩、鱼腥草	后者可降低前者的制剂活性

【记忆口诀】 中西药配要留意，不良作用需牢记。麻黄升压忌降压，生物碱类毒性积。酶类中药有影响，酸碱相抵疗效低。

考点16 含西药成分的中成药★★★

中成药	含西药成分
感冒清（片、胶囊）	对乙酰氨基酚、马来酸氯苯那敏、盐酸吗啉胍
复方感冒灵片（胶囊、颗粒）	对乙酰氨基酚、马来酸氯苯那敏、咖啡因
维C银翘片（颗粒）	对乙酰氨基酚、马来酸氯苯那敏、维生素C
健脾生血片（颗粒）	硫酸亚铁
珍菊降压片	盐酸可乐定、氢氯噻嗪
复方田七胃痛片（胶囊）	氧化镁、碳酸氢钠
复方陈香胃片	碳酸氢钠、重质碳酸镁、氢氧化铝
海珠喘息定片	盐酸氯丙那林、盐酸去氯羟嗪
脉络通片（胶囊、颗粒）	维生素C、碳酸氢钠
妇科十味片	碳酸钙
龙牡壮骨颗粒	维生素D_2、葡萄糖酸钙
新癀片	吲哚美辛
鼻炎康片	马来酸氯苯那敏
消渴丸	格列本脲

【记忆口诀】 感冒清里三成分，复方感冒有咖啡，维C银翘加维C，健脾生血亚铁随，珍菊二药来降压，胃药多含抗酸类，海珠喘药有那敏，脉络通里维碳配，妇科补钙龙牡维，新癀含吲鼻炎马，消渴丸中格列会。

考点17 溶媒、用量与滴速 ★★★★★

分类	详情	要求	原因
溶媒选择	常用溶媒有多种（如0.9%氯化钠注射液、5%葡萄糖注射液），选溶媒需立足患者情况，主要考虑药物稳定性	—	保证药物稳定，适应患者状况
滴注速度	万古霉素、氯化钾	万古霉素：0.5g用至少100ml特定溶媒稀释，静滴超60分钟；氯化钾：稀释成0.3%，以4~6ml/min滴注	万古霉素快滴致"红人综合征"；氯化钾快滴致高血钾等危险
	年龄-新生儿、老年人；病理状态-肾功能不全	新生儿滴速很慢；老年人降低滴速；肾功能不全输注0.9%氯化钠注射液不宜过快	新生儿防心力衰竭、肺水肿；老年人防肺水肿；肾功能不全防高氯性酸中毒

【记忆口诀】 溶媒选看药与患，滴速因素药人兼。万古钾盐按规用，老幼肾衰速谨严。

考点18 处方审核结果 ★★★★★

审核结果分类	判定标准	处理方式
合理处方	无不符合规定的情况	正常调配
不规范处方	前记、正文、后记内容缺项，文字不规范或不清晰 医师签名、签章不规范或与备案留样不一致，电子处方无医师电子签名 药师未对处方进行审核，如处方后记审核、调配、核对、发药栏目无相关药师签名，或单人值班调剂未执行双签名规定 早产儿、新生儿、婴幼儿处方未写明体重或日、月龄 化学药、中成药与中药饮片未分别开具处方 未使用药品规范名称开具处方 药品的剂量、规格、数量、单位等书写不规范或不清楚 用法、用量使用"遵医嘱""自用"等含糊不清字句 处方修改未签名并注明修改日期，或药品超剂量使用未注明原因及未再次签名确认 开具处方未写明临床诊断或临床诊断书写不全 单张门、急诊处方超过5种药品 无特殊情况下，门诊处方超过7日用量，急诊处方超过3日用量，慢性病、老年病或特殊情况需适当延长处方用量但未注明理由 开具麻醉药品、精神药品、医疗用毒性药品、放射性药品等特殊管理药品处方未执行国家有关规定，包括处方用纸颜色、药品用量、证明文件等 医师未按照《抗菌药物临床应用管理办法》开具抗菌药物处方 中药饮片处方药物未按"君、臣、佐、使"的顺序排列，或未按要求标注药物调剂、煎煮等特殊要求	联系处方医师修改并签字确认，再次审核通过后方可调配

续表

审核结果分类	判定标准	处理方式
用药不适宜处方	处方用药与诊断不相符 规定做皮试的药品未注明过敏试验及结果判定 药品剂型或给药途径不适宜 无正当理由不首选国家基本药物 用法、用量不适宜 联合用药不适宜 重复用药 有配伍禁忌或不良药物相互作用 有用药禁忌（包括特殊人群用药） 其他用药不适宜情况	联系处方医师修改并签字确认，再次审核通过后方可调配
超常处方	无适应证用药 无正当理由开具高价药 无正当理由超说明书用药 无正当理由为同一患者同时开具2种以上药理作用机制相同的药物	联系处方医师修改并签字确认，再次审核通过后方可调配；对发生严重药品滥用和用药错误的处方，拒绝调配并按规定报告

【记忆口诀】　不合理时分三类，不适超常必修改，严重滥用需上报。

考点 19　处方调配 ★★★★★

项目	内容
处方调剂操作规程	处方经药师审核后才可调配，对处方药品不得擅自更改或代用。药师调剂处方要做到"四查十对"：查处方，对科别、姓名、年龄；查药品，对药名、剂型、规格、数量；查配伍禁忌，对药品性状、用法用量；查用药合理性，对临床诊断 药师调配处方，需核对患者信息、处方有效期、确认已审核通过。处方当日有效，特殊情况延长有效期由医师注明，不超3天，超期需重开或更改日期并签字 调配时检查药品性状和有效期，核实质量，发现过期、异常及时更换、记录、上报和处理 调配化疗、高警示、包装相似或 LASA、一品多规或多剂型药物时加强核对。调配中问题或隐患及时记录上报，确为差错须及早报告 药品调配齐全后，与处方核对药品名称、剂型、规格、数量，必要时准确规范书写或打印用药指导材料。药品使用提示标签强化和补充用药重要信息，内容包括服药与进食关系、具体服药方式、不良反应、避免合用药品、贮存条件等。尽量每种药品加贴用法用量、贮存条件等标签，正确书写或粘贴药袋标签，特别标识药品通用名、剂型、规格、数量、用法用量、患者姓名、调剂日期、贮存方法、有效期及注意事项等。标签语言通俗易懂，特殊贮存条件、特殊提示可加贴醒目标签。有条件可打印详尽用药指导标签 药师完成调配后在处方指定位置签名或签章 特殊管理药品（如麻醉药品）按麻精药品管理规定调配和登记
通过药品名称确定药物	通用名：按"中国药品通用名称命名原则"制定，开具处方只能使用通用名；商品名：特定企业使用的专用名称，利于产品保护等；别名：因历史原因曾用的名称，如雷米封为异烟肼别名
识别包装和贮存要求	药品包装：药品最小包装常指最小销售单元，如片剂"盒"、颗粒剂"袋"，通过外包装数量标识可识别各层包装规格数量，如"25mg×12片/盒×10×30" 药品贮存：一般药品常温（10℃～30℃）贮存，"阴凉处"不超20℃，"凉暗处"不超20℃且避光，"冷处"2℃～10℃，特殊药品按说明书，多数药品2℃以上低温更利于保存。光照上，需避光或遮光的药品要避免光线照射。湿度方面，防潮药品应密闭，防止与空气接触

续表

项目	内容
药学计算	剂量规格与数量转换：如米诺环素胶囊剂量换算；组分含量计算：如磷霉素钠中钠含量计算；同类药物等效剂量换算：如糖皮质激素等效剂量换算；稀释浓度计算：如氨曲南稀释浓度计算；国际单位与质量单位换算：如维生素D、维生素E单位换算

【记忆口诀】 处方调配按规程，四查十对要记清，药品名称细分辨，计算准确才可行。

考点20 药学计算 ★★★

计算类型	示例
药品规格与剂量单位换算	米诺环素胶囊成人首次剂量为0.2g，以后每12小时再服用0.1g。药品标识的每片规格是50mg，按"50mg=0.05g、100mg=0.1g、200mg=0.2g"换算，首次剂量为4粒，以后每12小时时服用2粒
由药物总量计算其某一组分含量	磷霉素钠说明书中成人用量为一日4~12g，严重感染可增至16g，分2~3次滴注，用量以磷霉素计。磷霉素的摩尔质量约为138g/mol，16g磷霉素是0.116mol。钠与磷霉素等摩尔配比，则钠也为0.116mol，即23g/mol×0.116mol=2.67g。因使用磷霉素钠每日16g，患者摄入钠为2.67g
同类药物之间的等效剂量换算	氢化可的松、泼尼松、甲泼尼龙以及地塞米松的等效剂量分别为20mg、5mg、4mg和0.75mg。若患者应用20mg泼尼松，转换成氢化可的松、甲泼尼龙和地塞米松的剂量则分别为80mg、16mg和3mg
药物稀释浓度的计算	注射用氨曲南说明书要求稀释后用于输注的浓度不得超过2%，即每100ml液体中加入的氨曲南不得超过2g
国际单位（IU）与质量单位的换算	维生素D每40000U=1mg，即每400U=10μg。维生素E活性现以"mg"（α-生育酚当量，α-TE）来替代以往用的维生素E单位（U），维生素E 1U相当于1mg合成α-生育酚醋酸酯

【记忆口诀】 药学计算多种类，规格组分等效对。稀释单位巧换算，药师考试心不馁。

考点21 核对与发药 ★★★

项目	内容
核对处方与药品	核对患者信息：姓名、科室、年龄等；核对药品信息：名称、剂型、规格、数量、性状、效期；核对处方信息：适应证、禁忌证、剂量、频度等；核对用药指导材料；特殊药物加强核对，发现问题及时通知并记录，发放后签名或签章并提醒患者
交代药品服用的用法用量与适宜时间	依据患者需求和处方内容，向患者说明药品具体用法用量（如每日几次、每次几粒/片），对服药间隔长（如每周一次）的药品特别提醒，防止用药差错 对于服药时间有特殊规定的药物（如糖皮质激素、质子泵抑制剂、肠溶剂型等），告知患者正确服药时间 处方中不同药品需间隔服用的，交代服药先后顺序及具体间隔时间 以阿仑膦酸钠片为例，强调其用法为每周一次，服药时间是当天首次进食或饮水前至少半小时，用一整杯白开水（175~250ml）送服，服药后半小时避免躺卧，且不能用其他饮料（包括矿泉水、牛奶）、食物和一些药物送服，以免降低吸收
交代剂型的正确使用方法	对特殊剂型如口崩片、分散片等，向患者介绍正确使用方法，如口崩片置于舌上崩解后吞服
服用药品的特殊提示	向患者交代服药后特殊注意事项，如抗过敏药服药后避免驾车，喹诺酮类避免阳光直射
交代药品贮存及携带要求	向患者交代药品贮存条件，如双歧杆菌乳杆菌三联活菌片冷藏保存；胰岛素注射液未开封冷藏，使用后室温保存，乘坐飞机随身携带，自驾避免高温

【记忆口诀】 核对发药多留意，信息用法都仔细，剂型提示别忘记，贮存携带要谨记。

第三章　用药咨询与药物治疗管理

第一节　药学信息咨询服务

考点 1 药学信息与药学信息服务 ★★★

项目	详情
药学信息内涵	广义：药学学科及大量医学学科信息 狭义：临床合理用药所需信息，集中表现为药物临床使用信息
药学信息服务内涵	以循证药学理念为临床提供用药相关信息，帮助解决患者问题，使患者用药更安全、有效、合理，还包括收集整理资料、学术交流等
药学信息来源	药学信息类型与特点 主要类型：印刷型、缩微型、声像型、电子数字型（当前以电子资源为主） 服务特点：直接服务于临床/患者；多资源综合应用；跨药学与临床医学领域 核心信息源分类 权威官方资料：临床应用指导原则/诊疗指南/临床路径（卫健委发布）；药品说明书/药典/临床用药须知（国家药监局）；申请上市技术审评报告 国际药品标准：USP-NF（美国药典–国家处方集）、BP（英国药典）、EP（欧洲药典）、JP（日本药局方） 专业信息渠道：药品专利/注册资料；循证医学数据库/真实世界数据；临床试验注册库/政府及学术网站 执业药师信息管理要求 检索原则：根据需求选择合适来源，优先使用工具书/权威数据库 持续更新：重点收集整理药物不良反应、合理用药、药物相互作用、药物研究和评价信息
药学信息检索方法	广义包括信息储存和检索。检索时若事实数据库未收录所需信息，需从文摘数据库着手，再获取全文并归纳结果
药学信息质量判断与评价	一级信息资源：以期刊发表的原创性论著为主，包括实验研究结果、病例报道、评价性或描述性的研究结果 二级信息资源：以引文和摘要服务为主，包括引文、书目，提供摘要、引文、索引（包括或不包括全文）及目录，常用二级信息资源有文摘数据库、全文数据库 三级信息资源：以参考书和综述型数据库为主，包括医药图书（工具书、教科书、手册等）、光盘或在线数据库、药学应用软件、临床实践指南、系统评价或综述型文章，资源有限但实用，满足大多数药学信息需求
药学信息管理	可利用Word、Excel等软件处理信息，也可使用文献管理软件如EndNote、Jabref等，方便文献引用和排版
正确阅读药品说明书	基本结构：包含警示语、药品名称等多部分内容 重点阅读与分析技巧：确认药品信息，判断是否适用，了解不良反应等，针对特殊人群提供个性化指导，避免药物相互作用

【记忆口诀】 药学信息分广狭，服务循证助安全。来源广泛多渠道，检索分级有要点。

信息管理用软件，读懂说明是关键。

考点 2 药学信息的质量判断与评价 ★★★

信息级别	定义	内容示例	优点	缺点	评价标准
一级信息	以期刊发表的原创性论著为主	实验研究结果、病例报道等	内容更新；可见研究细节；免受他人观点影响	单一试验结果可能错；需专业评价能力；阅读耗时	前言：研究来源与目的；材料与方法：研究对象、方法、干预措施等；结果：描述分析、统计方法等；讨论结论：结论与目的一致性等
二级信息	以引文和摘要服务为主	可提供摘要、引文等，如文摘数据库等	利用索引文摘可筛选一级信息	信息量有限；检索新信息有时滞；文摘可能有误	收载杂志数量种类、出版更新频率、索引完备程度、检索路径及费用
三级信息	以参考书和综述型数据库为主	医药图书、光盘数据库等	信息简明扼要；内容广泛，使用方便；提供疾病与药物基础知识	内容更新慢；论述可能不全面细致；作者理解可能有误	作者是否为该领域专家；内容是否前沿；有无参考文献；有无引文或链接；有无偏倚差错

【记忆口诀】 药学信息三级分，一级新详评难寻，二级筛选有局限，三级简广更新贫，评价标准各有门。

考点 3 互联网信息的特点与评价 ★★★

评价维度	核心要点
权威性	信息是否来自药学专业人员/是否标注非专业来源
补充性	是否促进医患关系而非取代医疗行为
归因性	标注信息来源/更新日期/引用链接
合理性	研究设计是否科学/有无品牌倾向/适用性评估
新颖性	内容更新及时性
网站人员	信息呈现清晰度/联系方式完整性
赞助商信息	公开所有资助方性质及名称
广告诚信	披露利益关系/广告资金来源标注

【记忆口诀】 权威补充要归因，合理新颖四维清。人员资质需明确，赞助广告两分明。信息溯源注日期，研究设计避偏倚。资金往来必公示，医患关系不可替。

考点 4 用药咨询服务与指导 ★★★

项目	详情
咨询服务方法与步骤	了解问询人背景和问题背景，确定并归类问题，确定检索方法、查阅文献，评价、分析和整理文献，形成答案告知问询者并随访建立档案

续表

项目	详情
用药咨询分类及内容	患者用药咨询：咨询内容包括药品名称、适应证等多方面；主动咨询情况如患者同时用多种含同一成分药品等 医师用药咨询：侧重于药物资讯、处方用药问题，如新药信息、合理用药、治疗药物监测等 护士用药咨询：关注口服药物剂量、用法，注射药物配制溶剂等信息 公众用药咨询：涉及常见病症健康管理、药物辅料影响等多方面咨询

【记忆口诀】　咨询步骤先了解，问题分类再检索。患医护众咨询异，各有重点要记熟。患者多问药相关，医师新药安全求。护士关注配与用，公众保健多面顾。

考点 5　用药咨询服务方法与步骤 ★★★★

咨询服务方法与步骤	实施细节
了解问询人及问题背景	了解问询者姓名、住址、联系方式；若为医务人员，了解工作背景、职业等；已查资源、问题针对对象、患者诊断及用药、是否急迫等
对问题进行确定并归类	常见问题：药物不良反应、用药剂量、适应证与禁忌证、药物相互作用、哺乳期及妊娠期用药、血药浓度监测与剂量调整、注射药物的配伍、药代动力学、药物鉴别、替代治疗
确定检索方法，查阅文献	建立有效检索方法，节省时间，提高答案准确性
文献的评价、分析和整理	体现执业药师专业技能，避免简单转抄药学信息
形成答案并告知问询者	以文字或口头形式将答案提供给问询者，是药学信息服务重点
随访并建立档案	通过随访了解工作效果，建立档案用于今后总结和完善

【记忆口诀】　先知背景问何人，问题归类要细分。检索方法要有效，文献分析显技能。答案告知很重要，随访建档促提升。

考点 6　患者用药咨询 ★★

考点	具体内容
咨询方式	主动方式：向患者讲授安全用药知识、发放合理用药宣传材料、网络平台宣传科普知识 被动方式：日常多为被动咨询，常面对面或借助电话、网络等，接受咨询要了解全面信息，掌握沟通技巧
咨询内容	药品名称：通用名、商品名、别名 适应证：与患者病情对应 用药方法：口服药正确服用方法、时间、特殊提示；外用剂型正确使用方法；特殊剂型用法及注意事项；避免漏服及漏服补救方法 用药剂量：首次剂量、维持剂量，每日次数、间隔、疗程 服药后情况：预计疗效及起效、维持时间 药物相关：不良反应、药物相互作用 替代选择：替代药物或其他疗法 药品信息：鉴定辨识、贮存方法、有效期 药品价格：是否进入医保报销目录

续表

考点	具体内容
执业药师应主动向患者提供咨询的情况	患者同时使用2种或2种以上含同一成分的药品时；或合并用药较多时
	当患者用药后出现不良反应时；或既往有同种或同类药物的不良反应史
	当患者依从性不好时；或患者认为疗效不理想或当前剂量不足以有效时
	因病情需要，处方中药品超适应证、剂量超过规定剂量时（需医师、执业药师双签字确认）；处方中用法、用量与说明书不一致时
	患者正在使用的药物中存在不良相互作用时（应第一时间联系处方医师，避免纠纷）
	使用需要进行治疗药物监测（TDM）药物的患者
	近期药品说明书有修改（如商品名、适应证、禁忌证、剂量、有效期、贮存条件、药品不良反应的修订与更新）
	患者所用药品近期发现严重或罕见的不良反应
	使用麻醉药品、精神药品的患者；或应用特殊药物（抗生素、抗真菌药、抗凝药、抗肿瘤药、双膦酸盐、镇静催眠药、抗精神病药等）与特殊剂型（缓控释制剂、透皮制剂、吸入制剂）者
	当同一种药品有多种适应证或用法、用量复杂时
	药品被重新分装，而包装的标识不清晰时
	使用需特殊贮存条件的药品时；或使用临近有效期药品时

【记忆口诀】 咨询方式分主动被动，内容含名症法量效等。主动咨询有多种情况，重视需求防认知误。

考点 7 医师用药咨询 ★★★★★

咨询方向	具体内容
提高药物治疗效果	新药信息：药品研发快，新药多，需了解其作用机制、作用靶位、药效学与药动学指标、临床评价等，助医师合理选药
	合理用药信息：抗菌药种类多，如肝脓肿患者铜绿假单胞菌感染，对多种药耐药仅头孢他啶敏感，青霉素过敏者选头孢他啶，因青霉素与第三、四代头孢菌素交叉过敏率低至0.17%～1.70%，使用时需密切监测过敏反应
	治疗药物监测：从地高辛、氨基糖苷类、抗癫痫药扩展到器官移植免疫抑制剂（环孢素、他克莫司）监测，通过监测血浆药物水平，规避中毒风险，保障治疗安全有效
降低药物治疗风险	药物不良反应/事件
	举例：抗病毒药阿昔洛韦可致急性肾衰竭、肾功能异常及肾小管损害；利巴韦林可致畸胎、肿瘤和溶血性贫血；人促红素可引起纯红细胞再生障碍性贫血；肝素诱导的血小板减少症（HIT），并由HIT引发血栓栓塞性并发症
	特定抗生素：长时间、大剂量应用头孢菌素类（头孢哌酮）、氧头孢烯类（拉氧头孢），头霉素类（头孢米诺、头孢美唑）等抗生素均可引起牙龈出血、手术创面渗血等出血不良反应。由于上述抗生素的分子中具有甲硫四氮唑结构，与谷氨酸分子结构相似，在肝脏微粒体中，上述抗生素可竞争性拮抗谷氨酸-γ-羧化酶（是凝血因子由未成熟的非活性结构转变为有功能的活性形式而发挥凝血作用的关键酶，维生素K是其重要的辅酶）；同时，长期使用上述抗生素将抑制肠道微生态菌群产生维生素K。两种作用叠加将导致维生素K依赖性凝血因子合成障碍（低凝血酶原血症）而致出血。此类药物不良反应与用量、疗程密切相关。因此，应用头孢菌素类等抗生素时，须注意长期使用者宜适当补充维生素K、维生素B；与抗凝药合用可能增加出血风险，合用时应监测凝血功能和出血倾向

续表

咨询方向	具体内容
降低药物治疗风险	关注 ADE 及新药召回撤市案例 如抗震颤麻痹药物培高利特导致的心脏瓣膜病；治疗肠易激综合征药物替加色罗存在严重的心脑血管不良事件风险（心绞痛、脑卒中）；含钆造影剂（钆双胺、钆喷酸葡胺、钆贝葡胺等）应用于肾功能不全者所引起的肾源性纤维化和皮肤纤维化等 禁忌证 执业药师有责任提示医师有关患者的用药禁忌，如糖尿病患者禁用加替沙星 药物相互作用 抗抑郁药氟西汀、帕罗西汀若与单胺氧化酶抑制剂（包括呋喃唑酮、异烟肼、吗氯贝胺、帕吉林、司来吉兰等）合用，易引起 5-羟色胺综合征，出现高热、兴奋、意识障碍、癫痫发作、肌震颤、高血压危象，甚至死亡，两类药物替代治疗时应至少间隔 14 日 CYP3A4 抑制剂如环孢素、伊曲康唑、酮康唑、克拉霉素、罗红霉素、奈法唑酮等可显著增高经 CYP3A4 代谢的他汀类药物的血药浓度水平。因此，在二者合用时，他汀类药物的初始剂量宜小。药师应将其可致肌病的危险性告知患者，叮嘱他们用药期间（特别是初期）注意监测氨基转移酶（ALT、AST）和肌酸激酶（CK），及时报告所发生的肌痛或肌无力；并注意不宜与吉非罗齐、烟酸合用，因可能出现致死性横纹肌溶解症

【记忆口诀】 新药特性助处方，抗菌用药讲端详，监测血药保安康；不良反应记心间，禁忌相互不能忘，安全用药细思量。

考点 8 护士用药咨询 ★★★★★

咨询要点	具体内容
药物适宜溶剂	不宜用氯化钠注射液溶解：多烯磷脂酰胆碱（防浑浊）、奥沙利铂（降疗效）、两性霉素 B（析沉淀）、红霉素（产不溶物且酸中效降，先溶灭菌水再稀释并调 pH）、哌库溴铵（联用时疗效降）、氟罗沙星（出结晶） 不宜用葡萄糖注射液溶解：青霉素（酸中裂解失活，溶氯化钠快滴）、多数头孢菌素类（反应致沉淀，换溶剂或加碱）、苯妥英钠（析沉淀）、阿昔洛韦（析沉淀，先溶灭菌水）、瑞替普酶（降效价，用灭菌水）、依托泊苷和替尼泊苷及奈达铂（不稳定、析沉淀，低浓度稀释）
药物稀释容积	地诺前列素：2mg 与碳酸钠 1mg 溶解于 0.9% 氯化钠注射液 10ml，再稀释于 5% 葡萄糖注射液 500ml，滴速因不同孕期的引产而异 氢化可的松琥珀酸钠：肌注 100mg 溶解于 2ml 灭菌注射用水或 0.9% 氯化钠注射液；静注 100~500mg 溶解于 10~20ml；静滴先将 2ml 灭菌注射用水，再稀释于 100~500ml 氯化钾注射液：忌直接静注，滴注浓度一般 0.2%~0.4%，心律失常可用 0.6%~0.7% 头孢曲松钠：不宜与含钙注射液（葡萄糖酸钙注射液、氯化钙注射液、复方氯化钠注射液、乳酸钠林格注射液、复方乳酸钠葡萄糖注射液）直接混合，因可产生头孢曲松钙的白色细微浑浊或沉淀
药物滴注速度	万古霉素：不宜肌注或直接静注，每 0.5g 至少加 100ml 液，滴注 1 小时以上，防"红人综合征" 雷尼替丁：防静注过快致心动过缓 罂粟碱：防静注过快致呼吸抑制等 维生素 K：静注过快有面部潮红等反应，尽量肌注 滴注 1 小时以上的药物：林可霉素、克林霉素、多黏菌素 B、氯霉素、红霉素、甲砜霉素、磷霉素、环丙沙星、氧氟沙星、左氧氟沙星、莫西沙星、培氟沙星、异烟肼、对氨基水杨酸钠、卡泊芬净、氟康唑等

续表

咨询要点	具体内容
光照不稳定药品	对氨基水杨酸钠、硝普钠、放线菌素D、长春新碱、尼莫地平、左氧氟沙星、培氟沙星、莫西沙星、α-硫辛酸等，贮存或滴注需遮光
药物相容性	酚妥拉明+多巴胺+呋塞米：静脉滴注出黑色沉淀，多巴胺不与呋塞米配 毛花苷丙与多种药物配伍可出现浑浊、沉淀、变色、活性降低、效价降低、毒性增大等情况，与钙剂配伍需谨慎

【记忆口诀】 溶剂选择有讲究，氯葡不当药失效。稀释容积要注意，滴速快慢病相关。光敏药物需遮光，药物配伍防沉淀。

考点 9 公众用药咨询 ★★

咨询方向	具体内容
执业药师责任	主动承接公众自我保健咨询，提供健康教育，增强健康意识，减少健康危险因素，在常见病症健康管理等方面给予科学用药指导
用药指导内容	药品用法、适宜给药时间、注意事项、禁忌证、不良反应、相互作用，药品贮存、运输、携带等方面信息
药物相关材料	药用辅料： 部分药用辅料有不良反应，如外用制剂中的辅料丙二醇可引起接触性皮炎难溶性药物的注射液中，如复合维生素、硝酸甘油、依托咪酯、戊巴比妥、劳拉西泮、地西泮、地高辛、苯妥英等，含有大量丙二醇作为溶剂，大剂量给药可产生乳酸性酸中毒、溶血反应、血清高渗、中枢抑制，输注速度过快会引起血栓性静脉炎、呼吸衰竭、低血压、癫痫发作 注射剂包材：如紫杉醇注射液需使用非PVC（聚氯乙烯）输液瓶和输液管给药，否则其活性成分易被PVC材料吸附而降低药效甚至失效 输液装置：有多种形式，如预混、预充或可即时混合的三合一、二合一、便携式等

【记忆口诀】 药师承接公众询，保健教育不能丢。用药指导信息全，辅料包材装置看，主动咨询疗效优。

考点 10 执业药师沟通技能 ★★★

项目	详情
与患者沟通的基本方法与要点	准确介绍自己，保护患者隐私，认真倾听，观察肢体语言，避免使用专业术语，明确交流目的，及时小结反馈，给予正确用药指导，控制谈话时间和信息量
与不同类型患者的沟通	有对立情绪或不愿沟通的患者：避免激怒，尊重并直接沟通 慢性病患者：帮助其认识疾病治疗的长期性，解答专业问题 危重患者：与患者打招呼，保持目光接触，通过多种方式交流并感谢配合 多元文化背景的患者：从解释说明、社会便利性、担忧、用药方法四方面提问沟通 老年患者：清楚缓慢陈述，反复交代用药信息，必要时借助辅助工具 敏感话题的患者：引导至私密空间，用尊重专业的方式交流 其他特殊情况的患者：尊重患者，使用辅助方法交流，确认重要信息
与其他医务工作者的沟通	从团队协作角度出发，以患者利益为中心，依据法律法规和专业依据，开展有效沟通，保障患者健康

【记忆口诀】 沟通先把自己报,隐私倾听很重要。术语莫用目的明,不同患者有技巧。老人重复慢慢讲,敏感话题私密聊。医护协作保健康,沟通要点要记牢。

第二节 疾病管理与健康宣教

考点1 疾病防治★★★

项目	具体内容
健康生活方式	慢性病预防管控需健康生活方式,如健康饮食、适量运动、戒烟限酒等。不同慢性病患者有不同要求,如高血压患者低盐饮食,糖尿病患者严格饮食运动管理,骨质疏松症患者增加户外运动、多晒太阳等
提高用药依从性	依从性对药物治疗重要,不依从原因多。药师可简化用药方案、选择适宜药物、详细说明用药信息、强调治疗重要性、告知不良反应应对方法、使用分时药盒或建议家属监督等措施提高依从性
营养管理	合理饮食,保证营养均衡,包括奶类、肉类、蔬菜、水果和五谷等食物。运动分有氧运动和无氧运动,应选择适合自己的运动方式。不要过度迷信保健品,合理饮食是获取营养素的最佳途径,特殊人群按需选择合适的膳食补充剂,且补充剂不能替代药物治疗
戒烟管理	戒烟方法有行为干预[如"5A"戒烟干预法:询问(ask)、建议(advice)、评估(assess)、帮助(assist)、安排随访(arrange follow-up)]、药物干预(一线戒烟药物如尼古丁替代药物、安非他酮及伐尼克兰;二线戒烟药物如可乐定和去甲替林等以及其他戒烟药物)、电子烟(安全性及监管存忧)、中医戒烟(针刺结合多种疗法)
传染病防治	传染病分甲、乙、丙类。个人应保持健康生活方式,传染病暴发季节加强防护。国家对儿童实行预防接种证制度,国家免疫规划项目免费接种
疫苗接种	我国实施儿童国家免疫规划,控制多种传染病流行。国家免疫规划(NIP)疫苗为第一类疫苗,由政府免费向公民提供;第二类疫苗是指由公民自费并且自愿接种的其他疫苗,常见的包括乙型肝炎疫苗(成人)、流感疫苗、肺炎球菌疫苗、带状疱疹疫苗、人乳头瘤病毒疫苗、甲型肝炎疫苗、戊型肝炎疫苗、破伤风疫苗、水痘疫苗等。高风险人群可考虑接种相应第二类疫苗,对我国尚缺乏相应的免疫策略和接种程序推荐的疫苗,建议暂按说明书规定实施接种
	由于疫苗的生物学特性和接种者的个体差异(健康状况、过敏性体质、免疫功能不全、精神因素等),少数接种者会发生不良反应,其中绝大多数可自愈或仅需一般处理,如局部红肿、疼痛、硬结等或有发热、乏力等症状;仅有极少部分造成器官组织功能损害、严重残疾甚至死亡。儿童在接种疫苗前,家长应特别注意其有无急性疾病、过敏性体质、免疫功能不全、神经系统疾患等情形,在医务人员的指导下进行接种
安宁疗护	姑息治疗以提高患者生活质量、为家庭成员提供关怀为目标,安宁疗护是姑息治疗终末期重要部分,注重尊重患者和家属意愿。姑息治疗早期介入,安宁疗护适用于预期生存期不超过6个月或1年的患者,不同阶段治疗策略各异

【记忆口诀】 慢病生活要健康,用药依从措施强。营养均衡少保健,戒烟方法有多样。传染防治靠接种,安宁疗护重质量。

考点 2 常见传染病分类及部分疫苗接种建议 ★★★

传染病举例	部分疫苗接种建议
甲类传染病：鼠疫、霍乱	乙型肝炎疫苗：新生儿，其次为婴幼儿、15岁以下未免疫人群和成年高危人群，全程接种3剂，按0、1、6个月程序，即接种第1剂疫苗后，在第1个月和第6个月时注射第2剂和第3剂
乙类传染病：新型冠状病毒肺炎、传染性非典型性肺炎、艾滋病、病毒性肝炎、脊髓灰质炎、人感染高致病性禽流感、麻疹、流行性出血热、狂犬病、流行性乙型脑炎、登革热、炭疽、细菌性和阿米巴性痢疾、肺结核、伤寒和副伤寒、流行性脑脊髓膜炎、百日咳、白喉、新生儿破伤风、猩红热、布鲁菌病、淋病、梅毒、钩端螺旋体病、血吸虫病、疟疾	流感病毒灭活疫苗：所有 ≥ 6月龄且无接种禁忌的人都应接种流感疫苗。首次接种流感疫苗的6月龄~8岁儿童应接种2剂次（2剂次选择同一剂型的疫苗），间隔 ≥ 4周；2022~2023年度或以前接种过1剂次或以上流感疫苗的儿童，则建议接种1剂次。9岁及以上儿童和成人仅需接种1剂次
	水痘疫苗：12个月龄以上水痘易感者，1~12岁健康儿童接种2剂次，第1剂在12~18月龄，第2剂在3~4岁；13岁及以上健康人群接种2剂次，最短间隔4周
丙类传染病：流行性感冒、流行性腮腺炎、风疹、急性出血性结膜炎、麻风病、流行性和地方性斑疹伤寒、黑热病、包虫病、丝虫病，除霍乱、细菌性和阿米巴性痢疾、伤寒和副伤寒以外的感染性腹泻病	13价肺炎球菌多糖结合疫苗：国产疫苗适用于6周龄~5周岁（6周岁生日前）婴幼儿和儿童，进口疫苗适用于6周龄~15月龄婴幼儿，接种程序因疫苗不同而有差异

【记忆口诀】 甲乙丙类传病明，疫苗接种各有令。乙肝按程分人群，流感年龄剂次定。HPV 分国产进，水痘肺炎依年龄。

考点 3 姑息治疗与安宁疗护临床用药方案制定步骤 ★★★

步骤	具体内容
评估	评估患者病史、用药史，明确引发症状原因，如疾病进展、治疗不良反应、晚期衰弱或并发疾病等
沟通	终末期对症用药常超说明书，就药物选择等充分征求患者及家庭成员意见，详细解释说明，尊重其知情权和自主选择权
个体化用药方案	依据症状发生机制、药物药效学和药动学、患者优先治疗症状顺序等，制定个体化用药方案
用药管理	多学科团队定期评估用药效果和患者自我感受，调整方案，减少不良反应和相互作用，提升依从性、达改善症状、提高生活质量目的。医护和药师督促患者执行方案，定期评估疾病，注意用药细节，动态监测，修订完善方案。用药"少而精"，医师掌握适应证，与药师合作，用最少药物达治疗目标，降低药物干预影响，保证安全有效。出现无法耐受不良反应时，权衡利弊，以患者舒适为原则，不用追求症状全消。用药选方便剂型、合适剂量，提高依从性，改善症状，确保舒适尊严

【记忆口诀】 评估病史找病因，沟通尊重选药权。个体方案依机制，用药管理求少精，动态监测保安全，舒适原则记心间。

考点4 终末期患者常见全身性症状及药物治疗建议 ★★★

症状	治疗原则	具体药物	特殊注意事项
疼痛	以WHO疼痛三阶梯治疗为基础，早、持续、有效治疗，防控制不良反应	轻度（NRS评分1~3分）：对乙酰氨基酚与布洛芬 中度（NRS评分4~6分）：弱阿片类，效果欠佳可用低剂量强阿片类联合非阿片类替代 重度（NRS评分≥7分）：强阿片类如吗啡，效果欠佳可酌情联合非甾体抗炎药或辅助镇痛药	长期用阿片类首选口服，吞咽困难等用透皮贴剂；辅助镇痛药（抗抑郁药物、抗惊厥药物和糖皮质激素类药物）可减少阿片类不良反应或增效；骨转移疼痛可使用阿片类药物进行治疗，如合并炎症性疼痛，可联合使用非甾体抗炎药；与骨破坏相关的疼痛，可考虑使用非甾体抗炎药联合双膦酸盐进行治疗；及时筛查评估，解救爆发痛，选理想药物；规范管理，降低不良反应，做好通便计划；透皮贴剂应避免贴于皮肤皱褶或破损处，可用于患者上臂外侧、前胸上部、后背上部或胸部侧方没有过敏的完好皮肤；发热患者必要时调剂量或停药；老年患者考虑药动学和药效学变化；认知障碍老年患者需监督使用；注重沟通宣教，建立随访制度
发热	预期生存期长者尽量纠可逆因素；预期生存期较短的患者可首选对乙酰氨基酚或非甾体类抗炎药	对乙酰氨基酚：口服、直肠给药；癌性发热用非甾体类抗炎药和糖皮质激素类药物；发热患者使用对乙酰氨基酚或非甾体抗炎药疗效欠佳时，可考虑选用地塞米松治疗	合并感染按病原体和药敏选抗菌药，癌性发热一般不推荐抗感染治疗
水肿	合并心力衰竭、肾衰竭或高血压等用利尿剂	终末期患者合并心力衰竭、肾衰竭或高血压等疾病时，可考虑使用利尿剂，如呋塞米，如不能口服可采取肌内注射或静脉注射。终末期肝病合并肾衰竭时，如必须使用利尿剂，可首选螺内酯	预生存期长监测血电解质浓度；淋巴水肿难治愈，侧重延缓恶化、增加舒适
瘙痒	积极纠正可逆因素	肿瘤相关性：糖皮质激素类如地塞米松（口服） 胆汁淤积性：地塞米松、考来烯胺等 肾衰竭患者：加巴喷丁、舍曲林，可配合紫外线光疗，未成年人慎用 精神障碍性：抗抑郁药物如米氮平、帕罗西汀 老年皮肤：多磺酸粘多糖，也可用维生素E乳等外用制剂	恶性肿瘤引起的瘙痒，使用抗组胺类药物治疗无效

续表

症状	治疗原则	具体药物	特殊注意事项
乏力	短期用糖皮质激素类药物，无效停药	地塞米松口服4mg，2次/日，不超2周；预期生存期长可酌情服用人参约8周	濒死期对生活质量无直接影响，不需特殊治疗；输血可改善，但不建议反复输血
呼吸困难	使用阿片类药物；特殊病因用糖皮质激素类药物	吗啡治疗；癌性淋巴管浸润等引起的呼吸困难用糖皮质激素类药物	严重肾功能不全避免用吗啡；规范用阿片类改善症状，不增呼吸抑制风险，有中枢镇静作用
呼吸道分泌物过多/临终咽喉哮鸣	使用抗胆碱药物；及时用药，减少吸痰次数	可使用抗胆碱药物如东莨菪碱治疗临终患者的咽喉哮鸣。丁溴东莨菪碱不易透过血－脑屏障，对中枢作用较弱，在治疗临终患者呼吸道分泌物过多时可优先考虑	肺水肿或胃食管反流引起的咽喉哮鸣，采用直立或半卧位引流
口干	侧重减轻不适	毛果芸香碱（口服）	毛果芸香碱常见不良反应为多汗，毒性反应可用阿托品对抗；慢性阻塞性肺疾病、哮喘、心动过缓、肝肾功能损害或肠梗阻患者忌用毛果芸香碱；口腔念珠菌感染，局部用制霉菌素，疗效欠佳选氟康唑
恶心、呕吐	针对病因选药	胃轻瘫、幽门梗阻以及相关药物（如地高辛、苯妥英钠、卡马西平、三环类抗抑郁药等）：甲氧氯普胺 幽门梗阻：还可使用地塞米松进行治疗 病因不明：氟哌啶醇、甲氧氯普胺、昂丹司琼 持续性：氟哌啶醇、甲氧氯普胺至最大量，疗效欠佳联合昂丹司琼	甲氧氯普胺剂量与效果相关，40~50mg/d易致锥体外系症状；昂丹司琼3天后无效则停药或换药
厌食	用糖皮质激素或孕激素提升食欲	地塞米松（口服），无效停用；甲地孕酮和甲羟孕酮至少2周起效	孕激素不良反应小于糖皮质激素，但可增加血栓风险，且起效慢
腹泻	针对病因选药	无明显诱因的腹泻：洛哌丁胺首次4mg，之后每次不成形便后2mg，最大量不超16mg/d；复方地芬诺酯；持续性的腹泻用奥曲肽 抗菌药物导致的艰难梭菌相关腹泻：可口服万古霉素或甲硝唑	便秘患者突然出现的粪便嵌塞和溢出，会被误认为腹泻，禁用洛哌丁胺；复方地芬诺酯具有中枢神经系统抑制作用，不宜与其他中枢抑制药（如巴比妥类、阿片类）合用
焦虑	使用苯二氮䓬类	劳拉西泮治疗急性发作，地西泮治疗慢性焦虑	严重呼吸困难等患者权衡利弊；老年患者用劳拉西泮小剂量起始

续表

症状	治疗原则	具体药物	特殊注意事项
谵妄	使用抗精神病药物，疗效欠佳联合苯二氮䓬类	预期生存期长：氟哌啶醇、利培酮、奥氮平、喹硫平、氯丙嗪等 终末期患者：口服氟哌啶醇，无法口服可静注/肌注；利培酮、奥氮平、喹硫平；疗效欠佳联合劳拉西泮	氟哌啶醇用量增，锥体外系反应概率高；氯丙嗪致低血压，仅用于卧床重度谵妄；难治性谵妄多学科会诊决定是否进行姑息镇静
姑息镇静	使用苯二氮䓬类	苯二氮䓬类如咪达唑仑，因临床起效快、药物半衰期短，且对机体的循环系统功能影响较小，常可用于姑息镇静	多学科团队谨慎实施；开始每20分钟评估，稳定期每天至少3次；剂量个体化，老年患者小剂量开始，监测生命体征

【记忆口诀】 终末症状各不同，疼痛三梯药有别，发热对乙炎甾选，肿水利尿痒对因，各症用药记心间。

考点 5 家庭药箱管理 ★★★

管理要点	具体内容
备药原则	根据家庭成员组成和健康状况备药，关注老人、儿童、孕妇用药。慢病长期用药与常备临时用药分开，临时用药以非处方为主，多选口服、外用药，少选或不选注射用药。针对常见病多发病，遵循"急病急用、小病便用、避免浪费"原则
常备药品推荐	感冒药：复方盐酸伪麻黄碱、酚麻美敏等OTC药，连花清瘟、感冒清热颗粒等抗病毒中成药1～2种；解热镇痛药：对乙酰氨基酚、布洛芬；镇咳祛痰药：氨溴索、乙酰半胱氨酸、川贝枇杷露；胃肠道药：助消化药复方消化酶类、止泻药蒙脱石散、便秘药开塞露及乳果糖；抗过敏药：氯雷他定、西替利嗪；外用药：碘伏、创可贴、医用消毒棉签、炉甘石洗剂；急救药：硝酸甘油片、速效救心丸、沙丁胺醇气雾剂
准备常备药物清单	准备药箱清单，便于及时补充，按需更新
存放位置选择	放置在干燥阴凉固定位置，成人服药后盖紧瓶盖，置于儿童无法触碰处
分类存放药品	药品与保健品、内服药与外用药、成人用药与儿童用药、急救药品与常用药品分开存放，零散药品做标签，注明名称、用法用量、使用期限
按照规定贮藏条件存放	药品的贮存有"三怕"，即怕光、怕热、怕湿，按说明书要求存储。含淀粉等辅料片剂及胶囊防吸潮，硝酸甘油等避光，酒精等易挥发药品记录开启时间并密封，硫酸镁、鱼肝油滴剂开启后密封
了解具有明确使用期限的制剂	除另有规定外，多剂型的眼用制剂（眼药膏、滴眼液等）、鼻用制剂、涂剂、涂膜剂等在开启后使用期最多不超过4周，非独立包装的已拆零口服固体制剂开封后一般不超过6个月，口服液体制剂开封后一般不超过3个月（或按说明书规定），一般胰岛素制剂开封后常温（低于25℃）保存期为28天，已开封药品应及时标注开启日期。部分胰岛素注射液，例如每毫升注射液含300单位的甘精胰岛素注射液在开封后的保存期为6周
定期检查药品	每3个月检查一次，检查有效期，清理失效药品；观察药品外观性状，废弃过期或变质药品，按有毒有害垃圾处理

续表

管理要点	具体内容
保存药品说明书和内标签	妥善保留药品说明书和原包装，以供随时查阅

【记忆口诀】 家庭药箱巧管理，备药原则要牢记，清单位置分类放，储藏期限常检查，说明标签保存好。

考点6 家用医疗器械使用★★

器械名称	类型及特点	使用注意事项
体温计	水银温度计准确度高，但有汞污染；电子体温计读数方便、测量快、精度高、无汞污染；红外线体温计（耳温枪、额温枪）测量速度快、操作简便	根据需求选择，按正确方法操作确保测量准确
血压计	上臂式准确性和重复性较高；腕式使用方便但测量结果与上臂血压差异大	被测量者保持正确姿势，血压计定期检测校准
血糖检测仪	指血血糖仪（最普遍，测毛细血管血糖，但反复针刺采血有困扰）、连续血糖仪、无创血糖仪	使用同一品牌试纸，确保试纸在有效期内，家用血糖仪每年校准一次
制氧机	按氧气流量分为1L、2L、3L、5L，用于家庭氧疗，适用于缺氧人群	供氧装置远离明火，定时清洗或更换吸氧管，湿化杯用纯净水并经常更换
雾化吸入器	主要为喷射雾化器，婴幼儿用面罩式，成人可用面罩或口含	根据患者情况选择，雾化前后漱口，每次不超20分钟，定期消毒雾化器及其配件
吸痰仪	分为便携式和电动式，用于清除呼吸道分泌物或异物	使用前洗手并确保设备无菌，使用后立即清洗消毒
指氧仪	用于测量人体血氧饱和度和脉率，便携无创	选合适手指（示指、中指、环指），指甲向上，避免指甲受伤等情况使用，定期检查

【记忆口诀】 家用器械各不同，特点用法要分清，体温血压血糖计，制氧雾化吸痰仪，指氧使用有要点。

考点7 我国药物滥用现状★★★★

现状分类	人群特点	滥用药品种类	危害
合成毒品	新发生药物滥用者	甲基苯丙胺（冰毒）、氯胺酮	易发生暴力、自残
青少年药物滥用	12～25岁青少年、无业	阿片类、镇静催眠类	年轻化趋势
多药合并滥用	美沙酮维持治疗患者、有海洛因滥用史	海洛因、地西泮、甲基苯丙胺（咖啡因）、复方地芬诺酯、三唑仑	危害社会治安、危及健康
精神活性药物滥用	大中学生、有海洛因滥用史	复方可待因（复方止咳水）、哌替啶、地西泮、吗啡、三唑仑、曲马多	心理行为异常、人格异化

【记忆口诀】 药物滥用需警惕，合成毒品暴力现，青少用药趋年轻，多药精神危害全。

第三节　药物治疗管理

考点1 药物治疗管理（MTM）概述★★★

项目	详情
定义	具有药学专业技术优势的药师对患者提供用药教育、咨询指导等专业化服务，提高用药依从性，预防用药错误，培训患者自我用药管理以提高疗效
服务内涵	进行或收集患者健康状况信息并做必要评估；制定药物治疗干预计划；选择、启动、修改或管理药物治疗方案；监测和评估患者对治疗结果的反应，包括安全性和有效性；实施全面的药物治疗评估，以确定、解决和预防药物相关问题，包括药物不良事件；记录所提供的监护过程，并将重要信息传达给患者的诊疗团队成员；提供口头教育和培训，提升患者的理解能力，促进合理用药；提供信息、资源以及支持服务，提高患者对治疗方案的依从性；在向患者提供更广泛的医疗管理服务过程中协调和集成药物治疗管理服务
服务流程	信息收集、分析评估、计划制定、计划执行、跟踪随访

【记忆口诀】　药师服务为患者，收集信息做评估，制定计划并执行，跟踪随访不能误。

考点2 用药相关信息收集★★★

信息类型	收集要点
药物信息	既往用药史（处方、非处方药、中药、保健品）、当前用药史、过敏史、免疫接种史
疾病信息	既往病史、现病史、家族史
患者信息	基本信息（年龄、性别等）、社会史（工作、饮酒等）、生活习惯、用药经历、特殊需求、关切问题

【记忆口诀】　药物疾病和患者，信息收集分两步，标准个体相结合，全面了解无错误。

考点3 药物治疗评估、计划制定与随访★★★

项目	要点
用药治疗方案评估要点	从适应证、有效性、安全性和依从性四个维度展开，评估7个方向（药物治疗不足、过度等），按紧急和重要程度排序，每次选择3～5个问题干预
计划制定及执行	原则：干预方案清晰明确、可量化、目标可实现、实际可行、具有时限性。常见干预计划：疾病指标监测、药物治疗干预、生活方式改善。超出药师执业范围及时转诊
跟踪随访	目的：评估干预方案实施情况、疾病监测指标达标情况，必要时调整方案

【记忆口诀】　评估治疗找问题，制定计划要合理，跟踪随访看效果，调整方案保疗效。

考点 4 用药档案建立 ★★★

项目	详情
记录目的	促进交流，提高治疗效果，促进治疗连续性
记录格式	一般可采用"SOAP 格式"，至少包含主观信息（S）（患者主诉、患者关注的用药问题、慢性病情况等）、客观信息（O）（化验指标、检查情况等）、评估（A）（发现并评估用药相关问题，按权重排序）和计划（P）（针对用药相关问题提出干预及随访计划）
记录要求	格式相对统一，用语规范专业，及时更新信息

【记忆口诀】 用药档案很重要，SOAP 格式要记牢，规范及时做记录，治疗连续效果好。

考点 5 中成药临床药物治疗管理—基本信息 ★★★

项目	详情
定义	在中医药理论指导下，经药学和临床研究，获国家药品监督管理部门批准，以中医处方为基础，以中药饮片为原料，按照规定的生产工艺和质量标准制成一定剂型，质量可控，安全有效的药品
特点	中成药具有特定的名称和剂型，在标签和说明书上注明了药品名称、批准文号、处方、功能与主治、用法与用量、规格、禁忌、注意事项、贮藏、生产批号、有效期等内容 相对于中药汤剂来说，中成药无需煎煮，可直接使用，尤其方便急危重症患者的治疗及需要长期治疗的患者使用。且体积小，有特定的包装，贮存、携带方便，成为家庭常备药物 注意：中药配方颗粒属于中药饮片范畴，不属于中成药
用药原则	使用时要依据中医药理论辨证选药，或辨病与辨证结合选药，依据相关标准和指南合理应用

【记忆口诀】 中成药有独特规，理论指导来制备，辨证用药依指南，安全有效不违背。

考点 6 中成药常见剂型的临床应用特点 ★★★

剂型名称	品种举例	适用范围
蜜丸	二至丸、八珍丸、归脾丸	具有滋补、润燥等作用，补益类方剂常制成蜜丸，治疗病程较长，须长期服用的虚性病证等
水丸	二妙丸、二陈丸、六君子丸	便于服用，不易吸潮，利于贮存；较易溶散，吸收、显效较快，尤适于中药解表和消导制剂
糊丸	普济丹、黑锡丸、小金丸	含毒性饮片或刺激性饮片以及需延缓药效的方药
蜡丸	—	含毒性饮片或刺激性饮片
浓缩丸	木瓜丸、安神补心丸、海马补肾丸	受热时间长而不影响其成分的方药
滴丸	速效救心丸、苏冰滴丸、满山红油滴丸	生物利用度高，尤其是难溶性药物，在水溶性基质中高度分散可形成固体分散体，溶出速度快，奏效迅速，适用于急症治疗
糖丸	—	适合于儿童用药，多用于疫苗制剂

续表

剂型名称	品种举例	适用范围
散剂	七厘散、八厘散、云南白药、冰硼散、锡类散	表面积较大，易分散有利吸收、起效迅速；制备简单；外用对疮面有一定的机械性保护作用；口腔科、耳鼻喉科、伤科和外科多有应用，也适用于小儿给药
片剂	元胡止痛片、牛黄解毒片、健胃消食片	剂量准确，因患者按片服用，而片内药物均匀、含量差异小；质量稳定，因固体剂型，且某些易氧化变质或潮解的药物，可借助包衣或包合作用加以保护，水分、光线、空气对其影响较小；机械化生产，自动化程度高，产量大，成本低，易控制微生物限度
煎膏剂（膏滋）	二冬膏、二至膏、西瓜膏	多以滋补为主，兼有和缓的治疗作用，是中医滋补、防衰老、治疗慢性病的传统剂型之一。为具体积小、稳定性好、较易保存、口感好、服用方便等优点
膏药	金不换膏药、活血止痛膏、麝香狗皮膏	为油润固体，用前需烘软，通常贴于患处，亦可贴于经络穴位，发挥保护、封闭及拔毒生肌、收口、消肿止痛等局部作用；或经透皮吸收，发挥药物的祛风散寒、行滞祛瘀、通经活络、强筋壮骨等功效，治疗跌打损伤、风湿痹痛等，以弥补内服药的药力不足
软膏剂、乳膏剂	一扫光药膏、黄软膏、老鹳草软膏	多用于慢性皮肤病，具有保护创面、润滑皮肤和局部治疗作用；软膏中药物透皮吸收，也可产生全身治疗作用
合剂	八正合剂、三仁合剂、小半夏合剂	浓度较高，剂量较小，质量相对稳定，便于服用、携带和贮藏，适合工业化生产
颗粒剂	感冒清热颗粒、小柴胡颗粒、枣仁安神颗粒	①剂量较小，服用、携带、贮藏、运输均较方便；②色、香、味俱佳，深受患者欢迎；③肠溶颗粒耐酸而在肠液中释放活性成分或控制药物在肠道内定位释放，可防止药物在胃内分解失效，避免对胃的刺激性；④可制成缓释、控释制剂而达到缓释、控释的目的；⑤适于工业化生产，产品质量稳定；⑥必要时进行包衣可增加防潮性，亦可掩盖药物的不良气味；⑦某些中药颗粒具有一定吸湿性，包装不严易吸湿结块；⑧少数品种颗粒松散，细粉较多
胶囊剂	人参首乌胶囊、心可宁胶囊、龙凤宝胶囊	①能掩盖药物的不良气味，减小药物的刺激性，便于服用；②与片剂、丸剂比较，在胃肠道中崩解、溶出快，吸收好，生物利用度高；③药物充于胶囊中，与光线、空气和湿气隔绝，可提高药物稳定性；④制成不同释药速度和释药方式的胶囊剂，可定时、定位释放药物
糖浆剂	川贝止咳糖浆、川贝枇杷糖浆、枇杷糖浆	糖浆剂含糖量高，有些含有芳香剂（香料），可以掩盖某些药物的不良嗅味，改善口感，易于服用，深受患者特别是儿童的欢迎
注射剂	血塞通注射液、丹参注射液、柴胡注射液	适用于不宜口服的药物，或不能口服给药的患者，可以产生局部定位或延长药效的作用。有些注射液可用于疾病诊断
胶剂	阿胶、鹿角胶、龟甲胶、鳖甲胶	胶剂多有滋补强壮作用，但又有不同的特点：皮胶类补血；角胶类温阳；甲胶类侧重滋阴，还有活血祛风等作用

续表

剂型名称	品种举例	适用范围
酒剂	十全大补酒、人参天麻酒、木瓜酒	酒辛甘大热，能散寒行血通络，作为提取溶剂有利于有效成分浸出，且具有易于分散、助长药效之特性。故祛风散寒、活血通络、散瘀止痛等方剂常制成酒剂。酒剂组方灵活，制备简便，剂量较小，服用方便，且不易霉变，易于保存。但儿童、妊娠期女性、心脏病及高血压患者不宜服用
栓剂	妇宁栓、清凉丹	①栓剂不仅在腔道起润滑、抗菌、消炎、杀虫、收敛、止痛、止痒等局部治疗作用，而且可经腔道吸收产生全身治疗作用；②药物不受胃肠道 pH 或酶的破坏，可避免药物对胃肠道的刺激；③药物直肠吸收，大部分不受肝脏首过效应的破坏；④适用于不能或不愿口服给药的患者
贴膏剂	伤湿止痛膏、麝香镇痛膏、安阳精制膏	包括橡胶贴膏和凝胶贴膏，橡胶贴膏用在皮肤上，可起固定敷料、保护创伤的作用，全身治疗方面主要起通络止痛、祛风散寒作用，多用于治疗跌打损伤、风湿痹痛等。局部治疗则主要用于神经性皮炎、慢性湿疹、结节性痒疹、局限性银屑病和角化性皮肤病等。凝胶贴膏载药量大，使用方便，贴敷舒适，对皮肤无刺激性，由于基质亲水，膏层含有一定量水分，贴用后皮肤角质层水易软化，水合作用增加，有利药物的透皮吸收；缺点是黏性较差
酊剂	十滴水、藿香正气水、人参首乌精	酊剂以乙醇为溶剂，含药量较高，服用剂量小，易于保存。因乙醇本身具有一定药理作用，其应用受到一定限制

【记忆口诀】 丸散膏丹酊露全，胶剂酒剂栓贴全。适用功效各不同，考生速记心有数，应考轻松不犯难。

考点 7 中成药临床药物治疗管理—不良反应、配伍及中西药联用 ★★★★

项目	详情
主要不良反应及应对策略	多种类型，如皮肤黏膜、消化系统等症状，针对不同反应有相应的应对策略
配伍禁忌	遵循药效互补及增效减毒原则，避免功能相同叠加、药性峻烈或含毒性成分重复使用，注意"十八反""十九畏" "十八反"：乌头反贝母、瓜蒌、半夏、白及、白蔹；甘草反甘遂、京大戟、海藻、芫花；藜芦反人参、丹参、玄参、沙参、苦参、细辛、赤芍、白芍 "十九畏"：硫黄畏朴硝，水银畏砒霜，狼毒畏密陀僧，巴豆畏牵牛子，丁香畏郁金，川乌、草乌畏犀角，牙硝畏三棱，官桂畏赤石脂，人参畏五灵脂
中西药物联合治疗管理	指导原则：考虑主辅地位确定给药方式，避免副作用相似或有不良相互作用的联用 配伍要求：西药尽量单一用药，中西药联用有多种形式

【记忆口诀】 不良反应要知晓，配伍禁忌不能忘，中西联用有原则，安全用药放首位。

考点 8 中成药临床药物治疗管理—剂型、原则及分类应用 ★★★

项目	详情
常用剂型	固体剂型（散剂、丸剂等）、半固体剂型（煎膏剂等）、液体剂型（合剂等）、气体剂型（气雾剂）

续表

项目	详情
药物治疗原则	辨证、辨病或结合用药；依患者情况选药；慎重超剂量；能口服不注射；妊娠期选对胎儿无损害的药；兼顾老年人及儿童用药安全；规范用药并监护
分类与临床应用要点	解表剂、泻下剂、和解剂等多类，各有适用范围、常见品种及应用要点

【记忆口诀】 中成药剂型多样，治疗原则细思量，分类应用有要点，合理用药保安康。

考点 9 中成药药物治疗原则 ★★★

项目	内容
基本原则	辨证用药、辨病用药或辨病与辨证结合用药 应根据患者的体质强弱、病情轻重缓急及各种剂型的特点，选择适宜的药品 应注意中成药之间、中成药与汤剂、中成药与药引子的配伍应用 对于有明确使用剂量的，慎重超剂量使用。有使用剂量范围的中成药，老年人使用剂量应取偏小值 能口服给药的，不采用注射给药；能肌内注射给药的，不选用静脉注射或滴注给药。家庭用药多采取口服给药
妊娠用药原则	妊娠期女性必须用药时，应选择对胎儿无损害的中成药 妊娠期女性使用中成药，尽量采取口服途径给药 根据中成药对孕妇不良反应的程度不同，有禁用、忌用和慎用的区别。这些中成药大多具有通经祛瘀、行气破滞、泻下逐水等作用 妊娠期禁用的中成药：牛黄解毒丸、木鳖子、小金丸、小活络丸、开胸顺气丸、木香槟榔丸、玉真散、失笑散、七厘散、九气拈痛丸、九分散、大黄䗪虫丸、再造丸、当归龙荟丸、苏合香丸等 妊娠期忌用的中成药：舒肝和胃丸、周氏回生丸、金匮肾气丸、三黄片、牛黄清宫丸、牛黄清胃丸、牛黄清火丸、金匮肾气丸、疏风定痛丸、西黄丸、连翘败毒丸、礞石滚痰丸、紫金锭、梅花点舌丹、云南白药等 妊娠期慎用的中成药：活血通脉片、安宫牛黄丸、黄连上清丸、牛黄上清丸、附子理中丸、疏肝止痛丸、清肺抑火丸、女金丸、三妙丸、天麻丸、防风通圣丸、栀子金花丸、凉膈散、通关散、鸡血藤膏等
老年人及儿童用药原则	老年人及儿童中成药用药剂量，必须兼顾有效性和安全性 优先选用专用药；非专用中成药应结合具体病情，在保证有效性和安全性的前提下，酌量增减 含有较大毒副作用成分的中成药，或者含有特殊毒副作用成分的中成药，应充分衡量其风险收益 患者使用中成药的种类不宜多，应尽量采取口服或外用途径给药，慎重使用中药注射剂 根据治疗效果，应尽量缩短儿童用药疗程，及时减量或停药
肝肾功能不全者用药原则	用药前应仔细询问肝肾功能情况，并进行检测，对过敏体质者应慎用 严格按照药品说明书规定的功能主治、用法用量，辨证施药，禁止超说明书标示的内容用药 加强用药监护。用药过程中应密切观察用药反应，发现异常，立即停药，必要时采取积极救治措施，加强监测肝、肾功能等

【记忆口诀】 中药用药多原则，妊娠老幼肝肾全，辨证配伍剂量明，途径监护要周全。

考点 10 抗菌药物临床应用管理—抗菌药物应用基本原则 ★★★★★

应用类型	基本原则	具体内容
治疗性应用	诊断为细菌性感染者方有指征应用抗菌药物	根据患者的症状、体征、实验室检查或影像学结果，诊断为细菌、真菌感染者方有指征应用抗菌药物；由结核分枝杆菌、非结核分枝杆菌、支原体、衣原体、螺旋体、立克次体及部分原虫等病原微生物所致的感染亦有指征应用抗菌药物。缺乏上述病原微生物感染的证据，诊断不能成立者以及病毒性感染者，均无应用抗菌药物指征
	尽早查明感染病原，根据病原种类及药物敏感试验结果选用抗菌药物	抗菌药物品种的选用，原则上应根据病原菌种类及病原菌对抗菌药物的敏感性。有条件的医疗机构，对临床诊断为细菌性感染的患者应在开始抗菌治疗前，及时留取相应合格标本送病原学检测，以尽早明确病原菌和药敏结果，并据此调整抗菌药物治疗方案
	抗菌药物经验性治疗	对于临床诊断为细菌性感染的患者，在未获知细菌培养及药敏结果前，或无法获取培养标本时，可根据患者的感染部位、基础疾病、发病情况、发病场所、既往抗菌药物用药史及治疗反应等推测可能的病原体，并结合当地细菌耐药性监测数据，先给予抗菌药物经验性治疗。待获知病原学检测及药敏结果后，结合先前的治疗反应调整用药方案；对培养结果阴性的患者，应根据经验性治疗的效果和患者情况采取进一步诊疗措施
	按照药物的抗菌作用及其体内过程特点选择用药	根据药效学和药动学特点，按临床适应证正确选用抗菌药物
	综合患者病情、病原菌种类及抗菌药物特点制定治疗方案	品种选择 根据病原菌种类及药敏结果尽可能选择针对性强、窄谱、安全、价格适当的抗菌药物。进行经验性治疗者可根据可能的病原菌及当地耐药状况选用抗菌药物 给药剂量 一般按各种抗菌药物的治疗剂量范围给药。治疗重症感染和抗菌药物不易达到部位的感染，抗菌药物剂量宜较大；而治疗单纯性下尿路感染时，由于多数药物的尿药浓度远高于血药浓度，则可应用较小剂量 给药途径 口服给药：对于轻至中度感染的大多数患者，应予口服治疗，选取口服吸收良好的抗菌药物品种，不必采用静脉或肌内注射给药 注射给药：仅在下列情况时可先予以注射给药：不能口服或不能耐受口服给药的患者（如吞咽困难者）；患者存在明显可能影响口服药物吸收的情况（如呕吐、严重腹泻、胃肠病变或肠道吸收功能障碍等）；所选药物有合适抗菌谱，但无口服剂型；需在感染组织或体液中迅速达到高药物浓度以达杀菌作用者（如感染性心内膜炎、化脓性脑膜炎等）；感染严重、病情进展迅速，需给予紧急治疗的情况（如血流感染、重症肺炎患者等）；患者对口服治疗的依从性差。肌内注射给药时难以使用较大剂量，其吸收也受药动学等诸多因素影响，因此只适用于不能口服给药的轻至中度感染者，不宜用于重症感染者。接受注射用药的感染患者经初始注射治疗病情好转并能口服时，应及早转为口服给药

应用类型	基本原则	具体内容
治疗性应用	综合患者病情、病原菌种类及抗菌药物特点制定治疗方案	**局部给药**：抗菌药物的局部应用宜尽量避免。皮肤黏膜局部应用抗菌药物后，很少被吸收，在感染部位不能达到有效浓度，反而易导致耐药菌产生。因此，在治疗全身性感染或器官组织感染时应避免局部应用抗菌药物。抗菌药物的局部应用只限于以下少数情况：**全身给药后在感染部位难以达到有效治疗浓度时加用局部给药作为辅助治疗（如治疗中枢神经系统感染时某些药物可同时鞘内给药，包裹性厚壁脓肿时可于脓腔内注入抗菌药物等）**；眼部及耳部感染的局部用药等；某些皮肤表层及口腔、阴道等黏膜表面的感染可采用抗菌药物局部应用或外用给药，但应避免将主要供全身应用的品种用作局部给药。局部给药宜采用刺激性小、不易吸收、不易导致耐药性和过敏反应的抗菌药物。**青霉素类、头孢菌素类等较易产生过敏反应的药物不可局部应用。氨基糖苷类等耳毒性药物不可局部滴耳**
		给药次数 为保证药物在体内能发挥最大药效，从而有效杀灭感染灶病原菌，应根据药动学和药效学相结合的原则给药。绝大多数青霉素类、头孢菌素类和其他 β－内酰胺类、红霉素、克林霉素等时间依赖性抗菌药物，应一日多次给药。氟喹诺酮类和氨基糖苷类等浓度依赖性抗菌药物，可一日一次给药
		疗程 抗菌药物疗程因感染 **不同而异，一般宜用至体温正常、症状消退后72～96小时，有局部病灶者需用药至感染灶控制或完全消散**。但血流感染、感染性心内膜炎、化脓性脑膜炎、伤寒、布鲁菌病、骨髓炎、B组链球菌咽炎和扁桃体炎、侵袭性真菌病、结核病等需较长的疗程方能彻底治愈，并须减少或防止复发
		联合用药：单一药物可有效治疗的感染不需联合用药，仅在下列情况时有指征联合用药—— 病原菌尚未查明的严重感染，包括免疫缺陷者的严重感染 单一抗菌药物不能控制的严重感染，需氧菌及厌氧菌混合性感染，2种及2种以上复合菌感染，以及多重耐药菌或泛耐药菌感染 需长疗程治疗，但病原菌易对某些抗菌药物产生耐药性的感染，如某些侵袭性真菌病；或病原菌含有不同生长特点的菌群，如结核和非结核分枝杆菌，需要应用不同抗菌机制的药物联合使用 毒性较大的抗菌药物，联合用药时剂量可适当减少，但需有临床研究资料证明其同样有效。如**两性霉素B与氟胞嘧啶联合治疗隐球菌脑膜炎时，前者的剂量可适当减少，以减低其毒性反应** 联合用药时宜选用具有协同或相加作用的药物联合，如青霉素类、头孢菌素类或其他 β－内酰胺类与氨基糖苷类联合。此外必须注意联合用药后药物不良反应亦可能增多

续表

应用类型	基本原则	具体内容
非手术治疗患者预防性应用	预防用药目的	预防特定病原菌所致的或特定人群可能发生的感染
	预防用药基本原则	用于尚无细菌性感染征象但暴露于致病菌感染环境的高危人群 预防用药适应证和抗菌药物选择应基于循证医学证据 应针对一种或两种最可能的细菌性感染进行预防用药，不宜盲目选用广谱抗菌药或多药联合预防多种细菌的多部位感染 应限于针对某一段特定时间内可能发生的感染，而非任何时间均可能发生的感染 应积极纠正导致感染风险增加的原发疾病或基础状况。原发疾病可以治愈或纠正者，预防用药价值较大；不能治愈或纠正者，药物预防效果有限，应权衡利弊以决定是否预防用药 以下情况原则上不应预防使用抗菌药物：普通感冒、麻疹、水痘等病毒性疾病；昏迷、休克、中毒、心力衰竭、肿瘤、应用肾上腺皮质激素等患者；留置导尿管、深静脉导管以及建立人工气道（包括气管插管或气管切开）患者 对某些细菌性感染的预防用药指征与方案：在某些细菌性感染的高危人群中，如有指征可预防性使用抗菌药物。此外，严重中性粒细胞缺乏（绝对值≤0.1×10^9/L）且持续时间超过7天的高危患者和实体器官移植及造血干细胞移植的患者，在某些情况下也有预防性使用抗菌药物的指征
围手术期预防性应用	预防用药目的	主要是预防手术部位感染，包括浅表切口感染、深部切口感染和手术所涉及的器官/腔隙感染，但不包括与手术无直接关系的、术后可能发生的其他部位感染
	预防用药原则	围手术期抗菌药物预防用药，应根据手术切口类别、手术创伤程度、可能的污染细菌种类、手术持续时间、感染发生机会和后果严重程度、抗菌药物预防效果的循证医学证据、对细菌耐药性的影响和经济学评估等因素，综合考虑决定是否预防性使用抗菌药物。但抗菌药物的预防性应用并不能代替严格的消毒、灭菌技术和精细的无菌操作规范，也不能代替术中保温和血糖控制等其他预防措施 清洁手术（Ⅰ类切口）：手术器官为人体无菌部位，局部无炎症、无损伤，也不涉及呼吸道、消化道、泌尿生殖道等人体与外界相通的器官。手术部位无污染，通常不需预防用抗菌药物。但在下列情况时可考虑预防用药：手术范围大、手术时间长、污染机会增加；手术涉及重要脏器，一旦发生感染将造成严重后果者，如头颅手术、心脏手术等；异物植入手术，如人工心脏瓣膜植入、永久性心脏起搏器放置、人工关节置换等；有感染高危因素如高龄、糖尿病、免疫功能低下（尤其是接受器官移植者）、营养不良等患者 清洁-污染手术（Ⅱ类切口）：手术部位存在大量人体寄殖菌群，手术时可能污染手术部位而引致感染，故此类手术通常需预防性使用抗菌药物 污染手术（Ⅲ类切口）：已造成手术部位严重污染的手术，此类手术需预防性使用抗菌药物 污染-感染手术（Ⅳ类切口）：在手术前即已开始治疗性应用抗菌药物，术中、术后继续，此种情况不属于预防应用范畴

续表

应用类型	基本原则	具体内容
围手术期预防性应用	抗菌药物品种选择	根据手术切口类别、可能的污染菌种类及其对抗菌药物的敏感性、药物能否在手术部位达到有效浓度等因素综合考虑 选用对可能的污染菌针对性强、有充分预防有效相关循证医学证据、安全性好、使用方便及价格适当的品种 应尽量选择单一抗菌药物预防用药，避免不必要的联合使用。预防用药应针对手术路径中可能存在的污染菌，如心血管、头颈、胸腹壁、四肢软组织手术和骨科手术等经皮肤的手术，通常选择针对金黄色葡萄球菌的抗菌药物，如第一、二代头孢菌素（有循证医学证据的第一代头孢菌素主要为头孢唑林，第二代头孢菌素主要为头孢呋辛）；结肠、直肠和盆腔手术，应选用针对肠道革兰阴性菌和脆弱拟杆菌等厌氧菌的抗菌药物 头孢菌素类过敏者，针对革兰阳性菌可用万古霉素、去甲万古霉素、克林霉素；针对革兰阴性杆菌可用氨曲南、磷霉素或氨基糖苷类 胃与十二指肠手术、肝胆系统手术、结肠和直肠手术、阑尾手术、Ⅱ类或Ⅲ类切口的妇产科手术，如果患者对β-内酰胺类抗菌药物过敏，可用克林霉素+氨基糖苷类或氨基糖苷类+甲硝唑 对某些手术部位感染会引起严重后果者，如人工心脏瓣膜置换术、人工关节置换术等，若术前发现有耐甲氧西林金黄色葡萄球菌（MRSA）定植的可能或者该医疗机构MRSA发生率高，可选用万古霉素、去甲万古霉素预防感染，但应严格控制用药持续时间 不应随意选用广谱抗菌药物作为围手术期预防用药。鉴于国内大肠埃希菌对氟喹诺酮类药物耐药率高，应严格控制氟喹诺酮类药物作为外科围手术期预防用药
	给药方案	给药方法：给药途径大部分为静脉输注，仅有少数为口服给药 静脉输注应在皮肤、黏膜切开前0.5～1小时内或麻醉开始时给药，在输注完毕后开始手术，保证手术部位暴露时局部组织中抗菌药物已达到足以杀灭手术过程中污染细菌的药物浓度。万古霉素或氟喹诺酮类等由于需输注较长时间，应在手术前1～2小时开始给药 预防用药维持时间：抗菌药物的有效覆盖时间应包括整个手术过程。手术时间较短（<2小时）的清洁手术在术前给药一次即可；如手术时间超过3小时或超过所用抗菌药物半衰期的2倍以上，或成人出血量超过1500ml，术中应追加一次；清洁手术的预防用药时间不超过24小时，心脏手术可视情况延长至48小时 清洁-污染手术和污染手术的预防用药时间亦为24小时，污染手术必要时延长至48小时。过度延长用药时间并不能进一步提高预防效果，且预防用药时间如超过48小时，耐药菌感染机会增加

【记忆口诀】　治疗先诊菌感染，药敏经验选药全。综合病情定方案，预防各有原则限。手术依类选药早，时长合适防感染。

考点11 抗菌药物临床应用管理—特殊患者抗菌药物应用 ★★★★★

特殊情况	应用原则	具体内容
肾功能减退患者	基本原则	尽量避免使用肾毒性抗菌药物；根据感染情况选用无或低肾毒性抗菌药物；调整经肾排泄药物的剂量和方法
	抗菌药物的选用及给药方案调整	主要经肝胆系统排泄或经双途径排泄的药物维持原量或略减；主要经肾排泄且无或轻度肾毒性药物按肾功能调整方案；肾毒性药物避免使用，必要时监测血药浓度；接受肾脏替代治疗患者根据治疗方式调整方案
肝功能减退患者	应用原则	考虑肝功能减退对药物体内过程的影响及毒性反应可能性
	抗菌药物的选用及剂量调整	避免使用的药物：主要经肝或大量经肝清除代谢，肝功能减退时易致毒性反应的药物，如氯霉素、利福平、红霉素酯化物，肝功能减退患者应避免使用 谨慎使用的药物：主要经肝清除，肝功能减退时清除明显减少但无明显毒性的药物，像红霉素（非酯化物）、克林霉素、林可霉素等，肝病患者可正常用，但要谨慎，必要时减量并密切监测肝功能 减量使用的药物：经肝、肾两途径清除的药物，肝功能减退时清除减少、血药浓度升高，肝肾功能同时减退时更明显，不过药物本身毒性不大。如青霉素类、头孢菌素类，严重肝病尤其肝肾功能减退患者需减量使用 无需调整剂量的药物：主要经肾排泄的药物，如氨基糖苷类、糖肽类抗菌药物，肝功能减退时无需调整剂量
妊娠期患者	应用原则	考虑药物对母体和胎儿的影响
	抗菌药物的选用	对胎儿有致畸或明显毒性作用者，如利巴韦林，妊娠期禁用 对母体和胎儿均有毒性作用者，如氨基糖苷类、四环素类等，妊娠期避免应用；但在有明确应用指征，经权衡利弊，用药时患者的受益大于可能的风险时，也可在严密观察下慎用。氨基糖苷类等抗菌药物有条件时应进行血药浓度监测 药物毒性低，对胎儿及母体均无明显影响，也无致畸作用者，妊娠期感染时可选用。如青霉素类、头孢菌素类
哺乳期患者	应用原则	考虑药物自乳汁分泌情况
	抗菌药物的选用	少数药物乳汁中分泌量较高，如氟喹诺酮类、四环素类、大环内酯类、氯霉素、磺胺甲噁唑、甲氧苄啶、甲硝唑，选用时需注意

【记忆口诀】 肾衰避用肾毒药，肝功减退细考量。孕期权衡药利弊，哺乳选药看分泌。

考点12 肾功能及肝功能不全时无需调整剂量药物 ★★★★

功能不全类型	药物类别	具体药物
肾功能不全	抗菌药物	头孢曲松、头孢哌酮、萘夫西林、莫西沙星、多西环素、米诺环素、替加环素、奥马环素、依拉环素、夫西地酸、利奈唑胺、特地唑胺、红霉素、阿奇霉素、克林霉素、氯霉素、替硝唑、多黏菌素B、奥利万星、利福霉素、利福昔明
	抗真菌药物	两性霉素B脂质体、卡泊芬净、米卡芬净、阿尼芬净、硫酸艾沙康唑、伊曲康唑口服液、伏立康唑口服制剂、泊沙康唑口服制剂、酮康唑
	抗分枝杆菌药物	异烟肼、利福平、利福喷丁、贝达喹啉

续表

功能不全类型	药物类别	具体药物
肝功能不全	抗菌药物	青霉素 G、氨基糖苷类、万古霉素、去甲万古霉素、氧氟沙星、左氧氟沙星、诺氟沙星、米卡芬净、头孢唑林、头孢他啶、多黏菌素 B、多黏菌素 E、利奈唑胺

【记忆口诀】　肾不全抗三菌，头孢莫西多环素等；肝不全抗菌药，青氨万古氟喹等。

考点13 抗菌药物临床应用管理—抗菌药物分级管理★★★★★

分级	分级原则	处方权限与临床应用
非限制使用级	长期临床应用证明安全、有效，对病原菌耐药性影响较小，价格相对较低的抗菌药物。应是已列入《国家基本药物目录》《国家处方集》和《国家基本医疗保险、工伤保险和生育保险药品目录》收录的抗菌药物品种	具有初级职称医师可授予非限制使用级抗菌药物处方权；轻度与局部感染首选
限制使用级	经长期临床应用证明安全、有效，但对病原菌耐药性影响较大，或者价格相对较高的抗菌药物	中级及以上职称医师可授予限制使用级抗菌药物处方权；严重感染等情况选用
特殊使用级	具有明显或者严重不良反应，不宜随意使用；抗菌作用较强、抗菌谱广，经常或过度使用会使病原菌过快产生耐药性的；疗效、安全性方面的临床资料较少，不优于现用药物的；新上市的，在适应证、疗效或安全性方面尚需进一步考证的、价格昂贵的抗菌药物	特殊使用级抗菌药物会诊人员应由医疗机构内部授权，具有抗菌药物临床应用经验的感染性疾病科、呼吸科、重症医学科、微生物检验科、药学部门等具有高级专业技术职务任职资格的医师和抗菌药物等相关专业临床药师担任 特殊使用级抗菌药物不得在门诊使用 有下列情况之一可考虑越级应用特殊使用级抗菌药物：①感染病情严重者；②免疫功能低下患者发生感染时；③已有证据表明病原菌只对特殊使用级抗菌药物敏感的感染。使用时间限定在24小时之内，其后需要补办审批手续并由具有处方权限的医师完善处方手续

【记忆口诀】　非限安全又价廉，轻度感染它优先。限制耐药影响大，中级以上把药拿。特殊使用严把关，会诊同意才开单。

考点14 抗肿瘤药物治疗管理★★★

要点分类	具体内容
临床应用原则	明确诊断，方可用药：抗肿瘤药物用药前须获得组织或细胞学病理诊断结果，或特殊分子病理诊断结果、基因靶点检测结果等，明确肿瘤诊断。只有经组织或细胞学病理确诊或特殊分子病理诊断成立的恶性肿瘤，才有指征使用抗肿瘤药物。单纯依据患者的临床症状、体征和影像学结果得出临床诊断的肿瘤患者，无抗肿瘤药物治疗指征；经多学科专业医疗团队会诊不适宜手术或活检的病例除外。因此，原则上在病理确诊结果出具前，不得开始抗肿瘤药物治疗，这是抗肿瘤药物临床应用的前置条件。但对于某些难以获取病理诊断的肿瘤，如妊娠滋养细胞肿瘤等，其确诊可参照国家相关诊疗指南或规范执行

要点分类	具体内容
临床应用原则	**强调规范，循证用药**：抗肿瘤药物的临床应用，应首要严格遵循适应证用药，其药品说明书是抗肿瘤药物临床应用的法定依据，其规定的适应证经过了国家药品监督管理部门批准。抗肿瘤药物临床应用须遵循药品说明书，不能随意超适应证使用。对药品说明书中未明确但具有循证医学证据的药品用法进行严格管理，应遵循相应临床诊疗规范和权威指南，遵从对应临床路径，符合医疗机构超说明书用药管理。同时，重视抗肿瘤药物的药理学特点与注意事项，掌握不良反应及其处理相关知识，兼顾经济性，合理选择适宜的抗肿瘤药物 **分级管理，合理用药**：根据安全性、可及性、经济性等因素，将抗肿瘤药物分为限制使用级和普通使用级，分级管理目录由医疗机构制订，并动态调整。归属限制使用级的抗肿瘤药物特点包括：毒副作用大，适应证严格，禁忌证较多，使用不当可能对人体造成严重损害；上市时间短，用药经验少；价格昂贵等。普通使用级抗肿瘤药物则是指除限制使用级抗肿瘤药物外的其他抗肿瘤药物。抗肿瘤药物分级管理的目的是促进合理用药，保障患者在经验丰富的多学科专业医疗团队指导和循证医学基础上获得最佳个体化治疗。医疗机构应做好抗肿瘤药物处方权限管控，落实肿瘤规范化诊疗要求，加强学科建设，推进多学科诊疗
药师能力要求	药师应当掌握抗肿瘤药物相关的药事管理规定，了解肿瘤疾病相关基础知识；掌握抗肿瘤药物的临床应用，包括用法用量、药物相互作用、主要不良反应及处置、药效学/药动学特点、基因靶点、检查/检验指标相关临床意义和健康管理等内容；抗肿瘤药品的医保报销政策；具有文献检索、医药数据库查询和药学工具书查阅与软件应用的能力，具备与患者、患者家属及医护人员进行有效沟通的技能，从而可开展抗肿瘤药物处方调剂、用药咨询、药物治疗管理、用药教育等药学服务工作。同时，社会药店应当建立有效激励措施，鼓励药学技术人员通过自我学习与实践，不断提升抗肿瘤专科药学服务能力
处方审核	审核抗肿瘤药物处方时，药师应对处方进行合法性、规范性和用药适宜性审核；同时应询问患者基因检测情况、器官功能及实验室指标，是否为特殊人群等。对处方适应证与使用方法审核应依据药品说明书及权威机构发布的指南。处方审核全过程应可追溯 对有明确作用靶点的药物，须遵循靶点检测后方可使用的原则，不得在未做相关检查的情况下用药。如曲妥珠单抗、帕妥珠单抗、伊尼妥单抗等大分子单克隆抗体；恩美曲妥珠单抗、德曲妥珠单抗等抗体药物耦联物（ADC药物）；拉帕替尼、吡咯替尼、奈拉替尼等小分子酪氨酸激酶抑制剂（TKI）类药物，必须在检测HER2后方可使用。审核靶向药物吉非替尼、厄洛替尼、埃克替尼、奥希替尼、阿美替尼、伏美替尼等处方时，应询问患者是否开展了表皮生长因子受体（EGFR）酪氨酸激酶基因突变的检测；审核阿来替尼、塞瑞替尼处方时，应询问患者是否为间变性淋巴瘤激酶（ALK）基因阳性等 抗乳腺癌药物处方的适宜性审核应根据患者的诊断及其治疗方案进行审核，应询问患者该类药物的使用情况、过敏史、正在服用的其他药品、基因检测、器官功能与指标等情况；判断患者是否存在药物禁忌、慎用情况、药物相互作用以及老年、妊娠期女性等特殊人群的不适宜情况，是否存在剂量、使用方法等不适宜情况 关注患者的器官功能与实验室指标是否存在禁用或需调整剂量情况。处方中药品如对患者器官功能有具体指标要求时，可对患者近期（一般7日内）骨髓、肝、肾功能等常规指标进行审核，在实际应用中应根据肿瘤患者个体情况（如高血压、高血糖等）进行不局限于常规指标范围内的器官功能评估 审核超说明书用药处方时，药师应依照临床规范、指南、共识等，确认证据支持后方可通过审核。同时应与患者或家属充分沟通，并在超说明书用药记录上签字确认知情。记录存档备查。抗肿瘤药物循证医学证据采纳根据依次是：①其他国家或地区药品说明书中已注明的用法；②国际权威学（协）会或组织发布的诊疗规范、临床诊疗指南；③国家级学（协）会发布的经国家卫生健康委员会认可的诊疗规范、临床诊疗指南和临床路径等

续表

要点分类	具体内容
治疗档案	患者疾病信息：患者疾病诊断、诊断时间、分子生物学分型、TNM分期（T代表原发肿瘤，N代表区域淋巴结，M代表远处转移）、是否有转移灶、合并的基础性疾病，以及体力活动评分（PS）、疼痛标准评分（NRS）、中性粒细胞（NEUT）、血小板（PLT）、白蛋白（ALB）、丙氨酸氨基转移酶（ALT）、天门冬氨酸氨基转移酶（AST）、肌酐（Cr）、总胆红素（Tbil）等 患者治疗情况：是否采用手术治疗、放射治疗，当前抗肿瘤药物治疗方案中的药品名称、用法用量、用药起止时间等，同时使用的其他药物、中草药、保健品、营养补充剂等信息。如果患者近期用药方案调整，应记录用药方案调整时间及具体调整内容
用药评估	评估安全性、依从性、适宜性、有效性。适宜性分析是否遵适应证用药、有无重复用药或用药错误；有效性通过记录医生复查评估了解治疗效果 适宜性：应分析评估患者是否符合适应证用药，患者正在使用的药物是否能让病情获得最大改善；是否有不必要的重复用药；是否出现用药错误等 有效性：可通过记录医生对患者的复查评估情况，了解治疗效果 安全性：排查当前正在使用的药物间是否存在具有临床意义的相互作用；识别并记录药物使用过程中出现的不良反应及其程度和出现的时间。如关注乳腺癌治疗药物常见的不良反应，包括化疗所致的恶心、呕吐、骨髓抑制等；蒽环类和抗HER2大分子单抗类药物导致的心脏毒性等；内分泌治疗药物中他莫昔芬引起的静脉血栓栓塞、子宫内膜增厚、子宫内膜癌等；服用芳香化酶抑制剂可能导致的骨质疏松、关节疼痛；酪氨酸激酶抑制剂导致的腹泻、药物性肝损伤、口腔黏膜炎等；CDK4/6抑制剂导致的血液学毒性、腹泻等。对于新型药物有些需要特殊关注的不良反应，如德曲妥珠单抗的间质性肺炎、恩美曲妥珠单抗的血小板减少等。同时还应关注患者出现的罕见、新发不良反应。掌握药物不良反应分级及处理建议，严重或持续的不良反应提醒患者及时就医 依从性：通过与患者交流以及根据患者使用药品的当前剩余量，评估患者有无忘记用药、自主停药或不按医嘱用药情况及发生原因，有针对性地进行用药教育，提高患者用药依从性

【记忆口诀】　抗瘤用药遵原则，药师能力需全面，处方审核严把关，档案评估助安全。

第四节　常用医学检查

考点1 血常规检查★★★★

检查项目	正常参考范围	生理功能及相关原理	临床意义
红细胞计数（RBC）	新生儿： （6.0 ~ 7.0）×10^{12}/L 成人男性： （4.0 ~ 5.5）×10^{12}/L 女性： （3.5 ~ 5.0）×10^{12}/L	是指单位体积血液中所含红细胞数目。是血液中数量最多的有形成分，使血液呈红色黏稠混悬液。为双凹圆盘形，主要生理功能是作为呼吸载体，运输氧气和二氧化碳，协同调节并维持酸碱平衡和免疫黏附作用。在骨髓内生成，寿命约120天，衰老红细胞在单核–吞噬细胞系统被破坏	生理性变化 年龄因素：新生儿高于成人，老年人因造血功能减退而降低，妊娠中、晚期因血浆量增多被稀释而减低 时间因素：一天内上午7时出现高峰随后下降 采血部位：静脉血比毛细血管血结果低10% ~ 15% 精神因素：感情冲动等使肾上腺素分泌增多，致红细胞和血红蛋白暂时升高 气压因素：高山地区居住人群和登山运动员因缺氧刺激红细胞代偿性增生而较高

续表

检查项目	正常参考范围	生理功能及相关原理	临床意义
红细胞计数（RBC）			病理性变化 病理性增多：相对性增多，大量失水使血浆减少、血液浓缩，如频繁呕吐等；病理代偿性和继发性增多，继发于慢性肺心病等疾病，引起红细胞代偿性增生；真性红细胞增多，原因不明的慢性骨髓功能亢进，红细胞计数可达（7.0~12.0）×10^{12}/L 病理性减少：急性、慢性红细胞丢失过多，如消化道溃疡等出血；红细胞生成减少，骨髓造血功能障碍，如再生障碍性贫血等；造血物质缺乏或利用障碍，如肾性贫血等；红细胞破坏过多，红细胞内异常如遗传性球形红细胞增多症等，红细胞外异常如自身免疫性溶血性贫血等
血红蛋白（Hb）	男性： 120~160g/L 女性： 110~150g/L 新生儿： 170~200g/L	又称血色素，是红细胞的主要组成部分，由珠蛋白和血红素组成。正常血液中主要为氧合血红蛋白和还原血红蛋白，主要作用为运输氧和二氧化碳，还可与某些物质作用形成多种衍生物，用于诊断某些疾病	增减的临床意义基本上与红细胞增减的意义相同，但能更好地反映贫血的程度。贫血按严重程度分为：极重度贫血，Hb<30g/L；重度贫血，30g/L≤Hb<60g/L；中度贫血，60g/L≤Hb<90g/L；轻度贫血，90g/L≤Hb<正常参考范围下限
白细胞计数（WBC）	成人： （4.0~10.0）×10^9/L 新生儿： （15.0~20.0）×10^9/L 6个月至2岁婴幼儿： （11.0~12.0）×10^9/L	是指单位体积血液中所含白细胞数目。是血液中有形成分的重要组成部分，呈球形无色有核细胞，是机体抵御病原微生物等异物入侵的重要防线。正常外周血白细胞分类有中性粒细胞、嗜酸性粒细胞、嗜碱性粒细胞、淋巴细胞和单核细胞	生理性变化 年龄：新生儿白细胞较高，3~4天后降至10×10^9/L左右，约保持3个月后逐渐降至成人水平 日间变化：安静松弛时较低，活动和进食后较高；早晨较低，下午较高，一日间最高值与最低值可相差1倍 运动、疼痛和情绪影响：脑力和体力活动等可使白细胞轻度增加，剧烈运动、疼痛和情绪激动可使白细胞显著增多，以中性粒细胞为主，运动结束后迅速恢复，与体内白细胞重新分布和骨髓释放有关 妊娠与分娩：妊娠期白细胞常暂时性增加，临近分娩最后一日可波动于（12~17）×10^9/L之间，产后2周内恢复正常 病理性变化 白细胞（中性粒细胞）增加 急性感染：细菌、某些病毒等感染；中毒：代谢性中毒如尿毒症等，急性化学药物中毒如汞中毒等；急性大出血；白血病、骨髓增殖性疾病及恶性肿瘤等；严重的组织损伤及大量红细胞破坏：如严重外伤等 白细胞（中性粒细胞）减少 特殊感染：如革兰阴性菌感染等；物理、化学损害：如X线等物理因素，苯及其衍生物等化学物质，磺胺类药等化学药物；血液系统疾病：如再生障碍性贫血等；过敏性休克、重度恶病质；脾功能亢进症和自身免疫性疾病

续表

检查项目	正常参考范围	生理功能及相关原理	临床意义
白细胞分类计数（WBC-DC）	中性分叶核粒细胞（中性粒细胞）：50%~70% 中性杆状核粒细胞：1%~5% 嗜酸性粒细胞：0.5%~5% 嗜碱性粒细胞：0%~1% 淋巴细胞：20%~40% 单核细胞：3%~8%	是指对不同类型的白细胞分别计数并计算其百分比。白细胞分为"有粒"和"无粒"两大类，"有粒"即粒细胞，根据染色特点分为中性、嗜酸性、嗜碱性三种；"无粒"包括单核细胞、淋巴细胞。每类细胞形态、功能、性质各异	中性分叶核粒细胞（中性粒细胞）：为血液中的主要吞噬细胞，在急性感染中起重要作用，具有吞噬和杀灭病原体的作用。计数增减临床意义与"白细胞计数"相同。异常改变：核象变化，包括核左移（杆状核粒细胞增多等，严重感染或机体抵抗力低下时出现）、核右移（五叶核粒细胞增多，超过5%是骨髓功能减退表现，见于感染、巨幼细胞贫血等）；毒性变化与退行性变，严重感染或中毒时，中性粒细胞胞浆出现中毒颗粒、空泡等变性
			嗜酸性粒细胞：具有变形运动和吞噬功能，可吞噬抗原-抗体复合物或细菌，可释放组胺酶抑制嗜碱性粒细胞及肥大细胞中生物活性物质的合成与释放 **增多 过敏性疾病：如支气管哮喘等；皮肤病与寄生虫病：如牛皮癣等；血液系统疾病：如慢性粒细胞白血病等；药物：如头孢拉定等抗生素；恶性肿瘤：如肺癌等；传染病：如猩红热；其他：如风湿性疾病等** **减少 疾病或创伤：如伤寒等；药物：如长期应用肾上腺皮质激素等**
			嗜碱性粒细胞：无吞噬功能，颗粒中有多种生物活性物质，在免疫反应中与IgG结合，发生抗原-抗体反应时细胞脱颗粒，引起变态反应 增多 血液系统疾病：如慢性粒细胞白血病等；中毒：如铅中毒等；内分泌疾病：如糖尿病等；过敏性疾病：如药物、食物等所致超敏反应 减少 疾病：如速发型过敏反应；药物：如促肾上腺皮质激素等应用过量及应激反应
			淋巴细胞：在免疫过程中具有重要作用，B淋巴细胞在抗原刺激下转化为浆细胞，分泌特异性抗体，参与体液免疫 **增多 传染病：如传染性淋巴细胞增多症等；血液系统疾病：如急性、慢性淋巴细胞白血病等；移植排斥反应** 减少 多见于免疫缺陷病、接触放射线以及长期应用肾上腺皮质激素后等
			单核细胞：具有活跃的变形运动和强大的吞噬功能，进入组织后转化为巨噬细胞，可吞噬多种物质，在特异性免疫中起重要作用 **增多 感染性疾病：如EB病毒感染等；血液系统疾病：如单核细胞白血病等；炎症性疾病：如炎症性肠病等**

续表

检查项目	正常参考范围	生理功能及相关原理	临床意义
血小板计数（PLT）	（100~300）×10⁹/L	是指单位体积血液中所含血小板数目。由骨髓巨核细胞产生，每个巨核细胞可产生2000~3000个血小板，生存期8~11天，具有黏附、聚集、释放等多种功能。主要作用：营养和支持毛细血管壁；参与初期止血；参与二期止血；促进血液凝固。是评估止血和凝血功能的重要指标，在多种病理生理过程中有重要作用	生理性变化 正常人每天有6%~10%波动，晨间较低、午后略高，春季较低、冬季略高，平原居民较低、高原居民略高，静脉血平均值较周围血稍高 新生儿较出生后超过28天的婴儿低，出生后3个月达到成人水平 女性月经前降低，月经期后逐渐上升，妊娠中、晚期升高，分娩后1~2天降低 剧烈活动和饱餐后升高，休息后恢复 病理性变化 血小板计数降低 血小板生成减少：如造血功能损伤（再生障碍性贫血等）；血小板破坏或消耗过多：如原发性血小板减少性紫癜等；血小板分布异常：如脾肿大；药物作用：如氯霉素等 血小板计数增高 常见于慢性粒细胞白血病、真性红细胞增多症、急性感染、急性溶血等
红细胞沉降率（ESR）	男性：0~15mm/h 女性：0~20mm/h	也称血沉，是指红细胞在一定条件下单位时间内的沉降距离。红细胞密度大于血浆密度，在地心引力作用下产生沉降力。一般除生理性因素外，体内有感染或坏死组织时血沉加快，提示有病变存在	生理性增快：见于女性月经期、妊娠3个月以上（至分娩后3周内） 病理性增快 炎症反应：结核病、急性细菌性感染等活动期血沉增快，病情好转或稳定时恢复正常 组织损伤及坏死：心肌梗死时血沉明显增快，心绞痛时多正常；较大手术或创伤可致血沉加速，多于2~3周恢复正常 恶性肿瘤：迅速增长的恶性肿瘤导致血沉增快，良性肿瘤时多正常 各种原因造成的高球蛋白血症：如慢性肾炎等，多发性骨髓瘤时血沉加速非常显著 贫血：血沉增快与贫血程度相关，小细胞低色素性贫血时血沉缓慢，遗传性球形红细胞增多症等时血沉反而减慢
C反应蛋白（CRP）	<2.87mg/L（速率散射比浊法）	经肝脏合成，能与肺炎链球菌细胞壁C多糖发生反应的急性时相反应蛋白。不仅可与多糖结合，还可与卵磷脂、核酸等结合，发挥激活补体系统、促进吞噬、调节免疫等作用	CRP升高可伴发于多种疾病导致的急性、慢性炎症，包括感染性疾病和非感染性炎症性疾病。多见于化脓性感染、心肌梗死、手术创伤、结缔组织病等 临床应用：初步鉴别细菌性感染与非细菌性感染，前者升高程度往往高于后者；治疗效果评估，如风湿性多肌痛患者治疗过程中监测CRP是否改善；鉴别部分器质性疾病和功能性疾病，前者升高，后者不升高（妊娠期CRP较高）

【记忆口诀】　血常规检看红白，血球板沉反应蛋。生理病理各有因，年龄妊娠和病患。感染肿瘤伤贫血，指标升降细分辨。牢记数值和意义，药师考试心不慌。

考点2　尿常规检查★★★

检查项目	正常参考范围	生理功能及相关原理	临床意义
尿液酸碱度（pH）	晨尿：pH≈6.5 随机尿：pH 4.5～8.0	反映肾脏维持血浆和细胞外液正常氢离子浓度的能力，人体代谢产生的非挥发性酸以钠盐形式排出，碳酸氢盐重吸收，肾小管氢离子与钠离子交换，肾小球滤过率及肾血流量可影响	增高：代谢性或呼吸性碱中毒、感染性膀胱炎、肾小管性酸中毒、应用碱性药物 降低：代谢性或呼吸性酸中毒、痛风、糖尿病酮症酸中毒、慢性肾小球肾炎、应用酸性药物
尿比重（SG）	成人晨尿：>1.020 成人随机尿：1.015～1.025	反映肾小管浓缩和稀释功能，受尿中可溶性物质数量、质量及尿量影响，取决于尿液中尿素（反映蛋白质含量）、氯化钠（反映盐含量）浓度	增高：急性肾小球肾炎、心力衰竭、糖尿病、脱水、高热等 降低：慢性肾小球肾炎、慢性肾功能不全、尿崩症等
尿蛋白（PRO）	阴性（定性） 0～80mg/24h尿（定量）	正常时少量白蛋白及低分子蛋白质可通过肾小球基底膜，95%以上在近端肾小管重吸收，肾小球基底膜通透能力增加或血浆低分子蛋白质过多，或近曲小管受损时出现蛋白尿	功能性蛋白尿：泌尿系统无器质性病变，因剧烈运动、高热等暂时出现，诱因解除后消失 病理性蛋白尿：肾小球性（肾小球肾炎等）、肾小管性（肾盂肾炎等）、混合性（糖尿病等）、溢出性（急性溶血等）、组织性（肾脏炎症等）、假性（膀胱炎等）
尿葡萄糖（GLU）	成人<0.56～5.0mmol/24h尿（定量）	正常人24小时尿液含糖量少，尿糖取决于血糖水平、肾小球滤过葡萄糖速度、近端肾小管重吸收葡萄糖速度和肾血流量，血糖或滤过超过重吸收阈值时出现糖尿	血糖增高性糖尿：糖代谢紊乱、甲状腺功能亢进等 血糖正常性糖尿：肾小管病变致重吸收能力降低，如慢性肾小球肾炎等 暂时性糖尿：进食含糖食品、头部外伤等
尿胆红素（BIL）	定性试验：阴性	胆红素是血红蛋白降解产物，正常尿液无胆红素，其检出是显示肝细胞损伤和鉴别黄疸类型的重要指标	阳性通常提示：急性黄疸型肝炎、胆汁淤积性黄疸（需与血清胆红素、尿胆原、粪胆原等综合分析）
尿红细胞	玻片法0～3个/HPF；定量试验0～5个/μl	1000ml尿液含血量超1ml为肉眼血尿，离心尿液红细胞超过3个/HPF但外观无色或淡黄色为镜下血尿	阳性：均一性考虑肾小球以外部位泌尿系统出血（尿路结石等）；非均一性考虑肾小球源性血尿（肾小球肾炎等）
尿沉渣白细胞（LEU）	玻片法0～5个/HPF；定量试验0～10个/μl	正常成人尿液可有少数白细胞，多为炎症感染时的中性粒细胞（脓细胞），检测离心尿沉淀物中白细胞数量	增多：泌尿系统感染（肾盂肾炎、膀胱炎等），女性白带混入尿液时也可见较多白细胞

检查项目	正常参考范围	生理功能及相关原理	临床意义
尿沉渣管型	镜检法：无或偶见透明管型	尿液中的蛋白质在肾小管内聚集而成，出现管型是肾实质性病变证据，常见管型有透明管型、细胞管型、颗粒管型、蜡样管型、脂肪管型	透明管型：多见于急性或慢性肾小球肾炎等 颗粒管型：多见于急性或慢性肾小球肾炎等 细胞管型：红细胞管型（急性肾小球肾炎等）、白细胞管型（肾实质感染性病变）、肾上皮细胞管型（急性肾小管坏死等）、混合细胞管型（活动性肾小球肾炎等） 蜡样管型：提示肾小管严重病变（慢性肾小球肾炎晚期等） 脂肪管型：提示肾小管损伤（亚急性肾小球肾炎等）
尿沉渣结晶	正常的尿液中有少量磷酸盐、草酸盐和尿酸盐等结晶	多来自饮食中盐类代谢结果，正常人常见磷酸盐、草酸盐、尿酸盐结晶，部分结晶有重要临床意义	大量草酸钙结晶及胱氨酸结晶：肾或膀胱结石 大量尿酸盐结晶：高尿酸性肾病、急性痛风等 感染引起结石：常见磷酸镁铵结晶大量磷酸钙结晶：警惕甲状旁腺功能亢进症等 胆红素结晶：多见于黄疸等；亮氨酸结晶：多见于急性肝萎缩等 药物结晶：服用磺胺类药物，多与用药过量有关
尿酮体（KET）	定性试验：阴性	酮体是体内脂肪酸氧化中间产物，由肝脏产生，正常人体代谢极少产生，糖供应不足或葡萄糖氧化分解降低时，脂肪氧化加强，酮体产生速度大于利用速度时出现酮血症、酮尿	非糖尿病酮尿：高热、呕吐、腹泻等 糖尿病酮尿：糖尿病未控制或未治疗，持续出现提示糖尿病酮症酸中毒，尿中酮体升高早于血中升高

【记忆口诀】 尿液检查细分辨，酸碱比重蛋白看。葡萄胆红红细胞，白细管型结晶全。酮体出现查病因，生理病理心里记。感染结石与疾病，指标变化早预警。

考点③ 粪常规检查★★

检查项目	正常参考范围	临床意义（异常情况）
粪外观	正常人的粪外观色泽为黄褐色，婴儿为黄色，均为柱状软便，有臭味，有少量黏液但肉眼不可见	稀糊状或水样便：见于各种感染性或非感染性腹泻等 米泔水样便：见于霍乱、副霍乱等 黏液便：见于小肠或大肠炎症 陈状便：见于过敏性肠炎等 脓血便：见于细菌性痢疾等 乳凝块便：见于儿童消化不良 鲜血便：见于痔疮、肛裂、息肉等下消化道出血性疾病 细条便：见于直肠癌 白陶土样便：见于梗阻性黄疸

续表

检查项目	正常参考范围	临床意义（异常情况）
粪隐血	阴性	阳性可见于消化道溃疡、消化道肿瘤、肠结核等
粪便细胞显微镜检查	红细胞：无 白细胞：无或偶见 上皮细胞：偶见 细菌：正常菌群 真菌：少量 寄生虫卵：无致病性虫卵	白细胞增多：见于肠道炎症 红细胞：见于痢疾等 吞噬细胞增多：见于急性肠炎和痢疾 上皮细胞增多：见于肠壁炎症 真菌增多：见于大量或长期应用广谱抗生素引起的真菌二重感染

【记忆口诀】　粪常规看外观隐，细胞镜检也重要，各种异常细分辨，肠道疾病早知晓。

考点4　肝功能检查★★★

检查项目	正常参考范围	生理功能及相关原理	临床意义
丙氨酸氨基转移酶（ALT）	成人＜40U/L	一组催化氨基酸与α-酮酸间氨基转移反应的酶类，主要存在于肝、肾、心肌等组织与细胞及正常体液中，富含ALT的组织与细胞受损时，ALT释放增加致血中活力上升，增高程度与肝细胞破坏程度正比	评估肝细胞损伤程度，升高常见于： 肝胆疾病：传染性肝炎、中毒性肝炎等，慢性肝炎等可见轻度上升或正常 其他疾病：急性心肌梗死等 用药与接触化学品：服用氯丙嗪等肝毒性药物或接触某些化学物质
天门冬氨酸氨基转移酶（AST）	成人＜40U/L	催化L-天门冬氨酸与α-酮戊二酸间氨基转移反应，主要存在于心肌、肝等组织细胞及正常体液中，富含AST的组织细胞受损时，细胞通透性增加，AST释放致血中活性上升	评估肝细胞损伤程度，升高常见于肝脏疾病如传染性肝炎等，急性或轻型肝炎时AST升高幅度不如ALT，AST/ALT比值＜1；慢性肝炎等时AST上升幅度高于ALT，AST/ALT比值有助于肝病鉴别诊断
γ-谷氨酰转移酶（GGT）	男性：11～50U/L 女性：7～32U/L	催化谷胱甘肽或其他化合物的γ-谷氨酰基转移至某些γ-谷氨酰受体上的酶，主要存在于血清及除肌肉外的多种组织中，肾组织中最高	升高见于： 肝胆疾病：肝内或肝外胆管梗阻者升高明显，慢性肝炎等持续升高提示病情变化 其他疾病：胰腺炎、脂肪肝、前列腺肿瘤等
碱性磷酸酶（ALP）	男性：45～125U/L 女性：（20～49岁）30～100U/L （50～79岁）50～135U/L	一组单酯酶，广泛存在于人体组织和体液中，骨、肝等浓度较高，可催化磷酸酯水解并有转移磷酸基作用，器官或组织病变时活性增强	增高可见于： 肝胆疾病：梗阻性黄疸等 骨骼疾病：骨损伤等，成骨细胞内ALP释放入血或生成亢进致血清ALP活性升高

续表

检查项目	正常参考范围	生理功能及相关原理	临床意义
总蛋白、白蛋白和球蛋白	总蛋白（TP）： 成人60~80g/L 白蛋白（ALB）： 成人40~55g/L 球蛋白（GLO）： 20~30g/L A/G比值： （1.5~2.5）：1	总蛋白为白蛋白与球蛋白之和，血浆蛋白有维持血浆胶体渗透压等多种生理功能，肝脏受损时血浆蛋白减少，炎症反应可致γ-球蛋白比例增高，A/G比值变小甚至倒置	总蛋白 增高：脱水致血液浓缩、血浆蛋白合成增加等 降低：血浆蛋白丢失和摄入不足、血液稀释、慢性消耗性疾病等
			白蛋白 降低：营养不良、消耗增加、合成障碍等，持续低于30g/L提示慢性肝炎或肝硬化 增高：严重脱水致血液浓缩
			球蛋白 增高：炎症或慢性感染性疾病、自身免疫性疾病、骨髓瘤和淋巴瘤等 降低：生理性减少、免疫功能抑制、低γ-球蛋白血症
			A/G比值：倒置提示慢性肝炎、肝硬化、肝实质性损害、多发性骨髓瘤等
胆红素	总胆红素：成人3.4~17.1μmol/L 直接（结合）胆红素：0~6.8μmol/L 间接（非结合）胆红素：1.7~10.2μmol/L	由衰老红细胞在单核-吞噬细胞系统中分解产物，游离胆红素经一系列过程形成结合胆红素，两者之和为血清总胆红素	判断有无黄疸及其程度： 根据总胆红素测定水平，当17.1~43.2μmol/L时，为隐性黄疸或亚临床性黄疸；34.2~171μmol/L时，为轻度黄疸；171~342μmol/L时，为中度黄疸；>342μmol/L时，为高度黄疸 判断黄疸类型：总胆红素升高伴间接胆红素明显升高为溶血性黄疸；伴直接胆红素明显升高为梗阻性黄疸；三者均升高为肝细胞性黄疸

【记忆口诀】 肝功检查指标多，ALT与AST看肝损。GGT、ALP查病处，蛋白比值有意义。胆红素值判黄疸，类型程度它来辨。药物疾病伤肝脏，牢记指标早发现。

考点5 肾功能检查★★★

检查项目	正常参考范围	生理功能及相关原理	临床意义
血清尿素氮（BUN）	成人： 3.2~7.1mmol/L 儿童： 1.8~6.5mmol/L	人体蛋白质的代谢产物，90%以上经肾小球滤过随尿液排出体外，肾实质受损时肾小球滤过率降低，血清尿素氮浓度增加，可了解肾小球滤过功能	增高： 肾脏疾病：急性肾小球肾炎等，对肾衰竭尤其是氮质血症诊断有价值，不是肾病早期指标 泌尿系统疾病：尿路梗阻致尿量减少或尿闭时增高（肾后性氮质血症） 其他原因：脱水、剧烈呕吐、长期腹泻等 降低：常见于严重肝病等

续表

检查项目	正常参考范围	生理功能及相关原理	临床意义
血肌酐（SCr）	成年男性：53～106μmol/L　成年女性：44～97μmol/L	分为外源性（肉类食物代谢产物）和内源性（体内肌肉组织代谢产物），外源性摄入量稳定、内源性生成量恒定时，浓度取决于肾小球滤过功能，可反映肾小球滤过功能损害程度，肾功能正常时肌酐排出率恒定，肾实质受损滤过率降低，血肌酐浓度急剧上升	增高见于：肾小球滤过功能减退：急性或慢性肾衰竭鉴别肾前性和肾实质性少尿
血尿酸	男性：150～416μmol/L　女性：89～357μmol/L	体内核酸中嘌呤代谢的终末产物，主要由肾小球滤过和肾小管排泌，大部分被重吸收，肾小球滤过功能受损可致血尿酸水平升高，正常时嘌呤合成与分解、尿酸生成与排泌相对恒定，体内核酸大量分解或食入高嘌呤食物时血尿酸水平升高	增高：病理性：痛风，急性、慢性肾炎等，核蛋白代谢增强（白血病等）生理性：食用高嘌呤食物药物：四氯化碳、铅中毒，或服用非甾体抗炎药、利尿剂、抗结核药等降低：见于急性重症肝炎、长期大量使用糖皮质激素等

【记忆口诀】　肾功检查看三项，尿素肌酐尿酸量。尿素增高肾泌病，肌酐反映滤过伤。尿酸增减病药食，肾脏意义重又长。牢记指标变化处，诊断治疗有方向。

考点6　其他常用血生化与电解质检查★★★

检查项目	正常参考范围	生理功能及相关原理	临床意义
淀粉酶（AMY）	血清淀粉酶：35～135U/L	在体内主要作用是水解淀粉，生成葡萄糖等，血清淀粉酶主要来自胰腺和唾液腺，分子量小，可从肾小球滤过后直接排出	增高：血清淀粉酶活性测定主要用于急性胰腺炎的诊断。急性胰腺炎发病后6～12小时，血清淀粉酶开始升高，12～72小时达到高峰，3～5天恢复正常。此外，尚可见于急性腮腺炎、胰腺肿瘤引起的胰腺导管阻塞、消化性溃疡穿孔、急性酒精中毒等降低：可见于慢性胰腺炎、胰腺癌等
肌酸激酶（CK）	CK总活性　男性：50～310U/L　女性：40～200U/L　CK同工酶　CK-BB：极少或无　CK-MM：94%～96%　CK-MB：<5%	人体能量代谢过程中的重要酶类，主要存在于骨骼肌、脑和心肌组织中，是诊断骨骼肌和心肌疾病的敏感指标，增高与骨骼肌、心肌受损程度基本一致，由B、M两种亚基聚合形成三种类型同工酶，检测总活性及同工酶类型对判断心肌梗死和溶栓后冠状动脉再通有意义	增高：心肌梗死：为急性心肌梗死早期诊断指标之一，增高程度与心肌受损程度基本一致各种肌肉疾病：如横纹肌溶解、肌肉损伤、多发性肌炎、进行性肌营养不良等脑血管疾病如脑梗死，急性脑外伤、酒精中毒、惊厥、癫痫，甲状腺功能减退症出现黏液性水肿时药物：服用羟甲戊二酰辅酶A还原酶抑制剂（他汀类药物），或他汀类药和贝特类药联合应用可增加肌病的发生危险降低：见于长期卧床、甲状腺功能亢进症等

续表

检查项目	正常参考范围	生理功能及相关原理	临床意义
心肌肌钙蛋白（cTn）	cTnT：0.02~0.13μg/L；>0.5μg/L 可诊断急性心肌梗死 cTnI：>0.2μg/L；"1.5μg/L"为临界值	是肌肉收缩的调节蛋白，cTnT 绝大多数以复合物形式存在于细肌丝上，部分游离于心肌细胞细胞质，心肌损伤时释放入血；cTnI 以复合物和游离形式存在于心肌细胞细胞质，心肌损伤时也释放入血，血清浓度变化可反映心肌缺血性损伤严重程度	cTnT、cTnI 均可用于诊断心肌梗死以及判断微小心肌缺血性损伤 急性心肌炎患者 cTnI 呈低水平增高 cTnT 可用来预测肾衰竭患者的心血管不良事件发生率，若增高提示预后不良或猝死风险增大（肾衰竭患者反复血液透析可引起血流动力学和血脂异常，其所致心肌缺血性损伤是导致患者死亡的主要原因之一）
血糖（GLU）	空腹血糖：成人 3.9~6.1mmol/L 餐后2小时血糖：<7.8mmol/L	指血液中葡萄糖的浓度，来源是食物中的糖类以及肝内肝糖原与肌内肌糖原，经消化、吸收或分解生成，大部分储存于肝脏和肌肉内，供应生命活动能量，在胰岛素等激素参与下，葡萄糖的合成、分解与代谢处于动态平衡，血糖保持相对稳定	增高： 胰岛素功能低下：胰岛素分泌不足导致的糖尿病 导致血糖升高的激素分泌增多：嗜铬细胞瘤、肾上腺皮质功能亢进症（库欣综合征）、腺垂体功能亢进症（巨人症、肢端肥大症）、甲状腺功能亢进症、胰高血糖素瘤等 其他疾病：颅内压增高、急性脑血管病、颅脑外伤、妊娠呕吐、大面积烧伤等 药物：如肾上腺糖皮质激素（泼尼松、泼尼松龙、甲泼尼松、氢化可的松、地塞米松等）可调节糖代谢，在中长程应用时可出现多种代谢异常，包括高血糖；甲状腺激素（左甲状腺素钠）可使胰岛素水平下降；利尿剂（呋塞米、依他尼酸、氢氯噻嗪）可抑制胰岛素释放，使糖耐量降低，血糖升高或尿糖阳性；加替沙星可致严重或致死性低血糖或高血糖；非甾体抗炎药（阿司匹林、吲哚美辛、阿西美辛等）偶可引起高血糖 降低： 胰岛素分泌过多：胰岛 β 细胞瘤 导致血糖升高的激素分泌减退：肾上腺皮质功能减退症（Addison病）、腺垂体功能减退症、甲状腺功能减退症等 其他病症：严重营养不良、肝癌、重症肝炎、Ⅰ型与Ⅲ型糖原贮积病、酒精中毒等 药物：应用磺酰脲类促胰岛素分泌剂过量等

续表

检查项目	正常参考范围	生理功能及相关原理	临床意义
糖化血红蛋白（GHb）	HbA1c 4.0% ~ 6.0%	GHb中的HbA1c为葡萄糖与红细胞中血红蛋白的结合物，结合后不再解离，持续于红细胞生命周期中，红细胞平均寿命约120天，测定其百分率能客观反映测定前3个月内的平均血糖水平，可用于糖尿病诊断及用药疗效观察和治疗药物监测	糖化血红蛋白反映过去3个月的平均血糖水平，其增高主要见于糖尿病及其他高血糖状态
总胆固醇（TC）	< 5.2mmol/L	人体胆固醇来源有食物获取和机体自身合成，食物主要来源是动物性食品，肝脏是合成、贮存和供给胆固醇的主要器官，合成具有昼夜节律变化，水平易受饮食、年龄、性别等多种因素影响	增高： 心血管系统疾病：动脉粥样硬化症、冠状动脉粥样硬化性心脏病及高脂血症等 其他疾病：肾病综合征、糖尿病、甲状腺功能减退症、胆汁淤积性黄疸等 药物：口服避孕药、环孢素、肾上腺糖皮质激素等 降低： 贫血：如再生障碍性贫血、溶血性贫血、缺铁性贫血等，因骨髓及红细胞合成胆固醇的功能受到影响，血清总胆固醇降低 其他疾病：甲状腺功能亢进症、营养不良、严重的肝脏疾病、恶性肿瘤等 血清中总胆固醇的浓度可以作为评估脂类代谢的指标，但脂类代谢又常与糖类及激素等其他物质的代谢与分泌密切相关。所以，其他物质代谢异常时也可以影响血清总胆固醇的浓度
甘油三酯（TG）	0.56 ~ 1.70mmol/L	是人体贮存能量的形式，主要来源于食物，内源性TG主要在肝脏合成，小肠黏膜在脂类吸收后也合成大量TG，约占总脂质的25%，为乳糜微粒和极低密度脂蛋白的主要成分，直接参与胆固醇和胆固醇酯的合成，正常情况下水平保持在正常范围，随年龄增长逐渐增高	增高： 冠心病、动脉粥样硬化症、原发性高脂血症、家族性高三酰甘油血症；胆汁淤积性黄疸、肥胖、糖尿病、甲状腺功能减退等疾病都有三酰甘油升高的现象 降低：见于甲状腺功能亢进症、肾上腺皮质功能减退症、肝功能严重障碍等

续表

检查项目	正常参考范围	生理功能及相关原理	临床意义
低密度脂蛋白胆固醇（LDL-C）	≤ 3.4mmol/L	在血浆中由极低密度脂蛋白胆固醇转变而来，合成部位主要在血管内，降解部位在肝脏，是空腹血浆中的主要脂蛋白，约占血浆脂蛋白的2/3，是运输胆固醇到肝外组织的主要运载工具，含量与心血管疾病发病率及病变程度相关，被认为是动脉粥样硬化的主要致病因子	增高：常见于动脉粥样硬化症、甲状腺功能减退症、肾病综合征、糖尿病、神经性厌食、妊娠等 降低：见于营养不良、慢性贫血、肝硬化、甲状腺功能亢进症等
高密度脂蛋白胆固醇（HDL-C）	1.03 ~ 2.07mmol/L	主要在肝脏合成，是抗动脉粥样硬化的脂蛋白，可将胆固醇从肝外组织转运到肝脏进行代谢，由胆汁排出体外，在限制动脉壁胆固醇积存速度和促进胆固醇清除上起积极作用，水平与动脉粥样硬化和冠心病的发生发展呈负相关	降低：动脉粥样硬化症、高脂血症、脑血管病、糖尿病、肾病综合征、急性感染
凝血酶原时间（PT）	11 ~ 14秒	是检查外源性凝血因子的过筛试验，用于证实先天性或获得性纤维蛋白原、凝血酶原以及凝血因子 V、Ⅶ、X 缺陷或抑制物的存在，也是监测口服抗凝药用量的重要指标	延长：先天性 PT 延长见于凝血因子 Ⅱ、V、Ⅶ、X 缺乏症；获得性 PT 延长见于弥散性血管内凝血、原发性纤溶亢进症、维生素 K 缺乏症 缩短：见于心肌梗死、高凝状态和深静脉血栓形成等
国际标准化比值（INR）	INR 2.0 ~ 2.5	根据凝血酶原时间（PT）和测定试剂的国际敏感指数（ISI）推算而出，同一份血浆样本在不同实验室、使用不同仪器或凝血活酶，测得的 INR 均相同，结果具有可比性，用于确保抗凝疗效，减少和避免出血并发症或抗凝治疗无效，临床依据不同疾病状态和治疗需求调整抗凝治疗药物剂量	目前 INR 测定主要用于维生素 K 拮抗剂（如华法林）抗凝效果的监测。应用华法林治疗时必须监测 INR，并根据 INR 数值调整华法林用量。国人用华法林进行抗凝治疗时，INR 的安全有效范围通常为 2.0 ~ 3.0。INR 最高警戒点为 3.0，超过 3.0 时出血的发生率增加；小于 1.5 时则血栓形成的发生率增加。我国华法林的起始剂量一般从每日 3mg 开始；用药前必须测定基线 INR，用药的第一天和第二天可以不测定 INR，第三天必须测定 INR，根据 INR 确定下次服用华法林的剂量对于接受口服抗凝药治疗的患者，其服药剂量的安全范围与不良事件及并发症的发生率有直接关系；定期监测 INR 并相应调整服药剂量，可使患者的服药剂量维持在安全、有效的范围内，同时使不良事件及并发症的发生率降低76%

续表

检查项目	正常参考范围	生理功能及相关原理	临床意义
降钙素原（PCT）	<0.15ng/ml（成人）；<2ng/ml（出生72小时内的新生儿）	是降钙素的前体物质，由116个氨基酸组成，大部分由甲状腺C细胞合成与分泌，健康人血清中PCT水平很低，发生全身性细菌感染时，可在甲状腺以外的组织合成并释放入血，导致血清PCT显著升高，感染后2~3小时即可在血液中检测到。病毒感染或局部细菌感染而无全身临床表现的患者PCT仅轻度升高	初步鉴别全身性细菌感染与病毒感染：对于病毒感染，PCT水平正常或仅轻度升高。对于成人而言，PCT<0.15ng/ml基本可以排除严重全身性细菌感染 评估治疗效果：严重全身性细菌感染，PCT会显著升高，且升高程度与感染程度呈正相关。因此，可通过监测PCT变化辅助评估抗生素的治疗效果 引起PCT升高的非感染性因素包括外科手术和创伤、噬血细胞综合征、川崎病、部分肿瘤性疾病、移植物抗宿主病等
血钾	3.5~5.5mmol/L	大部分钾离子分布于细胞内液，少部分于细胞外液分布，血钾可反映细胞外液钾离子浓度变化，检测适应证包括高血压等	升高：血清钾>5.5mmol/L即为高钾血症。高钾血症发生的主要原因包括摄入过多，高钾饮食、输注大量含钾离子的药物等；排出减少，急性肾衰竭少尿期，肾小球排钾减少或者服用螺内酯等保钾利尿剂；细胞内钾离子外移，组织损伤和血细胞破坏，使用强心苷类药物等 降低：血清钾<3.5mmol/L即为低钾血症。低钾血症发生的主要原因包括分布异常，细胞外钾向细胞内转移或者输注大量无钾盐液体；丢失过多，长期腹泻，应用排钾利尿剂、肾衰竭多尿期等；摄入不足：长期低钾饮食或者营养不良等
血钠	135~145mmol/L	钠离子是细胞外液的主要阳离子，血清钠多以氯化钠的形式存在，主要功能在于保持细胞外液容量、渗透压及酸碱平衡，检测适应证包括水与电解质代谢紊乱等	升高：血清钠超过145mmol/L并伴有血液渗透压过高者，称为高钠血症。高钠血症发生的主要原因包括水分摄入不足，例如进食困难；水分丢失过多，大量出汗、烧伤、长期腹泻等；内分泌病变，肾上腺皮质功能亢进症或原发性醛固酮增多症；摄入过多，进食过量钠盐或者使用过量含钠药物 降低：血清钠<135mmol/L即为低钠血症。低钠血症发生的主要原因包括丢失过多，慢性肾衰竭多尿期；细胞外液稀释，多见于水钠潴留或饮水过多导致血液稀释；消耗性低钠，结核或肿瘤等慢性消耗性疾病，细胞内蛋白质分解导致细胞内液渗透压降低，水分从细胞内转移至细胞外，引起血钠降低；摄入不足，长期低钠饮食

续表

检查项目	正常参考范围	生理功能及相关原理	临床意义
血钙	总钙：2.25～2.58mmol/L 离子钙：1.10～1.34mmol/L	钙在人体中主要以磷酸钙或碳酸钙的形式存在于骨骼中，血液中钙离子含量很少，检测适应证主要包括骨质疏松性骨折等	升高：血清总钙＞2.58mmol/L 即为高钙血症。当血清总钙＞3.50mmol/L 时出现极度消耗、代谢性脑病、胃肠道症状，称为高钙血症危象。高钙血症发生的主要原因包括溶骨作用增强，原发性甲状旁腺功能亢进症，多发性骨髓瘤等伴有血清蛋白升高的疾病、急性骨萎缩等；肾功能损害，急性肾衰竭少尿期；摄入过多，饮用大量牛奶或者使用大量含钙离子药物 降低：血清总钙＜2.25mmol/L 即为低钙血症。高钙血症发生的主要原因包括成骨作用增强，甲状旁腺功能减退症；吸收减少，佝偻病、骨质软化症等；摄入不足，长期低钙饮食；吸收不良，小肠吸收不良综合征等
血磷	0.97～1.61mmol/L	磷在人体中主要以磷酸钙的形式存在于骨骼中，少部分存在于体液中，包括有机磷和无机磷两种形式，水平受年龄、季节等多种因素影响，新生儿和夏季血清磷水平较高，检测适应证主要包括骨病等	升高：血清磷＞1.61mmol/L 即为高磷血症。高磷血症发生的主要原因包括内分泌疾病，例如原发性或继发性甲状旁腺功能减退症；排出减少，肾衰竭导致磷酸盐排出减少；吸收增加，摄入过多维生素 D，促进肠道吸收钙、磷；其他疾病，例如多发性骨髓瘤等 降低：血清磷＜0.97mmol/L 即为低磷血症。低磷血症发生的主要原因包括摄入不足或吸收受阻，饥饿、吸收不良、活性维生素 D 缺乏等；丢失过多，大量呕吐、腹泻、血液透析、范可尼综合征等；血磷转移至细胞内，静脉注射胰岛素等；疾病，甲状旁腺功能亢进症等

【记忆口诀】 血生检查项目繁，酶类蛋白血糖参。血脂凝血降钙原，电解离子记心间。异常增减查病因，疾病药物影响全。牢记指标助诊断，药师考试不犯难。

考点7 乙型肝炎血清免疫学检查★★★★★

检查项目	生理功能及相关原理	临床意义
乙型肝炎病毒表面抗原（HBsAg）	俗称"澳抗"，为乙型肝炎病毒（HBV）表面的一种糖蛋白，是乙型肝炎病毒感染最早期（1～2个月）血清里出现的一种特异性标志物，可维持数周至数年，甚至终生，可从多种乙型肝炎患者的体液和分泌物中测出	阳性： 提示急性或慢性乙型肝炎，与 HBV 感染有关的肝硬化或原发性肝癌 肝功能已恢复正常而 HBsAg 尚未转阴，或 HBsAg 阳性持续6个月以上，而患者既无乙肝症状也无 ALT 异常，即所谓 HBsAg 携带者
乙型肝炎病毒表面抗体（抗-HBs，HBsAb）	是人体针对 HBsAg 产生的中和抗体，为一种保护性抗体，表明人体具有一定的免疫力。大多数 HBsAg 的消失和 HBsAb 的出现，意味着 HBV 感染的恢复期和人体产生了免疫力	阳性： 乙型肝炎恢复期，或既往曾感染过 HBV，现已恢复，且对 HBV 具有一定的免疫力 接种乙肝疫苗所产生的效果

续表

检查项目	生理功能及相关原理	临床意义
乙型肝炎病毒e抗原（HBeAg）	是HBV复制的指标之一，位于HBV病毒颗粒的核心部分	阳性： 乙型肝炎活动期，在HBV感染的早期，HBeAg阳性表示血液中含有较多的病毒颗粒，提示肝细胞有进行性损害和血清具有高度传染性；若血清中HBeAg持续阳性，则提示乙型肝炎转为慢性，表明患者预后不良 HBsAg和HBeAg均为阳性的妊娠期女性，可将HBV传播给新生儿，其感染的阳性率为70%～90%
乙型肝炎病毒e抗体（抗-HBe，HBeAb）	是HBeAg的对应抗体，但非中和抗体，即不能抑制HBV的增殖。其出现于HBeAg转阴之后，证明人体对HBeAg有一定的免疫清除力	阳性： HBeAg转阴的患者，即HBV部分被清除或抑制，病毒复制减少，传染性降低 部分慢性乙型肝炎、肝硬化、肝癌患者可检出抗-HBe
乙型肝炎病毒核心抗体（抗-HBc，HBcAb）	是乙型肝炎病毒核心抗原（HBcAg）的对应抗体，也非中和抗体，不能抑制HBV的增殖，是反映肝细胞受到HBV侵害后的一项指标，为急性感染早期标志性抗体，常紧随HBsAg和HBeAg之后出现于血清中。主要包括IgM和IgG两型，抗HBc-IgM对急性乙型肝炎的诊断、病情监测及预后判断均有较大的价值，常以抗HBc-IgM作为急性HBV感染的指标	阳性： 抗HBc-IgM阳性，是诊断急性乙型肝炎和判断病毒复制活跃的指标 抗HBc-IgG阳性，在急性HBV感染后可能一直存在
"大三阳"与"小三阳"	"大三阳"指乙型肝炎病毒表面抗原、e抗原、核心抗体同为阳性；"小三阳"指乙型肝炎病毒表面抗原、e抗体、核心抗体同为阳性	"大三阳"：说明HBV在人体内复制活跃，带有传染性；如同时见AST及ALT升高，为最具有传染性的一类肝炎，应尽快隔离 "小三阳"：说明HBV在人体内复制减少，传染性小；如肝功能正常，又无症状，称为乙型肝炎病毒无症状携带者，不需要隔离

【记忆口诀】 乙肝免疫检查全，表抗表抗e抗连。核心抗体也关键，大小三阳看指标。阳性意义各不同，感染恢复辨分晓。牢记结果助诊断，药师考试没烦恼。

考点8 甲状腺功能检查★★★

检查项目	正常参考范围	临床意义（异常情况）
游离三碘甲状腺原氨酸（FT3）	6.0～11.4pmol/L	对鉴别诊断甲状腺功能是否正常、亢进或减退有重要意义，对甲状腺功能亢进症（甲亢）的诊断很敏感，是诊断T3型甲亢的特异性指标
游离四碘甲状腺原氨酸（FT4）	10.3～25.7pmol/L	是临床常规诊断甲状腺疾病的重要依据之一，可作为甲状腺抑制治疗的监测手段；当怀疑甲状腺功能紊乱时，FT4和TSH常常一起测定

续表

检查项目	正常参考范围	临床意义（异常情况）
总三碘甲状腺原氨酸（TT$_3$）	1.6～3.0nmol/L	增高：常见于T$_3$型甲亢（TT$_4$正常、TSH降低而TT$_3$明显增高）、甲亢治疗过程中及甲状腺功能减退症（甲减）早期（呈相对性增高）、碘缺乏性甲状腺肿患者（TT$_4$可降低，但TT$_3$亦呈相对性增高）、高甲状腺结合球蛋白血症 降低：见于甲减、低T3综合征（各种严重感染，慢性心、肾、肝、肺功能衰竭，慢性消耗性疾病）等
总四碘甲状腺原氨酸（TT$_4$）	65～155nmol/L	增高：见于甲亢、高甲状腺结合球蛋白血症、甲状腺激素不敏感综合征、急性肝炎、妊娠、口服雌激素等 降低：见于甲减、慢性淋巴细胞甲状腺炎、低甲状腺结合球蛋白血症，也可见于心力衰竭、糖尿病酮症酸中毒等
促甲状腺激素（TSH）	0.3～4.8μIU/ml	增高：原发性甲减、异位TSH分泌综合征（异位TSH瘤）、垂体TSH瘤、甲状腺炎等 降低：继发性甲减、腺垂体功能减退症、肢端肥大症等
甲状腺球蛋白抗体（TGAb）	0～4.5IU/ml	主要用于：自身免疫性甲状腺疾病的诊断；诊断分化性甲状腺癌时测定TGAb可作为TG测定的辅助检查
甲状腺过氧化物酶抗体（TPOAb）	0～60IU/ml	主要用于：自身免疫性甲状腺疾病的诊断；在某些药物治疗过程中（如干扰素、白介素、胺碘酮等），TPOAb阳性是药物性甲状腺功能异常的危险因素；TPOAb阳性或增高是妊娠期间甲状腺功能异常或产后甲状腺炎的危险因素，也是流产和体外受精失败的危险因素

【记忆口诀】 甲功检查指标多，FT三、四很重要，TT三、四看高低，TSH来调平衡。抗体两项意义明，自身免疫早辨清，妊娠用药多留意，牢记数值心有数。

考点9 细菌药敏试验★★★

检查项目	具体内容	临床意义及相关原理
细菌药敏试验报告组成	基本信息：患者基本信息（姓名、性别、年龄、病案号等）、临床信息（送检科室、临床诊断、标本类型等）、实验室信息（标本采集时间、送检时间、接收时间、操作人等） 涂片、培养鉴定：按照涂片、培养鉴定依次呈现，对于痰标本，检验人员需报告痰的白细胞数、上皮细胞数 药敏试验：包括细菌名称、药物名称以及敏感结果判定。细菌名称应规范化，药物名称需使用通用名。药敏试验方法包括稀释法（肉汤稀释法、琼脂稀释法）、纸片扩散法、E-test法等 结果判读：包括敏感（S）、耐药（R）、中介（I）、剂量依赖性敏感（SDD）	基本信息：为临床诊断和治疗提供基础资料，方便追溯和管理 涂片、培养鉴定：确保结果的准确性及完整性，帮助临床医生判断标本是否有意义 药敏试验：通过不同方法检测细菌对药物的敏感性，为临床合理用药提供依据。稀释法和E-test法通过读取最小抑菌浓度（MIC）与标准对比得出结果；纸片扩散法通过比较抑菌圈直径与标准判断结果 结果判读："敏感"指常规剂量抗菌药物可抑制菌株生长；"中介"表示MIC与药物浓度相近，部分药物在某些部位可能有效；"耐药"指常规剂量药物无法抑制菌株生长；"剂量依赖性敏感"指菌株敏感性取决于药物剂量，可通过调整剂量提高疗效

检查项目	具体内容	临床意义及相关原理
指示药举例	苯唑西林可预测葡萄球菌属对β-内酰胺类药物（除头孢洛林外）的敏感性 四环素敏感，可预测多西环素和米诺环素敏感 红霉素敏感，可预测克拉霉素、阿奇霉素敏感 万古霉素敏感，可预测替考拉宁敏感 肠球菌对青霉素敏感，可预测其对氨苄西林、阿莫西林、哌拉西林等敏感；但氨苄西林敏感，不能预测青霉素敏感 肺炎链球菌对左氧氟沙星敏感，可预测其对莫西沙星敏感；反之不成立 β溶血性链球菌对青霉素敏感，可预测其对氨苄西林、阿莫西林、阿莫西林-克拉维酸、氨苄西林-舒巴坦、头孢唑林、头孢吡肟、头孢拉定、头孢噻肟、头孢曲松、厄他培南、亚胺培南、美罗培南敏感	通过一种药物的敏感性预测其他相关药物的敏感性，有助于临床快速选择合适的抗菌药物，减少不必要的药敏试验，提高治疗效率
基于药动学及药效学的不同敏感折点	不同感染部位，即使是同一致病菌，折点也可能有所差异。如在肺炎链球菌所致的脑膜炎，青霉素的折点是0.06μg/ml，推荐的给药方案是青霉素3MU ivgtt q4h；非脑膜炎，青霉素的折点是2μg/ml，推荐的给药方案是2MU ivgtt q4h	根据药物在不同感染部位的分布特性（如青霉素血-脑屏障通透性较差，脑膜炎时需加大剂量保证脑脊液中有效浓度），制定不同的敏感折点，以确保抗菌药物在相应部位达到有效治疗浓度，提高治疗效果
注意事项	关注菌落计数：如对于无症状女性，尿培养的菌落计数需要>10cfu/ml方可判定为"无症状菌尿" 关注药敏结果是否有纰漏：有些细菌对某些药物呈天然耐药，如阴沟肠杆菌对第一代/第二代头孢菌素类等敏感、嗜麦芽窄食单胞菌对碳青霉烯类敏感等情况需联系检验科复核 不能仅依赖药敏试验结果：治疗上不能完全依赖药敏报告，要关注患者临床情况的变化	菌落计数：准确判断是否为菌尿，避免误诊和不必要的治疗 药敏结果纰漏：防止因错误的药敏结果导致不恰当的治疗，确保药敏结果的准确性 综合判断：强调临床治疗需综合考虑患者情况，不能仅依据药敏试验结果做出决策，以提高治疗的有效性和安全性

【记忆口诀】　药敏试验很重要，报告组成要记牢。指示药物有预测，折点不同看部位。菌落计数细判断，结果纰漏需复核。治疗不能单依赖，关注患者情变化。

第四章　用药安全

第一节　药物警戒

考点 1　药物警戒定义与核心思想★★

项目	内容
定义	世界卫生组织（WHO）：发现、评估、理解和预防药物不良反应或其他与药物相关问题的科学与活动 《中华人民共和国药品管理法》：对药品不良反应及其他与用药有关的有害反应进行监测、识别、评估和控制
核心思想	防控用药风险，保障患者与公众安全
与药品不良反应监测区别	药品不良反应监测以"监测"为中心，强调上市后风险管理 药物警戒以"警戒"为中心，强调贯穿药品全生命周期的风险管理

【记忆口诀】　药物警戒范围广，全生命周期把险防，监测评估控风险，保障安全不能忘。

考点 2　药物警戒信号与工作内容★★

项目	内容
信号定义	《药物警戒质量管理规范》：来自一个或多个来源，提示药品与事件之间可能存在新的关联性或已知关联性出现变化，且有必要开展进一步评估的信息 WHO：关于不良事件和药物之间可能的因果关系的报道信息，这种关系以前未知或记录不完整
工作内容	对药品不良反应及其他与用药有关的有害反应进行监测、识别、评估和控制的活动

【记忆口诀】　药物警戒信号严，关联变化需研判。监测识别加评估，控制反应保安全。

考点 3　医疗机构药物警戒具体工作★★

项目	具体内容	重要性	注意事项
疑似药品不良反应的监测与管理	医务人员发现疑似药品不良反应后，收集患者基本情况、用药情况和疑似药品不良反应发生情况，填写药品不良反应/事件报告表或用药错误报告表，及时交药物警戒工作组评价。药物警戒负责人定期汇总分析报告，对严重、高频及非预期严重不良反应的药品采取相应措施，提醒临床关注并落实防范措施	及时发现和处理药品不良反应，保障患者用药安全。通过对不良反应的监测和分析，可及时发现潜在的安全隐患，采取措施减轻或避免不良反应的发生	对药品不良反应需及时、准确报告和处理，临床应积极落实防范措施

续表

项目	具体内容	重要性	注意事项
用药错误及其风险（隐患）监测与管理	医务人员发现用药错误时，收集相关信息，填写用药错误报告表，经审核后报告至安全用药监测网。发现用药错误风险（隐患）也可填写报告表并报告。医疗机构应重视防范，建立长效机制，利用报告数据发布预警信息，提高医务人员能力	防范用药错误及其风险，保障患者用药安全。通过监测和管理，及时发现和消除风险隐患，提高用药的准确性和安全性	对用药错误及风险（隐患）需及时报告和处理，建立长效机制持续改进
药源性疾病相关药品的监测与管理	医疗机构建立药源性疾病报告机制，科室联络员协助上报由药品不良反应、用药错误、严重药物相互作用等引发的药源性疾病。通过监测、报告、评价及防范等环节，分析风险因素并采取管控措施	及时发现和处理药源性疾病，保障患者健康。通过对药源性疾病的监测和管理，可及时发现问题，采取措施减少疾病发生	对药源性疾病需及时报告和处理，针对风险因素采取有效管控措施
药品遴选与引进管理	药学部门参考药品上市后不良反应等资料，综合制定药品遴选与引进原则和制度，上报审批。药物警戒负责人提请委员会关注外部信息，对新引进药品监测、评估，对不良反应发生率高的品种分析原因并制定措施	从源头上控制药品使用风险，保障患者用药安全。通过科学遴选和引进药品，可减少不良反应的发生，提高药品使用的安全性和有效性	药品遴选与引进需综合考虑多方面因素，对新引进药品和高不良反应率品种加强管理
药物滥用的监测与管理	医疗机构梳理需监测的药品，制定"药物滥用监测品种目录"与监测流程，除麻精药品外，考虑纳入可能滥用的复方制剂。药物警戒工作组定期专项点评，分析异常情况并上报。药学部门还应关注抗菌药物、重点监控药品的滥用/过度使用	防范药物滥用，保障患者健康和合理用药。通过对药物滥用的监测和管理，可减少药物滥用的发生，避免患者受到伤害	对药物滥用需全面监测和管理，对异常情况及时分析处理
超说明书用药的监测与管理	药学部门建立超说明书用药备案申请流程，临床科室提交申请报告，药学部门初审后提交审批，建立超说明书用药目录。药物警戒工作组定期汇总、点评未备案用药，根据证据情况采取措施	规范超说明书用药，保障患者用药安全和合理。通过建立流程和管理机制，可确保超说明书用药有充分证据支持，减少用药风险	超说明书用药需严格按流程申请和管理，根据证据情况合理处置
高警示药品使用的监测与管理	医疗机构根据推荐目录建立本机构高警示药品目录，按风险等级划分为A、B、C三级管理，A级风险最高。将用药错误防范策略分为强制性、条件性和推荐性三种	防范高警示药品用药错误，保障患者用药安全。通过分级管理和制定防范策略，可降低高警示药品使用风险	对高警示药品需严格管理，根据风险等级和防范策略采取相应措施
药品质量问题的监测与管理	药师或医务人员发现药品质量问题时，及时报告。对严重问题及风险或伤害，采取应急措施召回问题药品。药物警戒负责人分享信息，联络员分析记录，药学部门等讨论解决方案并上报	保障药品质量，避免因质量问题对患者造成伤害。通过及时发现和处理质量问题，可确保药品安全有效	对药品质量问题需及时报告和处理，采取有效措施避免不良后果

续表

项目	具体内容	重要性	注意事项
附条件批准和应急特批药品的监测与管理	附条件批准药品用于严重危及生命且无有效治疗手段的疾病，所附条件一般为安全性监测。疫情/突发公共卫生事件应急特批药品经特别审批。医疗机构使用时加强监测，发现疑似不良反应及时上报并通知持有人，频繁或严重不良反应经评估后建议暂停使用	保障特殊药品使用安全，及时发现和处理不良反应。通过加强监测和管理，可确保这些特殊药品在保障患者治疗的同时，减少不良反应的危害	对特殊药品需加强监测，及时上报和处理不良反应，根据评估结果合理处置

【记忆口诀】 药品监测多方面，不良用药病源管。遴选滥用超说明，高警质量特批监。报告分析措施全，安全合理记心间。药师考试需掌握，保障用药护康健。

第二节　药品不良反应

考点1 药品不良反应定义、预防原则与影响因素 ★★

项目	内容
定义	合格药品在正常用法用量下出现的与用药目的无关的有害反应
预防原则	了解过敏史或不良反应史，选最佳药熟悉不良反应及影响因素，制定个体化监护特殊群体（老、幼、孕、哺）谨慎用药肝肾疾病患者慎选药和用法用量避免不必要联合用药慎用新药定期监测，调整治疗方案
影响因素	药物相关：药物本身风险（选择性、辅料等）、人为因素（药物滥用、用药错误等） 患者机体相关：种族、性别、年龄、个体差异、病理状况、遗传因素、高敏性、特殊人群、不良生活方式

【记忆口诀】 不良反应要预防，了解病史选好药，特殊群体慎用药，定期监测不可少，联合新药多注意，影响因素心中记。

考点2 药品不良反应监测方法、程度分级与因果关系评价 ★★★★★

项目	内容
监测方法	自愿呈报制度：医务人员发现可疑ADR报告给相关方 处方事件监测：选定药品，贮存处方资料，调查相关处方医生 医院集中监测系统：在一定时间和范围记录ADR及药品利用情况 药物流行病学研究：用流行病学方法，如病例对照、队列研究等 计算机监测：利用计算机收集、处理信息，筛选分析药品不良事件
程度分级标准	新的药品不良反应：与说明书不符或不能确定新旧，导致死亡（除非说明书明确）等情况按新的处理 严重不良反应：符合以下情形之一的药品不良反应，应当评价为严重药品不良反应——导致死亡；危及生命（指发生药品不良反应的当时，患者即存在死亡风险，并不是指药品不良反应进一步恶化才可能出现死亡）；导致住院或住院时间延长；导致永久或显著的残疾或功能丧失；导致先天性异常或出生缺陷；导致其他重要医学事件，若不进行治疗可能出现上述所列情况的

续表

项目	内容
因果关系评价原则	定性评估（五步法）：有无合理的时间关系；反应是否符合该药已知的不良反应类型；停药或减量后，反应是否消失或减轻；再次使用可疑药品后是否再次出现同样反应；是否可用并用药的作用、患者病情的进展、其它治疗的影响来解释 定量评估（Naranjo评分法）：比五步法多5条评价标准，根据总分定量确定关联性强弱（总分13分；肯定，≥9分；很可能，5～8分；可能，1～4分；可疑，≤0）

【记忆口诀】　监测方法有多种，自愿处方集中统，流行研究计算机，分级评价要记清。新反不符说明书，严重反应危害重，因果定性五步法，定量评分强弱明。

考点 3 药品不良反应报告范围、时限、内容及原则 ★★★

项目	内容
报告范围	新药监测期内国产药品：报告所有不良反应 其他国产药品：报告新的和严重的不良反应 进口药品：首次获准进口之日起5年内报告所有不良反应；满5年及以上，报告新的和严重的不良反应
报告时限	新的、严重的药品不良反应：15日内报告，死亡病例须立即报告 其他药品不良反应：30日内报告 有随访信息：及时报告，跟踪报告按个例报告时限提交 因药品不良反应被境外要求暂停销售等：商品上市许可持有人获知后24小时内报告国家药监局和监测机构
报告内容	不良反应过程需详细描述，以便进行关联性评价
报告原则	可疑即报

【记忆口诀】　报告范围要分清，新药国产进口明。报告时限各不同，严重十五普通三。内容详细助评价，可疑即报不能忘。

第三节　药源性疾病

考点 1 药源性疾病定义、分类与来源 ★★★★

项目	内容
定义	在预防、诊断、治疗疾病过程中，因药物本身固有作用、药物相互作用以及药物不合理使用等发生异常生命活动过程，引发代谢、功能、结构变化，表现为症状、体征和行为异常
分类方法	按损伤器官系统分类 按病因分类 按病理特征分类 按发生率分类
来源	药品不良反应、用药错误（超量、超时、误服、错用等）、药品质量缺陷

【记忆口诀】　药源疾病定义清，病因分类要记明。器官病理发生率，错误反应质量因。

A 量相关 B 难测，C 型慢病 D 变生。

考点 2 药源性疾病分类 ★★★★

分类方式	具体内容
按损伤器官系统	药源性消化系统疾病、药源性肾损伤、药源性呼吸系统疾病、药源性血液系统疾病、药源性皮肤病、药源性神经和精神系统疾病、药源性心血管系统疾病
按病因	A 型：剂量相关，药理作用增强，可预测，发生率高、死亡率低，如非甾体抗炎药致消化道疾病 B 型：剂量不相关，与药理作用无关，难预测，发生率低、死亡率高，含变态和特异质反应，如青霉素致过敏性休克，个别过敏与剂量有关，如拉莫三嗪、别嘌醇 C 型：长期用药或停药反应，如长期用 β 受体拮抗剂突然停药致高血压 D 型：药物致癌、致畸、致突变，如鲑鱼降钙素致癌，沙利度胺致"海豹肢"畸形
按病理特征	中毒型：细胞生长抑制剂等有毒性，如甲氨蝶呤、秋水仙碱 炎症型：药物性皮炎，如卡马西平、别嘌醇等致剥脱性皮炎 畸形发育型：妊娠 2~3 月用药不当致胎儿畸形，如性激素、糖皮质激素等多种药物 发育不全型：如四环素致牙齿釉质发育不全 增生型：如苯妥英钠、地平类致牙龈增生 萎缩型：糖皮质激素、胰岛素注射致皮肤、脂肪萎缩 变性和浸润型：某些药物性皮炎，如 D–青霉胺致天疱疮样皮炎 血管水肿型：药物变态反应致血管神经性水肿 血管栓塞型：多次用血管造影剂致血管栓塞 赘生与癌变型：长期用砷剂、大剂量用萘氮芥致癌
按发生率	十分常见（≥10%）、常见（≥1% 且 <10%）、偶见（≥0.1% 且 <1%）、罕见（≥0.01% 且 <0.1%）、十分罕见（<0.01%）

【记忆口诀】 器官系统七分类，病因 ABCD 齐，病理特征十类型，发生率分五等级。

考点 3 药源性疾病风险因素与防治 ★★

项目	内容
风险因素	与药物相关：药物本身风险（选择性、辅料、相互作用、剂量等）、人为因素（药物滥用、用药错误） 与患者机体相关：种族、性别、年龄、个体差异、病理状态、遗传因素、高敏性、特殊人群（妊娠、哺乳、肝肾功能不全等）、不良生活方式（饮酒、吸烟等）
防治措施	安全用药的法律法规及国家基本药物制度：规范用药，保障安全 严格设计并评估新药上市前研究：观察新药问题，避免不良影响 加强上市后的安全性研究与再评价：新药临床试验有局限，需开展后续研究保障用药安全

【记忆口诀】 药源疾病风险多，药物机体两因素。法规制度保安全，新药评估要严格，上市之后再评价。

第四节　用药错误

考点 1 用药错误的环节与类型 ★★★

错误环节	错误类型	释义
处方（医嘱）开具与传递	处方药物错误	适应证、禁忌证、已知过敏反应、现有药物治疗情况、相互作用（包括中医药及食物—药物相互作用）、重复给药及其他因素不当，剂量、剂型、数量、程序不当，给药途径、时间、频次、速率不当，溶媒、浓度不当，处方书写潦草导致辨认错误等
	处方传递错误	处方传递过程中出现的错误。例如，护士转抄错误、收费处转抄错误、医生口头医嘱未再次确认等
药品调剂与分发	调剂错误	药品品种、规格、剂型、剂量、数量等与处方规定不符
	药物配制错误	未能正确配制药物（包括分装、溶解、稀释、混合及研碎等）
	书写错误	在药袋、瓶签等包装上标注患者姓名、药品名称、规格及用法用量等时写错或书写不清
给药与监测	患者身份识别错误	将患者甲的药物给了患者乙
	给药技术错误	给药时使用的程序或技术不当。例如，给药途径错误；给药途径正确，但位置错误；给药速度不适宜，溶媒不适宜等
	用药时间/时机错误	未按规定的给药时间间隔或特定的给药时间给药
	给药顺序错误	给药顺序不当
	遗漏性错误	未能将医嘱药物提供给患者，或者患者漏服药物
	用药依从性问题	患者未按要求进行治疗，用药行为与医嘱不一致
	监测错误	监测缺失、监测方法不适宜、监测数据评估不适宜
用药指导、药品管理、信息技术	用药指导错误	医生、药师、护士指导患者用药不正确或未指导
	药品贮存不当	药品没有按照规定贮存条件存放，导致变质失效
	药品摆放错误	药品摆放不合理导致调配、给药错误
	程序错误、系统错误	药品信息系统设计和维护错误

【记忆口诀】　用药错误环节多，处方调剂给药错。身份时间和监测，指导贮存也有责，信息系统别出错。

考点 2 用药错误的分级 ★ ★ ★

分级	描述
A 级	客观环境或条件可能引发错误（错误隐患）
B 级	发生错误但未发给患者，或已发给患者但患者未使用
C 级	患者已使用，但未造成伤害
D 级	患者已使用，需监测错误对患者造成的后果，并判断是否需采取措施预防和减少伤害
E 级	错误造成患者暂时性伤害，需要采取处置措施
F 级	错误对患者的伤害导致患者住院或延长患者住院时间
G 级	错误导致患者永久性伤害
H 级	错误导致患者生命垂危，需采取维持生命的措施（如心肺复苏、除颤、插管等）
I 级	错误导致患者死亡
层级归纳	第一层级：错误未发生（错误隐患），包括 A 级 第二层级：发生错误，但未造成患者伤害，包括 B、C、D 级 第三层级：发生错误，且造成患者伤害，包括 E、F、G、H 级 第四层级：发生错误，造成患者死亡，包括 I 级

【记忆口诀】 A 是隐患未发生，B 未给患或未用，C 用未伤 D 监果，E 暂伤 F 住院长，G 永伤 H 垂危急，I 级错误致死亡，四层归纳记端详。

考点 3 用药错误的监测与防范 ★ ★ ★ ★ ★

项目	内容
监测方法	自愿报告：医疗机构日常监管常用，可识别错误来源，但不能反映实际发生率 病历审查：条件具备时可用于实践和研究 计算机监测：条件具备时可用于实践和研究 直接观察：条件具备时可用于实践和研究
防范策略–技术策略	第1级：实施强制和约束策略，如执行"一品两规"，使用通用名等 第2级：实施自动化和信息化，如计算机医嘱系统、电子处方等 第3级：制定标准化标识和流程，如高警示药品标识、标准操作流程等 第4级：审核项目清单和复核系统，如处方审核、核对患者身份和药品等
防范策略–管理策略	建立法规及管理组织：国家完善法规，统一报告途径；医疗机构设立内部组织，建立相关制度 倡导安全文化：倡导非惩罚性文化，鼓励人员主动参与监测报告，保护相关信息 配备人力资源：减少医务人员因工作负担引发的用药错误 加强技能培训：基于岗位胜任力培训，分享案例，减少因知识技能欠缺导致的错误 提供设备环境：提供工作空间和自动化/信息化设备，减少人工操作 建立合理流程：构建科学、简明、可追溯的流程，明确岗位职责

【记忆口诀】 用药错误要监测，自愿报告最常见。技术管理双防范，法规文化人力添，流程设备都完善。

考点 4　用药错误的报告 ★★

项目	内容
报告方式	鼓励自愿报告，通过全国临床安全用药监测网进行网络实时报告 网址为http://inrud.cdidin.com，采用用户名和密码登录
报告机构	监测网在原卫计委医政医管局和各省市卫生厅（局）的指导下，设立国家级、省市级和医疗机构级三级结构，由药物不良反应杂志社和首都医科大学宣武医院负责具体工作
报告内容	应真实、完整、准确，详见INRUD中国中心组临床安全用药组用药错误报告表
报告意义	监测网具备数据统计和分析功能，从2018年开始每年全国用药错误年度报告发表在《药物不良反应杂志社》上，以便了解动态及防范建议

【记忆口诀】　用药错误鼓励报，网络实时来报告。三级机构共协作，内容准确意义好。

第五节　特殊人群用药

考点 1　妊娠期女性用药 ★★★

项目	内容
药动学特点	吸收：胃酸分泌减少，胃肠活动减弱，口服吸收减慢；早孕呕吐、晚期血流动力学改变影响吸收 分布：血浆容积增加，药物分布容积增加；白蛋白浓度降低，游离型药物浓度增高 代谢：激素分泌改变影响药物代谢，结果复杂 排泄：肾血流等增加，药物经肾脏消除加快
药物对胎儿影响	妊娠早期：受精后18天左右，药物致畸作用无特异性；受精后3周至3个月，药物易致胎儿畸形 胎儿形成期：器官大体形成，药物影响部分系统发育和功能
胎儿药动学特点	胎盘转运：多数药物被动转运，速度受胎盘和药物因素影响 药物代谢：胎儿肝脏CYP酶水平低，胎盘有一定代谢能力 药物排泄：肾脏发育不成熟，药物排泄缓慢，易蓄积中毒
药物妊娠毒性分级	美国食品药品监督管理局（FDA）曾依据药物对动物和妊娠妇女不同程度的致畸危险，将妊娠期用药分为A、B、C、D、X五个级别，具体如下： A级：在有对照组的妊娠早期妇女中未显示对胎儿有危险，且在妊娠中、晚期亦无危险证据，可能对胎儿的伤害极小，相对安全 B级：在动物生殖试验中未显示对胎儿有危险，但无妊娠期女性的对照组；或对动物生殖试验显示有副作用（较不育为轻），但在早妊娠期女性的对照组中不能肯定其不良反应，且在妊娠中、晚期亦无危险证据，对孕妇比较安全，对胎儿基本无明显危害 C级：在动物研究中证实对胎儿有不良反应（致畸或使胚胎致死或其他不良事件），但在妇女中无对照组或在妇女和动物研究中无可以利用的资料，药物仅在权衡对胎儿的利大于弊时给予，需谨慎使用 D级：对人类胎儿的危险有肯定证据，仅在对妊娠期女性肯定有利时方予应用（如生命垂危或疾病严重而无法应用较安全的药物或药物无效时），应尽量避免应用，确有指征且患者受益大于可能风险时可使用

续表

项目	内容
药物妊娠毒性分级	X级：动物或人的研究中已证实可使胎儿异常，或基于人类的经验知其对胎儿有危险，对母体或对两者均有害，而且该药物对妊娠期女性的危险明显大于益处，禁用于已妊娠或计划妊娠的妇女 不过，该分类系统由于过于简单，不能反映出有效的可用信息，未能有效地传递妊娠期、哺乳期及潜在备孕男女的用药风险，常令医疗决策者感到困惑，还可能导致错误的用药处方。因此，FDA制定了新的妊娠/哺乳期用药规则（PLLR），于2015年6月30日正式生效，并在2018年5月确认最终规则。新规则要求药品生产商在药品说明书中提供妊娠期、哺乳期妇女药物风险及获益的详细相关信息，删除了妊娠期用药五字母分级系统，针对妊娠期女性、胎儿、乳母及哺乳期婴儿提供更多有效信息，包括药物是否泌入乳汁、是否影响婴儿等；同时，新说明书还将加入【备孕的男性与女性】条目，注明药物对妊娠测试、避孕及生育的影响等相关信息。在临床实践中，应根据现行的药物妊娠风险获益描述，为妊娠期或计划妊娠的患者谨慎选择最合适的药物，以尽量减少对母体和胎儿的风险
用药原则	避免胎儿药物暴露，尤其是妊娠早期 有明确指征和适应证，减少药物数量；选最安全药物，用最低剂量和最短疗程 充分沟通，权衡利弊，选危害小的药物，优先用老药 明确致畸药物禁止使用，特殊情况权衡利弊并经知情同意后再使用 禁止试验性用药 如在妊娠早期已用安全性不确定药物，孕18~20周超声检查

【记忆口诀】　孕期用药要谨慎，药动改变各不同。胎儿发育分阶段，毒性分级有变更。用药原则需牢记，保障母婴都安宁。

考点2 药物对妊娠期不同阶段胎儿的影响★★★★

妊娠阶段	时间范围	胎儿发育阶段	药物影响特点	具体药物及影响
妊娠早期	受精后18天左右	细胞增殖早期	胚胎细胞未分化，药物影响结果为胚胎死亡、流产或发育正常个体	此阶段几乎见不到药物致畸作用
	受精后3周至3个月	胚胎器官分化期	药物影响可致形态或功能异常造成畸形，致畸作用与器官形成顺序有关	妊娠3~5周，沙利度胺致肢体、耳、内脏畸形；雌、孕、雄激素致性发育异常；叶酸拮抗剂致颅面畸形、腭裂、烷化剂致泌尿生殖系统及指（趾）畸形
胎儿形成期	妊娠13~27周末（妊娠中期）及28周之后（妊娠晚期）	器官大体形成后继续发育	药物不良影响主要在牙、中枢神经系统、女性生殖系统发育迟缓及功能异常，其他器官一般不致畸，也可影响生理功能和发育成长	妊娠5个月后用四环素可使婴儿牙齿黄染，牙釉质发育不全，骨生长障碍；妊娠期女性服用镇静、麻醉、止痛、抗组胺药或其他抑制中枢神经系统的制剂，可抑制胎儿神经活动，甚至影响其大脑发育；妊娠晚期使用抗凝药华法林或长期服用阿司匹林治疗，可导致胎儿严重出血，甚至死胎；临产期使用某些药物如抗疟药、磺胺类药、硝基呋喃类、解热镇痛药如氨基比林、大剂量脂溶性维生素K等，对红细胞缺乏葡萄糖-6-磷酸脱氢酶的胎儿可引起溶血；分娩前应用氯霉素可引起新生儿循环障碍而致灰婴综合征

【记忆口诀】　妊娠早期分两段，18 天内不致畸，3 月内药致畸形。胎儿形成期，特定药伤特定部，各药影响要记清。

考点③　哺乳期女性用药★★★

项目	内容
药物的乳汁分泌	脂溶性高的药物易分布到乳汁中，但母乳中药量不超母体摄取量的 1%~2% 弱碱性药物在乳汁中分布相对较高；弱酸性药物则相反 蛋白结合率高的药物不易分布到乳汁中
常用药物对乳儿的影响	L1 级最安全（如青霉素、头孢唑林、头孢克洛、克拉霉素、万古霉素、泮托拉唑、胰岛素、二甲双胍） L2 级比较安全（如头孢吡肟、厄他培南、阿奇霉素、阿米卡星、妥布霉素、甲硝唑、左氧氟沙星、氧氟沙星、特比萘芬、阿苯达唑） L3 级中等安全，权衡利弊使用，服药期间暂停母乳喂养（如亚胺培南-西司他丁、美罗培南、红霉素、替硝唑、环丙沙星、莫西沙星、氟罗沙星、链霉素、米诺环素、多西环素、伊曲康唑、两性霉素 B） L4 级有明确危害性证据（如氯霉素、利巴韦林、甲氨蝶呤、左旋多巴+卡比多巴、苯巴比妥、氟硝西泮、可待因、麦角胺、氟桂利嗪、特拉唑嗪） L5 级哺乳期禁用（如环磷酰胺、美法仑、卡莫司汀、阿糖胞苷、丝裂霉素、柔红霉素、多柔比星、依托泊苷、紫杉醇、他莫昔芬、托瑞米芬、依西美坦、来曲唑、阿那曲唑、达卡巴嗪、顺铂、卡铂、奥沙利铂、米托蒽醌、来氟米特）
用药原则	药物可用于婴儿则哺乳期使用相对安全 早产儿和患病婴儿药物毒性风险高 母亲先哺乳再用药、在婴儿长时间睡眠前用药 蛋白结合率高、脂溶性低或分子量大的药物进入母乳量少 口服生物利用度低的药物通常对母乳喂养婴儿影响小 影响泌乳量的药物，如有可能应考虑替代药物

【记忆口诀】　哺乳用药看特性，脂碱蛋白有不同。L 级分类明风险，用药原则记心中。先喂再用选好药，特殊情况多权衡。

考点④　新生儿药动学特点★★★★

体内过程	药动学过程	特点描述	具体表现及影响
吸收	胃肠道吸收	胃肠道发育不完善，胃酸少、胃排空慢等	胃内吸收药物较完全，十二指肠吸收药物减少，如氨苄西林吸收与成人差异大
	注射吸收	肌肉、皮下条件不利吸收	肌肉组织少、皮下脂肪薄、局部循环差，一般不采用皮下或肌内注射，静脉给药注意输液量和速度
	皮肤吸收	相对体表面积大，皮肤角化层薄	皮肤吸收快且多，外用药如激素类软膏、硼酸等使用不当易中毒
分布	体液分布	相对总体液量高，主要为细胞外液	水溶性药物稀释后浓度降低、排出慢，血药峰浓度高易中毒
	蛋白结合	血浆蛋白与药物结合能力低于成人	游离型药物浓度高易中毒，如苯巴比妥；磺胺类等与胆红素竞争蛋白结合，引发胆红素脑病

续表

体内过程	药动学过程	特点描述	具体表现及影响
代谢	肝脏代谢	部分酶活性接近成人，但某些酶不足	部分药物代谢减慢、半衰期延长，如氯霉素易致"灰婴综合征"，新生儿禁用
排泄	肾脏排泄	肾小球滤过率和肾小管排泌功能低	主要经肾排泄药物消除半衰期长，如青霉素 G 等易蓄积中毒，用药需调整剂量或间隔；酸碱平衡调节能力弱，利尿药、水杨酸类药易致紊乱，尿液酸碱性影响药物重吸收

【记忆口诀】 新生吸收途径殊，胃肠注射皮有别。分布液多蛋白弱，代谢酶缺排泄缓，用药剂量细斟酌。

考点5 新生儿用药 ★★★

项目	内容
合理用药原则	明确指征，合理给药：用药务必谨慎，严格遵循药物适应证，杜绝使用新生儿禁用药品。详细掌握药物在新生儿体内的药动学特点，以及合并用药时可能的相互作用，结合病情缓急制定合理给药方案 明确目的，监测过程：医护人员和临床药师要熟知用药目的、可能的不良反应，以及病情改善的客观评价指标与方法。密切观察新生儿用药反应，发现问题及时处理或调整方案，减少不良反应发生 选合适给药途径：新生儿口服给药因胃酸水平低、胃蠕动差等因素影响，剂量易不准确；皮肤黏膜面积大，透皮给药吸收快；长期皮下或肌内注射易致局部组织损伤。所以要依据新生儿特点和病情，选择合适剂型与给药途径，如口服滴剂滴管给药、病情紧急时静脉给药等 严格控制剂量：新生儿期药物清除率常降低，靶器官敏感性不同，药物毒性风险增加，剂量计算需严格谨慎。通常根据体重（或体表面积）计算剂量，且因新生儿体重（或体表面积）随日龄变化，需频繁调整。部分药物（如万古霉素）要根据矫正胎龄调整剂量。同时，必须严格遵医嘱，家长不可随意增减剂量，以防严重不良反应
用药剂量计算方法	计算药物剂量的基本公式： $$D = \Delta C \times V_d$$ D 为药物剂量（mg/kg）。ΔC 为血浆药物峰谷浓度差（mg/L），ΔC＝预期的药物血浆浓度－起初的药物血浆浓度。首次剂量计算时，起初的药物血浆浓度为 0；以后的剂量计算，ΔC 为本次剂量所预期的高峰血浆浓度（峰浓度）与首次剂量的低谷血浆浓度（谷浓度）之差。V_d 为表观分布容积（L/kg） 负荷量和维持量的计算方法： 给予首剂负荷量的目的是为了迅速达到预期的有效血浆浓度。给予维持量持续恒速滴注是为了维持稳态血药浓度 ①首次负荷量计算公式：$D = C \times V_d$。C 为预期达到的血药浓度 ②维持量和输注速度计算公式：$K_0 = K \times C_{ss}$。K_0 为滴注速率［mg/（kg·min）］，K 为药物消除速率常数（min^{-1}），C_{ss} 为稳态血药浓度（mg/L）

【记忆口诀】 合理用药四原则，剂量计算有公式。吸收分布代谢排，谨慎用药保安全。

考点 6 儿童药效学方面的改变 ★★★★

系统	特点	具体药物及影响
中枢神经系统	血-脑屏障发育不完全，通透性强	抗组胺药、氨茶碱、阿托品等可致昏迷及惊厥；氨基糖苷类抗生素可引起第Ⅷ对脑神经损伤；四环素、维生素A等可致婴幼儿良性颅压增高、囟门隆起等
内分泌系统	内分泌系统不稳定	糖皮质激素可影响糖、蛋白质、脂肪代谢，长期服用会导致发育迟缓、身材矮小、免疫力低下。人参、蜂王浆等中药可影响垂体分泌；促性腺激素类药物可影响儿童性腺发育，导致性早熟；对氨基水杨酸、磺胺类可抑制甲状腺激素合成，造成生长发育障碍
血液系统	骨髓造血活跃但易受影响	氯霉素可致再生障碍性贫血等
水盐代谢	水、电解质调节及平衡功能差，钙盐代谢旺盛	长期禁食易出现低血钾、低血钠，严重呕吐、腹泻患儿易脱水、酸中毒，故不宜轻易用泻下药。苯妥英钠影响钙盐吸收；糖皮质激素影响钙盐吸收和骨骼钙盐代谢，导致骨质疏松、脱钙，严重者骨折，影响生长发育；四环素与钙盐形成络合物，沉积于牙齿及骨骼中，致儿童牙齿黄染，影响骨质发育
运动系统	运动系统稚嫩，骺软骨不断发育	某些药物如喹诺酮类抗菌药物可引起关节痛、关节肿胀及软骨损害，影响骨骼发育

【记忆口诀】 儿童药效五方面，中枢神经屏障弱，内分泌乱发育慢，血液水盐运动变，各类影响记心间。

考点 7 儿童药动学方面的改变 ★★★

体内过程	药动学过程	特点描述	具体表现及影响
吸收	胃肠道吸收	胃容量小，胃酸分泌少，胃液pH高，胃排空慢，肠蠕动及胆汁分泌不完全	胃内吸收药物较完全，十二指肠吸收减少；酸不稳定及弱碱性药物吸收增加，弱酸性药物吸收减少
分布	脂肪分布	婴幼儿脂肪含量低	脂溶性药物如地西泮游离型浓度高，易中毒
	体液分布	婴幼儿体液及细胞外液比例高	水溶性药物如头孢拉定、阿莫西林在细胞外液稀释，血浆游离型浓度低，细胞内液浓度高
	蛋白结合	婴幼儿血浆白蛋白与药物结合能力低于成人	药物游离型浓度增高，分布于组织药物多，易中毒
	血脑屏障	儿童期血-脑屏障不完善	多种药物易通过，可能引发不良反应
代谢	肝脏代谢	药物代谢主要酶系活性在婴幼儿和儿童期已成熟，肝脏相对重量大	药物代谢速率高于成人，不调整给药方案易剂量偏低
排泄	肾脏排泄	婴幼儿肾小球滤过率、肾小管排泌能力和肾血流量迅速增加，6~12个月接近成人，儿童期甚至超过成人	不注意给药方案调整易剂量偏低

【记忆口诀】 儿童药动有改变，吸收分布各不同，代谢排泄速率高，用药剂量需细调。

考点 8 儿童合理用药原则 ★★★

合理用药原则	原则内容	具体要点	相关药物及注意事项
明确诊断，严格掌握适应证	治疗前明确诊断，选疗效好、不良反应小药物	尤其对中枢神经、肝肾功能有损害药物谨慎使用	喹诺酮类抗生素可能影响小儿骨骼发育；四环素类药物易引起小儿牙齿变黄、牙釉质发育不良；链霉素、庆大霉素等氨基苷类抗生素会影响听神经，引起眩晕、耳鸣，甚至耳聋；使用氯霉素可能引起再生障碍性贫血。因此对上述药物须做到禁用或慎用
根据儿童特点选择适宜的给药方案	口服给药	方便、安全、经济，但受多种因素影响，剂量不如注射准确	口服给药方便、安全、经济，但影响因素多，剂量不如注射给药准确，吞咽能力差的婴幼儿受限。幼儿用糖浆、水剂、冲剂等较合适，年长儿可用片剂或丸剂。应使用带刻度容器准确测量液体药物，注意服药时避免牛奶、果汁等食物影响；小婴儿喂药时最好抱起或使头略抬高，防呛咳吐药，病情需要时可鼻饲给药
	注射给药	药物不能口服时选择，起效快但刺激大	药物不能口服时一般选静脉给药途径，特殊情况如涉及刺激性药物或需长期用药可使用中心静脉。注射给药起效快但对小儿刺激大，儿童尤其是新生儿、婴幼儿最好避免肌内注射，但部分疫苗等药物只能肌注。肌内注射时药物吸收与局部血流量有关，要考虑注射部位吸收状况，避免局部结块、坏死，含苯甲醇为添加剂的溶媒可致臀肌挛缩症，儿童禁用；临床肌注多选择臀大肌外上方，但注射次数多可能损害臀部肌肉。静脉注射常用于病情危重抢救，平时多静脉滴注，应根据年龄、病情控制给药量和速度，治疗时间长时提倡序贯疗法，及时改用口服剂型，提高疗效并减少不良反应
	透皮给药	皮肤吸收好，方便痛苦小	儿童皮肤吸收好，透皮给药方便痛苦小，药物剂型多为软膏剂，也可用水剂、混悬剂等，用药时注意防止小儿抓摸药物误入眼、口，不宜用刺激性大的品种
	直肠给药	药物从直肠下部吸收，不经肝脏	直肠给药时，药物从直肠下部吸收，不经过肝脏直接进入体循环，剂型有栓剂和灌肠剂。临床常用退热药物制成的小儿退热栓剂，灌肠法在小儿应用较少，因药液在肠腔不易保留
根据儿童的不同阶段严格掌握用药剂量	依据儿童年龄、体重等调整剂量	新生儿、婴幼儿用药剂量严格把控	目前儿童剂量的计算方法有年龄折算法、体重折算法、体表面积折算法等
密切监护儿童用药，防止产生不良反应	用药过程密切关注药物不良反应	儿童应急能力差、体质敏感，避免严重后果	—

【记忆口诀】 儿童用药四原则，诊断适应要明确，给药方案依特点，剂量精准严监测，

不良反应早防范。

考点 9 儿童用药剂量计算 ★★★

计算方法	具体内容
按体重计算	最常用、最基本，每日（次）剂量=患儿体重（kg）×每日（次）每千克体重所需药量。连续应用数日药按每日剂量分2～3次服，临时对症药按每次剂量算，体重以实测为准，年长儿超成人上限按上限服
按体表面积计算	更准确，因与生理活动关系密切。每日（次）剂量=患儿体表面积（m²）×每日（次）每平方米体表面积所需药量。体重≤30kg，体表面积（m²）=体重（kg）×0.035+0.1；体重>30kg，体表面积（m²）=［体重（kg）−30］×0.02+1.05
按年龄计算	剂量幅度大且用量不需十分精确的药物，如营养类药物等可按年龄计算，简单易行
按成人剂量折算	小儿剂量=成人剂量×小儿体重（kg）/70，仅用于未提供小儿剂量的药物，所得剂量一般偏小，不常用

【记忆口诀】 儿童剂量计算法，体重体表面积佳，年龄成人量折算，结合情况调量佳。

考点 10 老年人药动学和药效学特点 ★★★

内容分类	具体特点	注意事项
药动学–吸收	年龄相关胃肠道生理改变对多数被动扩散吸收药物影响小，少数主动转运吸收药物生物利用度可能降低，如半乳糖等；呋塞米吸收速率减慢致药效减弱	急性心衰老年患者口服呋塞米效果差，可先静脉后口服
药动学–分布	老年人体内总含水量下降、脂肪增加，水溶性药物分布容积下降，血药浓度升高；脂溶性药物分布容积增加，半衰期延长；血浆蛋白含量降低，结合型药物减少，游离型药物增多，药效增强、不良反应增加	表观分布容积改变影响需给予负荷剂量的药物
药动学–代谢	肝脏是药物代谢主要器官，Ⅰ相反应（氧化反应）因肝脏体积减小而降低，致药物清除率下降、半衰期延长；Ⅱ相反应（结合反应）不受年龄影响；老年人肝血流量减少，降低肝脏清除率高的药物代谢	应用主要经肝脏代谢药物需减小剂量、加强监测，防药源性肝损害
药动学–排泄	肾功能随年龄改变，肾血流量降低，疾病和药物会加重肾损害，老年人用肾排泄为主药物需个体化调整剂量，血肌酐正常不代表肾功能正常，高龄、低体重老人需根据肾小球滤过率评估肾功能	个体化调整剂量，避免蓄积中毒
药效学–反应性改变	老年人靶器官对某些药物敏感性增加，如中枢神经系统对阿片类药物镇痛反应更强；对少数药物反应性降低，如β受体激动剂或拮抗剂；内环境稳定调节功能降低影响药效	内环境稳定调节功能变化，影响药效
药效学–个体差异大	同龄老年人个体间用药剂量可相差数倍，原因包括遗传、组织器官衰老程度、基础疾病、药物相互作用、环境及心理等因素	制定恰当用药监护计划，确保用药安全有效

【记忆口诀】 老人药动学改变，吸收分布代谢排，药效反应有差异，个体不同剂量变，安全有效监护伴。

考点 11 老年人疾病特点及处理原则 ★★★

内容分类	具体特点	相关药物及情况	注意事项
老年人共病处理原则-受益原则	考虑"获益所需时间（TTB）"，根据患者疾病、预期寿命、治疗目标决定是否用药，安宁疗护阶段恰当对症治疗，部分药物可停用	—	根据具体情况判断用药获益
老年人共病处理原则-个体化原则	老年患者衰老、共病个体差异大，需全面管理，综合病情、肝肾功能及药物相互作用选择最优化处方	—	全面考虑个体情况选药
老年人共病处理原则-优先治疗原则	突发急症时，危及生命的急性问题优先处理，可能有严重相互作用且获益慢的药物可暂停，急症缓解后恢复	—	急症处理时合理安排用药
老年人共病处理原则-小剂量原则	老年患者对多数药物敏感性增加、耐受性降低，一些药物起始剂量小、缓慢滴定增量，探索最佳剂量	—	遵循小剂量、慢增量原则
老年人共病处理原则-连续管理原则	药物管理是慢性病管理重要内容，共病患者建立用药清单，定期核查和重整，病情变化、转诊或住院时尤其要注意	—	做好药物的连续管理
老年人共病处理原则-重视非药物治疗原则	任何年龄都应重视非药物疗法	早期糖尿病饮食疗法、轻症高血压限钠等	优先考虑，或结合药疗与非药物治疗
老年人共病处理原则-人文关怀原则	对老年患者进行用药依从性指导，帮助认识疾病和用药必要性，保证依从性	—	关注老年患者用药依从性
老年综合征与用药管理-谵妄	老年住院患者常见，痴呆、抑郁易发生，与药物（抗胆碱药等）有关	抗胆碱药、苯二氮䓬类药、抗组胺药、阿片类镇痛药、喹诺酮类和碳青霉烯类抗生素等	发生谵妄，核查药物
老年综合征与用药管理-跌倒	65岁以上老年人外伤性死亡主要原因，女性更常见，有跌倒史或高风险患者每年至少一次药物重整，停用高风险药物	苯二氮䓬类药物、其他镇静药、抗抑郁药、抗精神病药	关注跌倒风险药物
老年综合征与用药管理-睡眠障碍	一些药物（抗抑郁药等）与睡眠障碍有关，扰乱睡眠结构或导致日间嗜睡、夜间睡眠减少	抗抑郁药、利尿药、支气管舒张剂、降压药、糖皮质激素、左旋多巴	注意药物对睡眠影响
老年综合征与用药管理-尿失禁	超30%社区老人及50%以上医疗护理机构老人有不同程度尿失禁，药物可引起或参与发生	α受体拮抗剂、血管紧张素转换酶抑制剂、部分抗胆碱药、抗抑郁药、抗精神病药、钙通道阻滞剂、袢利尿药、麻醉类镇痛药、非甾体抗炎药、镇静催眠药、噻唑烷二酮类胰岛素增敏剂	关注药物致尿失禁问题

内容分类	具体特点	相关药物及情况	注意事项
老年综合征与用药管理-便秘	约30%的65岁以上老年人受便秘困扰，女性更多见，降压药等可引起便秘	降压药、利尿药、抗帕金森病药、阿片类镇痛药	注意药物致便秘情况
老年综合征与用药管理-营养不良	表现为能量–蛋白质或微量营养素缺乏，与肌少症、衰弱相关，需筛查、预防和管理，营养干预重要	—	重视营养不良筛查管理

【记忆口诀】　老人共病原则多，受益个体先治疗，小量连续非药物，人文关怀要记牢；综合征与药相关，各症药物需防范。

考点⓬ 老年人合理用药★★★

多重用药–危险因素	来自患者、医务人员、医疗制度等，共病多、多院就诊、自我药疗等易致多重用药
多重用药–不良后果	药效学方面的药物相互作用：β受体拮抗剂与沙丁胺醇合用，两者药效均会降低；抗凝药物与抗血小板药物合用增加出血风险 药动学方面的药物相互作用：钙剂与左甲状腺素钠可形成不溶性螯合物，两者吸收均下降；苯妥英钠与华法林合用初期，可能与华法林竞争血浆蛋白结合位点，使游离型华法林浓度升高，抗凝作用增强；红霉素会抑制辛伐他汀的代谢，导致他汀类相关不良反应发生风险增加；布洛芬减少甲氨蝶呤的肾小管分泌，导致甲氨蝶呤毒性反应增加 CYP450酶：诱导剂诱导酶活性增强，降低底物的药效；反之，抑制剂增强底物的药效，可能增加底物相关不良反应发生风险
多重用药–评估及管理	多学科团队综合评估，药师主导评估及重整，用药前评估利弊，定期重整 慢性病稳定的社区老年人每0.5～1年重整，终末期患者缩短间隔
不适当用药	临床上常用的标准有美国Beers标准、欧洲STOPP/START标准及中国老年人潜在不适当用药判断标准

【记忆口诀】　老人用药风险多，多重因素惹麻烦，药效药动相互作，评估重整看标准。

考点⓭ 肝脏疾病对药物作用的影响★★★

项目	具体内容
肝脏疾病对药物作用的影响	肝脏是人体内最大内脏器官，有代谢、合成等复杂功能，是许多药物代谢主要场所。肝功能不全时，药物代谢受影响，低蛋白血症致血浆蛋白与药物结合减少，生物转化减慢、游离型药物浓度高、作用增强，需减剂量、次数，尤其肝毒性药物，应个体化给药
肝功能不全时药动学特点	不同程度肝功能损害，药动学有不同改变，与肝病严重程度正相关。急性肝炎时肝脏对药物代谢能力改变轻且短暂，失代偿期肝硬化时改变显著，涉及药物吸收、体内分布及代谢清除

续表

项目	具体内容
对药物吸收的影响	肝脏疾病时，肝内血流阻力增加，门静脉高压，门–体分流，肝实质损害，内在清除率下降，内源性缩血管活性物质灭活减少，药物首过效应差，生物利用度提高，血药浓度高，不良反应可能增加，如哌替啶、普萘洛尔、对乙酰氨基酚等，需减少口服剂量、延长给药间隔。首过消除明显药物有维拉帕米、阿司匹林、利多卡因、吗啡、硝酸甘油、对乙酰氨基酚、美托洛尔和氯丙嗪等
对药物在体内分布的影响	药物在体内分布主要靠与血浆蛋白结合转运，血浆蛋白结合率与血浆蛋白浓度密切相关。肝脏疾病时，肝脏蛋白质合成功能减退，白蛋白浓度下降，药物血浆蛋白结合率降低，游离型药物增加，药理作用加强，不良反应可能增加，尤其对于蛋白结合率高的药物，其影响更为显著。这些药物包括维拉帕米、呋塞米、利多卡因、吗啡、普萘洛尔、地西泮、苯妥英钠和华法林等。此外，患者血中游离脂肪酸等物质升高，竞争性与血浆蛋白结合，使游离型药物浓度升高
对药物代谢清除的影响	肝脏是药物代谢清除最重要器官。肝脏疾病时，肝细胞数量减少、功能受损，多数药物代谢酶活性和数量减少，使主要经肝脏代谢清除的药物代谢速度和程度降低，清除半衰期延长，血药浓度增高，可蓄积中毒。高摄取药物如阿司匹林等血药浓度上升、生物利用度增强。某些前体药如可待因、依那普利、环磷酰胺等活性代谢产物生成减少，药理效应降低
肝功能不全时药效学特点	肝功能不全患者因药物吸收、分布等改变，药理效应可增强或减弱。慢性肝病时，血浆白蛋白合成减少，游离型血药浓度升高，药理效应增强，不良反应发生率增高，如巴比妥类易诱发肝性脑病。肝病患者对中枢神经系统抑制剂敏感性增强，如氯丙嗪、地西泮等，宜用奥沙西泮或劳拉西泮，吗啡慎用。肝细胞损伤致血浆假性胆碱酯酶水平降低，可延长琥珀胆碱作用，减弱筒箭毒碱、哌库溴铵作用，哌库溴铵重复给药有危险。肝病抑制维生素K依赖凝血因子合成及影响维生素K吸收，口服抗凝药应慎重

【记忆口诀】 肝病影响药作用，代谢分布吸收变。肝功不全药慎重，酶减效异需监控。蛋白降低游离升，前体药变要记清。

考点14 肝功能不全患者用药 ★★★★

项目	内容
用药原则	慎重选用药物，仔细评价药物治疗的获益和风险 避免或减少使用对肝脏毒性大的药物 注意药物相互作用，特别应避免与具有肝毒性的药物合用 肝功能不全而肾功能正常的患者可选用对肝毒性小并且从肾脏排泄的药物 初始剂量宜小，必要时进行治疗药物监测，做到给药方案个体化 定期监测肝功能，及时调整治疗方案
用药方案制定	由肝脏清除，但并无明显毒性反应的药物：须谨慎使用，必要时减量给药 经肝或相当量经肝清除的药物：肝功能减退时其清除或代谢物形成减少，可致明显毒性反应。这类药物在有肝病时尽可能避免使用 经肝、肾两种途径清除的药物：在严重肝功能减退时血药浓度升高，加之此类患者常伴功能性肾功能不全，可使血药浓度更明显升高，故须减量应用 经肾排泄的药物：在肝功能障碍时，一般无需调整剂量。但这类药物中肾毒性明显的药物在用于严重肝功能减退患者时，仍需谨慎或减量应用，以防肝肾综合征的发生

项目	内容
慎用药物	欧美国家和地区：非甾体抗炎药（NSAIDs）、抗感染药物（如阿莫西林–克拉维酸钾）、草药和膳食补充剂（HDS）是常见致肝损伤原因 亚洲国家和地区：传统中药（TCM）、抗结核药物、抗感染药物为主要病因 我国：最常见的致肝损伤药物包含TCM/HDS、抗生素、抗肿瘤药物、激素类药物、NSAIDs、免疫抑制剂。此外，单克隆抗体（如抗肿瘤坏死因子、抗CD20单克隆抗体、免疫检查点抑制剂）也可致肝损伤
给药方案调整	依据生化指标调整：一般而言，当ALT＞8～10倍正常范围上限（ULN），或ALT＞3倍ULN且胆红素（BIL）＞2倍ULN时，提示出现肝功能损害 依据CTP评分调整：该评分系统基于酒精性肝硬化患者临床数据，涵盖肝性脑病、腹水、白蛋白、胆红素及凝血酶原时间（PT）5个指标，用于评估肝硬化严重程度。依患者分值将肝功能分为A、B、C三个等级。对于未开展肝功能不全临床试验的药物：CTP评分A级患者（5～6分），建议维持剂量为正常患者的50%；B级患者（7～9分），建议维持剂量为正常患者的25%，并据药效和毒性调整；C级患者（10～15分），应选用临床试验证实安全性良好、药动学不受肝功能改变影响或可有效监测的药物

【记忆口诀】 肝功不全药慎用，药动药效都要审。选药原则记心间，分类调整按标准。生化评分来助力，定期监测保安全。

考点15 肾功能不全时药动学改变 ★★★

药动学	具体内容
吸收	肾功能不全患者肾单位减少、肾小管性酸中毒，维生素D羟化不足致肠道钙吸收少，常伴胃肠紊乱（腹泻、呕吐）致药物吸收减少
分布	肾功能损害改变药物与血浆蛋白结合率，酸性药物结合率下降（苯妥英钠、呋塞米），碱性药物不变（普萘洛尔）或降低（地西泮、吗啡）。机制：血浆蛋白含量降、酸性代谢物蓄积、血浆蛋白结构改变。多数药物分布容积增加，蛋白结合率低药物（庆大霉素、异烟肼）无改变，地高辛分布容积减少。药物蛋白结合率下降，游离型血药浓度增高，作用增强、毒性增加；分布容积增加，消除加快，半衰期缩短
代谢	肾脏有多种药物代谢酶，肾脏疾病时经肾代谢药物生物转化障碍，如尿毒症患者维生素D3第二次羟化障碍。肾功能受损，药物氧化反应加速，还原和水解反应减慢，结合反应影响不显著
排泄	肾小球滤过减少：地高辛、普鲁卡因胺、氨基糖苷类抗生素等经肾小球滤过排出，急性肾小球肾炎及严重肾缺血患者滤过率下降致排泄减慢 肾小管分泌减少：尿毒症患者内源性有机酸与弱酸性药物竞争转运，使药物分泌减少，轻至中度肾衰时此影响更重要 肾小管重吸收增加：肾功能不全患者酸性产物增加，尿液pH下降，弱酸性药物离子化程度降低，重吸收增加 肾血流量减少：休克、心力衰竭、严重烧伤等致肾血流量减少，肾小球滤过、肾小管分泌、重吸收功能障碍，药物经肾排泄减少。某些药物代谢产物有活性或毒性，如普鲁卡因胺、美托洛尔，肾功能不全时代谢产物蓄积，抗生素也易蓄积出现毒性反应

【记忆口诀】 肾功不全药动变，吸收减少胃肠乱。分布结合有改变，代谢氧化快缓现。排泄滤泌吸血变，产物蓄积毒性见。

考点16 肾功能不全患者用药 ★★★

项目	内容
用药原则	明确诊断，合理选药 避免或减少使用肾毒性强的药物 注意药物相互作用，避免与肾毒性药物合用 肾功能不全但肝功能正常者，可选用经肝、肾双通道消除的药物 依据肾功能调整用药剂量和给药间隔，必要时进行治疗药物监测，制定个体化给药方案
给药方案调整	剂量调整方式：通常以减量法、延长给药间隔及二者结合三种方式。减量法即将每次给药剂量减少，而用药间隔不变，该方法的血药浓度波动幅度较小；延长给药间隔即每次用药剂量不变，但给药间隔延长，血药浓度波动大，可能影响疗效 简易法：借助肾功能检查结果评估肾功能损害程度以调整剂量。内生肌酐清除率对判断肾功能参考价值最高，血肌酐（SCr）次之，血尿素氮因影响因素多参考性稍弱。肾功能轻、中、重度损害时，抗菌药每日剂量分别减至正常剂量的2/3～1/2、1/2～1/5、1/5～1/10 基于肌酐清除率（CCr或CrCl）调整：常用Cockcroft-Gault公式计算肌酐清除率。成年男性：CrCl=［（140−年龄）×体重］/（72×SCr）。成年女性：CrCl=成年男性CrCl×0.85。体重单位为kg，SCr单位为mg/dl 参照药品说明书：依据说明书中的图表、公式调整用药剂量与给药间隔 个体化给药：使用治疗窗窄的药物，若条件允许，应监测血药浓度，将峰、谷浓度控制在安全有效的范围

【记忆口诀】 肾功不全用药难，药动药效受牵连。选药原则要遵循，分类调整记周全。避用肾毒双通道，监测调整保安全。

考点17 肾功能不全患者慎用的药物 ★★

肾脏问题类型	相关药物
肾小球功能障碍	非甾体抗炎药、四环素类抗生素、抗高血压药（如普萘洛尔、可乐定、利血平、米诺地尔、硝普钠、甲基多巴、哌唑嗪、尼卡地平、卡托普利及硝苯地平等）、两性霉素B、环孢素等
急性肾小球肾炎	利福平、肼屈嗪、青霉胺、依那普利等
肾小球肾炎及肾病综合征	金制剂、锂制剂、铋制剂、青霉胺、丙磺舒、卡托普利、非甾体抗炎药、氯磺丙脲、利福平、甲巯咪唑、华法林、可乐定、干扰素、磺胺类等
肾小管损害	头孢菌素类抗生素、丝裂霉素、口服避孕药、甲硝唑（儿童）、磺胺类、噻嗪类利尿药、别嘌醇、卡马西平、格列本脲、苯妥英、奎尼丁、青霉胺、苯丙胺、链激酶、吡罗昔康及生物制品等
肾小管功能障碍	巯嘌呤、锂制剂、格列本脲、四环素类抗生素、两性霉素B、秋水仙碱、利福平、长春新碱等
急性肾小管坏死	氨基糖苷类抗生素、鱼精蛋白、地尔硫䓬、氢化可的松、卡托普利（低钾血症及血容量降低可加重毒性）、抗肿瘤药（如顺铂等）、卡莫司汀、洛莫司汀、甲氨蝶呤、门冬酰胺酶、丝裂霉素。能增加上述各药毒性的有呋塞米、甲氧氟烷、两性霉素B、克林霉素、头孢菌素类及造影剂
尿道阻塞	镇静催眠药、阿片类制剂、抗抑郁药、溴苄胺、麦角衍生物、甲基多巴、解热镇痛药、吗啡等镇痛药、抗凝药、磺胺类、甲氨蝶呤、过量巴比妥类、乙醇、利福平、氯琥珀胆碱、巯嘌呤及造影剂等

续表

肾脏问题类型	相关药物
肾血管阻塞	氨基己酸、噻嗪类利尿药、磺胺类、糖皮质激素、青霉素、肼屈嗪、普鲁卡因胺、奎尼丁、丙硫氧嘧啶等
肾间质及肾小管损害	氨基糖苷类抗生素、四环素类抗生素、利福平、磺胺类、头孢噻吩及青霉素类、环孢素、多黏菌素B、造影剂、过量右旋糖酐-40
肾前性尿毒症	锂盐、强利尿剂、四环素类抗生素
渗透性肾病	甘露醇、右旋糖酐-40、甘油及大量葡萄糖
间质性肾炎	头孢菌素类、青霉素类、庆大霉素、对氨基水杨酸、利福平、异烟肼、乙胺丁醇、多黏菌素B、呋喃妥因、多西环素、磺胺类、氢氯噻嗪、呋塞米、阿米洛利、丙磺舒、非甾体抗炎药（如吡罗昔康、布洛芬、吲哚美辛、托美丁、舒林酸、阿司匹林、单氯芬那酸、非那西丁、非诺洛芬）、西咪替丁、硫唑嘌呤、环孢素、干扰素、别嘌醇、卡托普利、普萘洛尔、甲基多巴、苯丙胺、苯妥英、苯巴比妥、苯茚二酮等
肾结石	维生素D、维生素A及过量抗酸药（如三硅酸镁）、乙酰唑胺、非甾体抗炎药、替尼酸、大剂量维生素C（4～6g/d）、磺胺类、丙磺舒及甲氨蝶呤
尿潴留	吗啡、阿片、哌替啶、可待因、罗通定、吲哚美辛、肾上腺素、麻黄碱、阿托品、山莨菪碱、东莨菪碱、溴丙胺太林、樟柳碱、喷托维林、异丙嗪、苯海拉明、氯苯那敏、赛庚啶、羟嗪、黄酮哌酯、氯丙嗪、奋乃静、氟哌啶醇、多塞平、丙米嗪、氯米帕明、苯海索、氯美扎酮、丙吡胺、阿普林定、普萘洛尔、拉贝洛尔、尼群地平、硝苯地平、硝酸甘油、氟桂利嗪、氨茶碱、呋塞米、可乐定、甲基多巴、林可霉素、头孢唑林、诺氟沙星、异烟肼、西咪替丁、曲克芦丁、镇静催眠药、氨甲苯酸等
尿失禁	氟哌啶醇、氯丙嗪、甲基多巴、哌唑嗪
血尿	头孢菌素类抗生素、多肽类抗生素、诺氟沙星、麦迪霉素、甲硝唑、氨基糖苷类、多黏菌素、青霉素类、磺胺类、抗结核药、西咪替丁、雷尼替丁、卡托普利、环磷酰胺、环孢素、解热镇痛药、抗凝药、阿普唑仑、甲苯咪唑等

【记忆口诀】　代谢异烟氯丙嗪，急实避孕甲睾酮。剂量依赖对乙酰，非剂异烟氟烷等。

考点 18　透析对药物的影响 ★★★

分类	详情
血液透析	适应证：急性肾衰竭、慢性肾衰竭、急性水溶性小分子药物或毒物中毒、高钙血症等术前准备 相对禁忌证：严重休克、心力衰竭或心律失常不能耐受体外循环、急性脑出血等严重出血、精神异常不合作、恶性肿瘤晚期极度衰竭
腹膜透析	适应证：急性肾衰竭、慢性肾衰竭、急性药物或毒物中毒（如巴比妥类等）、急性胰腺炎等 特点：利用腹膜半透膜进行弥散、渗透，清除水、电解质，排出代谢产物，纠正酸中毒，替代肾脏部分功能
透析液	人工配制，模拟细胞外液电解质浓度，加葡萄糖调整渗透压，用于治疗肾衰竭和毒物中毒，清除有毒物质、电解质和过多体液

续表

分类	详情
透析时给药剂量调整	采用透析疗法时，药物可能会从患者的血液中经透析被清除。原因是透析过程是一个基于浓度梯度的被动扩散过程，在这个过程中，药物通过透析膜从血液进入透析液中（同时伴对流、超滤等方式）。影响药物通过透析膜的因素有：①药物的特性，如分子量、水溶性、蛋白结合率、分布容积等；②透析器的特性，如透析膜的组成成分、孔径大小、滤过面积、透析液流速等；③血液成分阻力及透析液成分阻力。一般情况下，分子量大于500的药物、低水溶性的药物、血浆蛋白结合率高的药物、分布容积大的药物不易通过透析膜被清除 透析清除率公式：$CLHD=Q（C_i-C_0）/C_i$（"Q"表示出透析器的血流量；"C_i"表示入透析器时某药的血浓度；"C_0"表示出透析器时某药的血浓度） 剂量调整：被透析清除的药物透析后酌情追加剂量，一般每个透析日补一个维持剂量，有条件者监测血浆药物浓度

【记忆口诀】 血透腹透各有征，禁忌相对要记清。影响因素药器液，剂量调整看情形。透析清除有公式，追加剂量依病情。

考点 19 透析患者用药注意事项 ★★★

分类	具体内容
用药总体原则	透析患者要严格按医嘱用药，尽量减少药物种类，使用能达药效的最低剂量，保证药效的给药时间
常用药物	磷结合剂：健康肾脏可排磷，透析不能充分清除致高磷血症，有并发症。多数腹膜透析患者服碳酸钙片（进食时服，量大易高钙），可选碳酸镧、司维拉姆等 维生素D：肾衰缺乏活性维生素D，部分透析患者需服活性维生素D（骨化三醇、阿法骨化醇），睡前服 铁剂：助合成红细胞，不能与钙剂同服（络合），服药时不饮茶，两餐中间服 维生素B和维生素C：腹膜透析患者易丢失水溶性维生素（B$_1$、B$_6$、C），每日补维生素C 1g，维生素B$_1$和维生素B$_6$各10mg 缓泻药：透析易便秘，增加感染机会、致引流不畅，可增食物纤维，食疗不行用开塞露、乳果糖等 促红素（EPO）：肾衰自身不能产生足够EPO致贫血，影响心脏功能，许多透析患者用EPO提高红细胞数量，注射给药 非甾体抗炎药：骨关节疼痛或头痛可服对乙酰氨基酚，除非医嘱，避免阿司匹林（干扰凝血、刺激胃黏膜），可外用双氯芬酸乳膏
其他药物	胰岛素：糖尿病患者需皮下注射胰岛素降糖，糖尿病腹膜透析患者可灌液前将胰岛素注入透析液袋内 肝素：纤维蛋白阻塞导管时用肝素减少排出液中纤维蛋白，进入透析液的肝素不进入身体 抗高血压药：水负荷过多致肾衰患者高血压，腹膜透析患者充分透析和纠正水负荷后抗高血压药需逐渐减量，患者需每天测血压记录，防低血压 抗生素：透析患者腹膜炎或创口感染时用抗生素治疗，可口服或注入透析液，用药前问过敏史，近期做牙齿或上呼吸道检查操作需预先告知医师用抗生素预防感染

【记忆口诀】 透析用药遵医嘱，减种控量按时服。磷维铁维缓促红，非甾胰岛肝抗生，各类药物有要点，牢记用法防险情。

考点 20 器官移植患者用药 ★★★

分类	详情
免疫抑制剂使用原则	联合用药：利用协同作用，增强免疫抑制效果，减少药物剂量和不良反应 个体化用药：根据个体差异、时段变化、依从性和不良反应调整用药 监测血药浓度：某些药物（如CNI类）需监测血药浓度调整用量 关注相互作用：平衡免疫强度，降低继发感染和肿瘤发生率
免疫抑制剂用药方案及药物监护	常用免疫抑制剂：糖皮质激素、钙调磷酸酶抑制剂（如他克莫司、环孢素）、雷帕霉素靶蛋白抑制剂（如西罗莫司）、嘌呤和嘧啶合成抑制剂（如吗替麦考酚酯等） 用药方案制定：结合供受者多方面因素综合评估 药物监测：维持期患者每月监测一次药物谷浓度，特殊情况增加监测频率，注意药物–药物（食物）相互作用
慢性排斥反应的危险因素及防范措施	危险因素：根据《肾移植排斥反应临床诊疗技术规范（2019版）》，移植肾慢性排斥反应危险因素有免疫抑制剂使用不当、急性排斥反应、组织相容性差、感染、高血压、高血脂、吸烟等 其中与用药相关的有： 患者用药依从性：依从性差是移植肾远期失功重要因素。影响因素有心理因素（自卑、与社会脱节、缺关怀）、生活节律改变（周末等漏服）、经济原因（停药等致浓度不达标）、用药知识缺乏（服药方法、未监测浓度、同服有相互作用食物或药物）等 伴发疾病影响：腹泻：他克莫司可致腹泻，腹泻又使他克莫司吸收减少，引发排斥反应。感染：长期用免疫抑制剂致机会性致病菌（巨细胞病毒、EB病毒）感染风险，增加移植器官失功可能；部分抗感染药（如伏立康唑）影响他克莫司/环孢素等药物浓度，干扰免疫治疗效果。伴发疾病用药影响免疫抑制剂浓度，致慢性排斥反应 药物毒性：长期CNI暴露与慢性移植肾功能障碍可能相关，机制可能是CNI致肾小球血管收缩和动脉病变，引发肾小球滤过率降低及肾间质纤维化。环孢素肾毒性与剂量相关，多见于用药6~12个月后，血肌酐升高；他克莫司肾毒性类似。肾移植受者血肌酐升高，需鉴别是CNI浓度不足引发排斥反应还是药源性肾功能异常 防范措施：告知患者免疫治疗重要性；指导正确使用免疫抑制剂；告知药物浓度监测周期及结果意义；调整伴发疾病药物治疗方案；帮助疑似排斥反应患者排查可能的影响因素

【记忆口诀】　免疫抑制四原则，联合个体测浓度，关注互作用药量。用药方案综合评，定期监测别疏忽。依从疾病药毒性，药师防范有招数。

考点 21 常用免疫抑制剂 ★★★

药物名称	监测谷浓度	是否受食物影响	服药建议
环孢素（CsA）	肾移植： 第1个月内，150~300ng/ml； 第2~3个月，150~250ng/ml； 4~12个月，120~250ng/ml； >12个月，80~120ng/ml	较小	软胶囊需整粒吞服，如日剂量不能被精确均分为2次，早、晚可给予不同剂量；必要时可改用口服溶液 环孢素受食物影响较小，但为减少药物浓度波动，仍建议保持固定的给药方案，可选择餐前或餐后给药，但用药时间要求一致

续表

药物名称	监测谷浓度	是否受食物影响	服药建议
他克莫司（FK506）	肾移植： 第1个月内，8～12ng/ml； 第2个月，6～10ng/ml； 3～12个月，4～10ng/ml； ＞12个月，4～8ng/ml	明显	建议患者空腹给药，即餐前1小时或餐后2小时服用，2次用药应间隔12小时
吗替麦考酚酯（MMF）	调整剂量前、后以及开始或停用合用药物时，需监测其活性形式霉酚酸（MPA）浓度	C_{max}下降40%	建议空腹给药
硫唑嘌呤（AZA）	不需要	较小	建议与食物同服以减轻胃肠道不适症状
咪唑立宾（MZR）	不需要	较小	建议保持固定的给药方案，可选择餐前或餐后给药，但用药时间要求一致
来氟米特（LEF）	不需要	较小	建议保持固定的给药方案，可选择餐前或餐后给药，但用药时间要求一致
西罗莫司（SRL）	SRL+CNI+糖皮质激素方案时，SRL谷浓度8～12ng/ml；（早期）SRL+MPA+糖皮质激素方案时，SRL谷浓度4～10ng/ml；（晚期）SRL+MPA+糖皮质激素方案时，SRL谷浓度4～8ng/ml	较小	本药片剂不得压碎、咀嚼或掰开；为减少药物吸收差异，建议保持固定的给药方案，可选择餐前或餐后给药，但用药时间要求一致
糖皮质激素	不需要	较小	每日一次，给药时间建议为早8点左右，可选择餐前或餐后给药，但用药时间要求一致（肝功能异常或肝移植术后患者，可使用甲泼尼龙片：5mg泼尼松=4mg甲泼尼龙）

【记忆口诀】 环孢他克需监测，空腹服药要牢记。吗替空腹唑随食，咪唑来氟时间齐，西罗皮素按点计。

考点22 移植受者常用免疫抑制剂的药物—药物（食物）相互作用★★★

免疫抑制剂（A）	药物	食物	作用结果
他克莫司/环孢素	抗真菌药物（如氟康唑、伏立康唑、伊曲康唑）、某些大环内酯类抗生素（如红霉素、阿奇霉素、交沙霉素、克拉霉素等）、某些钙通道阻滞剂（如地尔硫䓬、尼卡地平、维拉帕米等）、胃肠道动力调节剂（如甲氧氯普胺）、多西环素、口服避孕药、五酯胶囊等	葡萄柚或葡萄柚汁	导致A浓度升高
他克莫司/环孢素	抗结核药（如利福平、异烟肼等）、巴比妥酸盐、卡马西平、奥卡西平、苯妥英、安乃近、奥曲肽、萘夫西林钠、磺胺二甲嘧啶静脉注射剂（非口服剂）和甲氧苄啶、圣约翰草（贯叶金丝桃）	高脂饮食（他克莫司）	导致A浓度降低

续表

免疫抑制剂（A）	药物	食物	作用结果
吗替麦考酚酯	他克莫司、阿昔洛韦、更昔洛韦	—	导致A浓度升高
	干扰肠–肝循环的药物（如考来烯胺）、抑酸剂	—	导致A浓度降低
西罗莫司	钙通道阻滞剂：地尔硫䓬、尼卡地平、维拉帕米 抗真菌药：克霉唑、氟康唑、伊曲康唑、伏立康唑 抗生素：克拉霉素、红霉素、泰利霉素、醋竹桃霉素 胃肠道动力调节剂：西沙必利、甲氧氯普胺 其他药物：溴隐亭、西咪替丁、环孢素、达那唑、蛋白酶抑制剂（如抗HIV和抗丙型肝炎病毒药物：利托那韦、茚地那韦、伯赛匹韦、特拉匹韦）	葡萄柚汁、高脂饮食	导致A浓度升高
	抗惊厥药：卡马西平、苯巴比妥、苯妥英 抗生素：利福布汀、利福平、利福喷丁 草药制剂：圣约翰草（贯叶金丝桃）	—	导致A浓度降低

【记忆口诀】　他克环孢记两类，柚汁升浓高脂退。吗替两类影响异，西罗莫司柚脂催，酶药草药降浓归。

考点23　驾驶员用药★★★

分类	详情
驾驶慎用药物	镇静催眠药：艾司唑仑、地西泮等，抑制中枢神经系统，引起嗜睡 解热镇痛药：布洛芬、双氯芬酸等，可致头晕头痛、视力降低等 抗组胺药：氯苯那敏、苯海拉明等，抑制大脑中枢神经，致嗜睡、眩晕等 镇咳药：右美沙芬、喷托维林等，引起头晕、嗜睡和乏力 抗感冒药：多为复方制剂，含解热镇痛药、鼻黏膜血管收缩药和抗过敏药物等多种成分，易使人嗜睡 血管扩张药：氟桂利嗪致眩晕和嗜睡，二氢麦角碱和硝酸甘油致视物模糊 抗高血压药：呋塞米、螺内酯等引起尿急、尿频；利血平、硝普钠等导致心悸等 抗血小板药：双嘧达莫引起头痛、眩晕 抑酸药：奥美拉唑等致疲乏、嗜睡，雷尼替丁等致人幻觉、定向力障碍 降糖药：磺酰脲类等引起低血糖反应，出现头晕、心慌 抗癫痫药：卡马西平、苯妥英钠等引起视物模糊、眩晕 散瞳药：阿托品等使视近物不清或视物模糊
用药注意事项	选择影响小的药物：如抗组胺药选咪唑斯汀或氯雷他定，抗高血压药选ACEI或ARB合理安排服药时间：易嗜睡药物睡前半小时服用 避免饮酒：服药期间不可饮酒或含酒精饮料 谨慎选择服药时间：开车前4小时慎用药物，或服药6小时后再开车 注意复方制剂组分：避免服用不同商品名的同一药品

【记忆口诀】　驾驶慎用多类药，镇咳抗敏抑酸扰。选药注意影响小，服药时间安排好，复方成分要知晓。

考点 24 运动员用药 ★★★

项目	具体内容
兴奋剂定义及判断标准	世界反兴奋剂机构（WADA）官方定义，判断药物是否为兴奋剂有三个标准：是否增强运动员表现、是否伤害运动员健康、是否违反体育精神，满足两条纳入禁用药物管理
兴奋剂种类及禁用时间	11类禁用药物：未获批准的药物（S0）、蛋白同化制剂（S1）、肽类激素等（S2）、β_2受体激动剂（S3）、激素及代谢调节剂（S4）、利尿剂和掩蔽剂（S5）、刺激剂（S6）、麻醉剂（S7）、大麻（酚）类（S8）、糖皮质激素（S9）、β受体拮抗剂（P1）。按禁用时间分类：所有场合禁用（S0～S5）、赛内禁用（S6～S9）、特殊项目禁用（P1）。注入或回输血红细胞制品也属使用兴奋剂
S0 未获批准的药物	尚在临床前、临床试验阶段或已终止临床试验的药物、策划药物、仅批准作为兽药的物质
S1 蛋白同化制剂	主要包括蛋白同化雄性类固醇和其他蛋白同化制剂，如十一酸睾酮、司坦唑醇、达那唑等、中药麝香含雄酮等成分（麝香壮骨膏等含麝香）。作用：促使体格强壮等，被短跑等运动员使用。毒副作用：男性致勃起功能障碍等影响生育；女性致月经紊乱等男性化症状；可诱发高血压等疾病
S2 肽类激素、生长因子、相关物质和模拟物	包括：促红素类及影响红细胞生成的制剂；肽类激素及其释放因子（如亮丙瑞林、绒促性素等）；生长因子及生长因子调节剂。促红细胞生成素刺激血红细胞生长，危害是致肝心功能衰竭、糖尿病，被自行车等运动员滥用。人生长激素刺激骨骼等生长，危害是器官不正常发育，被田径等运动员滥用
S3 β_2受体激动剂	如沙丁胺醇、沙美特罗、特布他林、福莫特罗等，临床用于预防和治疗哮喘，小剂量舒张血管、增加兴奋性，大剂量有蛋白同化作用
S4 激素及代谢调节剂	包括：芳香化酶抑制剂（如阿那曲唑、依西美坦等）；抗雌激素作用物质（如氯米芬、他莫昔芬等）；激活素受体ⅡB活化抑制剂类（如比玛卢单抗等）；代谢调节剂（如曲美他嗪等）
S5 利尿剂和掩蔽剂	利尿剂（如呋塞米、布美他尼等）可快速排水减轻体重，在举重等项目被非法使用，还可增加尿量降低其他兴奋剂代谢产物含量造成假阴性 掩蔽剂（去氨加压素、丙磺舒、血容量扩充剂类等）可干扰其他药物检测
S6 刺激剂	如肾上腺素、哌甲酯、丁丙诺啡、麻黄碱等，能增强精神和体力，忍受伤痛，提高攻击力。副作用：掩盖疲劳，致过度兴奋焦虑，用量大中毒，呼吸快浅、血压上升，严重时呼吸衰竭死亡。多数治感冒中成药含麻黄碱等（连花清瘟胶囊等），WADA对麻黄碱尿液浓度有要求，运动员谨慎服用，华佗再造丸含士的宁
S7 麻醉剂	包括吗啡、可待因等，使运动员能长时间忍受肌肉疼痛，可使伤口恶化，致呼吸困难和药物依赖，被游泳和长跑运动员滥用，中药罂粟碱含吗啡、可待因等成分（如美宝湿润烧伤膏）
S8 大麻（酚）类	主要为大麻和大麻酚类物质，运动员滥用阳性率较高
S9 糖皮质激素	如泼尼松、甲泼尼龙等，能调节蛋白质等代谢，有抗炎镇痛作用
P1 β受体拮抗剂	如比索洛尔、艾司洛尔等，有镇静效果，射击等项目运动员用后可降低血压等，消除紧张心理，超常发挥。滥用副作用：头晕、失眠等，严重诱发支气管哮喘，长期用突然停药致心动过速等甚至死亡

项目	具体内容
用药注意事项	定期进行含兴奋剂药品专业知识培训：药学人员根据WADA《禁用清单》和药店药品制定《兴奋剂药品目录》，加强对目录药品专业知识及管理的专项培训 药品审核、调剂、发放：患者购药时，药师判断是否含兴奋剂，询问是否为运动员，说明影响并推荐替代药。确需使用，发放前强调后果，确保运动员了解受控状态。发放时在药品装盒上标识（注明禁用范围）。向患者提供用药交代，叮嘱规定时间和项目使用。赛事期间不推荐为运动员开具中药处方，因中药成分复杂，难准确判断是否含兴奋剂成分

【记忆口诀】 兴奋药物有标准，十一类别禁时明。各型作用危害清，用药注意培训精，审调发药多提醒，中药赛事少用宁。

第五章　急救、中毒解救及职业防护

第一节　急救的意义与原则

考点1 急救的意义与目的★★

意义与目的	具体内容
挽救生命	在突发心脏骤停、严重创伤大出血等危及生命状况下，正确急救措施能争取后续救治时间，维持生命体征，防止病情恶化
减轻伤残	对骨折、烧伤等意外伤害，及时现场急救处理，可避免伤势恶化，降低致残风险，保障生活质量
稳定病情	对于急性哮喘发作、急性脑血管意外等急症患者，恰当急救手段能缓解症状，防止病情急剧波动，为转运提供稳定身体状态

【记忆口诀】 挽救生命争时间，减轻伤残保质量，稳定病情助转运。

考点2 急救的处理原则及一般方法★★

处理原则	具体内容
先救命后治伤	迅速判断患者意识、呼吸、脉搏、出血等体征，确定病情轻重缓急，优先处理危及生命情况，如对无意识且无呼吸或仅有濒死样呼吸患者进行心肺复苏（胸外按压、确保气道通畅等）
安全原则	确保施救环境安全，避免二次伤害；急救操作规范、安全，如正确搬运脊柱损伤患者
对症处理原则	依据患者伤病表现实施针对性措施，如出血患者止血、气道异物梗阻患者排除异物、骨折部位固定等
保持联络畅通原则	施救者与医院急诊部门、指挥中心等保持紧密联系，及时汇报患者病情和现场情况，便于医院做好接诊准备

【记忆口诀】 先救生命再治伤，安全规范要记详，对症处理别慌张，通讯畅通有保障。

第二节　常见急症及处置

考点1 出血★★

分类	详情
临床表现	Ⅰ级出血：失血量<15%，心率轻微升高或正常，血压、脉压和呼吸频率通常无变化 Ⅱ级出血：失血量15%~30%，心动过速（心率100~120次/分）、呼吸过速（呼吸频率20~24次/分）、脉压下降，收缩压轻微下降，皮肤可能湿冷，毛细血管再充盈可能延迟

续表

分类	详情
临床表现	Ⅲ级出血：失血量30%~40%，血压显著下降和精神状态改变，出现低血压（收缩压＜90mmHg）或血压下降幅度超20%~30%，心率（≥120次/分、丝脉）和呼吸频率显著升高，尿量减少，毛细血管再充盈延迟 Ⅳ级出血：失血量＞40%，血压和精神状态显著下降，多为低血压（收缩压＜90mmHg）、脉压缩小（≤25mmHg）、明显心动过速（＞120次/分），尿量极少甚至无尿，皮肤冰冷苍白，毛细血管再充盈显著延迟
药物治疗	可压迫止血的出血：首选直接压迫，用浸有止血剂的敷料，压迫至少3分钟，伤口深可用纱布或止血剂填塞。外用止血剂有凝血酶、明胶、云南白药粉、稀释后的肾上腺素等 咯血、消化道出血、阴道出血等：明确原发病并治疗，可口服云南白药、氨甲环酸等，出血量多者静脉用卡络磺钠、氨甲环酸等，消化道出血还可口服凝血酶。出血患者常需对症输注血浆、血小板等血制品。若自行用药效果不佳，及时就医评估是否进行血管造影及栓塞治疗、内镜治疗或手术治疗
用药指导与患者教育	保护创面，碘伏清创消毒，压迫止血用无菌纱布 肢体离断或严重肢体损伤，其他方法无法止血时，可用止血带

【记忆口诀】　出血分级看失血，药物止血分情况，创面护理有禁忌，特殊情况用止血带。

考点2　擦伤、割伤与咬伤★★

分类	详情
临床表现	擦伤、割伤：擦伤伤口边缘不规则，损伤周围组织，感染和瘢痕风险中度；利器导致的单纯皮肤伤口对周围组织损伤小，感染和瘢痕风险较低 咬伤：昆虫叮咬可致局部反应、丘疹性荨麻疹或全身性过敏反应；狗咬伤可致轻伤或重伤；猫咬伤更深，更易引起深部感染，如脓肿、化脓性关节炎等。手是成人被狗咬伤以及各年龄段人群被猫咬伤的最常见部位，幼儿被狗咬伤最常见于头部
处置与药物治疗	轻微创口：用碘酒或酒精消毒，去除异物，过氧化氢和碘伏交替冲洗，涂抹莫匹罗星软膏或复方多粘菌素B软膏，用创可贴或无菌纱布覆盖。创面出血用无菌纱布压迫10~15分钟，持续出血可使用1%利多卡因加肾上腺素。肢体伤口可用止血带止血（抬高肢体1分钟使静脉回流后，将血压计袖带置于上臂或大腿，充气使其压力大于患者收缩压20~30mmHg，使用30分钟左右） 较深创口：立即就医评估是否缝合或特殊治疗。无伤口结局不良危险因素的较小（长度≤5cm）、无肉眼可见污染且不在下肢的简单割伤或擦伤，受伤后12~18小时缝合几乎无感染风险；大伤口（长度＞5cm）、污染伤口或有结局不良危险因素者，受伤12小时内缝合 药物治疗：疼痛时用利多卡因皮下浸润局部麻醉；注射破伤风抗毒素（皮试阴性后）或破伤风人免疫球蛋白、使用抗生素，猫狗咬伤还需注射狂犬病疫苗；蚊虫叮咬过敏可口服氯雷他定等抗过敏药物，皮肤非破损处可外用炉甘石等减轻瘙痒；擦伤或割伤伤口感染首选口服β-内酰胺类药物，猫狗咬伤若β-内酰胺类药物不耐受，用覆盖需氧菌与厌氧菌的药物联合治疗，兔咬伤可能加用氟喹诺酮类或多西环素覆盖兔热病。特定情况需静脉用抗生素，症状缓解后继续用药1~2日，预防感染疗程3~5日
用药指导与患者教育	累及关节、神经等深部结构的伤口初步处理后尽快送医 清洁伤口，用生理盐水或流动清水冲洗，伤口周边用温水和肥皂清洗后自然晾干，动物咬伤立即清洗并尽快就医

【记忆口诀】　伤口感控很重要，清创消毒别忘掉，伤口深浅细判断，用药规范要记牢。

考点 3 烫伤 ★★

分类	详情
临床表现	Ⅰ度烫伤：红斑性，皮肤变红，有刺痛感 Ⅱ度烫伤：水疱性，患处产生水疱 Ⅲ度烫伤：坏死性，皮肤剥落
药物治疗	小面积轻度烫伤：清洁创面后，外涂京万红软膏、湿润烧伤膏等。 中等或大面积烫伤：尽早送医 其他药物治疗：镇痛、镇静（轻伤员口服止痛片或肌注哌替啶等，重伤员静脉滴注哌替啶或与异丙嗪合用，脑外伤患者用地西泮）；抗感染（注射破伤风抗毒素或破伤风人免疫球蛋白、使用抗生素）；补液（轻至中度烫伤口服"烧伤饮料"或含盐饮料，重度烫伤静脉补液） 较重烫伤及时就医评估特殊治疗
用药指导与患者教育	烫伤后立即脱去或剪开浸湿衣物，用冷水或冰水湿敷或浸泡烫伤区域20~30分钟 保护创面水疱或异物，用碘伏和过氧化氢小心冲洗，避免用塑料布包扎，可用纱布等简单包扎 创面不可涂有颜色药物，如汞溴红、甲紫

【记忆口诀】 烫伤分级看特征，药物治疗分轻重，及时降温护创面，用药禁忌要记清。

考点 4 骨折与扭伤 ★★

分类	详情
临床表现	骨折：剧烈疼痛、肿胀、变形、功能障碍、局部压痛 扭伤：局部疼痛、肿胀、活动受限、皮下淤血
药物治疗	主要为镇痛药物，如NSAIDs类药物口服或外用。开放性骨折有骨髓炎风险，初始治疗包括冲洗，可能需预防性给予抗生素，并按需接种破伤风疫苗
用药指导与患者教育	骨折需固定、手术或用石膏帮助愈合；扭伤需冷敷、压迫、抬高受伤部位，休息和物理治疗恢复 受伤后尽快寻求专业医疗帮助，患肢避免承重或改变姿势，固定可防止骨折移位等 受伤初期采取RICE原则（休息、冰敷、压迫、抬高）减轻肿胀和疼痛

【记忆口诀】 骨折扭伤症状异，药物镇痛有差异，及时就医做处理，RICE原则要牢记。

考点 5 气道异物梗阻 ★★

分类	详情
临床表现	儿童起病急，成人临床表现可为急性、慢性、隐匿性或无症状性。下段气道远端阻塞导致的慢性咳嗽最常见，其次是类似肺炎症状（发热、胸痛、咯血），罕见情况下成人上气道被大异物阻塞可发生急性窒息。上段气道梗阻急性症状（喘鸣或窒息）就诊者、有慢性症状（咳嗽）和反复肺炎且肺炎发生于相同气道解剖节段的患者，应怀疑气道异物吸入
处置与药物治疗	尽快取出异物，通常在支气管镜下取异物 仅在临床、影像学或微生物学证实有呼吸道感染时使用抗生素，不需要常规使用抗炎药和抗生素 患者出现声门下水肿或喘鸣，可考虑使用胃肠外糖皮质激素、雾化吸入肾上腺素或糖皮质激素
用药指导与患者教育	若出现或疑似气道异物吸入，尽快就医。现场急救可尝试胸部冲击法和腹部冲击法（海姆立克急救法），不同人群操作方法不同（成人及1岁以上儿童、1岁及以下婴儿、自救方法各有差异）

【记忆口诀】　气道异物症状异，就医取物是关键，海姆立克可急救，不同人群法不同。

考点6　中暑★★

分类	详情
临床表现	劳力性热射病主要诊断标准：剧烈活动期间虚脱后立即测得核心温度高于40℃，以及中枢神经系统功能障碍（定向力障碍、头痛、非理性行为等）。其他表现包括心动过速、低血压、过度通气、头晕、恶心、呕吐等
药物治疗	尚无特异性药物治疗，退热剂治疗无效且可能加重并发症。热射病并发症（电解质和其他代谢异常、抽搐等）需药物治疗。先兆中暑、轻症中暑通过现场救护（快速降温、口服电解质饮料等）可恢复正常
用药指导与患者教育	快速降温是关键，在发病30分钟内开始，包括脱衣物、冷敷、冷水浸泡等方式，降温至直肠温度约38.3℃或患者出现寒战。预防热射病：避免过度活动、适量饮水、早晨锻炼、避免待在车内高温环境，出现热痉挛、热衰竭症状及时降温

【记忆口诀】　中暑症状有特点，热射病要快降温，药物治疗对症状，预防措施记心间。

考点7　溺水★★

分类	具体内容
淹溺	致命性淹溺：造成死亡的淹溺事件 非致命性淹溺：呼吸损害过程最终停止且淹溺者存活的淹溺事件，根据呼吸损害严重程度细分—— 　轻度损害：有呼吸、不自主痛苦咳嗽、完全警觉 　中度损害：呼吸困难和（或）定向障碍但有意识 　重度损害：无呼吸和（或）无意识
临床表现	肺部：盐水、淡水淹溺可致肺损伤，引发非心源性肺水肿、ARDS；水中病原体多会增加感染和脓毒症风险 中枢神经系统：损伤程度不一，轻者细微征象，重者昏迷、肌阵挛或癫痫发作 心血管系统：多种心律失常，如窦性心动过速或过缓、房颤、无脉性电活动、心搏停止 其他：代谢性和（或）呼吸性酸中毒常见，极少数出现肾衰竭、溶血、凝血功能障碍
处置与药物治疗	意识丧失、大动脉搏动未触及患者： 胸外按压：胸骨中下1/3交界处，双手叠掌根按压，下陷至少5cm（成人）但不超6cm，频率100～120次/分，按压放松时间相等，胸部完全回弹 人工呼吸：无颈部创伤用仰头抬颏法，清除异物，捏住鼻孔，后仰头部，吹气2次，每次1～1.5秒至胸廓抬起 按压呼吸比为30:2，5个循环后5～10秒判断脉搏呼吸，无则继续按压 非致命性淹溺者支气管痉挛：用吸入性β肾上腺素受体激动剂 严重污染水的淹溺：用广谱抗生素 糖皮质激素、外源性肺表面活性物质、巴比妥类药物：对溺水无作用
用药指导与患者教育	尽早确定是否需心肺复苏，确保施救者安全且不耽误救溺水者 有AED且推荐除颤，脱湿衣擦干胸颈、上腹后电击除颤 呼吸暂停等患者，早期救治和转运，气囊–面罩通气或气管插管 核心温度低于33℃低体温患者：被动或主动复温

【记忆口诀】　淹溺分致命非致命，临床多系统损伤。复苏按压呼吸明，药物使用有规定，救治要点心中记。

第三节　中毒解救

考点 1 中毒治疗原则与一般救治措施 ★★★

救治环节	具体内容
清除尚未吸收的毒物	吸入性中毒 脱离中毒环境，呼吸新鲜空气，必要时吸氧、人工呼吸 经皮肤和黏膜吸收中毒 除去污染衣物，清洗皮肤黏膜，用适当溶剂或解毒剂冲洗；伤口局部中毒用止血带结扎、引流排毒；眼内污染毒物用清水冲洗并滴入中和剂，取出固体颗粒 经消化道吸收中毒 催吐：清醒患者可用压舌板刺激咽弓和咽后壁催吐，食物黏稠时可先喝适量温清水或盐水。阿扑吗啡为有效催吐剂。注意：昏迷及休克者禁用；抽搐、惊厥未控制不宜催吐；患食道静脉曲张、主动脉瘤、胃溃疡出血、严重心脏病者不宜催吐；孕妇慎用；呕吐时患者头放低或转向一侧，防窒息或吸入性肺炎 洗胃：目的是清除胃内毒物、阻止吸收与吸附，尤其适用于水溶性药物中毒。清醒患者可配合催吐洗胃，饮 300～400ml 洗胃液后刺激咽部催吐，反复进行至呕吐物清且无异味。也可用胃管洗胃，急性中毒先抽胃内容物，每次用 300ml 液体，反复冲洗至洗出液清澈 注意：毒物入体 4～6 小时内洗胃，若暴露量大或存在胃-血-胃循环，超 6 小时仍可洗胃；深度昏迷洗胃可能误吸致肺炎；惊厥未控制禁止洗胃，操作中惊厥或呼吸停止应立即停止并对症治疗；每次灌洗胃液 300～400ml，最多不超 500ml，防毒物驱入肠；强腐蚀剂中毒禁洗胃，防食道及胃穿孔；洗胃时控制压力，防胃穿孔；挥发性烃类化合物口服中毒不宜洗胃，防误吸致类脂质性肺炎；未知毒物先抽胃内容物做毒物分析
加速毒物排泄，减少吸收	导泻：用硫酸钠或硫酸镁内服。导泻禁用于毒物致严重腹泻、腐蚀性毒物中毒、极度衰弱者，镇静催眠药中毒避免用硫酸镁 灌肠：用 1% 微温盐水、1% 肥皂水或清水，可加药用炭 利尿：静脉补液后给予静注呋塞米或其他利尿剂。利尿需密切观察，肾衰竭者不宜用强利尿剂 血液净化：血液透析、腹膜透析、血液灌注、血液滤过和血浆置换等
药物拮抗剂解毒	物理性拮抗：药用炭吸附中毒物质，鸡蛋清液吸附砷、沉淀汞，牛乳缓和化学物质刺激并保护黏膜 化学性拮抗：弱酸中和强碱，弱碱中和强酸，二巯丙醇置换金属螯合物 生理性拮抗：阿托品拮抗有机磷中毒的 M 样症状，毛果芸香碱拮抗颠茄碱类中毒 特异性解毒剂：如纳洛酮、氟马西尼等
支持与对症治疗	卧床休息、保暖、密切观察生命体征；输液和鼻饲维持营养和水电解质平衡；昏迷患者保持呼吸道通畅，定时翻身预防肺炎和压疮；中毒性高热物理降温，可考虑用氯丙嗪；中毒性肾衰竭尽早透析

【记忆口诀】　毒物清除按途径，排泄方法各不同，拮抗解毒分四类，支持对症护机体。

考点 2 常用洗胃液 ★★★

洗胃液	作用与用途	注意事项
1：（5000～10000）高锰酸钾溶液	为氧化剂，可破坏生物碱及有机物，常用于巴比妥类、阿片类、士的宁、烟碱、奎宁、毒扁豆碱及砷化物、氰化物等药物或毒物中毒	有很强的刺激性、未溶解的颗粒不得与胃黏膜或其他组织接触；有机磷农药中毒不宜使用

续表

洗胃液	作用与用途	注意事项
活性炭混悬液（0.2%～0.5%）	为强力吸附剂，可阻止毒物吸收，适用于有机及无机物中毒	对氰化物中毒无效
淀粉溶液（米汤、面糊、1%～10% 淀粉）	对中和碘有效，用于碘中毒洗胃，直至洗出液清澈、不显现蓝色为止	—
1%～2%氯化钠溶液或生理盐水	常用于中毒药物不明的急性中毒；可用于砷化物、硝酸银等药物中毒，形成腐蚀性较小的氯化物	应避免使用热溶液以防血管扩张，促进中毒药物吸收
3%～5%鞣酸溶液	可使大部分有机及无机化合物沉淀，如阿扑吗啡、士的宁、生物碱、强心苷类及铅、铝等重金属	可用浓茶代替，不宜在胃内滞留

【记忆口诀】　高锰氧化毒多样，炭吸毒物碘用淀，盐水通用鞣沉物，记清注意别错选。

考点 3　特异性解毒剂 ★★★★★

解毒剂（药）	救治的毒物或药物
亚甲蓝	氰化物中毒（使血红蛋白氧化为正铁血血红蛋白），小剂量治疗高铁血红蛋白血症（如亚硝酸盐中毒）
亚硝酸钠	氰化物中毒（使血红蛋白氧化为正铁血血红蛋白）
硫代硫酸钠	氰化物中毒（使氰离子转化为低毒的硫氰酸盐），也用于砷、汞、铅中毒
羟钴胺	氰化物中毒（直接与氰离子结合而解毒）
谷胱甘肽	用于氰化物、一氧化碳、重金属等中毒
氯解磷定、解磷定、双复磷	使被有机磷类毒害的胆碱酯酶复活（复能）
阿托品类	对抗有机磷类中毒所致的毒蕈碱样激动效应
戊乙奎醚	有机磷类中毒后期或胆碱酯酶老化后维持阿托品化
贝那替秦	对抗有机磷类中毒所致的烟碱样激动效应
乙酰胺	氟乙酰胺灭鼠药中毒
纳洛酮	阿片类药物中毒、乙醇急性中毒
盐酸烯丙吗啡	阿片类药物中毒
氟马西尼	苯二氮䓬类药物中毒
乙酰半胱氨酸	对乙酰氨基酚过量或中毒
维生素K_1	香豆素类灭鼠药中毒
亚叶酸钙	甲氨蝶呤过量、甲氧苄啶急性中毒

【记忆口诀】　亚蓝亚硝酸钠解氰，硫代羟钴谷胱应。磷定复能酶活性，阿托贝那有机清。乙酰胺对氟乙胺，纳洛丙烯阿片停。氟马西尼苯氮解，半胱维 K 叶酸宁。

考点 4 巴比妥类镇静催眠药、苯二氮䓬类镇静催眠药中毒★★★★★

中毒类型	具体药物	救治措施
巴比妥类镇静催眠药中毒	长效：苯巴比妥；中效：戊巴比妥、异戊巴比妥、异丁巴比妥；短效：司可巴比妥、硫喷妥钠	人工呼吸、给氧、补液等一般支持治疗 洗胃、洗肠、利尿等一般救治措施 碱化尿液：5%碳酸氢钠溶液静脉滴注 苯巴比妥血药浓度超80mg/L时血液净化治疗 符合以下情形之一酌情用促醒剂或中枢兴奋剂（尼可刹米），注意防惊厥和心律失常：深度昏迷，无反应；明确呼吸衰竭；抢救48小时仍不清醒
苯二氮䓬类镇静催眠药中毒	地西泮、硝西泮、氯硝西泮、氟西泮、三唑仑等	一般对症支持治疗： 催吐、洗胃、硫酸钠导泻 血压下降用升压药（去甲肾上腺素、间羟胺等） 补液，促药物从肾排出 呼吸抑制给氧，酌情用呼吸中枢兴奋剂（尼可刹米等） 氟马西尼：为特异性拮抗剂。不良反应有焦虑等，可致急性戒断状态，对本品过敏、有苯二氮䓬类或乙醇戒断症状、生理依赖、癫痫、颅内压高者禁用

【记忆口诀】 巴比妥类分急慢，中枢抑制呼吸缓，碱化补液血净化；苯二氮䓬轻对症，氟马西尼可促醒，使用注意禁人群。

考点 5 阿片类药物、三环类抗抑郁药、吩噻嗪类抗精神病药、苯丙胺类物质、急性乙醇中毒★★★★★

中毒类型	具体药物	救治措施
阿片类药物中毒	阿片、吗啡、可待因、复方樟脑酊等	明确摄入途径，尽快排毒物，口服洗胃、导泻，皮下注射过量的中毒者用止血带、冷敷，重度中毒者血液透析和灌流，慢性中毒者2~3周撤药 对症支持，静脉滴注葡萄糖氯化钠注射液，保持呼吸道通畅、吸氧，用阿托品刺激呼吸中枢 禁用中枢兴奋剂、阿扑吗啡催吐 首选纳洛酮和烯丙吗啡拮抗，纳洛酮一次0.4~0.8mg，不良反应有肺水肿等；烯丙吗啡肌注或静注5~10mg，必要时重复，总量不超40mg，高血压及心功能障碍患者慎用
三环类抗抑郁药中毒	丙米嗪、阿米替林、多塞平、氯米帕明等	催吐、洗胃及导泻 对症支持，快速型心律失常用普鲁卡因胺或利多卡因；心力衰竭用毒毛花苷K或毛花苷丙，控制补液量和速度；低血压扩充容量，必要时用去甲肾上腺素，避免用拟交感神经药物；癫痫发作用苯妥英钠，避免用苯二氮䓬类及巴比妥类药物 抗胆碱反应一般能自行减轻或消失，慎用毒扁豆碱拮抗
吩噻嗪类抗精神病药中毒	氯丙嗪、奋乃静、氟奋乃静等	对症支持，供氧，必要时气管插管，保暖，补充血容量，低血压用去甲肾上腺素，禁用肾上腺素，慎用多巴胺 洗胃，活性炭吸附，导泻 无特异性解毒药，震颤麻痹综合征用苯海索等；奎尼丁样心脏毒性用5%碳酸氢钠注射液；癫痫发作用地西泮、苯妥英钠；昏迷、呼吸抑制用纳洛酮；中枢神经重度抑制用中枢兴奋剂

续表

中毒类型	具体药物	救治措施
苯丙胺类物质中毒	苯丙胺、甲基苯丙胺、二亚甲基双氧苯丙胺等	口服中毒未惊厥者催吐、洗胃，惊厥者先控制惊厥再洗胃 口服氯化铵或维生素C酸化尿液促排毒物 极度兴奋和躁狂患者用氟哌啶醇 高血压和中枢神经系统兴奋者用氯丙嗪，显著高血压者用硝普钠等血管扩张剂 用地西泮或短效巴比妥类药物控制中枢兴奋及惊厥
急性乙醇中毒	各种含酒精饮料	单纯急性轻度乙醇中毒不需治疗，观察。有基础疾病者注意保暖、防并发症，"双硫仑样反应"严重者早期对症处理。洗胃有特定情况要求 严重者静脉注射葡萄糖，肌注维生素B_1、B_6及烟酸，补充维生素C，保暖、补液、抗休克，病情危重可血液透析 用美他多辛促乙醇代谢 用纳洛酮拮抗，每次0.4～0.8mg，可重复，不良反应有肺水肿等 慎重用镇静剂，烦躁不安、过度兴奋用小剂量苯二氮草类药，惊厥者用地西泮、10%水合氯醛等，勿用吗啡及巴比妥类药

【记忆口诀】　阿片中毒分急慢，纳洛酮等可拮抗；三环抑郁心脑毒，对症处理防抽搐；吩噻嗪类多症状，无特解药对处理；苯丙胺类中枢狂，酸碱对症来帮忙；乙醇中毒看分期，纳洛酮促醒莫慌。

考点6　有机磷、鼠药、氰化物、对乙酰氨基酚以及重金属中毒★★★★★

中毒类型	治疗原则及治疗药物选择
有机磷中毒	脱离中毒环境，清洗皮肤，对症治疗，观察3～5天 洗胃（敌百虫忌用2%碳酸氢钠），硫酸镁导泻 应用特异性解毒剂 阿托品：每次1～2mg，严重中毒加大剂量，15～20分钟重复，达阿托品化后减量维持 碘解磷定、氯解磷定：根据中毒程度给药，注意不可联用多种复活剂 重症可用血液净化技术
香豆素类杀鼠药	口服中毒者催吐、洗胃（禁用碳酸氢钠）、导泻 静脉滴注维生素K_1，严重出血加大剂量；维生素K_3、K_4无效 大剂量维生素C促止血，严重出血输全血
氟乙酰胺中毒	口服中毒洗胃，用氢氧化铝凝胶或蛋清护胃；皮肤污染清洗皮肤 乙酰胺肌内注射 对症治疗，如抽搐用镇静剂等；心脏损害禁用钙剂
氰化物中毒	脱离中毒环境，清洗皮肤黏膜 特异性解毒剂：吸入亚硝酸异戊酯，静脉注射亚硝酸钠、硫代硫酸钠、亚甲蓝
对乙酰氨基酚中毒	对症支持，未吸收用活性炭，测服药后4小时血清浓度 乙酰半胱氨酸为特异性解毒剂，摄入8小时内效果好 美国FDA规定：建议一般日剂量不超过2 g/d；用于骨关节病止痛时，最大日剂量不超过4 g/d。缓释制剂单次服用对乙酰氨基酚不超过650mg；速释制剂单次服用对乙酰氨基酚不超过350mg

续表

中毒类型	治疗原则及治疗药物选择
铅中毒	清除毒物：脱离污染源，消化道中毒洗胃、导泻、灌服活性炭 驱铅治疗：中至重度用络合剂，如喷替酸钙钠、依地酸钙钠、二巯丁二钠等，2~4个疗程 对症治疗：腹绞痛用阿托品，重症脑病用糖皮质激素等
汞中毒	驱汞治疗：用二巯丙磺钠、二巯丙醇、青霉胺、二巯丁二钠等 对症支持治疗：重症者补液等，急性肾衰不宜驱汞，血液灌流除血汞，接触性皮炎用硼酸湿敷

【记忆口诀】 有机磷毒分三症，阿托解磷来救命；香豆素类用 K₁，氟乙酰胺乙胺医；氰化毒物速解毒，对乙酰氨半胱除；铅汞中毒要驱排，对症治疗莫懈怠。

第四节　细胞毒性药物的职业防护

考点1 细胞毒性药物职业防护概述 ★

要点	内容
职业暴露定义	由于职业关系暴露在危险因素中，损害健康或危及生命的情况
细胞毒性药物暴露途径	在药物配制和使用过程中，药液、气溶胶、药粉可通过呼吸道、皮肤、消化道、血液进入人体
职业防护原则	减少药物对环境污染，减少不必要接触，以防为主，加强培训提升应急处理能力

【记忆口诀】 职业暴露危险多，细胞毒药流传播。防护原则记心窝，减少接触强培训。

考点2 细胞毒性药物暴露的预防 ★★

要点	内容
配制环境	独立空间、层流环境，使用生物安全柜；每日操作前后消毒、清洁保养；定期环境质控和设备检测
配制区域管理	避免物资和人员出入，禁止存放耗材，禁止开展与配液无关的工作；设水池和化疗药溢出应急包，张贴应急处理流程
个人防护	正确穿戴帽子、口罩、双层手套，身着隔离防护衣，建议每半小时或一小时更换一次手套
操作要点	掰开安瓿前轻弹瓶颈部；溶媒沿瓶壁缓慢注入；抽药不超容器3/4；抽药注射器排气垫无菌纱布或带针帽；操作台覆盖一次性防护垫；尖锐器物放锐器桶；操作后洗手

【记忆口诀】 配制环境要独层，区域管理严执行。个人防护穿戴好，操作要点心中明。

考点3 细胞毒性药物暴露的紧急处理措施 ★★

要点	内容
人员防护	清除溢出物人员除常规穿戴，还应佩戴护目镜

续表

要点	内容
清除步骤	用纱布或棉垫覆盖污染区域，谨慎除去溢出物（注意玻璃碎片），清水冲洗，消毒清洁剂清洗，75%乙醇擦拭，从污染边界向中心处理
废弃物处理	被污染物料和废弃物丢入双层密封医疗垃圾袋，标识"细胞毒性废弃物"，经1000℃高温焚烧处理

【记忆口诀】　暴露处理先防护，清除溢出按步骤。废物处理要规范，双层密封高温除。

第二部分

常见病症的药物
治疗管理

第六章　常见病症的健康管理

第一单元　发热与疼痛

第一节　发热

考点1 体温相关基础信息★★

项目	详情
正常体温范围及部位差异	直肠温度平均值为37.5℃，口腔温度比直肠低0.3℃~0.5℃，腋窝下温度比口腔低0.3℃~0.5℃，耳温和腋温接近。体温换算：肛温-0.5℃=口温=耳温+0.4℃=腋温+0.5℃
体温一天内波动规律	清晨2~6时体温最低，7~9时逐渐上升，下午4~7时最高，继而下降，昼夜温差不超1℃
体温在性别、年龄方面差异	女性略高于男性、新生儿略高于儿童、青年人略高于老年人，老年人因代谢率低、皮下脂肪薄体温相对较低
影响体温因素	肌肉活动、精神紧张、进食等，受人体体温调节中枢调控，产热和散热平衡维持体温恒定
发热判断标准	直肠温度超过37.6℃、口腔温度超过37.3℃、腋下温度超过37.0℃，昼夜间波动超过1℃

【记忆口诀】 体温部位有差异，直肠口腔腋耳记。肛温减五口温齐，耳温加四腋加一。清晨低来午后高，昼夜温差不过一。女高男来少高老，调节平衡靠中枢。活动紧张进食扰，发热标准要记牢。

考点2 发热病因★★

病因分类	具体病因
感染性疾病	细菌、病毒、真菌、寄生虫等引起
非感染性炎症性疾病	自身免疫性疾病如风湿热、克罗恩病
肿瘤	恶性肿瘤如淋巴瘤、乳腺癌，良性肿瘤如肾上腺腺瘤
机体产热过多	癫痫持续状态或剧烈运动后
体温调节中枢病变	严重颅脑创伤、脑炎、脑出血
散热减少	严重的皮肤疾病
药物过敏	"药物热"，以抗感染药物最常见
生理现象	女性月经期或排卵期低热

【记忆口诀】 发热病因多又杂，感染非感把根查。细菌病毒寄生虫，免疫疾病如风湿。肿瘤良恶均可见，产热散热乱了套。药物过敏药物热，生理低热女经期。

考点 3 发热临床表现 ★★

发热类型	温度范围
低热	37.4℃ ~ 38.0℃
中等度热	38.1℃ ~ 39.0℃
高热	39.1℃ ~ 41.0℃
超高热	41.0℃以上
急性发热	热程在2周以内，多伴有明显症状，病因诊断一般不难
不明原因发热	分为经典型、住院患者、粒细胞缺乏患者、HIV感染者的发热待查 经典型指发热持续3周以上，口腔体温至少3次＞38.3℃（或至少3次体温在1天内波动＞1.2℃），经至少1周系统全面检查仍不能确诊，且患者无免疫缺陷相关疾病，系统全面检查至少包括三大常规，粪便隐血试验、肝功能、肾功能、电解质、血培养、胸部X线片和腹部B超
长期低热	体温（口温）在37.5℃ ~ 38.4℃并持续4周以上

【记忆口诀】 低热三八度以下，中等热在三八九。高热三九到四一，超高四十一是界。急性发热两周内，症状明显病因清。不明发热三周上，检查难确诊病情。长期低热口温量，四周一过范围框。

考点 4 经典型发热待查病因占比及常见疾病 ★★

病因分类	占比	常见疾病
感染性疾病	近年降至30%左右，以细菌感染占多数，病毒次之	—
非感染性炎症性疾病	20% ~ 30%	年轻患者常见成人Still病、系统性红斑狼疮（SLE）；老年患者风湿性多肌痛/颞动脉炎发病率上升，类风湿关节炎等虽常见但因症状典型而在发热待查中占比小
肿瘤性疾病	随影像学技术普及，比例有所下降	血液系统肿瘤、实体肿瘤中的肾上腺肿瘤、胃肠道肿瘤（尤其是结直肠肿瘤）和中枢系统肿瘤相对常见
其他疾病	约10%	药物热、肉芽肿性疾病、栓塞性静脉炎、溶血发作、隐匿性血肿、周期热、伪装热等

【记忆口诀】 经典热查病因繁，感染近年三成占。细菌居多病毒后，非感炎症二三十。年轻成人SLE，老年风湿颞动脉。肿瘤影像早发现，比例下降仍常见。其他疾病占一成，药热栓塞肉芽肿。

考点 5 药物治疗与就医建议—信息采集与症状评估 ★★

关键信息	具体内容
基本信息	性别、年龄、身高、体重
发热情况	持续时间,有无其他并发症状如咽痛、咳嗽、流涕
用药情况	是否采取过舒缓措施或使用过退热药物,疗效如何
基础疾病与用药史	有无其他基础疾病和长期用药史,如呼吸系统与心血管系统疾病

【记忆口诀】 信息采集要周全,基本信息首在前。发热持续并伴症,用药疗效紧相连。基础疾病用药史,一个不查心不安。

考点 6 药物治疗—常用退热药物 ★★★★★

药名	特点	用法用量
对乙酰氨基酚	对中枢神经系统前列腺素合成抑制作用强,解热强,镇痛弱且缓和持久,对胃肠道刺激小	成人退热一次0.3~0.6g,每隔4小时1次,一日4次,一日安全剂量不宜超过2g;镇痛一次0.5~1g,一日3~4次,尽管用于镇痛的日剂量上限可能高达4g,但是考虑到对乙酰氨基酚的肝脏损伤风险,仍建议每日不宜超过2g的安全剂量范围。儿童按体重一次10~15mg/kg,每隔4~6小时重复用药1次,每24小时不多于4次,用药不超过3天;婴幼儿可选用栓剂
布洛芬	镇痛作用强,抗炎作用较弱,退热作用与阿司匹林相似但较持久,胃肠道不良反应较轻	成人及12岁以上儿童用于退热、镇痛,普通制剂每次0.2~0.4g,每日3~4次;缓释制剂每次0.3~0.6g,每日2~3次。用于抗炎,普通制剂每次0.2~0.6g,每日3~4次;缓释制剂每次0.3~0.9g,每日2~3次。布洛芬用于退热、镇痛的非处方药物时,一日安全剂量建议不超过1.2g;作为抗炎、抗风湿治疗的处方药时,尽管国外有数据显示日剂量的上限可不超过3.6g,但是出于安全性考虑,每日不建议服用超过2.4g(包括复方制剂、栓剂等)。1~12岁儿童每次5~10mg/kg,每6小时一次,儿童通常体温>38.5℃开始使用,有高热惊厥病史儿童需积极治疗,一旦发热即规律用退热药

【记忆口诀】 对乙解热强,胃肠刺激小,超量伤肝要记牢;布洛芬镇痛好,儿童退热有诀窍,禁忌事项要知道。

考点 7 就医建议 ★★

建议就医情况	具体人群或症状
年龄相关	1岁以下婴儿;65岁以上老年人和体弱患者
基础疾病相关	有慢性阻塞性肺疾病、哮喘、冠心病、慢性肾脏病、糖尿病、免疫缺陷相关疾病等基础疾病的患者
症状相关	伴有持续性发热和咳痰的患者;伴有胸痛或呼吸困难的患者;长期反复发热或不明原因发热(包括低热)

【记忆口诀】 一岁以下婴儿娇,六五以上老人弱。慢阻哮喘冠心患,肾病糖尿免疫缺。持续发热又咳痰,胸痛呼吸有困难。长期反复热不明,这些情况快就医。

考点 8 用药指导与患者教育 ★★★★

要点	具体内容
发热的影响	保护性反应：体温升高时，吞噬细胞活性增强、抗体产生增多，利于炎症修复 不良影响：体力消耗、感觉不适、可引发惊厥；儿童、老人、体弱者高热骤降温时可能虚脱
解热镇痛药使用原则	严格掌握用量，老人、低体重、肝肾功能不全者适当减量，给药间隔至少 4~6 小时，多饮水和果汁，补充能量、蛋白质和电解质，高热者可温水擦身辅助退热，发热期间多休息，夏季调节室温保证睡眠
解热镇痛药的局限性	解热镇痛药用于退热一般不超过 3 天，症状未缓解应就医 用于退热只是对症治疗，不能解除病因；免疫力正常者小病症自我药疗可缓解，免疫力低下或有基础疾病者自我药疗可能掩盖病症延误诊断 阿司匹林避免用于儿童退热，可能引起瑞氏综合征
布洛芬服用注意	非选择性非甾体抗炎药（如布洛芬）宜餐后服药（肠溶制剂空腹或餐后 2 小时服），不宜空腹；老人、肝肾功能不全等特殊人群应减量慎用
对乙酰氨基酚在特殊人群使用	妊娠期：正常剂量范围内短期使用，不推荐长期大剂量使用 哺乳期：可安全用于哺乳期发热和镇痛
布洛芬在特殊人群使用	妊娠期：妊娠早期和晚期禁用；妊娠中期如需使用，在医生指导下短期使用 哺乳期：可安全用于哺乳期发热和镇痛 禁忌人群：服用阿司匹林或其他非甾体抗炎药诱发哮喘、荨麻疹等过敏反应者；有活动性消化道溃疡或出血者；高血压、心力衰竭患者如需使用，短期低剂量服用并密切监测血压和心功能

【记忆口诀】　发热利弊先看清，用药剂量严把控。对症不治要警惕，特殊人群区别用。布洛芬服讲时机，禁忌情况记心中。

第二节　疼　痛

考点 1 常见疼痛临床表现及病因 ★★

疼痛类型	临床表现	病因
头痛	多种疼痛形式，如胀痛、闷痛等，部分伴血管搏动感等症状，继发性头痛伴其他系统症状。持续时间与病因相关	原发性头痛（偏头痛等）、继发性头痛（头颈部外伤等）、脑神经相关痛等
神经痛	由周围神经病变引起并放射至该神经支配范围，如三叉神经痛、坐骨神经痛等	病变部位在神经根、神经丛或神经干
牙痛	牙龈红肿、遇冷热刺激痛等，疼痛剧烈，有自发性、阵发性等特点	牙龈炎、牙周炎、龋齿等口腔疾病，三叉神经痛等神经系统疾病，高血压、糖尿病等慢性疾病
腹痛	腹腔内、外器官组织病变表现为腹部疼痛，分急性与慢性，急性发病急、变化快、病情重，慢性起病缓、病程长	炎症、肿瘤、出血、梗阻等多种原因

续表

疼痛类型	临床表现	病因
颈肩痛	颈肩部持续疼痛，患侧上肢活动受限，遇风、冷有沉重隐痛，活动易诱发	颈椎及软组织病变、肩周炎等肩部疾病、内脏疾病
腰腿痛	临床常见，腰痛病因多来自脊柱及相关组织，常伴下肢痛，不同病因症状特点不同	脊柱源性疾病、邻近或远处器官疾病
关节痛	关节疼痛、红肿、炎症和活动受阻，轻者影响活动与睡眠，重者影响生活自理	骨性关节炎、类风湿关节炎等多种疾病

【记忆口诀】 常见疼痛各不同，头神经牙腹颈胸，腰腿痛来关节痛，表现病因要记清。头痛分类细辨别，神经放射特定区，牙痛炎症刺激起，腹痛急慢各有因，颈肩活动痛明显，腰腿脊柱常关联，关节疼痛多疾病，红肿受限要分辨。

考点2 药物治疗与就医建议—信息采集与评估★★

关键信息	具体内容
基本信息	性别、年龄、身高、体重
疼痛症状	了解患者疼痛症状及相关问题的发生、发展、变化过程，疼痛严重且持续超30分钟伴沟通障碍、功能失常和意识障碍等情况应迅速就诊
评估要素	疼痛部位、性质、程度，疼痛开始时间、诱因、加重及缓解因素，有无并发症状
基础疾病	是否有疼痛相关性疾病，核实既往镇痛药治疗情况
自我药疗	是否自行采取舒缓或用药措施，评估疗效，警惕掩盖症状风险
其他疾病与用药	有无其他基础疾病和长期服用药物，排查潜在的药物相互作用及识别潜在的药物不良反应
用药依从性	对持续接受镇痛药物治疗患者，确认依从性，关注药物滥用风险，评估并处理

【记忆口诀】 信息采集要全面，基本症状先问遍，评估要素不能少，基础疾病紧相连，自行药疗看疗效，其他疾病用药全，依从性与滥用险，仔细确认莫轻慢。

考点3 药物治疗—常用镇痛药物★★★★★

药物类别	代表药物	适应证	注意事项
对乙酰氨基酚及非甾体抗炎药	对乙酰氨基酚、布洛芬	缓解多种急性轻至中度疼痛，如肌痛、牙痛等	对乙酰氨基酚几乎没有抗炎活性，但是对于轻度的疼痛，常规剂量下的安全性和有效性都较为突出；而布洛芬的安全性和有效性在临床长期的应用中已经得到了充分的证实
	双氯芬酸钠缓释片、塞来昔布胶囊、双氯芬酸二乙胺乳胶剂	双氯芬酸钠缓释片：用于各类疼痛 塞来昔布胶囊：缓解骨关节炎、强直性脊柱炎、类风湿关节炎及急性疼痛 双氯芬酸二乙胺乳胶剂：缓解肌肉、软组织和关节轻至中度疼痛	双氯芬酸二乙胺乳胶剂禁用于破损皮肤或感染性创口

续表

药物类别	代表药物	适应证	注意事项
中枢性镇痛药	曲马多	常规镇痛不佳的中至重度疼痛，如急慢性疼痛、中轻至中度癌症疼痛等	肝肾功能不全者：应酌情谨慎使用，严重肝肾功能受损者禁用 癫痫患者：经治疗未能充分控制的癫痫患者禁用 儿童：2017年美国食品药品监督管理局（FDA）限制曲马多用于12岁以下儿童患者；禁止18岁以下儿童使用本品治疗扁桃体和（或）腺样体摘除手术后的疼痛 青少年：不建议肥胖或阻塞性睡眠呼吸暂停或严重肺部疾病的12～18岁青少年使用 哺乳期女性：不建议使用曲马多
含阿片类药物的复方镇痛药	氨酚曲马多、氨酚双氢可待因、氨酚待因、氨酚羟考酮等	中至重度急性疼痛，规律使用解热镇痛抗炎药后疼痛控制不佳	这类含阿片类药物的复方镇痛药的组方，通常每片中由不超过325mg的对乙酰氨基酚，分别联合低剂量的曲马多、可待因或羟考酮构成
强阿片类镇痛药物	吗啡、氢吗啡酮等	其他镇痛药无效的急性剧痛，如严重创伤、晚期癌症等疼痛，围手术期等	慢性非癌痛通常不建议用，特殊情况谨慎使用并监控；癌痛按世界卫生组织（WHO）三阶梯治疗原则
腹痛治疗药物	氢溴酸山莨菪碱、阿托品、消旋山莨菪碱、间苯三酚等	空腔脏器平滑肌痉挛引起的内脏痛及腹痛	注意不良反应，如口干、皮肤潮红等，特殊人群慎用
头痛与神经痛治疗药物	劳拉西泮、地西泮、曲普坦类、卡马西平、奥卡西平、拉莫三嗪、巴氯芬、加巴喷丁、普瑞巴林	各类头痛及三叉神经痛	偶发的紧张型头痛用对乙酰氨基酚等；长期精神紧张焦虑的紧张型头痛可考虑劳拉西泮或地西泮片；急性偏头痛用曲普坦类（佐米曲普坦、舒马曲普坦）、含有咖啡因的对乙酰氨基酚复方制剂、阿司匹林、罗通定、双氯芬酸、麦角胺咖啡因等药物；三叉神经痛首选卡马西平，此外奥卡西平、拉莫三嗪、巴氯芬、加巴喷丁、普瑞巴林都可作为备选
腰腿痛及骨关节疼痛治疗药物	对乙酰氨基酚、非甾体解热镇痛抗炎药（布洛芬、洛索洛芬、塞来昔布和依托考昔）、肌松药（乙哌立松、替扎尼定、巴氯芬等）、氨基葡萄糖等	腰腿痛及骨关节疼痛	注意药物不良反应，如非甾体抗炎药对消化、心血管、血液系统影响，氨基葡萄糖宜饭后服

【记忆口诀】 镇痛药物种类多，各类用法要记着，非处解热常用它，对乙布洛能镇痛，处方非甾各不同，双氯塞来有特性，中枢曲马谨慎用，特殊人群要受限，阿片复方控剧痛，强阿片类重症用，内脏腹痛解痉挛，头痛腰腿痛辨清，对应药物选分明。

考点 4 药物治疗与就医建议—就医建议★★

建议就医情况	具体内容
头部相关	跌倒或头部外伤后头痛、恶心呕吐；头痛伴眩晕、视物模糊等；服避孕药或用长效避孕制剂女性不明原因头痛
药物相关	可疑药物不良反应
其他情况	怀疑骨折；怀疑骨性关节炎等关节疾病；严重或长期背痛；药物治疗不缓解的疼痛；背痛放射到腿部；背部中央或上部疼痛

【记忆口诀】 就医情形需牢记，头部外伤伴症急，药物反应别大意，骨折关节痛来袭，背痛严重药难愈，放射上部都就医。

考点 5 用药指导与患者教育★★★

分类	要点	详细内容
疼痛治疗原则	治疗前提	应在尽可能明确病因、完善疼痛评估的基础上启动相应治疗。对于暂时难以明确疼痛病因的患者，需结合临床判断和疼痛评估结果，在不影响查因及对因治疗的同时，根据患者疼痛控制需求确定个体化的疼痛控制目标
	初始治疗药物选择	在充分衡量患者治疗风险后，大多选用非甾体抗炎药作为镇痛的初始治疗
非处方药解热镇痛药使用	用药疗程限制	对乙酰氨基酚或布洛芬等非处方药用于镇痛一般不超过5天。若症状持续不缓解，或伴有发热、嗜睡、复视、血压或眼压升高、手足冰凉、神志不清等情况，应尽快前往医院诊治
	自我药疗注意事项	在非医疗环境下以镇痛为目的的自我药疗，多以外用或口服解热镇痛药为主。应尽量使用最低有效剂量，避免同时服用含有相同成分的多种镇痛药物（如对乙酰氨基酚和氨酚待因），以防药物过量。外用解热镇痛药时，要严格按说明书规定剂量使用，避免长期大面积使用，且禁用于破损皮肤或感染性创口。对于自己难以充分判断的疼痛病情，建议尽早去医院就诊；在不能及时就诊的情况下，通过可靠渠道咨询专业医务人员，避免盲目自行用药
非甾体抗炎药镇痛特点与禁忌	镇痛机制	阿司匹林、布洛芬等药物通过抑制环氧化酶，减少前列腺素的合成，进而减轻组织充血、肿胀，降低神经痛觉的敏感性，发挥中等程度的镇痛作用
	镇痛效果	对慢性钝痛，如牙痛、头痛、神经痛、肌肉痛、关节痛等有较好的镇痛效果；对创伤性剧痛和内脏平滑肌痉挛引起的绞痛几乎无效
	使用局限性	仅对疼痛症状有缓解作用，不能解除疼痛的致病原因，也不能防止疾病的发展和预防并发症的发生，因此不宜长期服用
	禁忌与慎用人群	有消化道溃疡病史、支气管哮喘、心功能不全、高血压、血友病或其他出血性疾病的患者，应慎用阿司匹林、布洛芬等非甾体抗炎药，可选择对乙酰氨基酚替代
对乙酰氨基酚使用风险	肝毒性风险因素	大量饮酒、营养不良、禁食、体重较低、高龄、发热性疾病、部分肝病以及使用干扰对乙酰氨基酚代谢的药物等情况，均可能增加对乙酰氨基酚肝毒性的风险

分类	要点	详细内容
对乙酰氨基酚使用风险	剂量限制	每日总剂量应控制在＜2000mg，在有其他适宜备选药物时，应避免使用该药
非甾体抗炎药剂量特性	剂量与效果关系	非甾体抗炎药的抗炎剂量与镇痛剂量存在差别。抗炎作用呈线性，可通过对环氧化酶的抑制强度来估算；而镇痛作用并非呈线性，无法定量估算镇痛效果。并且对乙酰氨基酚及非甾体抗炎药物都具有"天花板效应"，即高于某一剂量后，即使增加剂量也无法产生更强的镇痛作用，因此使用时不能自行超剂量
布洛芬使用注意	药物特性	布洛芬对胃肠道的刺激较小，不良反应的总体发生率较低，在非甾体抗炎药中属于耐受性较好的一种
	特殊人群慎用	由于本类药物有水钠潴留的作用，高血压、心功能不全的患者应慎用；肾功能明显障碍的患者使用本类药物有发生急性肾衰竭的报道，故肾功能不全者应慎用；服用ACEI、ARB或利尿剂的患者同时服用本类药物可能导致肾功能损害，需注意减量并严密监护
	过敏禁忌	对阿司匹林有严重过敏的患者应禁用布洛芬等非甾体抗炎药的各种制剂，包括外用制剂，可选择对乙酰氨基酚替代
含阿片类镇痛药物使用	使用条件与患者教育	对于严重的急性疼痛，只有在规律服用一线镇痛药物不能很好地控制疼痛的基础上，按需遵医嘱使用含阿片类镇痛成分的药物（如氨酚待因、氨酚羟考酮）进行短期治疗。同时，需加强患者教育，提醒可能出现的不良反应，如便秘、头痛、眩晕等
	其他注意要点	注意单方和复方制剂中对乙酰氨基酚的剂量累积，避免因对乙酰氨基酚超量引发肝损伤。服药期间注意谨遵医嘱疗程，定期复诊评估，避免对药物形成依赖。在疼痛得到良好控制后，应遵医嘱实施减停计划，平稳递减剂量，顺利减停药物，避免出现快速减停引发的戒断症状
解痉药使用	药物不良反应	应用山莨菪碱、颠茄片等解痉药后，可能引起口干、皮肤潮红、便秘等不良反应
	症状未缓解处理	用药24小时后若症状仍未缓解，应立即就医
	慎用人群	前列腺增生、严重尿潴留、反流性食管炎、重症溃疡性结肠炎、严重心力衰竭及心律失常患者慎用
硫酸氨基葡萄糖胶囊服用	服用时间与注意事项	硫酸氨基葡萄糖胶囊宜在饭时或饭后服用，可减少胃肠道不适，特别是有胃溃疡的患者更应注意。同时服用非甾体抗炎药的患者，可能需降低硫酸氨基葡萄糖胶囊的剂量

【记忆口诀】　疼痛治疗先评估，非甾初始来帮助。解热镇痛有限制，按量按程别疏忽。非甾特性要记牢，各类禁忌心中数。阿片解痉有要点，葡糖服药讲清楚。

第二单元　呼吸系统问题

第三节　咳　嗽

考点 1 咳嗽的分类及病因 ★★

分类方式	类别	常见病因或特点
按时间	急性咳嗽	急性上呼吸道感染、急性气管-支气管炎
	亚急性咳嗽	感染后咳嗽，其次为咳嗽变异性哮喘（CVA）、嗜酸性粒细胞支气管炎、上气道咳嗽综合征等慢性咳嗽的亚急性阶段
	慢性咳嗽	CVA、上气道咳嗽综合征、嗜酸性粒细胞支气管炎、胃食管反流性咳嗽及变应性咳嗽
按性质	干咳	—
	湿咳	每日痰量 > 10ml
按自主性	自主性咳嗽	身体有意识产生，无外界刺激
	非自主性咳嗽	不受主观控制，由咳嗽反射弧完成，涉及外周与中枢咳嗽敏感性增高

【记忆口诀】　急上感气管，亚感后咳嗽，慢咳多因素，干湿自主分。

考点 2 咳嗽的病因治疗 ★★

咳嗽病因	治疗方案
吸烟	可通过戒烟缓解慢性支气管炎，来改善咳嗽。戒烟后尼古丁戒断可能会增强咳嗽敏感性，因此患者在戒烟后一段时间内可能会出现更频繁咳嗽。可以通过使用尼古丁替代品来减轻，并提高戒烟率
使用血管紧张素转换酶抑制剂	所有慢性咳嗽的患者应停用血管紧张素转换酶抑制剂，必要时可改为血管紧张素 II 受体拮抗剂。症状改善可能需要4周或更长时间
气道疾病：咳嗽伴咳痰与干咳	排查吸烟、感染、呼吸道疾病，特别是支气管扩张症；气道清除，治疗感染
嗜酸性粒细胞气道疾病	对于咳嗽且没有其他气道疾病特征、肺活量正常且T2生物标志物低的患者，应避免使用吸入性糖皮质激素并考虑其他原因对于有其他呼吸道疾病特征的患者，按照已发布的特异性疾病指南进行管理。考虑给予吸入性糖皮质激素1个月的试验性治疗咳嗽，无其他症状或气流阻塞，T2型哮喘炎症生物标志物升高［FeNO > 25ppb，血液嗜酸性粒细胞计数（BEC）≥ 0.3 × 10⁹/L］，考虑给予吸入性糖皮质激素4周的试验性治疗，例如布地奈德干粉吸入剂（DPI）200 μg，每天2次或同等剂量
胃食管反流病	大多数患者没有症状，只有当患者有胃灼热或其他明确的酸反流症状时，才使用质子泵抑制剂治疗，例如兰索拉唑30mg 2次/日或等效药物，疗程4周

续表

咳嗽病因	治疗方案
上呼吸道症状	慢性鼻窦炎症状可使用鼻用糖皮质激素进行试验性治疗；质子泵抑制剂对于改善咽喉症状无益
阻塞性睡眠呼吸暂停	如果患者在睡眠监测中有阻塞性睡眠呼吸暂停的客观证据，持续气道正压通气治疗可能会改善慢性咳嗽
肥胖	肥胖与慢性咳嗽有关，肥胖患者应建议减肥，这可能会改善慢性咳嗽

【记忆口诀】 吸烟戒烟替烟棒，血管药停改受体。气道排查痰不同，嗜酸按标用激素。胃反有症才用泵，上呼鼻用皮质素。阻睡正压能改善，肥胖减肥咳舒服。

考点3 咳嗽的药物治疗 ★★★★

药物类别	作用及适用情况	注意事项
蜂蜜	减轻上呼吸道感染所致急性咳嗽症状，每次10g	1岁以下儿童禁用，防肉毒杆菌中毒
非甾体抗炎药	对缓解咳嗽症状无益，不用于急性咳嗽治疗	对乙酰氨基酚或布洛芬用于止痛
祛痰药（愈创甘油醚）	减轻咳嗽症状，12岁以上可用，6~12岁在药师指导下用	6岁以下儿童不宜用
镇咳药（右美沙芬）	—	12岁以下儿童不应用含右美沙芬非处方药
镇咳药（福尔可定）	—	6岁以下儿童不应用含福尔可定非处方药
镇咳药（可待因）	对改善咳嗽症状无益	国家管制麻醉药品，相关复方制剂属第二类精神药品
支气管舒张剂	对缓解咳嗽症状无益，增加震颤等不良事件，哮喘等呼吸道疾病除外	除非患哮喘等，否则不用于急性咳嗽患者

【记忆口诀】 蜂蜜一岁禁，镇咳年龄限，祛痰有要求，其他多无益。

考点4 咳嗽就医建议 ★

就医情况
咳嗽持续2周以上但未见好转
咳嗽伴高热、全身不适
体弱或老年人的严重咳嗽
有基础疾病如慢性阻塞性肺疾病、支气管哮喘、心脏病、糖尿病等
伴有胸痛、呼吸困难、哮鸣
怀疑药物诱发的咳嗽
镇咳药物治疗无效

【记忆口诀】 咳嗽两周未好转，高热不适加哮鸣，基础疾病药诱发，镇咳无效都就医。

考点 5 咳嗽用药指导★★★

药物	注意事项
可待因	国家管制麻醉药品，复方制剂属第二类精神药品，对此药物过敏者、痰多者、婴幼儿禁用；分娩期妇女禁用，因其用药可能引起新生儿呼吸抑制及胎儿严重不良反应；哺乳期妇女慎用，如须使用应给最低有效剂量，婴儿有异常及时停药就医
右美沙芬	可引起嗜睡，驾车等从业者慎用
苯丙哌林	对口腔黏膜有麻醉作用，需整片吞服
喷托维林	青光眼、心功能不全者慎用，5岁以下儿童不宜用

【记忆口诀】 可待因管制严，右美沙芬嗜睡现，苯丙吞服喷托慎，各有禁忌要记全。

考点 6 咳嗽患者教育★★

教育内容	具体措施
戒烟	慢性咳嗽患者要戒烟并避免被动吸烟
避免接触诱发因素	避免接触过敏原、冷空气等，可查过敏原，雾霾天少外出戴口罩
调节生活饮食习惯	清淡饮食，胃食管反流性咳嗽患者注意饮食及生活习惯以减少反流
注重咳嗽礼仪和手卫生	咳嗽礼仪：避开人群，用纸巾或衣袖遮口鼻等；勤洗手：特定情况用洗手液等洗手或使用含有酒精成分的免洗洗手液消毒
避免感染，接种疫苗	基础疾病者少去人员密集场所，老年人及慢性呼吸系统疾病患者优先接种疫苗
加强身体锻炼	急性咳嗽缓解期及慢性咳嗽患者可适当锻炼
预防压力性尿失禁	减轻体重、避免强负重劳动、膀胱训练、盆底肌肉锻炼

【记忆口诀】 戒烟避诱因，饮食讲卫生，锻炼防失禁，疫苗保健康。

第四节 感 冒

考点 1 普通感冒与流感对比★★

对比项目	普通感冒	流感
定义	最常见的急性上呼吸道感染性疾病，局限于上呼吸道，自限性疾病，症状持续＜10天	由流感病毒引起的急性呼吸道传染病，甲型和乙型流感病毒季节性流行，甲型可引起全球大流行，大多自限性，少数可发展为重症/危重症
病原学	鼻病毒最常见，还有冠状病毒、副流感病毒、呼吸道合胞病毒等	甲型流感病毒（H_1N_1、H_3N_2亚型等）、乙型流感病毒（Victoria系等），对乙醇、碘伏、碘酊、紫外线和热敏感（56℃，30分钟灭活）
危险因素	季节变化、人群拥挤环境、久坐生活方式、年龄、吸烟、营养不良、应激、过度疲劳、失眠、免疫力低下等	年龄＜5岁儿童（＜2岁更易发生严重并发症）、≥65岁老年人、有慢性疾病（如慢性呼吸系统、心血管系统疾病等）、肥胖者（$BMI > 30kg/m^2$）、妊娠及围产期女性

对比项目	普通感冒	流感
临床表现	季节交替和冬春季节发病，起病急，以鼻部卡他症状为主，如喷嚏、鼻塞、流涕等，2~3日后变稠涕，可有咽痛、声嘶等，一般无发热或仅有低热，症状2~3日达高峰，5日后缓解	主要传染源为患者和隐性感染者，潜伏期1~7天（多2~4天），以发热、头痛、肌肉关节酸痛、全身不适起病，体温39℃~40℃，发热和咳嗽同时出现，肺炎是常见并发症，部分可合并其他感染
治疗原则	对症治疗为主，注意休息、补水、通风，避免继发细菌感染。成人大多良性预后；儿童不建议6岁以下用镇咳药等；特殊人群选药注意肝肾功能、妊娠等情况	尽早隔离治疗，住院有标准，非住院居家隔离。重症/危重症高危人群尽早抗病毒，避免盲目用抗菌药，儿童忌用阿司匹林等
抗病毒治疗	免疫功能正常成人不建议用利巴韦林和普来可那利等；免疫功能低下疑似呼吸道合胞病毒感染，建议雾化吸入型利巴韦林	重症或有高危因素尽早抗病毒，发病48小时内用药更好，超过48小时重症患者也获益。抗流感病毒药物包括神经氨酸酶抑制剂等

【记忆口诀】 普通流感大不同，病原症状各有踪。普通自限症较轻，流感严重有并发症。治疗原则记心中，特殊人群药不同。

考点 2 不同人群感冒用药注意事项 ★★★★

人群	用药注意事项
成人	大多良性预后，治疗缓解症状。免疫功能正常不建议用利巴韦林和普来可那利；免疫功能低下疑似呼吸道合胞病毒感染，建议雾化吸入型利巴韦林
儿童	不建议6岁以下儿童使用镇咳药、抗组胺药、减充血剂、祛痰剂和阿司匹林。对症治疗包括盐水鼻腔冲洗、蜂蜜（巴氏消毒）止咳和使用镇痛药，大多数症状不需要干预解热镇痛药布洛芬和对乙酰氨基酚可减轻发热所致的不适。<2个月的婴儿发热建议采用物理降温；≥2月龄，肛温≥39.0℃（口温≥38.5℃，腋温≥38.2℃），或因发热出现不舒适和情绪低落的儿童，推荐口服对乙酰氨基酚，剂量为每次15mg/kg，两次用药的最短间隔时间为6小时。≥6月龄儿童，推荐使用对乙酰氨基酚或布洛芬，布洛芬的剂量为每次10mg/kg，两次用药的最短间隔时间为6小时，布洛芬与对乙酰氨基酚的退热效果和安全性相似。阿司匹林，包括其衍生物如氨基匹林、安替比林、赖氨匹林、氨酚比林、安痛定等，与对乙酰氨基酚、布洛芬等的退热效果相当，并无优势；反而副作用更多，如可影响血小板功能、增加胃溃疡和胃出血、瑞氏综合征等风险以及水杨酸过敏反应等，故不推荐阿司匹林作为退热药在儿童中使用 目前研究发现，每天使用6次生理盐水清洗鼻腔的儿童，鼻分泌物减少和鼻塞的缓解速度更快。睡前服用蜂蜜也可以减少咳嗽的频率和严重程度。蜂蜜不应给予12个月以下儿童，因为有暴露肉毒杆菌孢子的风险
肝、肾功能不全患者	选择肝、肾毒性小的药物成分，或控制剂量、酌情减量使用
孕产妇	重在预防，高热时物理降温、补水、对因治疗基础上，可选择对乙酰氨基酚退热；止咳化痰药一般不推荐；孕期避免使用阿司匹林、双氯芬酸、苯海拉明和布洛芬等。妊娠3个月内禁用愈创木酚甘油醚和右美沙芬。哺乳期避免使用苯海拉明、马来酸氯苯那敏和金刚烷胺等

续表

人群	用药注意事项
胃、十二指肠溃疡及曾有消化道出血病史患者	不建议用阿司匹林解热镇痛，对乙酰氨基酚相对安全；部分祛痰药注意胃部不适
心脑血管疾病患者	常用阿司匹林二级预防，建议用对乙酰氨基酚解热镇痛；鼻减充血剂推荐伪麻黄碱，不建议麻黄碱
药物过敏者	阿司匹林过敏者禁用交叉过敏药物，可用对乙酰氨基酚代替；对复方制剂中某药过敏，避免含该药的单方或复方制剂
老年人	注意药物相互作用，无肝肾功能不全等疾病可正常剂量服药，合并疾病参考特殊人群用药指导

【记忆口诀】 不同人群药不同，儿童用药多禁忌。肝肾功能要留意，孕产妇药慎选择。溃疡出血避阿司，过敏人群细甄别，老人用药看基础，相互作用不能略。

考点3 成人普通感冒治疗推荐★★★

治疗	推荐意见[a]	解释
锌含片	推荐	选择游离锌离子浓度高的化合物，起病24小时内多次含服，每日剂量≥75mg但<100mg
利巴韦林	建议	仅建议吸入剂型用于免疫功能低下诊断或疑诊呼吸道合胞病毒感染成人，不建议用于免疫功能正常成人感冒
维生素C	建议	用于生活在寒冷地区且经常参加剧烈运动（如马拉松、滑雪运动员或士兵）和体力劳动的人群
维生素D	推荐	用于维生素D缺乏人群
维生素E	不建议	除非存在维生素E缺乏
吸入湿化加热的空气	不建议	用于有支气管哮喘的感冒患者反而有害
非处方抗感冒复方制剂	建议	购买前充分咨询医生或药师的意见，对症选择：抗组胺药+鼻减充血剂组方，对症流涕、打喷嚏和鼻塞；抗组胺药+镇痛剂组方，对症流涕、打喷嚏、发热和疼痛；镇痛剂+鼻减充血剂组方，对症鼻塞、发热和疼痛；鼻减充血剂+抗胆碱药组方，对症鼻塞、流涕和打喷嚏；抗组胺药+镇痛剂+鼻减充血剂组方，对症流涕、打喷嚏、鼻塞、发热和疼痛
对乙酰氨基酚和非甾体抗炎药	建议	短期用于普通感冒的发热及疼痛
含蜂蜜制剂或右美沙芬	推荐	用于感冒相关急性咳嗽难以忍受的患者
抗菌药物	反对推荐	应用在普通感冒，弊大于利

注：[a]强力推荐表述为"推荐"，有条件推荐表述为"建议"；强力反对推荐表述为"反对推荐"，有条件反对推荐表述为"不建议"。

【记忆口诀】 锌片含服起病急，利巴免疫低下宜。维C维D看情况，维E气湿不建议。复方对症先咨询，热痛就找对乙酰，咳嗽蜂蜜右美行，抗菌普通别用它。

考点 4 流感治疗及用药指导★★★★

治疗项目	具体内容
治疗基本原则	临床诊断和确诊病例尽早隔离；符合住院标准住院，非住院居家隔离；高危人群尽早抗病毒；避免盲目用抗菌药；儿童忌用阿司匹林等
对症治疗	高热物理降温或用解热药；咳嗽、咳痰严重用止咳、祛痰药；根据缺氧程度氧疗
抗病毒治疗	重症或有高危因素尽早抗病毒，不必等检测结果。发病48小时内用药效果好，超过48小时重症患者也获益。抗流感病毒药物有神经氨酸酶抑制剂（奥司他韦、帕拉米韦和扎那米韦）、病毒RNA聚合酶抑制剂（玛巴洛沙韦、法维拉韦）、血凝素抑制剂（阿比多尔）。阿比多尔儿童循证证据不充分，M_2离子通道阻滞剂（金刚烷胺、金刚乙胺）耐药不建议用。哺乳期患者如果需要继续母乳喂养，应首 选口服奥司他韦治疗，玛巴洛沙韦目前不推荐用于妊娠期及哺乳期
用药指导	奥司他韦引起的消化道反应以恶心、呕吐、腹泻为主，多数可自行或经过对症处理后好转。但该药所致神经精神异常表现多样，包括头晕、头痛、幻觉、行为异常、嗜睡、谵妄和焦虑等，严重者可发展为抑郁甚至自杀。因此，奥司他韦引起的神经精神异常是该药最受关注的不良反应。在使用该药物治疗期间，应该对患者的自我伤害和谵妄事件等异常行为进行密切监测，特别是儿童和青少年 玛巴洛沙韦在症状出现后48小时内单次服用，应避免与乳制品及其他钙强化饮料、含高价阳离子的泻药、抗酸药或口服营养补充剂（如铁、镁、硒或锌）同时服用 尚无磷酸奥司他韦和减毒流感活疫苗相互作用的评估。但由于两者之间可能存在相互作用，故除非临床需要，在使用减毒流感活疫苗2周内不应服用磷酸奥司他韦，在服用磷酸奥司他韦后48小时内不应使用减毒流感活疫苗；因为磷酸奥司他韦作为抗病毒药物可能会抑制活疫苗中病毒的复制。三价灭活流感疫苗可以在服用磷酸奥司他韦前后的任何时间使用

【记忆口诀】　流感治疗早隔离，高危抗病毒要急。对症用药有针对，抗流药物种类齐。奥司他韦有风险，玛巴洛沙韦注意。疫苗药物间隔记，用药安全放第一。

考点 5 感冒预防★

预防措施	详细内容
手卫生	最有效、最实用，用洗手液更具保护性，每天多次洗手，每次至少15~30秒
隔离防护	注意相对隔离，年老体弱易感者感冒流行时戴口罩，避免出入人多的公共场合
生活方式	加强锻炼、增强体质、生活规律、改善营养，避免受凉和过度劳累
疫苗接种	流感疫苗可预防流感，显著降低患病和严重并发症风险。我国有三价灭活疫苗（IIV3）、三价减毒活疫苗（LAIV3）和四价灭活疫苗（IIV4），不同剂型适用人群不同 对于≥6月龄且无禁忌证的人群均可接种流感疫苗，6月龄至5岁儿童、60岁及以上老年人、慢性病患者、医务人员、6月龄以下婴儿的家庭成员和看护人员以及妊娠期女性或准备在流感季节怀孕的女性为优先接种对象。妊娠期女性可在妊娠任何阶段接种流感病毒灭活疫苗。在母乳喂养期，母亲接种流感疫苗对母亲和婴儿都是安全的 通常接种2~4周后产生抗体，6~8个月后抗体滴度衰减，建议10月底前完成接种。服用抗流感病毒药物预防和治疗期间也可以接种流感病毒灭活疫苗（IIV），但抗病毒药物会影响流感病毒减毒活疫苗（LAIV）的免疫效果。药物预防不能代替疫苗接种，只能作为没有接种疫苗或接种疫苗后尚未获得免疫能力的重症流感高危人群的紧急临时预防措施

【记忆口诀】 预防感冒讲卫生，洗手隔离要记清。生活规律多锻炼，疫苗接种最可行。不同疫苗人群异，接种时间要算清。药物预防有局限，不能替代疫苗行。

第五节 急性扁桃体炎

考点① 急性扁桃体炎的基本信息与病因 ★

项目	详情
定义	腭扁桃体的急性非特异性炎症，是上呼吸道感染的一种类型，多伴有咽部黏膜和淋巴组织急性炎症
发病特点	春、秋两季及气温变化时易发病，可发生于任何年龄，多见于学龄前期和学龄期儿童
病原体（病毒感染）	儿童：常见腺病毒、甲型和乙型流感病毒、副流感病毒、EB病毒、肠病毒（包括柯萨奇病毒），鼻病毒或呼吸道合胞病毒少见 成人：高达50%轻度扁桃体炎由鼻病毒或冠状病毒引起，腺病毒也可引发，甚至有脓性渗出物
病原体（细菌感染）	20%~30%免疫功能正常儿童和5%~15%成人可发生急性细菌性扁桃体炎，主要病原体为A组β溶血性链球菌（GABHS），即化脓性链球菌，3~14岁为发病高峰期，3岁以下少见

【记忆口诀】 扁炎春秋气温变，各龄可见儿童先。病毒细菌都能感，不同年龄菌有别。

考点② 急性扁桃体炎的临床表现 ★

症状类型	具体表现
共同症状	发热、扁桃体渗出、咽喉痛、颈前淋巴结肿大、因扁桃体肿胀致吞咽困难
病毒性扁桃体炎特点	扁桃体充血、肿大，常伴咳嗽、声音嘶哑、流涕等卡他症状
细菌性扁桃体炎特点	更多伴有扁桃体渗出物（但仅凭症状及体征很难区分出病毒性扁桃体炎还是急性细菌性扁桃炎）

【记忆口诀】 扁炎症状有共性，发热咽痛淋巴肿。病毒卡他菌渗出，区分两者不太易。

考点③ 急性扁桃体炎的治疗原则 ★★★

评估方法	详情
改良的Centor评分	用于评估GABHS感染可能性 3分及以上：考虑快速抗原检测或咽拭子培养 等于及低于2分：不建议常规检测 咽喉痛且评分为4分或5分的门诊患者：可给予经验性抗菌药物治疗
快速检测	方法：包括抗原快速检测、DNA探针等 特点：几分钟内检测出咽拭子中链球菌，特异性高达89.7%~99.0%，敏感性因方法和试剂不同而各异（70%~95%），检测结果是否需培养确证有争议
咽拭子培养	用途：确证性检测及监测GABHS耐药性 缺点：花费贵，结果延迟1~2日，基层难普及，无症状携带者阳性率可达40%，不提倡常规检查

【记忆口诀】 评估感染有方法，评分检测加培养。评分判断检与否，快速特异敏不同。咽试培养有弊端，确证耐药却难普。

考点4 急性扁桃体炎的药物治疗 ★★★

治疗方式	详情
一般治疗	自限性疾病，主要为支持性治疗，包括镇痛、补水，通常门诊治疗 药物：对乙酰氨基酚及布洛芬等非甾体抗炎药缓解症状，不推荐葡萄糖酸锌
抗菌治疗	用药指征：高度怀疑或确诊改良的链球菌感染 首选药物：青霉素 替代药物：因国内该菌对大环内酯类和克林霉素耐药率高，仅用于青霉素过敏者 疗程：青霉素V钾或阿莫西林10日或苄星青霉素单次肌内注射；阿奇霉素3天，克拉霉素和头孢菌素类5~7日 禁忌药物：不应使用复方磺胺甲噁唑和四环素类（抗菌有效性不足、不良反应增加）；呼吸喹诺酮类不用于常规治疗（抗菌谱广、有耐药风险等） 后续处理：症状未改善需评估治疗依从性并重新审查诊断，抗菌治疗结束后一般无需咽拭子检查，除非针对有危险因素的患者
手术治疗	复发性扁桃体炎（一年内发生5次或以上），考虑特殊病因（如原发性免疫缺陷。可进行扁桃体切除术或扁桃体切开引流术

【记忆口诀】 一般治疗选对症，镇痛补水门诊行。抗菌需确诊病菌，青霉素类是首选。耐药替代有讲究，疗程不同要记清。复发5次想病因，手术切除或引流。

考点5 急性扁桃体炎的用药指导与患者教育 ★★

项目	详情
用药指导	多数咽炎、扁桃体炎由病毒感染引起，病程通常不超1周，抗菌药对缓解症状帮助小且易致不良反应和细菌耐药，改良的Centor评分为4~5分或链球菌试验阳性时才考虑用抗菌药
患者教育	增加液体摄入、清淡饮食、用一次性纸巾、勤洗手、避免吸烟、保持环境湿润通风、避免强行发声、防止环境温度骤变

【记忆口诀】 用药需看感染因，病毒感染慎抗菌。生活建议要牢记，饮食卫生环境宜。

第六节 鼻窦炎

考点1 鼻窦炎诊断标准 ★★

分类	症状表现	检查项目及特征
成人鼻窦炎	出现两种或以上症状，其中一种需为鼻塞或鼻分泌物（前/后鼻腔滴漏），可伴面部疼痛/肿胀感、嗅觉减退或丧失	内镜：鼻息肉和（或）主要来源于中鼻道的黏脓性分泌物和（或）主要来源于中鼻道的水肿/黏膜阻塞；CT：窦口鼻道复合体和（或）鼻窦内的黏膜改变
儿童鼻窦炎	出现两种或以上症状，其中一种需为鼻塞或流涕（前/后鼻腔滴漏），可伴面部疼痛、咳嗽	内镜：鼻息肉和（或）主要来源于中鼻道的黏脓性分泌物和（或）主要来源于中鼻道的水肿/黏膜阻塞；CT：窦口鼻道复合体和（或）鼻窦内的黏膜改变

续表

分类	症状表现	检查项目及特征
急性鼻窦炎	症状持续时间＜12周 急性病毒性鼻窦炎（普通感冒）：症状持续时间＜10天 急性病毒感染后急性鼻窦炎：症状加重＞5天，或症状持续＞10天但病程＜12周 急性细菌性鼻窦炎：至少出现鼻涕颜色改变、严重局部疼痛、发热（体温＞38℃）、C反应蛋白（CRP）/红细胞沉降率（ESR）升高、原有症状加重中的3个症状/体征，多单侧发病	
慢性鼻窦炎	症状持续时间≥12周 传统分类：合并鼻息肉的慢性鼻窦炎（CRSwNP）和不合并鼻息肉的慢性鼻窦炎（CRSsNP） 《2020欧洲鼻窦炎和鼻息肉意见书》分类：原发性和继发性，按解剖分布分为局限性和弥漫性病变，原发性CRS分Ⅱ型和非Ⅱ型	

【记忆口诀】 成人儿童症状判，鼻塞流涕是关键，再加其他症来伴，内镜CT辅助看。急性十二周内现，细分病毒细菌感，病毒感冒十天限，细菌三项体征全。慢性病程超十二，传统新分类型记，息肉有无先考虑，欧洲标准再分析。

考点2 鼻窦炎治疗★★★

分类	治疗原则	具体治疗方法
急性鼻窦炎	症状/体征、炎症指标提示合并细菌感染严重时使用抗菌药物	首选口服青霉素类药物（阿莫西林、青霉素Ⅴ钾）
慢性鼻窦炎	药物治疗无效时手术治疗；弥漫性双侧CRS，以鼻用糖皮质激素和生理盐水治疗为主	糖皮质激素 鼻用：一线首选，疗程不少于12周，术前改善症状、减少手术出血，术后减少复发，每日1～2次，每侧鼻腔至少100μg，术后持续用药3～6个月 口服：仅用于CRSwNP患者（尤其是严重复发性鼻息肉患者），分短疗程（剂量相当于泼尼松0.5～1.0mg/（kg·d）或15～30mg/d，晨起空腹顿服，10～14天）和序贯疗法（剂量相当于泼尼松5～10mg/d，晨起空腹顿服，1～6个月），建议用甲泼尼龙口服 抗组胺药：目前无足够证据支持常规使用 抗白三烯药：除非不能耐受鼻用糖皮质激素，否则不推荐使用 减充血药：鼻腔堵塞严重时，在鼻用糖皮质激素基础上暂时使用 生理盐水鼻腔冲洗：单一或辅助疗法，疗程不少于4周，儿童适合喷雾法，建议用等渗盐水或林格氏乳酸盐，不推荐高渗盐水溶液 手术：药物治疗无效后采用，主要目的是切除鼻腔-鼻窦不可逆病变，重建鼻腔-鼻窦通气引流，促进黏膜恢复。手术指征：影响窦口鼻道复合体或鼻窦引流的解剖异常或鼻息肉、规范药物治疗12周后症状改善仍不满意、出现颅眶部并发症

【记忆口诀】 急窦细菌严重用青霉，慢窦药无效手术医。激素鼻用是首计，十二周疗要牢记，术前术后都有益，口服仅对特定疾。抗组白三有限制，减充鼻塞才用之。盐水冲洗效果好，四周疗程不能少，儿童适合用喷雾，等渗溶液来帮助。手术指征要记清，解剖异常息肉影，规范治疗效不佳，颅眶并发也可行。

考点 3 急性鼻窦炎的治疗建议 ★★★

药物	急性病毒性鼻窦炎	急性病毒感染后鼻窦炎	急性细菌性鼻窦炎
抗菌药物	不建议使用	不建议使用	对部分急性细菌性鼻窦炎患者，建议首选口服青霉素类药物（阿莫西林、青霉素V钾）
鼻用糖皮质激素	不支持使用鼻用糖皮质激素来缓解普通感冒的症状	有较小的症状缓解作用，必要时可用于成人患者	—
抗组胺药	在短期（治疗的第1天和第2天）对成年人总体症状的缓解有一定的疗效，但中长期使用没有作用。对鼻塞、流涕或打喷嚏没有临床获益	—	不建议使用
减充血剂（口服/鼻用）	急性期可缓解成人患者鼻塞症状，但短期使用不会增加不良事件的风险	不建议使用	—
对乙酰氨基酚	有助于缓解鼻塞和流涕，但不能改善其它感冒症状（包括咽喉痛、不适、打喷嚏和咳嗽）	—	—
非甾体抗炎药	可减轻不适感（乏力和疼痛），对轻与镇痛效果有关	—	—
抗组胺-减充血-镇痛药复方制剂	症状稍有缓解效果。成人和年龄较大的儿童缓解症状有一定益处，使用前需评估获益和风险；对幼儿无效	—	—
异丙托溴铵	可改善鼻腔滴漏，不能缓解鼻塞	—	—
生理盐水鼻腔冲洗	有利于缓解急性上呼吸道感染的症状，特别是儿童	—	—
蒸汽/加热增湿空气	没有证据显示有任何益处	—	—
益生菌	有益于预防急性上呼吸道感染，但目前证据质量很低	—	—
维生素C	服用维生素C不能降低普通感冒的发病率，但可使体力活动人群的感冒次数减少。定期服用维生素C可以缩短感冒的持续时间	—	—
流感疫苗	对预防普通感冒无效	—	—
锻炼	定期、中等强度的运动可能对预防普通感冒有效	—	—
锌制剂	以醋酸锌或葡萄糖酸锌含片的形式给予锌，剂量≥75mg/d，并在症状出现后的24小时内服用，可显著缩短普通感冒的持续时间。关于预防性补锌，目前无法提出明确建议	—	—

续表

药物	急性病毒性鼻窦炎	急性病毒感染后鼻窦炎	急性细菌性鼻窦炎
中成药	桉叶醇、穿心莲对感冒症状有缓解作用	天竺葵滴剂、桃金娘油胶囊等对鼻窦炎的症状有显著缓解作用	—

【记忆口诀】 病毒鼻窦抗菌拒，鼻糖、抗组、减充限。对乙复方各有适，异丙盐水维C锌。草药锻炼防病毒，细菌鼻窦青药灵。

考点4 鼻喷剂和鼻滴剂的使用方法 ★★★

鼻用药品	喷剂/滴剂给药前	头部位置	喷剂/滴剂用药方向	未用药的鼻孔	喷剂/滴剂用药期间的呼吸配合与注意事项	喷雾/滴剂给药后
鼻喷剂	①轻微擤鼻 ②鼻喷剂摇晃均匀 ③移开喷嘴套	头部向前轻微倾斜	将喷嘴轻轻置入调整喷嘴的方向，使其远离鼻中隔，可用右手行左侧鼻孔喷雾，反之亦然，不要让喷雾喷于鼻中隔上	切勿闭塞未用药的一侧鼻孔	保持经鼻轻轻吸气，按照药品说明书使用鼻喷剂喷鼻剂每次的剂量遵医嘱	①将喷嘴取出后经口呼气 ②在另一侧鼻孔重复鼻喷剂的使用步骤 ③按照药品说明书指引清洁喷嘴并更换喷嘴套
鼻滴剂	①轻微擤鼻 ②鼻滴剂摇晃均匀	仰卧位平躺，头部悬于床缘，使下颌成为头部最高点			保持正常呼吸，按照药品说明书在每侧鼻孔缓缓滴入药物	①滴入药物后保持姿势2分钟 ②按照药品说明书指引清洁滴管

【记忆口诀】 鼻药喷滴步骤明，擤晃姿势方向清。呼吸配合遵说明，用后清洁记在心。

第七节 过敏性鼻炎

考点1 过敏性鼻炎临床基础 ★

项目	详情
定义	特应性个体暴露于过敏原后，由IgE介导的鼻黏膜非感染性慢性炎性疾病
全球影响人数	高达约5亿人
发病相关因素	遗传易感性；生活环境、肠道微生物菌群；"卫生假说"提出过于清洁致生命早期接触微生物和寄生虫机会减少，增加发病风险

续表

项目	详情
临床分类（按过敏原种类）	季节性：症状季节性发作，常见过敏原为花粉、真菌等 常年性：症状常年发作，常见过敏原为尘螨、蟑螂、动物皮屑等室内过敏原及某些职业性过敏原
临床分类（按症状发作时间）	间歇性：症状发作<4天/周或<连续4周 持续性：症状发作≥4天/周且≥连续4周
临床分类（按疾病严重程度）	轻度：症状轻微，对生活质量无明显影响 中–重度：症状较重或严重，对生活质量产生明显影响
常见症状	鼻滴漏（90.38%）、鼻塞（94.23%），可伴有阵发性打喷嚏、清水样涕、鼻痒，部分患者有眼部症状（眼痒、流泪、眼红、灼热感），40%患者可合并支气管哮喘，出现肺部症状
体征	急性发作时双侧鼻黏膜苍白、肿胀，下鼻甲水肿，鼻腔多量水样分泌物；眼部结膜充血、水肿，有时有乳头样反应；伴哮喘、湿疹或特应性皮炎患者有相应肺部、皮肤体征
检测结果	皮肤点刺试验阳性或血清特异性IgE阳性

【记忆口诀】　过敏鼻炎IgE导，遗传环境共起锚。按季按年分两类，间歇持续时间瞧。轻重程度细划分，鼻眼症状常来扰。黏膜苍白鼻甲肿，皮试IgE阳性报。

考点2　过敏性鼻炎治疗★★

治疗方式	具体内容	注意事项
环境控制	避免或减少接触过敏原，如尘螨过敏可控制湿度、减少尘螨食物来源和生存区域、物理隔离、热处理或冷冻杀灭尘螨；花粉过敏时收集花粉传播信息、在花粉传播期减少外出等	明确过敏原后采取针对性措施
药物治疗	一线治疗药物：口服第二代H_1受体拮抗剂（如非索非那定、西替利嗪、地氯雷他定等）。白三烯受体拮抗剂（如孟鲁司特）疗效与第二代H_1受体拮抗剂相似，但指南优先推荐第二代H_1受体拮抗剂，孟鲁司特有黑框警告（部分患者服用后增加焦虑、抑郁和噩梦等不良神经精神事件风险） 阶梯治疗方案：根据治疗效果调整，效果好降级，效果差升级，目的是消除症状；季节性患者可在过敏季节结束后停药，常年性患者可能需全年治疗	用药过程中需关注药物不良反应，如孟鲁司特的黑框警告内容；根据治疗效果及时调整用药方案
免疫治疗	针对IgE介导的Ⅰ型变态反应性疾病的对因治疗，给予患者逐步增加剂量的过敏原提取物（治疗性疫苗），诱导机体免疫耐受，使患者再次接触过敏原时症状减轻或不产生症状；常用方法有皮下注射法和舌下含服法，总疗程3年，推荐使用标准化过敏原疫苗	治疗周期较长，需按疗程规范治疗
手术治疗	药物治疗无效时考虑，包括鼻中隔手术和鼻窦手术	手术作为药物治疗无效后的备选方案

【记忆口诀】　环境控制先避源，药物治疗有规范。二线孟药有风险，阶梯治疗看效果。免疫疗法针对因，皮下舌下三年整。药物无效再手术，综合治疗病能除。

考点 3 12岁及以上患者过敏性鼻炎的药物治疗 ★★★

疾病分类	轻度症状的治疗	中度或重度症状的治疗
间歇性过敏性鼻炎	一线：口服二代抗组胺、鼻用抗组胺 二线：口服二代抗组胺联合伪麻黄碱、糖皮质激素鼻喷剂 三线：联合使用糖皮质激素鼻喷剂和鼻用抗组胺药	一线：口服二代抗组胺、鼻用抗组胺 二线：糖皮质激素鼻喷剂 三线：联合使用糖皮质激素鼻喷剂和鼻用抗组胺药
持续性过敏性鼻炎	一线：糖皮质激素鼻喷剂 二线：糖皮质激素鼻喷剂联合第二代抗组胺药或鼻用抗组胺药 三线：第二代抗组胺药联合伪麻黄碱、鼻用减充血剂与糖皮质激素联合使用，持续4~6周 四线：在三线治疗中加用鼻用色甘酸钠	一线：糖皮质激素鼻喷剂、鼻用抗组胺药、联合使用糖皮质激素鼻喷剂和鼻用抗组胺药 二线：如果糖皮质激素鼻喷剂无效，可使用鼻用抗组胺药

【记忆口诀】 间歇持续鼻炎辨，轻症抗组重加激。持续轻症激素先，中重联合效果显。二三线疗有增减，四线色甘来补全。

考点 4 过敏性鼻炎治疗药物 ★★★

治疗说明	成人治疗药物示例	有效性	不良反应
联合使用糖皮质激素鼻喷剂和鼻用抗组胺药	氟替卡松和氮䓬斯汀；莫米松和奥洛他定	在改善鼻部症状、眼部症状和生活质量方面，比糖皮质激素鼻喷剂或鼻用抗组胺药和安慰剂的单一疗法更有效一线用药	鼻刺激和鼻出血
醇基糖皮质激素鼻喷剂	丙酸氟替卡松；糠酸氟替卡松；糠酸莫米松	最近的荟萃分析显示，与安慰剂相比，更有效	鼻刺激和鼻出血（醇基药物的风险增加）
水基糖皮质激素鼻喷剂	环索奈德；布地奈德；曲安奈德	水基糖皮质激素鼻喷剂（如曲安奈德）比醇基药物（如氟替卡松）对鼻腔的刺激性更小	短期使用可能会降低生长发育速度，但对长期生长发育速度没有影响；使用最低有效剂量并监测生长发育可能会升高眼内压；青光眼或白内障患者慎用
鼻用抗组胺药	0.1%阿扎司汀；0.6%奥洛他定	季节性过敏性、间歇性和非过敏性鼻炎的一线治疗	苦味（氮䓬斯汀味道更差），鼻刺激和鼻出血
鼻用抗胆碱能药物	0.03%异丙托溴铵；0.06%异丙托溴铵	用于治疗非过敏性鼻炎或常年性鼻炎患者的前鼻滴漏	鼻刺激和鼻出血，青光眼患者慎用
第二代口服抗组胺药	地氯雷他定；左西替利嗪；西替利嗪；氯雷他定；非索非那定	在缓解过敏性鼻炎症状方面比安慰剂更有效；但不如糖皮质激素鼻喷剂有效	可能导致鼻腔或眼部干燥；对于肾功能衰竭患者，可以使用氯雷他定和第一代抗组胺药（如苯海拉明）；对于肝功能衰竭患者，可能需要减少剂量

续表

治疗说明	成人治疗药物示例	有效性	不良反应
第一代口服抗组胺药	苯海拉明	目前没有双盲、安慰剂对照试验来比较第一代和第二代口服抗组胺药的疗效	归因于非特异性胆碱能和 α 肾上腺素能受体结合；可导致镇静、痴呆、眼睛干涩、口干、尿潴留、剂量依赖性心动过速和心律失常风险
鼻用减充血剂	0.05% 羟甲唑啉	短期缓解鼻塞处方量不应超过3天	使用3天后可出现药物性鼻炎；联合使用糖皮质激素鼻喷剂有助于预防药物性鼻炎（4周内）
联合使用第二代抗组胺药和减充血剂	氯雷他定和伪麻黄碱；非索非那定和伪麻黄碱；西替利嗪和伪麻黄碱	比一组分用药更有效	伪麻黄碱可能导致血压升高、心悸、失眠和躁动
白三烯受体拮抗剂	孟鲁司特	孟鲁司特在改善日间鼻部症状、夜间鼻部症状和综合症状评分方面比安慰剂更有效；口服抗组胺药在改善日间鼻部症状和综合症状评分方面、日间眼部症状和生活质量方面优于孟鲁司特；孟鲁司特在改善夜间鼻部症状方面优于口服抗组胺药	上呼吸道感染、发热、头痛、咽炎、喉炎、腹痛、腹泻、中耳炎、流感、鼻滴漏、鼻窦炎和中耳炎黑框警告：神经系统不良反应
鼻用肥大细胞稳定剂	克罗莫林钠	与安慰剂相比，改善季节性变应性鼻炎的症状，但不改善持续性变应性鼻炎的症状；在接触过敏原之前应用，可能最有帮助	不良反应低妊娠用药安全

【记忆口诀】　联药喷鼻症状减，醇水激素特点显。两类抗药要分辨，二代一代口服辨。减充伪麻有风险，孟鲁夜间症状缓。

考点5　过敏性鼻炎用药指导★★★

药物类别	使用要点	不良反应	注意事项
第二代抗组胺药	一线治疗药物，每天1次，疗程不少于2周	口服：罕见心脏毒性，表现为QT间期延长、尖端扭转型室性心动过速等鼻用：主要为苦味，发生率1.4%～16.7%，少见鼻腔烧灼感、鼻出血、头痛、嗜睡	耐受性良好，不透过血-脑屏障，不与胆碱能受体结合
糖皮质激素鼻喷剂	一线治疗药物，具体用法：充分摇匀药瓶，低头，右手喷左侧鼻孔（喷嘴放鼻内对准鼻外壁喷1～2喷且两喷向不同方向），换左手喷右侧鼻孔，喷完轻轻呼吸，切勿用力吸气	短期（2～12周）使用鼻出血发生率4%～8%，使用一年后鼻出血发病率20%～28%；可能略微升高青光眼患者眼压	使用时将药物喷到鼻外侧壁（口服为二线治疗药，症状严重时短期使用）

【记忆口诀】 二代抗组一线用，日服两周次数定。口服小心心脏毒，鼻用苦味偶尔碰。激素喷鼻按步来，外壁喷药别太猛。短期出血有风险，口服慎重剂量控。

考点6 过敏性鼻炎患者教育 ★★

教育类别	教育内容
健康教育	普及过敏知识，包括病因、危险因素、自然进程、危害 告知过敏原检查必要性和检测方法 指导环境控制，避免接触过敏原 介绍药物和免疫治疗相关信息，指导用药
消除过敏原	尘螨过敏：用排气循环式清洁器清洁，避免用纺织品沙发和地毯，盖防螨罩，保持室内湿度50%，室温20℃~25℃ 花粉过敏：收集传播信息，传播期尽量不外出、关门窗，外出戴口罩眼镜，避免穿羊毛外套，回家清理衣物、打扫房间 宠物过敏：不养宠物，若养则放室外、远离卧室，清洁宠物及环境，换地板，改善通风

【记忆口诀】 过敏教育四方面，知识检查环境先。药物免疫细讲解，指导用药记心间。尘螨花粉宠物敏，对应措施各不同。尘螨防护加清洁，花粉躲避少接触，宠物管理要加强，远离过敏乐无穷。

第八节 急性气管-支气管炎

考点1 急性气管-支气管炎病因相关信息 ★

要点	详情
主要病因	病毒感染（95%继发于病毒，常见病原体：呼吸道合胞病毒、甲型和乙型流感病毒、副流感病毒、鼻病毒等）
其他病因	过敏原（如花粉、香水、蒸汽等）、刺激物（吸入烟雾、污染空气、粉尘等）、细菌（分离出病原体常与社区获得性肺炎相同，如肺炎链球菌）
危险因素	吸烟史、污染环境居住、拥挤、哮喘史
发病季节	常见于流感季节

【记忆口诀】 急支病因病毒先，过敏刺激细菌添，吸烟污染哮喘险，流感季节常出现。

考点2 急性气管-支气管炎临床表现 ★

要点	详情
主要症状	咳嗽（持续10~20天，偶尔3~4周或更长，中位18天），伴或不伴痰（白色或淡黄色，偶有脓痰，脓痰≠细菌感染）
其他症状	上呼吸道感染前驱症状（流鼻涕、咽喉痛、发热和全身不适、低热，一般无高热，高热需进一步诊查）
肺部听诊	可闻及喘鸣音；闻及湿啰音、干啰音及哮鸣音，怀疑肺炎；咳嗽超3周，考虑其他急性咳嗽原因

【记忆口诀】　急支咳嗽咳痰伴，十到二十天常见，低热流涕喉咙干，肺部听诊细分辨。

考点 3　急性气管–支气管炎药物治疗 ★★★

要点	详情
抗菌药物使用原则	急性单纯性支气管炎不常规用，除非肺炎；病原体为流感或百日咳时，用对应药物；诊断不确定时，降钙素原检测辅助决定用药
流感治疗药物	神经氨酸酶抑制剂（奥司他韦、扎那米韦等）或玛巴洛沙韦
百日咳治疗药物	大环内酯类药物或复方磺胺甲噁唑，患者隔离5天
禁用药物	可待因（成瘾性）
常用药物	镇咳药（右美沙芬片、喷托维林片、苯丙哌林片等）、祛痰药（溴己新片、氨溴索片、桉柠蒎肠溶软胶囊、N–乙酰半胱氨酸片、羧甲司坦片等）、解痉和抗过敏药（沙丁胺醇气雾剂、马来酸氯苯那敏片等）、复方制剂（氯化铵甘草合剂口服液、美敏伪麻溶液、愈美片、复方甲氧那明胶囊）

【记忆口诀】　抗菌用药看情况，流感百咳药来帮，可待因药不能尝，多种药物齐上场。

第九节　社区获得性肺炎

考点 1　社区获得性肺炎基础信息 ★

要点	详情
定义	在医院外罹患的感染性肺实质（含肺泡壁，即广义上的肺间质）炎症，包括具有明确潜伏期的病原体感染在入院后于潜伏期内发病的肺炎
患病风险增加因素	高龄、慢性肺疾病、慢性心脏病、心血管疾病、糖尿病、营养不良、病毒性呼吸道感染、免疫功能低下、生活方式因素（如吸烟和过量饮酒）
发病机制	病原体穿过呼吸系统防御机制（黏液捕获、黏膜纤毛清除、咳嗽和吞咽）进入肺泡，繁殖导致局部组织损伤，损伤细胞产生因子引发局部和全身炎症反应，部分患者炎症反应失调可致组织损伤和器官功能障碍

【记忆口诀】　社区肺炎院外染，多种因素风险添，防御突破炎症显，器官受损留心间。

考点 2　社区获得性肺炎临床表现及诊断 ★★★★

要点	详情
临床诊断标准	（1）社区发病 （2）肺炎相关临床表现：①新近咳嗽、咳痰或呼吸道症状加重，伴或不伴脓痰、胸痛等；②发热；③肺实变体征和（或）闻及湿性啰音；④外周血白细胞计数 $> 10 \times 10^9/L$ 或 $< 4 \times 10^9/L$，伴或不伴中性粒细胞核左移 （3）胸部影像学检查显示新出现的斑片状浸润影、叶或段实变影、磨玻璃影或间质性改变，伴或不伴胸腔积液 符合（1）与（3）及（2）中任何1项，并除外肺结核、肺部肿瘤、非感染性肺间质性疾病、肺水肿、肺不张、肺栓塞、肺嗜酸性粒细胞浸润症及肺血管炎等后，可建立临床诊断

【记忆口诀】 社区发病症状添，影像异常来判断，排除其他病症患，肺炎诊断才周全。

考点 3 社区获得性肺炎药物治疗—诊治思路与病情评估 ★★★

要点	详情
诊治思路（六步）	判断CAP诊断是否成立，与特殊感染及非感染病因鉴别 评估病情严重程度，选择适当的治疗场所 推测病原体及耐药风险 合理安排病原学检查，及时启动经验性抗感染治疗 动态评估经验性抗感染治疗效果，失败时查找原因并调整方案 治疗后随访并健康宣教
病情严重程度评估	常用评分系统为CURB-65（C：意识障碍，U：血尿素氮，R：呼吸频率，B：血压，65：年龄）和肺炎严重指数（PSI） CURB-65评分（意识障碍、血尿素氮＞7mmol/L、呼吸频率≥30次/分、收缩压＜90mmHg或舒张压≤60mmHg、年龄≥65岁，共5项指标，满足1项得1分。0～1分（低危）门诊治疗，2分（中危）建议住院或随访下院外治疗，3～5分（高危）住院治疗。简洁、敏感性高、易操作） 建议优先用PSI判断是否住院，基层无相关条件可选CURB-65

【记忆口诀】 诊治思路六步走，评估病情很重要，两种评分来参考，住院门诊分得好。

考点 4 社区获得性肺炎药物治疗—病原体及耐药情况 ★★★

要点	详情
常见病原体	细菌和病毒
耐药特点	我国CAP患者中肺炎链球菌对大环内酯类药物耐药率高（我国儿童、成人非脑膜炎肺炎链球菌对红霉素耐药率超90%，我国肺炎链球菌对口服青霉素的耐药率达24.5%～36.5%）；肺炎支原体对大环内酯类药物耐药率高（我国成人患者分离出的肺炎支原体对红霉素耐药率58.9%～71.7%），但对多西环素、米诺环素、喹诺酮类抗菌药物敏感

【记忆口诀】 肺炎病原细菌毒，耐药情况要记住，链球大环耐药苦，支原也把大环拒，其他药物仍有谱。

考点 5 社区获得性肺炎药物治疗—病原学检查与抗感染治疗 ★★★★★

要点	详情
病原学检查	门诊患者一般不建议针对细菌检测，考虑病毒检测（如SARS-CoV-2、流感病毒）；住院患者明确病因重要，有助于选药、管理及发现特定病原体

续表

要点	详情
经验性抗感染治疗	用药时机：首剂抗感染药应在诊断CAP后尽早使用，但需以正确诊断为前提，不能忽视鉴别诊断
	门诊轻症CAP患者：根据临床特征鉴别细菌性肺炎、支原体/衣原体肺炎和病毒性肺炎，门诊轻症支原体/衣原体和病毒性肺炎多呈自限性。尽量使用生物利用度好的口服抗感染药物治疗，建议口服阿莫西林或阿莫西林-克拉维酸治疗。青年无基础疾病患者或考虑支原体、衣原体感染患者可口服多西环素或米诺环素。由于大环内酯类药物可致心血管不良事件（尤其是QT间期延长或既往心律失常的患者），同时我国肺炎链球菌及肺炎支原体对大环内酯类药物耐药率高，不建议单用大环内酯类药物
	有合并症或最近3个月有抗菌药物用药史的患者：呼吸喹诺酮类可用于首选方案药物耐药率较高地区或药物过敏或不耐受患者的替代治疗备选方案。年龄≥65岁、存在基础疾病（慢性心脏、肺、肝、肾疾病，糖尿病，免疫抑制）、酗酒史、3个月内接受β-内酰胺类药物治疗是耐药肺炎链球菌感染的危险因素，此类患者不宜单用多西环素/米诺环素或者大环内酯类药物
	需要住院，但不必入住ICU的CAP患者：推荐单用β-内酰胺类或联合多西环素/米诺环素、大环内酯类或单用呼吸喹诺酮类
	需要入住ICU的无基础疾病青壮年罹患重症CAP的患者：推荐β-内酰胺类/酶抑制剂复合物、第三代头孢菌素、厄他培南联合大环内酯类或单用呼吸喹诺酮类静脉治疗；而老年人或有基础疾病患者推荐联合用药
	住院的疑似吸入性肺炎患者：不推荐常规抗厌氧菌治疗，除非怀疑有肺脓肿或脓胸
	年龄≥65岁或有基础疾病（如充血性心力衰竭、心脑血管疾病、慢性呼吸系统疾病、肾功能衰竭、糖尿病等）的住院CAP患者：要考虑肠杆菌科细菌感染的可能。此类患者应进一步评估产ESBL细菌感染风险（反复使用抗菌药物、留置导管、存在结石或梗阻、既往曾有产ESBL细菌感染史、反复住院、曾入住ICU、老年人、免疫功能低下、呼吸机辅助通气等）
	在流感流行季节，对怀疑流感病毒感染的CAP患者：推荐常规进行流感病毒抗原或核酸检查，并应积极应用神经氨酸酶抑制剂抗病毒治疗，不必等待流感病原检查结果，即使发病时间超过48小时也推荐应用。流感流行季节需注意流感继发细菌感染的可能，其中肺炎链球菌、金黄色葡萄球菌及流感嗜血杆菌较为常见
	停药时机：抗感染治疗一般可于热退2~3天且主要呼吸道症状明显改善后停药，但疗程应视病情严重程度、缓解速度、并发症以及不同病原体而异，不必以肺部是否出现阴影吸收程度作为停用抗菌药物的指征。通常轻至中度CAP患者疗程5~7天，重症以及伴有肺外并发症患者可适当延长抗感染疗程。非典型病原体治疗反应较慢者疗程延长至10~14天。金黄色葡萄球菌、铜绿假单胞菌、克雷伯菌属或厌氧菌等容易导致肺组织坏死，抗菌药物疗程可延长至14~21天。降钙素原动态监测有助于指导抗菌药物停药
目标性抗感染治疗	获得病原学结果后，参考药敏试验进行，病情改善后可将静脉用药转为口服

【记忆口诀】 病原检查分门诊，住院明确更要紧。经验治疗多考量，不同情况药选准。目标治疗看药敏，病情好转口服跟。

考点6 成人社区获得性肺炎初始经验性抗感染治疗方案★★★★★

疾病严重程度	治疗场所	首选方案
低危（CURB-65=0~1）无合并症，最近3个月无抗菌药物用药史	门诊	阿莫西林 500mg~1g po q8h 头孢克洛 500mg po q8h 或口服其他第二代头孢菌素 推测为非典型病原体： 多西环素 100mg po q12h 米诺环素 100mg po q12h
低危（CURB-65=0~1）有合并症或最近3个月有抗菌药物用药史	门诊	阿莫西林 500mg~1g po q8h 阿莫西林-克拉维酸钾 1~2g po q12h 氨苄西林-舒巴坦 375~750mg po q12h 头孢克洛 500mg po q8h 或口服其他第二代头孢菌素 + 阿奇霉素 500mg po qd 克拉霉素 500mg po q12h 多西环素 100mg po q12h 米诺环素 100mg po q12h
低危（CURB-65=0~1）因疾病严重程度以外的原因住院（例如：独立生活的无人照护者、难以随访或其他需要住院的临床情况）	住院，非ICU	阿莫西林 500mg~1g po q8h 阿莫西林-克拉维酸钾 1~2g po q12h 氨苄西林-舒巴坦 375~750mg po q12h 头孢克洛 500mg po q8h 或口服其他第二代头孢菌素 青霉素 G 1~2MU IV q6h~q4h 氨苄西林 1~2g IV q6h 阿莫西林-克拉维酸钾 1.2g IV q8h 氨苄西林-舒巴坦 1.5~3g IV q6h 头孢呋辛 1.5g IV q8h 或其他静脉注射的第二代头孢菌素 ± 阿奇霉素 500mg po qd 克拉霉素 500mg po q12h 多西环素 100mg po q12h 米诺环素 100mg po q12h
中危（CURB-65=2）	住院，非ICU	阿莫西林-克拉维酸钾 1.2g IV q8h 氨苄西林-舒巴坦 1.5~3g IV q6h 头孢呋辛 1.5g IV q8h 或其他静脉注射的第二代头孢菌素 头孢曲松 2g IV qd 头孢噻肟 1~2g IV q8h 厄他培南 1g IV qd + 阿奇霉素 500mg IV/po qd 克拉霉素 500mg IV/po q12h 多西环素 100mg IV/po q12h 米诺环素 100mg po q12h

续表

疾病严重程度	治疗场所	首选方案
高危（CURB-65=3~5）	ICU	β–内酰胺类为基础的联合方案： 阿莫西林–克拉维酸钾 1.2g IV q8h 氨苄西林–舒巴坦 1.5~3g IV q6h 头孢呋辛 1.5g IV q8h 或其他静脉注射的第二代头孢菌素 头孢曲松 2g IV qd 头孢噻肟 1~2g IV q8h 厄他培南 1g IV qd + 阿奇霉素 500mg IV qd （或者联合以下一种氟喹诺酮类药物： 莫西沙星 400mg IV qd 左氧氟沙星 500~750mg IV qd）
特殊情况（铜绿假单胞菌感染风险）	—	哌拉西林–他唑巴坦 4.5g IV q8~6h 替卡西林–克拉维酸钾 3.2g IV q6h 头孢哌酮–舒巴坦 3g（2∶1规格）IV q8h 头孢他啶 2g IV q8h 头孢吡肟 2g IV q8h 亚胺培南 500mg IV q6h 或 1g IV q8h 美罗培南 1g IV q8h + 阿奇霉素 500mg IV/po qd 克拉霉素 500mg IV/po q12h 多西环素 100mg IV/po q12h 米诺环素 100mg po q12h 左氧氟沙星 500~750mg IV qd 莫西沙星 400mg IV qd
特殊情况［耐甲氧西林金黄色葡萄球菌（MRSA）感染风险］	—	联用以下药物之一： 万古霉素 15~20mg/kg IV q8~12h 替考拉宁 6~12mg/kg IV q12h 3~5次后，6~12mg/kg IV qd 利奈唑胺 600mg po/IV q12h

【记忆口诀】 低危门诊选阿莫，中危住院加酶药。高危重症联合搞，特殊感染各有招，疗程天数心中牢。

考点 7 成人社区获得性肺炎常见病原体目标治疗 ★★★★★

病原体	首选方案
肺炎链球菌 青霉素 MIC＜2mg/L	青霉素 G 2~3MU IV q4h 阿莫西林 1g po q8h 阿莫西林–克拉维酸钾 1.2g IV/po q12h 氨苄西林 2g IV q6h 氨苄西林–舒巴坦 1.5~3g IV q6h
肺炎链球菌 青霉素 MIC≥2mg/L	根据药敏结果选择治疗方案，包括头孢噻肟、头孢曲松、氟喹诺酮类药物（左氧氟沙星或莫西沙星）、万古霉素、利奈唑胺、高剂量阿莫西林（3g/d 青霉素 MIC≤4mg/L）

续表

病原体	首选方案
金黄色葡萄球菌甲氧西林敏感	苯唑西林 2g IV q4 ~ 6h 氯唑西林 2g IV q4h 头孢唑林 2g IV q8h
金黄色葡萄球菌甲氧西林耐药	万古霉素 15 ~ 20mg/kg IV q8 ~ 12h 替考拉宁 6 ~ 12mg/kg IV q12h 3 ~ 5 次后，6 ~ 12mg/kg IV qd 利奈唑胺 600mg po/IV q12h
肺炎支原体	多西环素 首剂 200mg 后，100mg po/IV q12h 7 ~ 14d 米诺环素 首剂 200mg 后，100mg po q12h 7 ~ 14d
肺炎衣原体	阿奇霉素 500mg po qd × 1d，250mg po qd × 4d 或者阿奇霉素 500mg po qd × 3d
嗜肺军团菌	左氧氟沙星 500 ~ 750mg IV/po qd 莫西沙星 400mg IV/po qd 阿奇霉素 500mg IV qd 克拉霉素 500mg po q12h
流感嗜血杆菌不产 β-内酰胺酶	阿莫西林 1g po q8h
流感嗜血杆菌产 β-内酰胺酶	阿莫西林-克拉维酸钾 1.2g IV/po q12h 头孢呋辛 1.5g IV q8h 或静脉注射其他第二代头孢菌素 头孢曲松 2g IV qd 或静脉注射其他第三代头孢菌素
肠杆菌科细菌不产酶	头孢唑林 2g IV q8h 头孢呋辛 1.5g IV q8h 或静脉注射其他第二代头孢菌素 头孢曲松 2g IV qd 或静脉注射其他第三代头孢菌素
肠杆菌科细菌产 ESBL	亚胺培南 500mg IV q6h 或 1g IV q8h 美罗培南 1g IV q8h 厄他培南 1g IV qd 哌拉西林-他唑巴坦 4.5g IV q6 ~ 8h 头孢哌酮-舒巴坦 2 ~ 4g IV q8 ~ 12h
肠杆菌科细菌高产 AmpC 酶	亚胺培南 500mg IV q6h 或 1g IV q8h 美罗培南 1g IV q8h 厄他培南 1g IV qd
铜绿假单胞菌（抗假单胞菌 β-内酰胺类）	头孢他啶 2g IV q8h 头孢吡肟 2g IV q8h 头孢哌酮-舒巴坦 2 ~ 4g IV q8 ~ 12h 哌拉西林-他唑巴坦 4.5g IV q8h 亚胺培南 500mg IV q6h 或 1g IV q8h 美罗培南 1g IV q8h ± 环丙沙星 400mg IV q8 ~ 12h 左氧氟沙星 500 ~ 750mg IV qd 阿米卡星 15 ~ 20mg/kg IV qd

【记忆口诀】 肺链青阿首选佳，耐药参考药敏查。金葡敏选苯氯头，耐甲氧万古来纠。支原衣原阿奇妙，军团沙星阿奇挑。嗜血杆菌看产酶，肠杆分酶药别抛。铜绿选药种类多，

β 内酰胺搭配妥。

考点 8 用药指导与患者教育 ★★

预防措施	具体内容
生活习惯	戒烟、避免酗酒、保证充足营养、保持口腔健康
卫生习惯	保持良好手卫生习惯、咳嗽、打喷嚏等呼吸道症状时戴口罩或用纸巾、肘部衣物遮挡口鼻
疫苗接种–肺炎链球菌疫苗	23价肺炎链球菌多糖疫苗（PPV23）：已上市，建议接种人群包括年龄≥65岁；年龄＜65岁但伴慢性肺部疾病、心血管疾病、糖尿病等；长期居住养老院等医疗机构；吸烟者。建议肌肉或皮下注射1剂，免疫正常者通常不复种，＜65岁伴慢性肾衰等特定疾病者可复种，两剂间隔至少5年，首次接种≥65岁者无需复种 13价肺炎链球菌结合疫苗（PCV13）：未上市，未接种肺炎球菌疫苗且≥65岁成人，接种1剂PCV13，6～12个月后接种1剂PPV23；之前接种过PPV23且≥65岁成人，距最近1剂PPV23接种≥1年后接种1剂PCV13；65岁前接种过PPV23的成人，65岁后（距上次接种至少1年后）接种PCV13，至少6～12个月后可重复接种PPV23，但2剂PPV23间隔＞5年
疫苗接种–流感疫苗	预防流感发生或减轻症状，对流感病毒及继发细菌性肺炎有预防作用，适用人群较肺炎链球菌疫苗更广泛。建议每年流感季接种1剂，与肺炎球菌疫苗联合应用可降低老年患者病死率

【记忆口诀】 戒烟酒养口腔，手卫生遮口鼻。疫苗接种要分清，PPV23已上市，特定人群按规打，正常不复种，特殊间隔5年佳。PCV13未上市，65岁前后接种别混淆。流感疫苗年年打，联合肺炎效果好。

第三单元 消化系统问题

第十节 口腔溃疡

考点 1 复发性阿弗他口炎（RAS）概述 ★

项目	详情
定义	病因不明，累及口腔黏膜，反复出现一个至多个散在疼痛性溃疡，7～14日内愈合
常见病因	免疫失调、遗传易感性、微量营养素缺乏、药物诱发、局部创伤等多种因素
临床分型	轻型：常见，溃疡浅小，5～10日愈合无瘢痕 重型：少见，溃疡大深，愈合可能留瘢痕，HIV感染者常见 疱疹样：罕见，小溃疡多发，7～10日愈合 严重：持续有溃疡，伴慢性疼痛、营养问题

【记忆口诀】 RAS病因多因素，免疫遗传营养药。临床四型各不同，轻小重深疱小多，严重持续常发伴营养。

考点 2 复发性阿弗他口炎临床表现 ★

项目	详情
好发人群	青少年和年轻成人

续表

项目	详情
首次发病时间	青春期和成年早期
溃疡特点	散在圆形至椭圆形，边缘红，中央有淡黄色渗出物
好发部位	非角质化口腔黏膜，如颊、唇黏膜等
病程	1~2日成溃疡，3~4日扩大，多数10~14日消退，重型4~8周愈合
发作频率	差异大，部分偶发，部分频发，重度几乎持续发作
症状影响	疼痛剧烈影响饮食说话，少数有全身症状，多数随年龄缓解

【记忆口诀】 青少成人易发病，溃疡散在黄红边。非角黏膜常出现，病程各异痛扰人，年龄增长症状减。

考点 3 复发性阿弗他口炎治疗与就医建议 ★★★

分类	具体内容
治疗原则	RAS不一定需治疗，若治旨在缓解疼痛、加快溃疡愈合、减少发作频率、增加无病变期，多基于低质量证据与临床经验
一般措施	口腔卫生：用软毛牙刷、含蜡牙线、软头牙龈刺激器轻柔除菌斑，用无酒精漱口水，定期专业洁牙 避免加重因素：减少口腔创伤因素，如修复物、牙套；避免咬颊等习惯及加重病情食物
局部用药	止痛药物：利多卡因凝胶、喷剂，苯佐卡因凝胶，缓解疼痛 消毒防腐药物：氯己定、西吡氯铵、聚维酮碘、复方硼砂含漱液，减少微生物 糖皮质激素：曲安奈德口腔糊剂，地塞米松软膏、喷雾剂、含漱液等，抗炎促愈合 促进愈合药物：重组人表皮生长因子凝胶、外用溶液，重组牛碱性成纤维细胞生长因子凝胶、外用溶液，加速愈合 其他：氨来呫诺口腔粘贴片，辅助治疗
全身用药	糖皮质激素：泼尼松、地塞米松、泼尼松龙 免疫抑制药：硫唑嘌呤、环磷酰胺、甲氨蝶呤、环孢素 免疫增强药：转移因子、胸腺素、丙种球蛋白 生物制剂：干扰素 α2a、人粒细胞-巨噬细胞集落刺激因子、前列腺素 E$_2$、肿瘤坏死因子拮抗剂（阿达木单抗、依那西普、英夫利西单抗） 其他：沙利度胺、秋水仙碱、孟鲁司特、己酮可可碱
中医中药	冰硼咽喉散、西瓜霜粉、珠黄吹喉散，取少量吹敷于患处，传统治疗口腔溃疡
治疗方案	轻度RAS：溃疡复发少、疼痛可忍无需药物；否则以局部药物治疗为主 中度RAS：前驱期（刺痛、肿胀）及时用糖皮质激素；优先局部治疗，用糖皮质激素、止痛及抗炎制剂，重型可局部黏膜下注射；顽固病例全身短期用糖皮质激素，泼尼松片一般不超50mg/d，晨服5日 重度RAS：局部治疗同中度RAS；全身治疗选糖皮质激素、硫唑嘌呤或其他免疫抑制药、沙利度胺等；免疫功能低下者选免疫增强药，如胸腺素、转移因子等
就医建议	超过3周未痊愈；伴有腹泻；伴有其他部位黏膜溃疡（如外阴炎或虹膜炎）；伴有不明原因的体重下降；怀疑药物引起的口腔溃疡；怀疑口腔癌症——出现以上情况应就医

【记忆口诀】 RAS治疗有章法，轻病局部或不药，中重局部加全身，各类药物要记好，

异常指征快就医。

考点 4 复发性阿弗他口炎用药指导与患者教育 ★★★★

项目	详情
祛除诱发因素	含有激素类的吸入剂长期使用后没有及时漱口，造成口腔溃疡或导致溃疡反复发作；应告知患者养成吸入后即漱口的习惯，避免残留药物对口腔黏膜的损伤
药物致溃疡	某些药物如阿司匹林和其他非甾体抗炎药、细胞毒性药物、尼可地尔、β 受体拮抗剂、柳氮磺吡啶可引起口腔溃疡
药物不良反应	长期使用氯己定含漱液可使牙齿着色、舌苔变黑、味觉失调，建议刷牙后含漱可减轻牙齿着色，停药后牙齿着色会逐渐消退 甲硝唑含漱液用后可有食欲不振、口腔异味、恶心等不良反应 糖皮质激素局部长期频繁使用可引起局部组织萎缩，使由皮肤、黏膜等部位侵入的病原菌难以得到控制，引起继发性真菌感染等。另对口腔内有真菌感染者禁用 使用中药散剂，注意喷药时不要吸气，以防药粉进入呼吸道引起呛咳

【记忆口诀】 激素吸入后漱口，多药可致溃疡生。氯己牙变色，甲硝唑忌酒，激素防感染，中药防呛咳。

第十一节　消化不良

考点 1 消化不良概述 ★

项目	详情
定义	位于中上腹的一个或一组临床症状，主要包括餐后饱胀、早饱、中上腹痛和（或）中上腹烧灼感，也可表现为胀气、嗳气、恶心和呕吐
分类	器质性消化不良（OD）、功能性消化不良（FD），病程≥6个月且不能用器质性、系统性或代谢性疾病解释的消化不良为FD
病因	多种因素参与FD发病，肠-脑互动异常是主要机制，饮食和感染是重要诱发因素。需除外多种疾病及药物导致的继发性消化不良

【记忆口诀】 消化不良症状多，中上腹部来发作。FD机制肠脑乱，诱因饮食和感染，继发因素要排完。

考点 2 消化不良临床表现与诊断 ★★

项目	详情
临床表现	无特异性表现，FD分为上腹痛综合征（EPS，与进餐相关的上腹疼痛、烧灼感为主）和餐后不适综合征（PDS，正常进食量餐后上腹饱胀、早饱等），症状与排便无关，常与其他功能性胃肠疾病症状重叠
诊断要点	诊断FD需除外器质性、系统性或代谢性疾病所致消化不良；对经验性治疗无效者可行幽门螺杆菌检测；胃肠功能检测有助于了解发病机制和鉴别诊断

【记忆口诀】 消化不良表现杂，EPS疼PDS胀。诊断先把继发排，幽门检测经验差，

胃肠检测来帮忙。

考点 3 消化不良治疗与就医建议 ★★★

分类	具体内容
治疗原则	对症处理，找发病因素，干预可逆因素；中老年人警惕器质性疾病，尽早治原发病；老年人调整生活方式，如少食多餐，控制液体摄入，低脂饮食，鼓励活动等
根据FD分型用药	上腹痛综合征：抑酸药首选，依症状时间给药，H_2RA、标准或小剂量PPI可改善症状，长期大剂量PPI有不良反应，抗酸剂提前或临时用，胆汁反流用铝碳酸镁，近期发病可考虑根除幽门螺杆菌 餐后不适综合征：促胃肠动力药是首选治疗，伴恶心呕吐选西尼必利、伊托必利、莫沙必利、多潘立酮、曲美布汀等，通过不同机制促进消化道动力
其他治疗药物与方法	消化酶制剂：多酶片、胰酶肠溶胶囊、复方消化酶胶囊、复方阿嗪米特肠溶片（每片含阿嗪米特、胰酶、纤维素酶、二甲硅油）和米曲菌胰酶片等 小剂量神经调节剂：为难治性FD或合并焦虑、抑郁FD患者的治疗选择，建议根据患者的症状亚型和心理障碍表现特异性选择神经调节剂。如三环类抗抑郁药阿米替林对FD（特别是EPS）患者的疗效优于选择性5-羟色胺再摄取抑制药。艾司西酞普兰和安慰剂对难治性FD或合并焦虑、抑郁的FD患者有效。去甲肾上腺素和特异性5-羟色胺能抗抑郁类药物米氮平能显著改善伴体重减轻FD患者的早饱症状，增加患者体重，改善患者生活质量，缓解胃肠道特异性焦虑或抑郁，并增加患者胃营养负荷耐受量。5-羟色胺1A受体激动剂丁螺环酮对难治性FD患者的早饱症状有效，并能缩短胃半排空时间 心理治疗：辅助治疗，减轻症状改善生活质量 中成药：气滞胃痛颗粒、香砂六君子颗粒可显著改善PDS患者餐后饱胀、早饱症状严重程度和发作频次，提高患者生活质量；荜铃胃痛颗粒可显著减轻EPS患者上腹痛程度，降低上腹痛发作频率及铝碳酸镁片使用率
常用药物	增进食欲用药：维生素 B_1、B_6；干酵母片 促动力药：多潘立酮，餐前30分钟；莫沙必利，餐前30分钟 消化酶制剂：胆汁分泌不足用复方阿嗪米特肠溶片；萎缩性胃炎或蛋白质进食过多者用乳酶生、胃蛋白酶；胰腺分泌功能不足或由于肠胃、肝胆疾病引起的消化酶不足者用胰酶肠溶胶囊、胰酶片、多酶片（每片含淀粉酶、胃蛋白酶、胰酶） 消胀气药：西甲硅油制剂 抑酸药：H_2受体拮抗剂（H_2RA）抑制夜间胃酸，餐后与睡前用；质子泵抑制剂（PPI）抑制白天胃酸，早餐前用 抗抑郁药：难治性FD或合并焦虑抑郁者用，如阿米替林等，小剂量丁螺环酮改善餐后症状。亦可选择西酞普兰、氟西汀、氟哌噻吨美利曲辛、帕罗西汀等
就医建议	中年以上未做相关辅助检查需除外器质性疾病；伴有焦虑、抑郁、消瘦等症状；经非处方药治疗未见好转

【记忆口诀】 消化不良看分型，对应用药要分清，生活调整也重要，异常情况快就医。

考点 4 消化不良用药指导与患者教育 ★★★

项目	详情
治疗目的	消化不良的治疗目的在于迅速缓解症状，提高患者的生活质量，祛除诱因，恢复正常生理功能，预防复发。帮助患者认识、理解病情，指导其改善生活方式、调整饮食结构和习惯、祛除可能与症状发生有关的发病因素

续表

项目	详情
药物注意事项	复方消化酶胶囊和微生态制剂性质不稳定，故应依据要求正确存放，另外不宜用热水送服。抗菌药可抑制或杀灭助消化药中活菌制剂的活性而使其效价降低，吸附剂可吸附助消化药而减弱其疗效；如必须合用者应间隔2～3小时
	干酵母和乳酶生的不良反应较少，但不可过量服用，过量用药可发生腹泻；胰酶所致的不良反应偶见腹泻、便秘、恶心和皮疹等，而且胰酶在酸性条件下容易被破坏，故须选用其肠溶衣片，口服时不可嚼碎，应整片在进餐中吞服
	多潘立酮在胃肠道出血、机械性肠梗阻、胃肠穿孔、分泌催乳素的垂体肿瘤患者禁用。只有当FD患者出现恶心和呕吐时，才建议使用多潘立酮进行治疗。另外，因其可引起QT间期延长，导致心律失常，因此不宜与红霉素等可能延长QT间期的CYP3A4酶抑制剂（如氟康唑、伏立康唑、克拉霉素、胺碘酮、泰利霉素等）联用
	抗抑郁药对于伴随抑郁、焦虑症状明显者可选用，该类药物宜从小剂量开始，然后给予维持剂量

【记忆口诀】　治疗目的要记清，药物存放有规定。消化酶怕热与菌，干乳不过量，胰酶整吞。多潘禁忌要牢记，抗郁从小剂量起。

第十二节　胆石症与胆囊炎

考点1 胆石症与胆囊炎概述 ★

项目	详情
胆石症定义	胆囊、肝内胆管或胆总管等部位发生结石的疾病
胆囊炎定义	胆囊壁因化学刺激和细菌感染引起的炎症性疾病，多由胆囊内结石堵塞或嵌顿所致，分急性、亚急性与慢性，急性胆囊炎是胆石症常见并发症
病因及发病机制	胆囊结石形成与多种因素有关，如高脂饮食、肥胖等。慢性胆囊炎可由急性或亚急性反复发作，或胆囊结石导致，慢性非结石性胆囊炎与胆囊动力学异常等有关

【记忆口诀】　胆石结石部位多，胆囊炎由刺激惹。结石成因较复杂，慢性炎症各有因，结石梗阻是主因。

考点2 胆石症与胆囊炎临床表现与诊断 ★

项目	详情
临床表现	胆石症及慢性胆囊炎可无症状或有餐后上腹不适，多数以胆绞痛就诊，疼痛放射至右肩背部，饱餐或进食油腻食物后加重。结石阻塞胆管继发胆管炎可出现Charcot三联征，胆囊穿孔有急性腹膜炎体征
诊断方法	胆石症临床症状差异大，多无症状，体检可发现异常，Murphy征可阳性。急性胆囊炎依据症状、体征及检查诊断，腹部超声为主要检查手段，必要时行胆道闪烁显像及相关血液检查

【记忆口诀】　胆石胆炎症状异，绞痛常见放射痛。诊断依靠征与查，超声显像很重要，血液检查来辅助。

考点 3 胆石症与胆囊炎治疗与用药 ★★★★

分类	具体内容
治疗选择	不治疗：无症状患者可暂不治疗，有症状后再考虑 手术切除胆囊和结石：常规手术，有麻醉风险，对消化功能影响不大，术后部分患者有轻度症状，后渐好转 保胆排石：服药溶石，偶尔仪器碎石清石，仅对某些结石有效，治疗时间长且易复发
一般治疗	无症状胆石症：等待观察，定期B超监测，因胆石症罹患胆囊癌风险增加 近1年有胆绞痛发作或胆石直径超2cm：建议外科治疗 胆石症排石出现胆绞痛合并胆系感染：应急诊就医。胆绞痛急性发作时，治疗重点是控制疼痛、解痉，通常可以采用NSAIDs如布洛芬、酮咯酸氨丁三醇、双氯芬酸、替诺昔康、氟比洛芬及酮洛芬。仅对禁用NSAIDs或NSAIDs镇痛效果不佳的患者使用阿片类药物，如吗啡、氢吗啡酮和哌替啶。哌替啶是胆绞痛或胆石性胰腺炎患者首选的麻醉剂，因为其对oddi括约肌运动的影响小于吗啡，但是所有阿片类药物都会导致Oddi括约肌压力升高而使症状恶化。约70%的胆总管结石可以自行排入十二指肠。若患者有典型胆绞痛、影像学发现胆石且适合手术，推荐行择期胆囊切除术，以预防胆绞痛再次发作和胆石病并发症。若患者胆痛在急诊科消退，则应行择期胆囊切除术，因为急诊胆囊切除术有较高的并发症风险 胆石症合并急性胆囊炎：应卧床休息、禁食，必要时做胃肠减压，解除梗阻，降低胆囊张力；并应用抗菌药物进行治疗 胆石症合并慢性胆囊炎：对由于胆石长期与胆囊黏膜摩擦而导致黏膜反复破损与修复的慢性炎症过程而合并的慢性胆囊炎患者，因该类患者普遍存在炎性刺激、胆囊壁慢性纤维化等病理改变，易导致患者出现消化不良症状。可应用复方阿嗪米特或其他胰酶制剂等有助于改善胆源性消化不良症状的药物，可提高消化道内胰酶浓度，增强消化功能，改善腹胀症状及营养水平
药物治疗	匹维溴铵：该药为一种对胃肠道平滑肌有高度选择性解痉作用的钙通道阻滞剂，阻断Ca^{2+}进入肠壁平滑肌细胞而达到解痉作用，并增加肠道蠕动能力和胆道口括约肌松弛性，但不影响食管下括约肌的压力，也不引起十二指肠反流。与心血管平滑肌细胞的亲和力很低，不会引起血压变化。进餐时需整片吞服，不可咀嚼或掰嚼，不宜卧位或睡前服用 熊去氧胆酸：能抑制肝脏胆固醇的合成，显著降低胆汁中胆固醇及胆固醇酯的含量和胆固醇的饱和指数，从而有利于结石中胆固醇逐渐溶解。此外，还可促进液态胆固醇晶体复合物形成，后者可加速胆固醇从胆囊向肠道排泄清除。增加胆汁酸的分泌，导致胆汁酸成分的变化，使其在胆汁中含量增加，有利胆作用。适用于不宜手术治疗、胆囊有收缩功能、直径较小的胆固醇结石患者
	消炎利胆片：具有清热、祛湿、利胆的药理效应，适用于急性胆囊炎恢复期 抗感染治疗：胆道感染（如急性胆囊炎、急性胆管炎）常由肠杆菌科（如大肠埃希菌、肺炎克雷伯菌、肠杆菌属等）引起，另外也可见非发酵菌（不动杆菌、铜绿假单胞菌）、拟杆菌属、肠球菌等。所以在选用抗菌药物时可首选第三代头孢菌素（如头孢他啶、头孢曲松）与甲硝唑联用，也可选用头孢哌酮/舒巴坦、哌拉西林/他唑巴坦。对于严重感染而危及生命的患者也可选用亚胺培南/西司他丁钠、美罗培南等。在应用抗菌药物的同时，对于重症感染并有胆道梗阻者，需进行充分的引流（手术或置管）；重症感染时所选用抗感染药物的抗菌谱需覆盖厌氧菌

【记忆口诀】 胆石胆囊炎治疗，无症状可先观察，有症手术或药治，各类药物记心间。

考点4 胆石症与胆囊炎用药注意及患者教育★★★

项目	详情
用药注意事项	熊去氧胆酸禁用于胆道完全梗阻和严重肝功能减退患者。考来烯胺、氢氧化铝、蒙脱石等药物可在肠中与熊去氧胆酸结合，阻碍其吸收，因此合用时需间隔至少2小时。熊去氧胆酸可使环孢素的吸收增加，所以合用时应根据血药浓度及时调整环孢素的用量
患者教育	低胆固醇饮食，增加膳食纤维摄入，控制体重，避免快速减重和不吃早餐；避免随意用抗菌药物

【记忆口诀】　熊去氧胆有禁忌，药物合用要注意。饮食体重需管理，抗菌别乱用，定期查B超。

第十三节　便　秘

考点1 便秘概述★

项目	详情
定义	排便困难和（或）排便次数减少、粪便干硬。排便困难包括多种不适，排便次数减少指每周排便＜3次。病程超6个月为慢性便秘
患病率	成人4%～10%，老年人群显著增加，70岁以上达23%，80岁以上达38%，女性高于男性
不良预后	可引发痔疮、肛裂等肛肠疾病，还可能诱发脑卒中、急性冠脉事件等，严重时导致粪嵌塞、肠梗阻等急危重症
病因分类	按病因分为器质性疾病、功能性疾病及药物引起三大类；按病程分为急性和慢性便秘
诱因	低纤维素食物、水分摄入不足；生活节奏加快、精神心理因素；滥用或不合理使用泻药；特定人群（文化程度低、低BMI、女性等）更易发生

【记忆口诀】　便秘症状便困难，次数减少粪便干。老年女性患病多，病因三类诱因多。

考点2 便秘的病因★

病因分类	具体病因
功能性便秘	排除器质性及药物因素后，由肠道动力障碍、分泌紊乱、内脏敏感性改变等多种病理生理机制引起，分为慢传输型、排便障碍型、正常传输型及混合型便秘
器质性便秘	肠道疾病（如结肠肿瘤、肠腔狭窄等）；内分泌和代谢性疾病（如糖尿病、甲状腺功能减退症等）；神经系统疾病（如自主神经病变、帕金森病等）；肌肉疾病（如淀粉样变性、皮肌炎等）
药物引起的便秘	抗抑郁药、抗癫痫药、抗组胺药、抗震颤麻痹药、抗精神病药、解痉药、钙通道阻滞剂、利尿剂、单胺氧化酶抑制剂、阿片类药、拟交感神经药、含铝或钙的抗酸药、钙剂、铁剂、止泻药、非甾体抗炎药

【记忆口诀】　功能便秘机制杂，肠道动力分泌差。器质便秘病不少，肠道神经肌肉找。多种药物也致秘，用药需把反应记。

考点 ③ 便秘的临床表现与诊断 ★

项目	详情
临床表现	每周排便＜3次，排便困难、每次排便时间长，粪便干结、量少，有排便不尽感，可伴有下腹胀痛、食欲减退等症状，部分患者用力排便可致肛门疾病，部分功能性便秘患者左下腹可触及条索状块物
报警征象	便血、粪便隐血试验阳性、贫血、消瘦、腹痛加剧、腹部包块等，有结直肠息肉史和结直肠肿瘤家族史者需警惕器质性疾病

【记忆口诀】 便秘表现便次少，干结困难不尽感。报警征象要牢记，便血消瘦包块现。

考点 ④ 便秘的常用药物分类、特点及注意事项 ★★★★

通便药分类	特点及注意事项	常用代表性药物
容积性泻药	滞留粪便水分，增含水量和体积，用于轻度便秘，服药补水	欧车前、聚卡波非钙、麦麸（膳食纤维）
渗透性泻药	肠内高渗吸水增体积刺激蠕动，用于轻至中度便秘，聚乙二醇不良反应少，乳果糖促细菌生长，盐类过量致电解质紊乱，老人及肾功减退者慎用	聚乙二醇、乳果糖、盐类
刺激性泻药	作用于肠神经系统，增强肠道动力和刺激肠道分泌。短期按需服用比沙可啶安全有效；动物实验中发现酚酞可能有致癌作用，该药已被撤出市场；长期使用刺激性泻药可能导致不可逆的肠神经损害，长期服用蒽醌类药物致结肠黑变病（与肿瘤关系存争议），建议短期间断使用刺激性泻药	比沙可啶、蒽醌类、蓖麻油
促动力药	作用于肠神经末梢，增加肠道动力，对慢传输型便秘疗效好	普芦卡必利
促分泌药	刺激肠液分泌，促进排便	利那洛肽、鲁比前列酮
益生菌/益生元	调节肠道菌群失衡，改善便秘，用作慢性便秘长期辅助用药	双歧杆菌、乳杆菌、枯草杆菌等
灌肠药和栓剂	润滑刺激肠壁，软化粪便，用于粪便干结、嵌塞患者临时用	甘油、复方角菜酸酯制剂

【记忆口诀】 通便药物类型多，容积渗透刺激说。促动促分益生佐，灌肠栓剂临时妥。注意事项要记牢，安全用药没烦恼。

考点 ⑤ 便秘的药物治疗 ★★★★

分类	常用药物	特点及注意事项	适用情况
渗透性泻药	聚乙二醇4000散	成人及≥8岁儿童适用，可用于糖尿病或无糖饮食者。大剂量可能腹泻，有腹胀等不良反应。禁用于小肠或结肠器质性疾病等患者	轻至中度便秘，慢传输型便秘

分类	常用药物	特点及注意事项	适用情况
渗透性泻药	乳果糖口服溶液	亦有益生元作用，可治疗肝性脑病。起始可能腹胀，大剂量易腹泻、致电解质紊乱。禁用于半乳糖血症、肠梗阻、急腹症等，与其他导泻剂同时使用需谨慎	习惯性便秘，慢性便秘，在肝性脑病中治疗和预防肝昏迷或昏迷前状态
刺激性泻药	比沙可啶肠溶片	用于急、慢性便秘。整片吞服，服药前后2小时不服牛奶或抗酸剂。偶致腹部绞痛，长期服用可致结肠黑变病。禁用于＜6岁儿童、孕妇，急腹症、炎症性肠病患者等	急、慢性便秘，避免长期使用
促分泌药	利那洛肽	安全性好，极少吸收入血。餐前30分钟服用，不建议18岁以下儿童应用	便秘型肠易激综合征（IBS）
促动力药	琥珀酸普芦卡必利片	可在任意时间服用。老年患者起始剂量低。禁用于过敏者、透析患者等	成年女性慢性便秘，经轻泻剂治疗效果不佳者
益生菌及益生元	双歧杆菌四联活菌、枯草杆菌二联活菌、乳果糖（兼具益生元与渗透性泻剂作用）等	调节肠道菌群，促进肠道蠕动。作为慢性便秘长期辅助用药	慢性便秘辅助治疗
润滑性灌肠药和栓剂	开塞露	用于小儿、老年体弱便秘者	小儿、老年体弱便秘临时使用

【记忆口诀】　便秘用药分类型，容积渗透促动力。利那洛肽治肠激，益生辅助开塞露急。

考点6 便秘的用药指导与患者教育★★

项目	详情
特殊人群的便秘治疗	老年人：老年人便秘主要与缺乏运动、因病服用相关药物有关，治疗主要为改变生活方式、尽量停用致便秘的药物。容积性、渗透性泻药为首选，严重者可短期适量应用刺激性泻药 妊娠期女性：以适当运动、多饮水、增加膳食纤维摄入为主要治疗措施，可选用安全性好的乳果糖、聚乙二醇、容积性泻药。比沙可啶少见致畸的报道，但会引起肠痉挛。应避免使用蒽醌类泻药和蓖麻油 儿童：基础治疗包括家庭教育、合理饮食和排便习惯训练，对于粪便嵌塞者，可选用开塞露或温生理盐水灌肠。乳果糖、聚乙二醇、容积性泻药证实有效，安全性好 糖尿病患者：便秘是糖尿病患者最常见的消化道症状，可尝试使用容积性泻药、渗透性泻药和刺激性泻药 终末期患者：终末期患者发生便秘与运动和进食减少、使用阿片类药物等有关。预防性使用泻药极为重要，推荐刺激性泻药，酌情联合渗透性泻药或灌肠药
功能性便秘的主要预防措施	养成定时排便的习惯，睡醒和餐后结肠动作电位增强，能将粪便向结肠远端推进，是便意最强烈的时候，故晨起和餐后最容易将粪便排出体外 每天摄入1.5~2.0L的水，坚持适当的锻炼，合理安排工作和生活，避免久坐不动 多进食高纤维素含量的食物，避免进食过少或食品过于精细，导致对结肠刺激减弱 积极治疗原发疾病，避免便秘的发生 当外出旅行、生活节奏发生变化时，不要压制自身的便意，一有便意时，应及时如厕 出现负面情绪时，及时调整心理状态，严重时可咨询心理或精神疾病相关专家 避免滥用药物，尤其避免滥用与便秘相关的药物，用药应咨询医生

【记忆口诀】 便秘就医有指征，症状异常时间长。治疗针对病因上，生活调整防便秘，特殊人群各有方。

第十四节 腹 泻

考点1 腹泻概述 ★

项目	详情
定义	排便次数明显超过平时习惯（＞3次/日），粪质稀薄（含水量＞85%），大便可伴有黏液、脓血或未消化食物。急性腹泻病程在2~3周内，慢性腹泻指病程＞4周或间歇期在2~4周内的为复发性腹泻
病因分类	急性腹泻多由肠道感染、食物中毒等引起，多为感染性腹泻，病原体包括细菌、病毒等。慢性腹泻分为器质性和功能性腹泻，大部分为功能性疾病，如腹泻型肠易激综合征和功能性腹泻

【记忆口诀】 腹泻次数多且稀，急性慢性有分期。急性感染较常见，慢性功能占多数。

考点2 腹泻的临床表现 ★

项目	详情
急性腹泻	起病急骤，病程短。伴有体温增高多于肠道感染，集体起病多见于食物中毒。儿童症状包括消化道、全身症状及水、电解质及酸碱平衡紊乱。成人症状多样，有潜伏期，腹泻特征因病原体而异，还伴有胃肠道症状、全身症状及脱水等表现
慢性腹泻	起病缓慢。全身性疾病或器质性疾病造成的慢性腹泻有不同表现，如糖尿病性腹泻呈顽固性、间歇性；甲状腺功能亢进症患者大便频繁，呈糊状。功能性胃肠病引起的慢性腹泻包括IBS（腹泻型与混合型）、功能性腹泻等，功能性腹泻无腹痛或腹部不适

【记忆口诀】 急性腹泻起病急，发热中毒脱水齐。慢性腹泻起病缓，全身疾病各有现，功能腹泻无痛感。

考点3 腹泻的药物治疗 ★★★★

治疗方式	内容
补液治疗	口服补液盐（ORS）Ⅲ为腹泻补液首选，儿童和成人开始50ml/kg，4小时内服完。口服补液失败情况：频繁、大量腹泻［超过10~20ml/（kg·h）］；频繁、严重呕吐；口服补液量不足，脱水未纠正；严重腹胀。重度脱水、严重呕吐腹泻者静脉补液，原则："先浓后淡，先盐后糖，先快后慢，见尿补钾"
饮食治疗	未脱水者多饮含钾钠等电解质及含糖运动饮料，进食苏打饼干、稀粥等。腹泻理想饮食为含盐淀粉类熟食，避免牛奶、高渗性液体。严重呕吐需禁食，口服补液或静脉补液4小时后恢复进食，少吃多餐（每日6餐），选少油腻、易消化等食物
抗感染治疗	急性水样泻患者，排除霍乱后，多为病毒性（如轮状病毒、诺如病毒）或产肠毒素性细菌（如大肠埃希菌）感染，不应常规使用抗感染药物。轻至中度腹泻患者一般不用抗感染药物。以下情况考虑使用抗感染药物：①发热伴有黏液脓血便的急性腹泻；②持续的志贺菌属、沙门菌属、弯曲菌属感染或原虫感染；③感染发生在老年人、免疫功能低下者、败血症患者；④中至重度旅行者腹泻患者。喹诺酮类药物诺氟沙星、左氧氟沙星为首选，复方磺胺甲噁唑为次选。鉴于细菌对喹诺酮类耐药情况越来越严重，对于严重感染者以及免疫功能低下者的腹泻，在获得细菌培养结果并对大环内酯类敏感的患者，仍可以考虑使用红霉素或阿奇霉素

续表

治疗方式	内容
器质性腹泻治疗	炎症性肠病：局部和全身抗炎药物，如美沙拉秦、皮质激素、免疫调节剂（硫唑嘌呤、6-巯基嘌呤、甲氨蝶呤）、生物制剂等 感染性腹泻：抗微生物治疗，感染后乳糖吸收不良的治疗。如针对小肠细菌过度生长可使用抗菌药物，并治疗继发性乳糖吸收不良 乳糜泻：无麸质饮食（避免大麦、小麦、黑麦等为原料的食品）；维生素和矿物质替代；评估骨矿物质密度 乳糖不耐受：避免含乳糖的食物（例如奶制品、冰淇淋）和使用乳糖酶补充剂 胰腺功能不全：改良脂肪饮食，补充胰酶和抑制胃酸
功能性腹泻及腹泻型IBS	解痉剂：选择性肠道平滑肌钙离子拮抗剂和离子通道调节剂可以缓解平滑肌痉挛。主要有动力调节药曲美布汀、胃肠道解痉药匹维溴铵、复方枸橼酸阿尔维林等 止泻药物：①阿片及其衍生物制剂：如盐酸洛哌丁胺、地芬诺酯、复方樟脑酊等。洛哌丁胺可通过作用于肠道平滑肌阿片受体延缓肠道传输，从而显著降低IBS患者排便频率并增加粪便硬度，推荐用于进餐后腹泻和（或）排便失禁患者。②蒙脱石散：双八面蒙脱石不被胃肠道所吸收，不进入血液循环，可覆盖消化道，与黏膜蛋白结合后增强黏液屏障，防止胃酸、病毒、细菌、毒素对消化道黏膜的侵害，其连同所固定的攻击因子随着消化道自身的蠕动而排出体外。它是目前应用较广泛的止泻药，首剂可加倍。③吸附剂：如药用炭，通过药物表面吸附作用，吸附肠道中水、气、致病微生物及毒物，阻止它们被肠黏膜吸收或损害肠黏膜而止泻。④其他：常用盐酸小檗碱等。阿洛司琼等可用于常规治疗无效的女性腹泻型IBS患者 益生菌：目前常用的活菌制剂有多种乳杆菌和双歧杆菌、非致病性大肠杆菌、地衣芽孢杆菌以及枯草杆菌二联活菌、双歧杆菌四联活菌等复合制剂。一般多菌株制剂优于单菌株制剂。益生菌的活菌制剂尽可能避免与抗生素、蒙脱石、小檗碱和鞣酸蛋白同时应用，以避免效价的降低；如需合用，至少应间隔2～3小时 抗菌药物：短期使用利福昔明可改善非便秘型IBS总体症状及腹胀、腹泻症状 抗焦虑抑郁治疗：治疗药物包括小剂量三环类抗抑郁药物（TCA）和选择性5-羟色胺再摄取抑制剂（SSRI）

【记忆口诀】　补液饮食抗感染，器质腹泻对因看。功能腹泻药多样，各类要点心中装。

考点4　腹泻的就医建议与患者教育★★★

项目	详情
就医建议	如果属于以下情况之一，应建议患者就医：①1岁以下婴儿腹泻超过1天；1～3岁幼儿和65岁以上老年人腹泻超过2天；3岁以上儿童和成人腹泻超过3天。②使用抗生素治疗后发生的腹泻。③伴有严重的恶心、呕吐。④怀疑食物中毒或有近期国外旅行史。⑤怀疑药物引发的腹泻，如秋水仙碱、镁盐、细胞毒性药物甲氨蝶呤或其他化疗药、地高辛、呋塞米、铁剂、H_2R、PPI、非甾体抗炎药、选择性5-羟色胺再摄取抑制剂等。⑥排便习惯改变。⑦黏液便或脓血便。⑧妊娠期女性
患者教育	强调口服补液重要性，推荐低渗ORS Ⅲ 锌缺乏地区和营养不良患儿补锌（大于6个月的患儿每天补充元素锌20mg，小于6个月的患儿每天补充元素锌10mg，共10～14日） 急性感染性腹泻尽早饮食，避免高糖高脂食物 洛哌丁胺多用于无侵袭性腹泻症状的轻至中度旅行者腹泻，可以缩短1天的腹泻病程；但对于伴发热或明显腹痛等疑似炎性腹泻以及血性腹泻的患者应避免使用 感染性腹泻注意卫生，心血管基础疾病患者注意补钾

【记忆口诀】 腹泻就医有时限，特殊情况也需看。补液补锌饮食调，用药卫生钾要补。

第十五节 痔疮

考点 1 痔疮概述 ★

项目	详情
定义	痔病简称痔，是常见肛门疾病，由痔内或外静脉丛异常形成
患病率	全球高发，我国大陆城市居民肛肠疾病中痔病发病率占比50.28%
危害	易复发，影响生活工作，严重时可引发危及生命的并发症
病因	主要诱因有便秘、饮酒、刺激性食物、久坐久立、妊娠期及分娩过程

【记忆口诀】 痔疮常见肛门病，诱因多与生活连，孕期分娩也相关，反复发作扰生活。

考点 2 痔疮分类及临床表现 ★

分类	定义	临床表现	分度（内痔）与分类（外痔）
内痔	齿状线以上，直肠末端黏膜下痔内静脉丛扩大、曲张、充血形成	出血、脱出、肛周潮湿、瘙痒，可并发血栓、嵌顿等	Ⅰ度：便时带血，无脱出 Ⅱ度：便时痔脱出，便后自回，伴出血 Ⅲ度：痔脱出需手推回，可出血 Ⅳ度：痔长期脱出或回纳后又脱出，可出血
外痔	齿状线以下，痔外静脉丛扩张、破裂等引起	肛门部软组织团块，有不适、瘙痒或异物感，血栓及炎症时疼痛	结缔组织性、血栓性、静脉曲张性、炎性外痔
混合痔	内痔和相应部位外痔血管丛融合	兼具内痔和外痔症状，严重时环状痔脱出	—

【记忆口诀】 内痔出血又脱出，外痔不适有团块，混合兼具内外症，内痔分度记心间。

考点 3 痔疮药物治疗 ★★★

药物类型	常用药物	特点及注意事项
缓泻剂	口服纤维类缓泻剂：高纤维素饮食或膨化剂，如小麦纤维素颗粒、卵叶车前子、车前草 刺激性缓泻剂：番泻叶和比沙可啶 粪便软化剂：如液体石蜡、种籽油 渗透剂：如乳果糖、氢氧化镁、山梨醇和乳酸	改善症状、减少出血，膳食纤维推荐摄入，刺激性缓泻剂避免长期用

续表

药物类型	常用药物	特点及注意事项
静脉活性药物	黄酮类药物地奥司明：主要是促进淋巴回流，在降低毛细血管的韧性、白细胞–血管内皮细胞的相互作用过程中，改善痔所导致的一系列临床症状 草木犀流浸液片（消脱止–M）：有效成分是香豆素类物质，具有改善动、静脉血流和末梢循环、降低毛细血管壁通透性等作用。临床上用于治疗因创伤、外科手术等引起的软组织损伤、肿胀及各种痔病 以七叶皂苷为有效成分的马栗树籽提取物迈之灵片：在临床上主要用于治疗各种原因引起的慢性静脉功能不全、静脉曲张、深静脉血栓形成、组织肿胀、静脉性水肿及痔病的各种症状，如肛门潮湿、瘙痒、便血、疼痛等	改善静脉张力等，有轻微不良反应，按疗程和剂量服用
局部外用药物	包括栓剂、软膏和洗剂。软膏常用于齿状线以下的病灶，而栓剂则用于齿状线以上的病灶 痔局部外用药物常含有麻醉镇痛成分，如丁卡因及利多卡因；或含激素类成分，如可的松	暂时缓解症状，长期使用效果不佳
中药	凉血地黄汤；中药局部外用制剂如肛泰膏（栓）、马应龙麝香痔疮膏、复方片仔癀软膏、麝香痔疮栓、九华膏、太宁（复方角菜酸酯）膏（栓）、云南白药痔疮膏、普济痔疮栓等	减轻症状、副作用小，是常用保守治疗药物

【记忆口诀】　缓泻改善痔状况，静脉活性调循环，外用暂时能缓解，中药保守也常见。

考点4　痔疮就医建议与患者教育★★

项目	详情
就医建议	症状持续超3周；大便带血；重度疼痛；排便习惯改变；怀疑药物致便秘；伴腹痛等；乏力、发热或体重减轻
患者教育	适量运动，避免增加腹压运动；定时排便，合理饮食；注意孕产期保健；保持肛门清洁，常做提肛运动；忌辛辣、饮酒、暴饮暴食；非手术治疗为主，保守无效再考虑手术

【记忆口诀】　痔疮就医看症状，持续出血痛异常。生活饮食多注意，手术保守依情定。

第四单元　泌尿生殖系统问题

第十六节　阴道炎

考点1　阴道炎概述★

项目	详情
定义	妇科常见疾病，以白带性状改变、外阴瘙痒为主要特点，感染尿道时有尿痛等症状

项目	详情
发病因素	阴道与尿道、肛门毗邻，易受污染；生育期妇女性活动频繁，易损伤和感染；绝经后妇女及婴幼儿雌激素水平低，抵抗力下降易感染
常见类型	细菌性阴道病（BV）、滴虫性阴道炎（TV）、外阴阴道假丝酵母菌病（VVC）、萎缩性阴道炎

【记忆口诀】 阴道炎病较常见，白带瘙痒是特点，多种因素易感染，四种类型记心间。

考点2 阴道炎病因及发病机制★★★

阴道炎类型	病因及发病机制
细菌性阴道病	阴道内正常菌群失调，产生过氧化氢的乳杆菌减少，兼性厌氧菌及厌氧菌增多，可能与性生活频繁、反复阴道灌洗有关
滴虫性阴道炎	由阴道毛滴虫感染引起，主要通过性接触或垂直传播，也可间接传播，常与其他感染并存
外阴阴道假丝酵母菌病	主要由白假丝酵母菌引起，假丝酵母菌属机会致病菌，在芽生孢子和（或）假菌丝相存在时发病
萎缩性阴道炎	现称绝经生殖泌尿综合征（GSM）。因雌激素减少，局部抵抗力下降，以需氧菌感染为主，常见于绝经后女性或雌激素水平降低的患者

【记忆口诀】 细菌失调菌群乱，滴虫感染传播传，假丝机会来感染，萎缩只因雌激素减。

考点3 阴道炎临床表现★

阴道炎类型	临床表现
细菌性阴道病	稀薄阴道分泌物增多，有鱼腥臭味，可伴轻度外阴瘙痒或烧灼感，性交后加重，部分患者无症状
滴虫性阴道炎	潜伏期4～28天，部分患者初期无症状，主要表现为分泌物增多、外阴瘙痒，分泌物呈稀薄脓性、泡沫状、有异味，合并尿道感染时有尿频等症状
外阴阴道假丝酵母菌病	外阴阴道瘙痒、烧灼痛、性交痛及尿痛，分泌物增多，呈白色豆渣样或凝乳状，可分为单纯性和复杂性VVC
萎缩性阴道炎	外阴阴道干涩、烧灼、刺激，性生活障碍，分泌物稀薄呈淡黄色，严重时呈脓血性，阴道黏膜有改变，部分患者有泌尿系统症状

【记忆口诀】 细菌鱼腥白带增，滴虫泡沫外阴痒，假丝豆渣瘙痒重，萎缩干涩泌症常。

考点4 阴道炎诊断★

阴道炎类型	诊断方法
细菌性阴道病	Amsel临床诊断标准（至少3项符合，线索细胞阳性为必备条件）及革兰染色Nugent评分诊断标准
滴虫性阴道炎	根据典型临床表现，阴道分泌物中找到阴道毛滴虫确诊
外阴阴道假丝酵母菌病	阴道分泌物中找到假丝酵母菌的芽生孢子或假菌丝确诊，难治性或复发性患者可做药敏试验

续表

阴道炎类型	诊断方法
萎缩性阴道炎	根据绝经等病史及临床表现，排除其他疾病诊断，必要时辅助检查如测阴道pH值、性激素检测等

【记忆口诀】　细菌诊断看标准，滴虫找虫来确诊，假丝孢子菌丝定，萎缩结合病史诊。

考点5　阴道炎治疗 ★★★★

疾病类型	治疗原则	治疗方法
细菌性阴道病	以缓解或消除症状体征为主，有症状的单纯性及妇产科手术前患者需治疗，选抗厌氧菌药物。症状消失无需随访，复发可换方案并纠正高危因素。孕妇酌情治疗，告知孕妇用药利弊	全身用药：首选口服甲硝唑（2g顿服治愈率低，不推荐），次选替硝唑或克林霉素 局部用药：常用甲硝唑凝胶、甲硝唑阴道栓（片）、克林霉素乳膏、克林霉素阴道栓 其他治疗：微生态制剂及中医药辅助恢复阴道微生态平衡
滴虫性阴道炎	所有患者均需全身用药，避免阴道冲洗，用硝基咪唑类药物	全身用药：推荐甲硝唑2g或替硝唑2g单次顿服；替代方案甲硝唑400mg，2次/日，共7日 性伴侣治疗：性伴侣常规治疗，推荐替硝唑或甲硝唑单剂量2g顿服，治愈前避免无保护性行为 持续性滴虫性阴道炎：考虑再次感染，予单剂量甲硝唑或替硝唑顿服；治疗失败，除外再次感染，可替硝唑2g，1次/日，共7日；再次失败，考虑药敏试验及高剂量方案 妊娠期和哺乳期：权衡利弊，早孕期尽量避免硝基咪唑类。推荐甲硝唑400mg，2次/日，共7日或2g单次口服。哺乳期同妊娠期，甲硝唑2g单次口服后12~24小时内、替硝唑2g单剂量口服后72小时内避免哺乳
外阴阴道假丝酵母菌病	去除诱因，首诊规范治疗，性伴侣无需常规治疗，急性期避免性生活或用安全套，长期口服抗真菌药注意监测	单纯性VVC：短疗程局部用药，无性生活或不宜局部用药者选口服药，常用克霉唑、咪康唑、制霉菌素、氟康唑等 复杂性VVC：重度VVC延长疗程，外阴局部加药；复发性VVC强化加巩固治疗；非白假丝酵母菌及耐药菌用非唑类或依药敏选药；妊娠期禁用口服抗真菌药，选阴道抗真菌药
萎缩性阴道炎	治疗原则应根据患者的症状、总体健康情况和目标来选择补充雌激素，增加阴道抵抗力，使用抗菌药物抑制阴道细菌生长	阴道保湿剂和润滑剂：非激素类阴道保湿剂和润滑剂属于GSM的一线治疗，在缓解GSM症状方面与阴道雌激素治疗相当，但不能逆转阴道萎缩性改变，因此，症状持续者仍需激素类药物或其他治疗。常用的保湿剂和润滑剂包括人源Ⅲ型胶原蛋白、透明质酸凝胶、Replens阴道凝胶和甘油类制剂等。对其过敏、阴道化脓性感染及阴道流血的患者禁用

续表

疾病类型	治疗原则	治疗方法
萎缩性阴道炎	无绝经激素治疗（MHT）禁忌证且仅有GSM症状的绝经过渡期或绝经后期患者，建议使用阴道雌激素制剂联合阴道保湿剂或润滑剂；合并全身症状者，应进行系统MHT治疗；外阴阴道干涩、烧灼、性交痛为主者，首选阴道保湿剂或润滑剂治疗；以泌尿系统症状为主且不伴有尿失禁的患者，可考虑阴道雌激素制剂，同时结合生活方式的改变及盆底肌训练 有MHT禁忌证且外阴阴道萎缩、干裂症状为主者，首选非激素类阴道保湿剂或润滑剂治疗；效果不明显且症状严重者，选择严格局部作用的不经阴道黏膜吸收的阴道雌激素制剂	阴道雌激素制剂：临床常用的阴道雌激素制剂有普罗雌烯阴道胶丸、雌三醇乳膏、结合雌激素乳膏、氯喹那多/普罗雌烯阴道片等。某些雌激素（如结合雌激素乳膏、雌三醇乳膏）局部应用仍有增加血雌激素水平的潜在风险。乳腺癌生存者如需用药，必须咨询乳腺科专家。阴道低剂量雌激素补充治疗长期用药（超过1年）应监测子宫内膜安全性 其他治疗：选择性雌激素受体调节剂奥培米芬及脱氢表雄酮阴道制剂等，对于缓解以性交痛为主的GSM患者疗效确切。CO_2点阵激光能有效缓解GSM所致泌尿系统症状，亦可联合阴道保湿剂或润滑剂治疗，或作为阴道保湿剂或润滑剂治疗无效后的补充治疗。乳杆菌制剂有助于恢复阴道微生态平衡，对预防需氧菌、厌氧菌阴道感染复发具有一定的作用

【记忆口诀】 阴道疾病各不同，治疗原则记心中。用药方法有差异，特殊情况要辨明。

考点6 阴道炎用药注意事项及患者教育 ★★★

注意事项	详情
药物反应	硝基咪唑类药物治疗期间及停药后3天内禁饮酒及含乙醇制剂（避免"双硫仑样反应"），其代谢产物使尿液呈深红色；局部制剂有局部刺激症状，口服唑类药物偶有恶心等，注意药物相互作用
用药方法	阴道局部用药放入深处，经期避免用药，无性生活史女性遵医嘱使用
特殊人群	尽量避免妊娠早期用硝基咪唑类药物，孕妇避免高剂量氟康唑；BV和VVC性伴侣一般不治疗，滴虫性阴道炎性伴侣应同行治疗；长期激素治疗的GSM患者定期评估，监测肝功能

【记忆口诀】 硝唑用药禁饮酒，局部用药有讲究，特殊人群要注意，定期评估莫忘记。

第十七节 乳腺炎

考点1 乳腺炎概述 ★

项目	详情
定义	乳腺炎是指可能伴有感染的乳腺组织炎症，可分为哺乳期乳腺炎（LM）和非哺乳期乳腺炎（NPM）。急性乳腺炎较为常见，是乳腺的急性化脓性感染，多发生于产后哺乳女性
哺乳期乳腺炎特点	整个哺乳期都可能发生，以刚开始哺乳的4~6周最为常见
危害	常致反复发作，甚至进展为乳腺脓肿，给患者身心造成极大痛苦，对患者能否坚持母乳喂养有潜在负面影响

【记忆口诀】　乳腺炎分哺乳非，急性常见哺乳时。二到二十发病率，影响身心和哺乳。

考点2　哺乳期乳腺炎病因、临床表现、诊断及辅助检查★

项目	详情
病因	乳汁淤积（致病菌提供培养基）、感染性致病菌（如金黄色葡萄球菌、大肠埃希菌、链球菌、表皮葡萄球菌等）入侵
临床表现	早期出现寒战、高热及脉搏快速等脓毒血症表现，乳房疼痛、排乳不畅、有肿块（楔形或不规则形），乳房皮肤红、肿、热、痛，病变区域皮温升高、有压痛，全身症状包括发热（体温可达39℃～40℃）、寒战、全身出汗、头晕、乏力等
诊断分类	乳汁淤积型：乳房局部肿胀、疼痛，可触及压痛肿块或增厚区，皮肤无明显红肿，皮温可升高，一般无全身症状，白细胞、中性粒细胞、C反应蛋白均不高 急性炎症型：乳房局部疼痛、硬结，具备以下任何一种情况即可诊断：乳房局部红斑形成，伴或不伴皮温升高；全身炎性反应表现；体温≥37.3℃，伴有白细胞或中性粒细胞升高，或C反应蛋白升高 乳腺脓肿：3%～11%的哺乳期乳腺炎患者进展为此型，病变部位皮肤红肿，可扪及肿块，有波动感、明显压痛
辅助检查	血常规及C反应蛋白判断是否伴有细菌感染；感染严重、医院获得性感染或初始经验性抗生素治疗无效时，对血液、乳汁、穿刺液或脓液进行细菌培养及药敏试验；治疗48～72小时病情未缓解，行影像学检查鉴别乳腺炎与乳腺脓肿

【记忆口诀】　哺乳炎症病因多，乳汁淤积病菌躲。三种类型细分辨，检查辅助来诊断。

考点3　哺乳期乳腺炎治疗及用药注意事项★★★

项目	详情
治疗原则	保证充分休息，不中断母乳喂养，有效移出乳汁，合理使用抗生素、止痛药物，必要时适当补液。对于形成脓肿者，提倡微创治疗
治疗方法	非药物治疗：有效乳房按摩、热敷和冷敷交替，合理使用吸乳器和超声脉冲电导等物理疗法，乳头皲裂及疼痛者用母乳或羊脂膏外涂 药物治疗：非抗生素治疗：局部皮肤红肿且无皮损者，用25%硫酸镁或3%高渗盐水湿敷或中药外敷（禁用于皮肤破损或局部已有皮疹者）；疼痛及发热者用对乙酰氨基酚或布洛芬对症治疗；无法或不宜继续母乳喂养者给予回乳处理（可口服己烯雌酚、肌内注射苯甲酸雌二醇或口服炒麦芽） 抗生素治疗 使用指征：发病时症状较重，包括全身症状及局部症状。如局部明显红肿、压痛，体温高于38.5℃，血常规白细胞计数＞$12×10^9$/L；乳头皲裂伴感染；症状轻微的乳腺炎，经保守疗法（有效排出乳汁与物理治疗）24～48小时之内没有改善，或是病情进展；乳汁培养明确存在致病菌 药物选择及安全性：耐酶青霉素类（如苯唑西林钠）、第一代头孢菌素（如头孢拉定）/第二代头孢菌素或头霉素类（如头孢美唑）；若青霉素或头孢菌素过敏时，建议使用大环内酯类（如红霉素、阿奇霉素）或林可酰胺类抗生素（如克林霉素，但克林霉素用于分娩1个月内的产妇时可能引起婴儿伪膜性肠炎，应引起重视）；根据致病菌检测及药敏试验调整方案 使用时间及停药指征：足量、足疗程使用，推荐疗程为10～14日，停药指征为局部体征消失、体温正常超过3日、白细胞计数恢复正常 耐甲氧西林金黄色葡萄球菌(MRSA)感染处理：症状、体征缓解可继续用原抗生素至细菌培养阴性，无改善或加重则根据药敏试验选用万古霉素、利奈唑胺或利福平抗感染治疗

项目	详情
用药注意事项与患者教育	无需停止哺乳，频繁哺乳可消除肿胀、防止乳汁淤积；MRSA感染者不宜对早产儿继续哺乳，应挤出乳汁扔弃；热敷适用于哺乳前并按摩乳房，避免局部明显红肿时热敷，冷敷适用于哺乳、乳房按摩或吸乳器使用后；卡麦角林、溴隐亭等麦角类药物禁用于哺乳期乳腺炎回乳，仅限于医疗原因不能哺乳的情况

【记忆口诀】 哺乳治疗多方法，休息用药移乳汁。回乳药物有禁忌，热敷冷敷要注意。

考点 4 非哺乳期乳腺炎概述、病因及临床表现★

项目	详情
定义	发生在非哺乳期女性的一组良性乳腺疾病，包括导管周围乳腺炎（PDM）和肉芽肿性小叶乳腺炎（GLM）
PDM特点	乳晕下导管的一种炎症，主要累及年轻女性，男性也可发生
GLM特点	患者多为年轻的经产女性（妊娠后5年内），未经产女性也可发病
病因	发病机制尚不明确，危险因素主要包括乳管阻塞、细菌感染、吸烟史（包括二手烟）、乳头内陷等；GLM可能与自身免疫相关，还与泌乳因素、感染因素（尤其是克罗彭施泰特棒杆菌感染）相关
临床表现	PDM：主要表现为乳晕周围炎症，继发性感染导致导管损伤和破裂伴脓肿形成，并在乳晕边缘自发破裂流脓，也可出现反复脓肿和流脓瘘管，经久不愈 GLM：表现为乳腺外周组织出现有压痛的孤立性炎性肿块，或外周多个部位同时出现肿块，伴有脓肿和（或）表面皮肤炎症及溃疡

【记忆口诀】 非哺乳期乳腺炎，两种类型记心间。发病原因尚不明，症状表现各不同。

考点 5 非哺乳期乳腺炎诊断、治疗及用药注意事项★★★

项目	详情
诊断	缺乏诊断金标准，主要结合临床表现、组织病理学（分类诊断和确诊的主要依据）和辅助检查进行综合分析，在排除乳腺结核和特异性肉芽肿性病变的基础上作出诊断
治疗原则	首先控制急性炎症反应，在未知感染菌种和药敏结果之前，采用大剂量联合广谱抗生素治疗；获得药敏结果后，依药敏结果选用敏感的抗生素；重视个体化诊疗，预防复发；最大程度地改善患者的生活质量
治疗方法	PDM：以手术为主，病变急性期使用广谱抗生素（如阿莫西林-克拉维酸，怀疑厌氧菌感染时加用口服甲硝唑）控制炎症反应，之后在无明显急性炎症表现、肿块稳定且局限时进行手术，手术应彻底切除病变组织；对反复发作形成窦道、病理学检查确诊为PDM的病人可采用抗分枝杆菌治疗（异烟肼、利福平、乙胺丁醇或吡嗪酰胺，根据细菌亚群和药敏试验调整用药，平均疗程为9～12个月） GLM：以类固醇激素为主［按泼尼松0.75mg/（kg·d）计算，甲泼尼龙片起始剂量20mg/d，症状缓解逐渐减量］；也可先用激素缩小病灶，再行手术切除病灶、减少复发；对病理学类型明确的难治性GLM患者，推荐使用甲氨蝶呤（MTX），同时每日补充叶酸，但MTX剂量及使用疗程尚未统一；对于多部位取材重复病理学检查仍不能明确类型者可试行抗分枝杆菌联合类固醇激素治疗

项目	详情
用药注意 事项与患者 教育	戒烟有助于降低PDM复发的风险；抗非结核分枝杆菌治疗期间注意监测药物性肝损害、听力下降、视力下降、高尿酸血症等不良反应；类固醇激素治疗过程中注意肾上腺皮质功能亢进综合征、感染加重、诱发或加剧胃十二指肠溃疡等不良反应，停药时注意逐渐减停药物

【记忆口诀】　非乳炎症诊断难，综合分析来判断。治疗依型选方案，用药监测防风险。

第十八节　尿路感染

考点1 尿路感染概述 ★

项目	详情
定义	各种病原微生物在尿路生长繁殖引起的炎症性疾病，多见于育龄期和绝经后女性、老年男性、免疫力低下及尿路畸形者
分类	按感染部位：上尿路感染（肾盂肾炎）、下尿路感染（膀胱炎和尿道炎） 按起病程度：急性、慢性 按是否合并危险因素：单纯性、复杂性
病因	细菌感染为主（革兰阴性杆菌最常见，大肠埃希菌约占85%），少数为真菌、原虫及病毒感染。医院内感染等多由条件致病菌（机会致病菌）引起，革兰阳性菌和真菌性尿路感染近年增多且耐药增加
发病 机制	感染途径：上行感染约占95%，血行、直接、淋巴感染少见 机体防御功能：与细菌数量、毒力及机体防御功能有关 易感因素：女性尿道短且毗邻阴道口；不洁性活动；尿路梗阻、妊娠压迫等；机体免疫力低下等疾病；医源性因素（导尿等） 细菌致病力：细菌致病力影响是否引发感染，如大肠埃希菌仅部分菌株可致症状性尿路感染

【记忆口诀】　尿路感炎微生物，多种分类细辨出。细菌感染占多数，上行感染是主途，多种因素可致病。

考点2 尿路感染临床表现 ★

类型	临床表现
膀胱炎	约占尿路感染60%以上，致病菌多为大肠埃希菌。主要表现为尿频、尿急、尿痛、排尿不适、下腹痛和排尿困难，尿液浑浊有异味，约30%出现血尿，一般无全身感染症状，少数有腰痛、发热但体温常不超38.0℃。男性还可能伴有前列腺炎，反复出现膀胱炎症状或伴盆腔、会阴疼痛时应考虑
肾盂肾炎	急性肾盂肾炎：起病急，全身感染症状（寒战、发热、腰痛、恶心、呕吐等）与泌尿系统症状同时出现，多见于育龄女性，老年人表现不典型。体格检查有肋脊角或输尿管点压痛和（或）肾区叩击痛 慢性肾盂肾炎：全身及泌尿系统局部表现可不典型，半数以上有急性肾盂肾炎病史，后出现低热、间歇性尿频、腰痛及肾小管功能受损表现，病情持续可发展为慢性肾衰竭，急性发作时症状类似急性肾盂肾炎

类型	临床表现
导管相关性尿路感染	留置导尿管后或拔出导尿管48小时内发生的尿路感染，全球范围内常见。导管上生物被膜形成是重要发病机制，全身应用抗菌药物等不能清除，避免不必要导尿管留置并尽早拔除是最有效减少方式

【记忆口诀】 膀胱炎症尿路刺，肾盂急起全身适，导管感染留置致，症状各异要深知。

考点3 尿路感染诊断 ★

诊断类型	诊断依据
尿路感染	典型症状（尿路刺激征、感染中毒症状、腰部不适等）结合尿液改变和尿液细菌学检查。上尿路感染常有发热、寒战伴腰痛等；下尿路感染以膀胱刺激征为主。经验性抗感染治疗前留取清洁中段尿标本做病原学培养及药敏试验，新鲜清洁中段尿沉渣每高倍视野白细胞＞5个提示尿路感染
肾盂肾炎	急性肾盂肾炎：可伴有血白细胞升高、中性粒细胞比例增高、红细胞沉降率增快等。泌尿系超声筛查尿路结构异常，CT表现为局限性低密度病变，轻度感染者CT检查结果可能正常慢性肾盂肾炎：结合病史、临床表现及相关检查诊断
导管相关性尿路感染	留置导尿管患者出现典型尿路感染症状、体征，且无其他原因解释，尿标本细菌培养菌落计数≥10^3cfu/ml时可诊断
无症状菌尿	患者无尿路感染症状，但中段尿培养连续2次（同一菌株）尿细菌数＞10^5cfu/ml，多见于老年女性和妊娠期妇女，发病率随年龄增长而增加
急性复杂性UTI	可出现菌血症、脓毒症等，多见于尿路梗阻等患者，需要住院治疗

【记忆口诀】 尿路感染诊断忙，症状检查细端详。肾盂超声CT帮，导管菌落有衡量，特殊情况各自详。

考点4 抗尿路感染药物治疗 ★★★★★

病症类型	总体原则与关键要点	经验治疗药物推荐	已知病原菌针对性用药	疗程及特殊注意事项
膀胱炎	治疗前留尿培养；初发选口服，毒性小吸收好药物	磺胺甲噁唑/甲氧苄啶、呋喃妥因、磷霉素氨丁三醇、阿莫西林/克拉维酸；孕妇选呋喃妥因（38周以上禁用）或头孢克肟	大肠埃希菌（ESBL阴性）：呋喃妥因等；大肠埃希菌（ESBL阳性）：阿莫西林/克拉维酸等；腐生葡萄球菌：苯唑西林等；肠球菌属：氨苄西林等	一种药连用3天，90%可治愈，停药7天后尿细菌定量培养，阴性治愈，菌尿继续2周治疗，特殊人群长疗程
肾盂肾炎	伴全身症状先注射，热退后改口服；慢性需袪除易感因素	氨苄西林、阿莫西林、第一至第三代头孢菌素类	大肠埃希菌等（ESBL阴性）：第二代或第三代头孢菌素类；大肠埃希菌等（ESBL阳性）：哌拉西林/他唑巴坦等；腐生葡萄球菌（非MRS）：苯唑西林等；腐生葡萄球菌（MRS）：糖肽类；肠球菌属：氨苄西林等；铜绿假单胞菌：头孢他啶等；念珠菌属：氟康唑	轻者门诊口服10～14天，重者住院静脉给药，热退后3天改口服，共2周；72小时无好转按药敏换药，疗程不少于2周

续表

病症类型	总体原则与关键要点	经验治疗药物推荐	已知病原菌针对性用药	疗程及特殊注意事项
复发性尿路感染	再感染：治疗同首次发作，半年2次以上再感染长程低剂量抑菌 复发：祛除诱发因素，按药敏选强杀菌药，疗程不少于6周，反复发作者长程低剂量抑菌			
无症状菌尿	妊娠期女性及接受尿路侵入性器械操作患者需筛查治疗；绝经前及未妊娠女性、糖尿病女性、老年人、脊髓损伤的患者、留置导尿管的患者和儿童无需筛查治疗	妊娠期女性：阿莫西林（/克拉维酸）、头孢氨苄、磷霉素氨丁三醇；器械操作：参照药敏	—	—
妊娠期尿路感染	无症状菌尿按常规根治；急性膀胱炎充分治疗	无症状菌尿：阿莫西林（/克拉维酸）等；急性膀胱炎：头孢曲松钠等	—	—
导管相关性尿路感染	对有症状患者留尿培养，评估必要性，非必要尽早拔管，超2周仍需留置则更换；抗菌药与一般复杂性尿路感染相同			

【记忆口诀】　尿路治疗先培养，膀胱炎药按菌选，肾盂轻重疗程异，复发各型有治法，妊娠菌尿按规行，导管感染先评估。

考点 5 尿路感染用药注意事项与患者教育★★

项目	详情
尿培养注意事项	尿培养须在应用抗生素之前或停用抗菌药物7天以后留取，留取时建议留晨尿或尿液在膀胱中保留时间大于6小时。标本留取前不要大量饮水，注意清洁外阴，留取中段尿以提高培养阳性率
抗菌药物选择	根据尿培养结果选药，经验性用药有阿莫西林、头孢氨苄、喹诺酮类、复方磺胺甲噁唑等药物。左氧氟沙星和 β–内酰胺类药物，上下尿路感染均可使用
特殊人群筛查与治疗	无症状菌尿重点关注妊娠期女性及尿路侵入性操作致尿道出血者，非妊娠女性及老年人通常不治疗，部分特殊患者也不推荐筛查或治疗
其他注意事项	有尿路刺激症状但检查阴性，考虑精神因素。预防要多饮水、注意卫生、少用尿路器械等。用药前问过敏史，喹诺酮类禁用于18岁以下儿童，且使用时注意肝功能、心律失常及老年患者谵妄等问题；磺胺类药物服用时多喝水并监测血常规、尿常规；呋喃妥因、磺胺类药物需依肾功能调整剂量。出现持续高热等情况建议住院治疗

【记忆口诀】　尿培养前药停用，晨尿中段要记清。选药参考培养情，特殊人群区别明。预防措施多留意，用药禁忌心中铭。

第十九节　男性性功能障碍

考点 1　男性性功能障碍概述 ★

项目	详情
包含病症	性欲减退、勃起功能障碍（ED）、射精障碍［早泄（PE）、延迟射精、逆行射精、性高潮缺失等］
常见类型	ED和PE最为常见，两者常共存且相互影响
患病率	我国40岁以上男性ED患病率约为40.6%；PE患病率报道为20%～30%（因隐私，不同研究数据有差异）

【记忆口诀】　男性功能障碍多，ED、PE最常说，四旬ED四成多，PE两三成来落。

考点 2　引起勃起功能障碍的药物 ★★★

药物类别	具体药物及说明
抗抑郁药	大多数抗抑郁药与ED相关，特别是选择性5-羟色胺再摄取抑制剂，具体药物有西酞普兰、艾司西酞普兰、氟西汀、氟伏沙明、帕罗西汀、舍曲林 其他：5-HT-NE再摄取抑制剂、三环类、单胺氧化酶抑制剂
降压药	噻嗪类利尿剂氯噻酮使用2年ED发生率高于安慰剂组，ARB、ACEI和钙通道阻滞剂与ED相关性弱
抗雄激素药	亮丙瑞林、地加瑞克等，可降血清睾酮至去势水平
其他药物	可卡因、海洛因、螺内酯、交感神经阻滞剂（可乐定、胍乙啶和甲基多巴）、酮康唑、西咪替丁（不包括其他H_2RA）影响勃起

【记忆口诀】　抗抑降压抗雄药，其他药物也记牢。西咪替丁酮康唑，勃起障碍要知晓。

考点 3　勃起功能障碍检查、诊断与治疗原则 ★

项目	详情
临床表现及辅助检查	以患者自述性生活史为主；为排除器质性ED，可进行第二性征、生殖系统、神经系统等检查；50岁以上男性建议直肠指检；有心血管病史测血压、心率，肥胖者测腰围和BMI；实验室检查包括空腹血糖、糖化血红蛋白、全血细胞计数等；还可选择阴茎勃起功能检测等特殊检查
诊断	病史采集很重要，常用国际勃起功能指数（IIEF）问卷表、勃起硬度评分（EHS）评价勃起功能状态
治疗原则	控制病因、降低危险因素、对症治疗，遵循整体健康管理原则，改善勃起功能，提高性生活满意度，延缓疾病进展

【记忆口诀】　ED诊断靠病史，IIEF、EHS来助力，治疗原则记清楚，控因对症管整体。

考点 4 勃起功能障碍治疗方法 ★★★

治疗方式	具体内容
生活方式调整和心理疏导	戒烟戒酒、适量运动、合理膳食、良好睡眠、控制体重，改善心血管功能和勃起功能，增加药物疗效。对患者性教育、心理疏导及性生活指导，助性功能恢复
基础疾病治疗	伴有CVD、糖尿病、高脂血症、抑郁症等基础疾病者，上述基础病应该先于或与ED同时治疗，关注部分降压药、调脂药、抗抑郁药致ED风险
药物治疗–PDE5i	口服PDE5i为ED治疗首选，我国获批西地那非、他达拉非、伐地那非、阿伐那非4种。抑制5型磷酸二酯酶，减少cGMP水解，促阴茎海绵体平滑肌松弛、充血勃起。依性交频率和个人经验按需或规律使用，他达拉非可小剂量每日服 禁忌证：①在过去6个月内患有心肌梗死、中风或危及生命的心律失常的患者；②低血压（血压<90/50mmHg）或高血压（血压>170/100mmHg）的患者；③不稳定型心绞痛、充血性心力衰竭的患者，伐地那非可引起轻度QT间期延长，禁忌与Ⅰα类（奎尼丁、普鲁卡因胺）或Ⅲ类（胺碘酮）抗心律失常药合用；④PDE5i与硝酸酯类合用是绝对禁忌 3个月内至少6次尝试用药无效为诊断标准，因药物使用不当或病情复杂，处理方式包括患者教育、针对病因治疗等
药物治疗–雄激素	适用于睾酮水平低的ED患者，与PDE5i合用有增强效应。常用十一酸睾酮胶囊80mg，2次/天，餐后服，也可用注射剂或贴剂。禁忌用于红细胞增多症、未治疗的严重睡眠呼吸暂停综合征，以及严重肝功能、心功能衰竭患者
药物治疗–其他药物	抗氧化剂和改善微循环药物：糖尿病等氧化应激患者，PDE5i效果欠佳可联用，如维生素E、左卡尼汀、硫辛酸、胰激肽原酶等 阿扑吗啡：多巴胺D_2受体激动剂，用于勃起试验，对ED有效 育亨宾：选择性拮抗突触前α_2受体，临床少用 曲唑酮：拮抗α_2受体，应用有争议
物理治疗	负压吸引与微能量等，辅助ED治疗，口服药疗效欠佳可选择或联用
阴茎海绵体注射	二线方案，口服药无效可考虑，罂粟碱、前列腺素E_1、酚妥拉明3种药联用有效率92%
经尿道给药	常用前列地尔（前列腺素E_1），涂尿道外口或置入尿道，减少阴茎创伤
中医治疗	强调整体观念与辨证论治，调节下丘脑–垂体–性腺轴、改善微循环等
手术治疗	三线治疗，用于一、二线治疗无效的中至重度ED患者，如阴茎血管或假体植入手术

【记忆口诀】 ED治疗多方面，生活心理基础先。药物多样各有规，其他疗法依情选。

考点 5 勃起功能障碍用药注意与患者教育 ★★★★

注意事项	详情
药物合用禁忌	服用α受体拮抗剂（特别是多沙唑嗪）的患者应谨慎使用西地那非，使用α受体拮抗剂治疗后4小时内如服用西地那非，发生低血压的风险极高
不良反应及处理	西地那非、伐地那非可致视觉异常，主要表现为眩光、蓝视。这些不良反应通常是轻微、短暂的。发生任何视觉障碍时，首先建议患者停药，并去眼科就诊 服用他达拉非后，少数患者可能出现肌痛、背痛，其病理生理机制不明 对于正在备育的ED患者，若需要长期使用PDE5i，要充分告知药物生殖安全风险

【记忆口诀】 ED用药要注意，伐地用药有禁忌，西伐会把视觉扰，他达拉非肌背闹，

备育用药风险晓。

考点 6 早泄概述 ★

项目	详情
定义	从初次性交开始，往往或总是在插入阴道后1分钟左右射精（原发性早泄），或者阴道内射精潜伏时间（IELT）显著缩短，通常＜3分钟（继发性早泄）；总是或几乎总是不能延迟射精；存在消极身心影响，如苦恼、忧虑等
分类	原发性早泄、继发性早泄
地位	最常见的射精障碍

【记忆口诀】 早泄分为原发继，一分三分钟界定，射精难控身心累，常见射精障碍病。

考点 7 早泄病因及发病机制 ★

病因分类	具体病因
经典理论	心理因素或人际关系问题，如焦虑、早期仓促性经验导致调节性改变
生物学假说	中枢神经系统5羟色胺神经递质紊乱、阴茎头敏感性过高、遗传变异、ED、前列腺炎、甲状腺疾病、心理因素、内分泌因素等

【记忆口诀】 早泄病因不简单，心理生理都相关，五羟色胺乱了套，多种因素来添乱。

考点 8 早泄临床表现、辅助检查及诊断 ★

项目	详情
临床表现	较短的IELT及缺乏射精控制能力，常因不育问题就诊
辅助检查	体格检查重点查男性外生殖器和第二性征；实验室检查测定睾酮、黄体生成素等激素水平；还可做阴茎神经电生理检查、阴茎生物感觉阈值测定等
诊断依据	主要依据病史，特别是性生活史；可用自我评估或秒表测量的IELT区分早泄类型；常用评估问卷有早泄简表（PEP）、早泄指数（IPE）和早泄诊断工具（PEDT）

【记忆口诀】 早泄诊断看病史，IELT来分类型，问卷工具助诊断，生殖激素也查清。

考点 9 早泄治疗 ★ ★ ★

项目	详情
治疗原则	明确诊断与分类后，为患者及配偶制定治疗目标及方案，目标是延长射精时间、提高控制力和改善性生活满意度
治疗方法	药物治疗： 选择性5-HT再摄取抑制剂（SSRI）：代表药达泊西汀，国内唯一获批早泄适应证口服药，按需治疗，初始剂量30mg，性交前1~3小时服用，4周内使用6次后评价；其他SSRI未获批，但也有类似作用，起效慢 局部麻醉剂：降低阴茎头敏感性，如复方甘菊利多卡因乳膏/凝胶、利多卡因/丙胺卡因喷雾剂等，性生活前5~10分钟使用

续表

项目	详情
治疗方法	其他药物： 5型磷酸二酯酶抑制剂（PDE5i）：用于伴有ED的早泄患者 α₁受体拮抗剂：如赛洛多辛、多沙唑嗪、特拉唑嗪等，部分患者使用可主观延迟射精 曲马多：其他疗法失败后考虑使用，有阿片受体激活及5-HT和去甲肾上腺素再摄取抑制双重作用 其他治疗方法：行为治疗、性心理干预、中医治疗、手术治疗及综合治疗等可根据个人情况选择

【记忆口诀】　早泄治疗有原则，药物多种各有招，SSRI达泊妙，局麻药物效果好，其他治疗也需要。

第二十节　尿失禁

考点1 尿失禁概述 ★

项目	详情
定义	尿液不自主流出
患病率	10%～60%，在老年人群中更为常见
危害	可引起反复尿路感染、盆腔炎等，与抑郁、失眠等相关

【记忆口诀】　尿失禁病别小瞧，尿液失控常外跑，老人多见危害大，多种炎症抑郁扰。

考点2 尿失禁病因 ★

病因分类	具体病因
危险因素	妊娠、孕产次增加、老龄、肥胖、盆腔器官脱垂、雌激素缺乏、子宫切除术、吸烟等
暂时性尿失禁病因	谵妄、活动受限、尿潴留、急性感染、药物（如抗胆碱药、抗抑郁药、利尿剂、镇静催眠药、阿片类镇痛药）等
压力性尿失禁病因	盆底肌松弛、固有括约肌功能不全，多见于老年女性，尤其是肥胖者或经产妇
急迫性尿失禁病因	膀胱逼尿肌不自主收缩或逼尿肌过度活动，可能与增龄相关或继发于神经系统疾病、局部膀胱刺激等
充盈性尿失禁病因	逼尿肌收缩功能减退和（或）膀胱出口梗阻，老年男性多见，常见原因是良性前列腺增生症等
混合性尿失禁病因	同时合并多种类型特点，老年人常见

【记忆口诀】　尿失禁因多又杂，暂因药病活动差，压因肌松女多见，急因逼尿异常发，充因梗阻男常见，混合多种特点加。

考点3 尿失禁诊断与分型★

项目	详情
筛查方法	通过两个问题筛查：最近一年中，是否出现过不能控制排尿而尿湿裤子的情况？如果有，上述情况是否至少有6天以上？
分型	暂时性尿失禁、压力性尿失禁、急迫性尿失禁、充盈性尿失禁、混合性尿失禁
暂时性尿失禁临床表现	由于精神、运动障碍或药物作用，不能及时排尿引起的暂时性/可逆性尿失禁
压力性尿失禁临床表现	打喷嚏、咳嗽、大笑或运动等腹压骤然增高时出现不自主的尿液自尿道口溢出
急迫性尿失禁临床表现	不能控制的尿频、尿急、夜尿增多
充盈性尿失禁临床表现	与逼尿肌收缩功能减退和（或）膀胱出口梗阻有关，表现为尿液不能排空或尿液充盈后不自主溢出
混合性尿失禁临床表现	同时具有多种类型尿失禁的特点

【记忆口诀】 尿失禁型有五种，暂压急充混其中，暂可逆因多因素，压随腹压尿自涌，急尿频尿急夜增，充因梗阻尿难控，混合兼具多特征。

考点4 尿失禁处理原则及治疗★★★★

尿失禁类型	处理原则与治疗方法
总体处理原则	首先祛除诱因和针对原发病治疗。所有患者进行生活方式调整，包括饮食改变（避免摄入咖啡、酒精，多吃蔬果，少食油腻，控制体重），戒烟，避免憋尿、久坐久站、剧烈运动及使用抗组胺药物；治疗便秘等慢性腹压增加活动；进行盆底肌训练（kegel运动）及盆底电刺激治疗；必要时给予药物治疗和手术治疗
压力性尿失禁	轻至中度 非手术治疗为主，盆底肌训练增强盆底支撑尿道肌肉力量，持续3个月可改善盆底功能，生物反馈、辅助电刺激或电磁联合治疗可提高效果并缩短周期 有盆腔器官脱垂女性患者可使用子宫托，通过恢复盆腔器官解剖位置改善盆底功能，适用于未完成生育需求或有手术禁忌证者 中至重度 手术治疗，主要手术方法有阴道前壁修补术、耻骨后膀胱尿道悬吊术和尿道下方悬吊带术等 药物治疗： 选择性 α_1 肾上腺素受体激动剂，如盐酸米多君，激活尿道平滑肌 α_1 受体和躯体运动神经元，增加尿道阻力。严重器质性心脏病、急性肾脏疾病、嗜铬细胞瘤、甲状腺功能亢进症患者禁用。不良反应包括卧位和坐位时高血压、头皮感觉异常和瘙痒、皮肤竖毛反应、寒战、尿潴留和尿频，不建议长期使用
	阴道局部雌激素类药治疗，当患者合并绝经泌尿生殖综合征时，阴道局部使用雌激素可缓解阴道干涩和下尿路症状，并增厚尿道黏膜间接改善尿失禁症状 度洛西汀可短期改善男性前列腺切除术后压力性尿失禁患者症状，但属超说明书用药，因潜在不良反应，部分男性停止治疗

尿失禁类型	处理原则与治疗方法
急迫性尿失禁	膀胱病变及其局部因素所致（男性多见） 缓解症状同时积极祛除致病因素，调整生活方式，采取多模式干预，如行为治疗、辅助如厕和限制液体摄入，可减少老年男性尿失禁和便秘发生率。膀胱训练、盆底肌锻炼与辅助电刺激以及胫后神经刺激、骶神经刺激也是治疗方式 手术方式包括膀胱壁注射肉毒杆菌毒素A、膀胱成形术/尿路转移 抗胆碱药物：为首选，通过竞争性抑制乙酰胆碱，抑制膀胱逼尿肌不自主收缩，代表药物有奥昔布宁、托特罗定、索利那新等，对M受体具有高度亲和性和专一性。不良反应包括口干、便秘、视物模糊、心动过速、尿潴留及认知损害，痴呆患者慎用，胃潴留和闭角型青光眼患者禁用，避免在老年人和排尿残余量>200ml的男性人群中使用，老年人从小剂量开始，4~6周后疗效达峰值，一种疗效欠佳可更换另一种 β_3肾上腺素受体激动剂：代表药物为米拉贝隆，作用于逼尿肌平滑肌细胞中的β_3受体，诱导膀胱逼尿肌松弛，在减少急迫性尿失禁发作方面与大多数抗胆碱药相似，最常见不良反应是高血压、头痛、鼻咽炎和尿路感染，严重未控制高血压的患者禁忌使用，因米拉贝隆与某些药物（如美托洛尔）代谢方式相同，同时服用需调整剂量
充盈性尿失禁	根据引起尿潴留的病因予以针对性治疗，如良性前列腺增生症可选用α肾上腺素受体拮抗剂，松弛膀胱颈和前列腺肌肉，减轻尿流阻力，不良反应为头晕、头痛、直立性低血压；还可选用5α还原酶抑制剂，降低双氢睾酮水平，缩小前列腺体积，进而缓解症状。必要时予以手术治疗

【记忆口诀】　尿失禁治先除因，生活调整盆底训，压力轻中保守疗，重时手术药辅助，急迫抗胆β_3用，充盈对因选药物。

考点5　尿失禁用药注意事项与患者教育★★

项目	详情
治疗要点	首先祛除诱因和针对原发病进行治疗；所有患者首先进行非药物治疗，包括生活方式改变及行为治疗
抗胆碱药注意事项	使用抗胆碱药治疗时，注意警惕尿潴留或便秘症状的加重，注意观察老年患者的神志状态，警惕诱发谵妄

【记忆口诀】　尿失禁疗先除因，非药治疗要先行，抗胆碱药有风险，尿潴便秘神志盯。

第二十一节　绝经综合征

考点1　绝经综合征概述★

项目	详情
定义	妇女绝经前后由于性激素波动或减少所致的一系列躯体及精神心理症状
绝经分类	自然绝经：月经周期永久停止，闭经12个月后可回顾性诊断，本质是卵巢中原始储备的卵母细胞进行性闭锁导致数量明显减少 人工绝经：手术切除双侧卵巢或放射照射等所致的绝经，单纯子宫切除且卵巢功能正常不属于绝经范畴

续表

项目	详情
生殖衰老分期	依据月经周期变化，并结合生殖内分泌和超声指标分为生育期、绝经过渡期和绝经后期3个阶段，后两个阶段需全面生活方式指导、健康管理及相应治疗

【记忆口诀】 绝经综合征因激素变，自然人工分类辨，生殖衰老分三期，后两阶段重保健。

考点 2 绝经综合征病因及发病机制 ★

分期	内分泌变化
绝经过渡期早期	卵巢功能衰退，卵泡数目下降，抑制素 B、抗苗勒管激素（AMH）浓度下降，卵泡刺激素（FSH）水平开始升高，雌二醇分泌水平相对正常，黄体期孕激素浓度降低，月经开始不规则
绝经过渡期晚期	FSH 和雌二醇血清浓度波动明显，高 FSH 浓度和低 E_2 浓度可能预示绝经，之后可能恢复到绝经前水平，绝经后雄激素来源于卵巢间质细胞及肾上腺，总体雄激素水平下降，月经周期紊乱加重

【记忆口诀】 绝经病因卵巢衰，早晚期内分有别，激素波动周期乱，了解变化记心间。

考点 3 绝经综合征临床表现 ★

表现类型	具体表现
月经周期和内分泌改变	育龄期月经间期25～35日，绝经过渡期月经间期延长或缩短，出血逐渐减少至闭经，无排卵周期发生率增加；血清 FSH、E2 波动，血清抑制素 B 和抗苗勒管激素下降
血管舒缩症状	主要为潮热、多汗，是雌激素降低的特征性症状，多达80%女性会发生，常始于上胸部和面部发热，可伴心悸、寒战等，每日发作数次至数十次，夜间常见（盗汗）
神经精神症状	围绝经期妇女注意力不易集中，情绪波动大，如激动易怒、焦虑不安等，部分有认知改变，如健忘、找词困难和脑雾等
绝经生殖泌尿综合征（GSM）	—
雌激素缺乏的长期后果	骨质疏松：与雌激素缺乏和（或）年龄相关，骨量降低、骨微结构破坏，骨折风险增高 痴呆：女性患病风险高于男性，可能与绝经后内源性雌激素水平降低有关 心血管病变：绝经后雌激素缺乏，心血管疾病风险升高 其他：可能造成骨关节炎、体内脂肪分布改变、皮肤和骨的胶原蛋白减少、平衡功能受损等

【记忆口诀】 绝经表现多方面，月经紊乱潮热现，神经精神有改变，泌尿生殖骨心牵。

考点 4　绝经综合征诊断 ★

诊断要点	详情
初步诊断	40岁以上女性，出现月经间期改变和绝经症状（潮热、睡眠障碍、抑郁、阴道干涩或性功能障碍等），可诊断为绝经过渡期；排除妊娠及其他导致闭经的疾病后，停经12个月，可诊断为绝经
辅助诊断	注意除外相关症状的器质性病变及神经精神系统疾病；实验室检查有助于诊断，如血清FSH＞25U/L，或低血清AMH浓度提示可能进入绝经过渡期

【记忆口诀】　绝经诊断看年龄，月经症状先确定，排除疾病做检查，FSH、AMH来帮衬。

考点 5　绝经综合征治疗 ★★★

治疗方式	具体内容
绝经健康管理策略	全面健康管理：每年健康体检，推荐健康生活方式，包括合理饮食（多蔬果、奶类等，控糖少油少盐限酒）、增加社交及脑力活动、管理情绪、加强身体锻炼 饮食要点：定时定量、均衡饮食，控制体重，多吃有益食物，控制糖、油、盐、酒摄入，戒烟，足量饮水 运动建议：每周至少5天中等强度身体活动，累计150分钟以上，鼓励高强度有氧运动每周2～3次
绝经激素治疗（MHT）	指导原则：有适应证、无禁忌证且患者有提高生命质量意愿时尽早开始；＜60岁或绝经10年内获益/风险比最高；有子宫女性补充雌激素时加用孕激素保护子宫内膜，已切除子宫女性通常不必加用；个体化给药，选择最低有效剂量；每年至少评估1次，根据结果调整方案，无证据限制使用时间；不推荐乳腺癌生存者全身应用；全身用药不能改善GSM症状时可加用局部雌激素，仅改善GSM首选局部雌激素；可减少腹部脂肪堆积，降低2型糖尿病风险 适应证：绝经相关症状（月经周期改变、潮热、出汗等）、GSM相关症状（尿急、尿频、尿痛和反复泌尿系统感染，以及生殖道干燥、烧灼、刺激）、存在低骨量、绝经后骨质疏松症、骨折风险及相关高危因素（早绝经，早发性卵巢功能不全，脆性骨折家族史，维生素D及钙等营养摄入不足，低体重，缺乏运动、吸烟、过度饮酒等不良的生活习惯，影响骨代谢的慢性疾病及长期服用糖皮质激素等药物） 禁忌证：已知或可疑妊娠、原因不明的阴道流血、已知或可疑患有乳腺癌或性激素依赖恶性肿瘤、近6个月内患有活动性静脉或动脉血栓栓塞性疾病、严重肝肾功能不全 慎用情况：有子宫肌瘤、子宫内膜异位症及子宫腺肌病、子宫内膜增生病史、血栓形成倾向、胆石症等多种情况，应权衡利弊，个体化选择方案并加强监测和随访
	常用药物及治疗方案： 常用口服药物 雌激素制剂：主要有天然的17β-雌二醇、戊酸雌二醇、结合雌激素，以及合成长效的尼尔雌醇 孕激素制剂：分天然（微粒化孕酮）和合成（地屈孕酮、醋酸甲羟孕酮、炔诺酮、屈螺酮等）。地屈孕酮接近天然，对乳腺刺激小；屈螺酮有抗盐皮质和抗雄激素作用 雌、孕激素复方制剂：序贯制剂（连续序贯如雌二醇片/雌二醇-地屈孕酮片，有1/10和2/10两种剂型；周期序贯如戊酸雌二醇片/戊酸雌二醇-醋酸环丙孕酮片）、连续联合制剂（如雌二醇/屈螺酮片） 组织选择性雌激素活性调节剂：替勃龙，代谢产物有不同活性，应用无需加孕激素，可减少血管舒缩症状，有益骨密度和性功能调整 常用非口服药物 经皮雌激素：如雌二醇凝胶、半水合雌二醇贴、苯甲酸雌二醇乳膏，经皮给药避免肝脏首过效应，降低相关疾病风险

续表

治疗方式	具体内容
绝经激素治疗（MHT）	**经阴道激素**：包括普罗雌烯胶丸、乳膏及氯喹那多/普罗雌烯阴道片，雌三醇乳膏，结合雌激素乳膏，普拉睾酮阴道栓。普罗雌烯局部作用，不刺激子宫内膜；雌三醇对子宫内膜刺激小；结合雌激素轻度影响子宫内膜 **注射用雌激素**：苯甲酸雌二醇注射液 **左炔诺孕酮宫内缓释系统（LNG-IUS）**：含左炔诺孕酮52mg，每日释放20μg，维持5～7年，可预防和治疗子宫内膜增生，用于MHT子宫内膜保护 常用治疗方案及注意事项：尼尔雌醇口服2mg，每15天1次，每3个月加用孕激素10天，以避免尼尔雌醇对子宫内膜的刺激；或巴多昔芬20mg/结合雌激素0.45mg，可用于有完整子宫的女性预防骨质丢失和缓解绝经相关症状，不用额外添加孕激素，北美地区常用；或普拉睾酮，FDA已批准作为GSM用药
非激素治疗	主要用于存在MHT禁忌证、暂不适合MHT或对MHT有顾虑而不愿意使用的女性。为缓解血管舒缩症状，可予中成药如坤泰胶囊和香芍颗粒，或植物药如黑升麻，但这些药物的长期安全性仍需更多的循证医学数据支持。5-羟色胺再摄取抑制剂（SSIR）、选择性5-羟色胺和去甲肾上腺素双重再摄取抑制剂（SNRI）以及可乐定，但SSIR与SNRI不宜长期使用。加巴喷丁对血管舒缩症状也有效，但不良反应较多。植物雌激素如大豆异黄酮，与雌激素有相似结构，可能有助于减轻潮热，但研究结果存在较大异质性，不推荐长期使用。为缓解泌尿生殖系统症状，阴道也可使用润滑剂和保湿剂改善阴道干燥的症状

【记忆口诀】　绝经治疗多方面，健康管理是关键，MHT用有规范，禁忌慎用要记全，非激素疗也可选。

考点 6　绝经激素治疗具体方案 ★★★

治疗方案	适用人群
单孕激素方案	适用于绝经过渡期早期尚未出现低雌激素症状，但有排卵障碍性异常子宫出血的女性
单雌激素方案	适用于子宫已切除的女性
雌、孕激素序贯方案	适用于有完整子宫，仍希望有月经样出血的女性
雌、孕激素连续联合方案	建议绝经1年以上，有子宫，但不希望有月经样出血的女性
替勃龙方案	适用于绝经1年以上，且服药期间不希望有月经样出血的女性
阴道局部雌激素方案	GSM的首选方案

【记忆口诀】　单孕早排乱出血，单雌切宫别纠结。序贯求经宫要全，连合绝经血休现。替勃无血过一年，局部GSM优先选。

考点 7　绝经综合征用药注意事项与患者教育 ★★

项目	详情
个体化方案及规范随访	绝经过渡期和绝经后期女性知情选择，有适应证、无禁忌证且慎用情况控制良好者可进行个体化MHT，规范随访评估利弊；存在禁忌证或慎用情况未控制者给予非激素治疗；复诊评估治疗效果、处理不良反应、调整方案，MHT使用年限无限制，但需按规范随访

续表

项目	详情
MHT的长期风险	**心脑血管疾病**：≥60岁、绝经超过10年女性启动MHT增加冠心病风险，缺血性卒中风险可能轻度增加，与出血性卒中无相关性，不建议单纯为预防冠心病启动MHT **静脉血栓栓塞（VTE）风险**：MHT相关VTE风险随年龄增长、肥胖程度增加，口服MHT增加风险，有VTE个人史女性禁用口服雌激素治疗，天然孕激素VTE风险小于合成孕激素 **中枢神经系统**：≥60岁或绝经超过10年启动MHT可能影响认知功能，增加痴呆风险，有围绝经期抑郁症病史女性停药时警惕抑郁症复发或加重，MHT可能增加癫痫患者发作频率 **乳腺癌**：单独应用雌激素基本不额外增加乳腺癌风险，雌、孕激素联合应用轻度增加风险（罕见级别）且与合成孕激素相关，乳腺癌风险还与MHT使用时限有关，已知或怀疑乳腺癌者通常不建议全身应用MHT **子宫内膜增生和子宫内膜癌**：绝经后有子宫女性单用雌激素1~3年导致子宫内膜增生和子宫内膜癌风险显著增加，应应用足量足疗程孕激素保护子宫内膜，MHT方案中孕激素使用的各个方面因素均影响风险 **子宫颈癌和卵巢恶性肿瘤**：目前研究表明MHT不增加子宫颈鳞癌发生、复发风险及死亡率，卵巢癌生存者使用MHT不增加复发风险，但低级别浆液性和子宫内膜样卵巢癌不推荐MHT **其他恶性肿瘤**：总体上MHT与肺癌风险无明确联系，有研究显示其可降低结直肠癌发病率及死亡率，未显示增加血液系统恶性肿瘤风险及原发血液病复发风险；但MHT的启动时机建议在原发疾病稳定后

【记忆口诀】 绝经用药要规范，随访评估不能乱，激素风险各不同，牢记在心细分辨。

第二十二节　多囊卵巢综合征

考点1 多囊卵巢综合征（PCOS）概述 ★★

项目	详情
定义	育龄期女性常见的妇科内分泌及代谢性疾病，以高雄激素表型、排卵功能障碍和多囊卵巢为特征
患病率	全球6%~20%；中国汉族育龄女性约5.6%，不孕不育率6.4%
危害	影响生活质量、生育能力及远期健康，增加多种疾病风险
诊断现状	70%患者未被诊断，超1/3患者诊断延迟，病因不明，故其诊断标准和治疗方案未统一

【记忆口诀】 多囊卵巢病常见，育龄女性受牵连，高雄排卵有障碍，诊断治疗未规范。

考点2 多囊卵巢综合征临床表现 ★

表现	详情
月经异常	主要症状，多为月经稀发或闭经，也可有不规则子宫出血
不孕	稀发排卵或不排卵导致，发生率约70%
多毛症、痤疮及脱发	高雄激素常见表现，发生率70%~80%，痤疮常为炎症性皮损
肥胖	30%~60%患者合并肥胖，常呈腹型肥胖

续表

表现	详情
黑棘皮症	阴唇、颈背部等皮肤皱褶处灰褐色色素沉着，对称、皮肤增厚
葡萄糖耐量受损和糖尿病	合并肥胖的患者中，部分在40岁前出现相关问题，正常体重者也可能有胰岛素抵抗
心血管疾病	肥胖及胰岛素抵抗等女性患病风险增加
睡眠呼吸暂停	高达50%患者合并，增加多种疾病风险
抑郁和焦虑	成人中至重度焦虑和抑郁状态患病率较高
子宫内膜癌	发生风险增加2～6倍，绝经前出现，但绝对风险仍较低

【记忆口诀】 月经异常不孕伴，多毛肥胖黑棘皮，糖代心脑有问题，还有抑郁内膜癌。

考点3 多囊卵巢综合征辅助检查★

检查项目	详情
盆腔超声检查	鹿特丹标准：单侧或双侧卵巢内直径2～9mm卵泡数≥12个，和（或）卵巢体积≥10cm³。注意部分正常女性也可见多囊卵巢情况
内分泌测定	高雄激素血症：血清总睾酮等相关指标变化，游离雄激素指数可间接评价游离睾酮水平 抗苗勒管激素：血清水平明显增高 促性腺激素：FSH正常或偏低，LH增加，无排卵前LH峰值，非肥胖者LH/FSH比值常≥2，肥胖者该比值可能正常 血清催乳素：20%～35%女性轻度增高
	血清雌激素：雌酮（E₁）升高，雌二醇（E₂）正常或轻度升高，$E_1/E_2 > 1$ 血清孕酮：用于确认月经周期规律患者是否排卵 其他：检查空腹血糖等可筛查代谢病，检查甲状腺功能等可鉴别其他疾病

【记忆口诀】 超声查卵巢，激素指标全，代谢疾病筛，鉴别不能忘。

考点4 多囊卵巢综合征治疗★★★

治疗分类	具体内容
无生育需求患者-生活方式干预	一线治疗策略，通过饮食控制、合理运动和行为干预，改善糖脂代谢、内分泌等，减轻体重，提升生活质量，尤其对超重或肥胖患者改善生育能力，可在药物治疗前或同时进行
无生育需求患者-代谢紊乱调整-改善胰岛素抵抗药物	二甲双胍：适用于伴胰岛素抵抗的PCOS女性，以及伴有不孕、氯米芬抵抗的PCOS女性给予促性腺激素促排卵前的预治疗。青春期不超1500mg/d，至少3个月；育龄期非肥胖者1000～1500mg/d，肥胖者2000～2500mg/d。疗程3～6个月及以上，餐中服，从小剂量开始，酗酒及严重心、肝、肾功能不全者禁用 噻唑烷二酮类：用于二甲双胍禁忌或疗效不佳的无生育要求PCOS患者，与二甲双胍有协同效果，可提高胰岛素敏感性、改善血脂等，有体重增加等不良反应 阿卡波糖：抑制肠道α-葡萄糖苷酶，减缓葡萄糖吸收，降低餐后血糖，可单用或与其他降糖药、胰岛素合用，配合餐饮用药

续表

治疗分类	具体内容
无生育需求患者–代谢紊乱调整–其他药物	**减重药物**：肥胖型患者选奥利司他减少脂肪吸收，BMI较高者可考虑GLP-1受体激动剂（如利拉鲁肽等），在育龄期患者需采取有效避孕措施 **他汀类药物**：用于血脂代谢异常且经生活方式干预无效的患者 其他：严重肥胖型PCOS女性可考虑减肥手术
无生育需求患者–高雄激素表型症状治疗	**短效复方口服避孕药（COC）**：青春期和育龄期高雄激素血症及多毛症、痤疮首选。痤疮治疗3~6个月见效，巩固1~2个月停药；多毛治疗6~12个月，停药可能复发 **孕酮类衍生物**：如醋酸甲羟孕酮、醋酸环丙孕酮，抗雄激素并轻度抑制促性腺激素分泌，降低睾酮等水平 **螺内酯**：适用于短效COC治疗效果不佳、存在禁忌或不能耐受COC的高雄激素PCOS女性。见效需使用至少6个月。螺内酯能够与双氢睾酮竞争结合毛囊的雄激素受体而发挥拮抗雄激素作用，可使PCOS女性的毛发生长减少，毛发变细，改善高雄激素血症临床表现。育龄期PCOS女性在服药期间建议采取避孕措施 **糖皮质激素**：适用于PCOS的高雄激素分泌为肾上腺来源或肾上腺和卵巢混合来源者，常用药物为地塞米松，能有效抑制脱氢表雄酮（DHEA）浓度，剂量不宜超过每日0.5mg，以免过度抑制垂体–肾上腺轴功能 其他：有中至重度痤疮或多毛症的PCOS女性也可到皮肤科就诊，配合相关的局部药物治疗或物理治疗。严重的痤疮可考虑维A酸治疗，效果因人而异；多毛PCOS女性可尝试物理疗法（脱毛、电针和激光），不用担心这些治疗会导致毛发生长更快
无生育需求患者–调整月经周期	**周期性使用孕激素**：青春期、围绝经期PCOS女性的首选，也可用于育龄期有妊娠计划的PCOS女性。推荐使用天然孕激素或地屈孕酮，其优点是可调节月经周期并保护子宫内膜，降低子宫内膜癌风险；不抑制下丘脑–垂体–卵巢轴的功能或抑制较轻，更适合于青春期PCOS女性；对代谢影响小。缺点是不降低雄激素、对多毛症和痤疮治疗无效。周期性孕激素方案包括口服地屈孕酮、微粒化孕酮、醋酸甲羟孕酮或肌内注射黄体酮 **短效COC**：育龄期无生育要求首选，青春期酌情用，围绝经期无高危因素可用。调整周期、预防增生、减轻高雄症状，用药前排除妊娠及其他禁忌 **雌、孕激素周期序贯治疗**：对伴有低雌激素症状的青春期、围绝经期PCOS女性可作为首选，既可控制月经紊乱，又可缓解低雌激素症状。常用治疗方案为口服雌二醇，每周期21~28天，在后半周期的10~14天加用孕激素
无生育需求患者–心理因素调整	增强与患者沟通，关注身心健康，保护隐私，必要时转诊医学心理科
有生育计划患者–药物诱导排卵	**来曲唑**：单纯无排卵性不孕的PCOS患者首选 **枸橼酸氯米芬（CLE）**：单纯无排卵性不孕的PCOS患者，可单独使用CC诱导排卵、改善妊娠结局，属于说明书许可用药，有抗雌激素相关不良反应，用药不超6个月经周期 **二甲双胍**：推荐在PCOS女性辅助生殖治疗过程中使用二甲双胍，与CC、促性腺激素等联用，可用于CC抵抗或失败的PCOS女性的治疗。单纯无排卵性的PCOS患者采用二甲双胍联合CC治疗，可提高临床活产率，其疗效优于二甲双胍或CC单独使用 **促性腺激素**：适用于CC抵抗或失败的无排卵性不孕PCOS女性。可辅助CC或LE治疗，也可作为二线治疗。常用的促性腺激素包括人绝经期促性腺激素、高纯度FSH和基因重组FSH

续表

治疗分类	具体内容
有生育计划患者-其他治疗	腹腔镜卵巢打孔术：适用于氯米芬抵抗、来曲唑治疗无效等情况，破坏卵巢间质，降低雄激素，增加妊娠机会 体外受精-胚胎移植：三线治疗，适用于上述治疗无效或合并其他不孕因素者，需个体化治疗

【记忆口诀】 PCOS 治分需求，无育生活加药物。代谢高雄月经调，心理关注不可丢。有育排卵手术谋，各类治疗记清楚。

第二十三节 避 孕

考点1 激素避孕★★★

项目	详情
避孕原理	抑制排卵：雌、孕激素作用于下丘脑，负反馈抑制下丘脑释放GnRH，抑制垂体合成与分泌FSH和LH，影响垂体对GnRH的反应，不出现排卵前LH峰，抑制排卵 直接作用：改变宫颈黏液理化特性，成为精子穿透屏障；改变子宫内膜形态与功能，不利于受精卵着床发育；影响输卵管功能，干扰受精卵着床
常用药物种类	雌激素：炔雌醇、炔雌醚、雌二醇等；孕激素：炔诺酮、甲地孕酮、左炔诺孕酮（第二代）、孕二烯酮及去氧孕烯（第三代）；剂型：口服避孕药、注射避孕针、缓释系统避孕药
适应人群及禁忌	要求避孕的健康育龄女性，无使用甾体激素避孕药禁忌者可选用，具体参考所选复方避孕药说明书
常见不良反应及处理	类早孕反应（雌激素引起，轻无需处理，重更换制剂或停药） 阴道流血（初期常见，与激素波动、漏服等有关，一般无需处理，流血多在医师指导下处理） 月经量减少或停经（先排除妊娠，一般无需处理，不能接受可停药换方法） 乳房胀痛（无需处理，随时间可自行消失） 体重增加（早期孕激素雄激素活性、雌激素水钠潴留导致，明显可停药观察或选含屈螺酮避孕药） 皮肤褐斑（停药多能自行缓解） 血栓栓塞性疾病（国内低剂量避孕药不显著增加发病率） 对肿瘤影响（乳腺癌风险有争议，孕激素可减少子宫内膜癌发病率） 对血压影响（血压轻微升高，停药3~6个月恢复） 对机体代谢影响：糖代谢（孕激素影响胰岛功能，新型孕激素影响小，停药恢复）；脂代谢（雌激素影响LDL-C、HDL-C、三酰甘油，孕激素对抗三酰甘油升高但降低HDL-C，多数低剂量复方避孕药对血脂影响小） 其他（极少数有精神抑郁等，在医生指导下处理）

【记忆口诀】 激素避孕多途径，雌孕协同来避孕。适应禁忌看说明，多种反应各处理。代谢血压瘤风险，低剂复方影响小。

考点 2 复方口服避孕药禁忌和慎用情况 ★★★

类别	禁忌	慎用情况
个人情况和生育史	母乳喂养产妇：产后<6周	母乳喂养产妇：产后≥6周且<6个月
	未哺乳妇女产后<21天，且合并其他VTE风险因素	未哺乳妇女产后<21天且未合并其他VTE风险因素，产后21~42天且合并其他VTE风险因素
	吸烟：年龄≥35岁且每天≥15根烟	吸烟：年龄≥35岁且每天<15根烟
心脑血管疾病	动脉血管疾病的多种风险因素，如高龄、吸烟、糖尿病、高血压等	高血压病史（包括妊娠高血压），现无法测量
	高血压：收缩压≥160mmHg或舒张压≥100mmHg或伴血管病变	血压控制满意或血压可测量
	DVT或PE：DVT或PE病史，急性DVT或PE，DVT或PE抗凝治疗，长期制动的大手术	血压140~159/90~99mmHg
	已知与血栓形成相关的基因突变，如凝血因子V Leiden基因突变，凝血酶原基因突变，蛋白S、蛋白C、抗凝血酶缺陷	已确诊的高脂血症
	缺血性心脏病	
	脑卒中（脑血管意外病史）	
	复杂性瓣膜性心脏病：肺动脉高压、房颤风险、亚急性细菌性心内膜炎病史	
风湿性疾病	系统性红斑狼疮抗磷脂抗体阳性或未知	
神经系统情况	持续的无先兆的偏头痛，且年龄≥35岁	持续的无先兆的偏头痛，且年龄<35岁
	有先兆的偏头痛	初发的无先兆的偏头痛，且年龄≥35岁
乳腺疾病	目前患乳腺癌	乳腺癌病史，近5年未发病
内分泌情况	糖尿病合并肾脏、视网膜或神经病变	
	糖尿病合并其他血管病变	
	糖尿病病史>20年	
消化道疾病	初发的病毒性肝炎急性期或发作期	有症状且正在治疗的胆囊疾病
	重度失代偿性肝硬化	正在发病的有症状的胆囊疾病
	肝细胞性腺瘤或恶性肝脏肿瘤	使用COC后相关的胆囊炎病史

【记忆口诀】 避孕用药禁忌清，生育心血风湿明，神经乳腺内分晓，消化情况也记牢。

考点 3 激素避孕用药注意与患者教育 ★★

项目	详情
一般建议	排除妊娠；开始前咨询医务人员，进行全面体格检查（非必须）；就医时告知正在使用的避孕药
服药时间	每日固定时间服用

项目	详情
漏用补救措施	阴道避孕环、透皮贴片脱落或皮下埋植剂移动等情况，需要咨询医务人员进行后续处理。复方口服避孕药漏服及补救：服用过程中如出现漏服现象，需立即补救以免出现避孕失败。漏服1片且未超过12小时，除须按常规服药1片外，应立即再补服1片，以后继续每天按时服用，无需采用其他避孕措施。如漏服超过12小时或漏服2片及以上时，原则为立即补服1片，若剩余药片为7片及以上时，继续常规服药，同时需要加用避孕套等屏障避孕法最少7天，或采用紧急避孕方法，以防止非意愿妊娠；若剩余药片不足7片，可在常规服用完本周期药片后立即服用下个周期的药片。如在月经来潮第5天开始服药，服药最初7天内最好加用其他避孕措施。若漏服无激素活性药片，无论几片，可丢弃未服用的无活性药片，照常继续服药。如果妇女漏服药片，并在停药期无撤退性出血，则应考虑妊娠的可能性
停药情况	出现下肢肿胀疼痛等症状、下肢制动1周以上停药；不同避孕方法停药后妊娠率不同，超过6~12个月未孕建议就医评估生育能力
药物相互作用	导泻药、止泻药、抗生素干扰COC吸收和肝肠循环，减弱避孕效果；肝药酶诱导剂降低COC作用，引起突破性出血和避孕失败
健康筛查	使用COC前及服药期间进行常规健康筛查，健康、不吸烟且体重正常的女性可使用至绝经
年龄对避孕的影响	年龄不是选择避孕方法的绝对禁忌，但年龄增长带来的健康风险会影响避孕方法选择，35岁以上女性使用复方避孕药需谨慎
停用避孕时机	围绝经期女性需持续避孕至绝经，不同年龄女性末次月经后避孕时长不同

【记忆口诀】 激素避孕注意多，服药固定莫漏脱。停药有症看妊娠，药相互作用要记着。年龄绝经也相关，全面考虑才稳妥。

考点4 不同避孕方式对比 ★★★

避孕方式	理论有效率	实际有效率	使用方法	有效时限	恢复生育力时间	不良反应	优势	劣势
LNG-IUD	>99%	>99%	宫内放置	5年	取出后即可怀孕	点滴出血或闭经	效果与输卵管绝育术相当，且可治疗妇科疾病	存在一定异物刺激和继发感染风险，放置不当易脱落
皮下埋植剂	>99%	>99%	植入上臂	3~5年	80%以上女性在取出后2个月内恢复排卵	月经出血模式改变，如无月经、月经稀发、点滴出血或闭经	不影响母乳喂养，血栓风险低。适用于子宫畸形、宫腔变形、IUD频繁脱落及对绝育手术有顾虑的女性	有创操作，存在继发感染风险

避孕方式	理论有效率	实际有效率	使用方法	有效时限	恢复生育力时间	不良反应	优势	劣势
长效避孕针	>99%	96%	注射	3个月	可能延迟4~10个月排卵	月经模式改变，点滴出血或闭经。可能导致食欲增强或体重增加	长效，不需每日服药，可避免肝脏首过效应，消化道反应轻	停药后生育力恢复延迟，不适用于短期内有生育计划的女性
口服避孕药	>99%	92%	每天同一时间口服	每天同一时间服用	停药后即可怀孕	短暂的头痛、恶心、乳房压痛、情绪改变、点滴出血等	可逆，无创伤；调节月经周期，改善痤疮，降低卵巢囊肿、盆腔炎、子宫内膜癌等妇科疾病的发生风险	需规律服用；40岁以上女性会增加血栓风险；与其他药物服用可能存在相互作用
避孕贴片	>99%	91%	贴皮	每周更换	停药后即可怀孕	不定期出血，乳房触痛，粘贴部位过敏反应	使用方便，可随时启动或终止。血药浓度平稳，无肝脏首过效应	隐蔽性差，易脱落
阴道避孕环	>99%	91%	阴道内放置	不同成分时限不同	停药后1个月内	不规则出血，阴道分泌物增加	使用方便，无肝脏首过效应	异物感，易脱落

【记忆口诀】　避孕方法多种样，LNG-IUD五年强。皮下埋植经期变，避孕针剂三月长。口服贴片与阴环，各自特点心中装。

考点5　宫内节育器（IUD）★★

项目	详情
避孕机制	局部对异物的组织反应影响受精卵着床，活性物质还可通过对子宫内膜的局部作用及对精子、胚胎的毒性作用提高避孕效果
禁忌证	妊娠或妊娠可疑；生殖道急性炎症；产后48小时至4周以内通常不建议使用Cu-IUD，败血症性流产后不应使用；生殖器官肿瘤；生殖器官畸形；严重全身性疾病；铜过敏史

项目	详情
术后注意事项	术后休息3天，1周内忌重体力劳动，2周内忌性交及盆浴，保持外阴清洁；术后遵医嘱定期随访
不良反应	常见不规则阴道出血（月经量增多、行经期延长或少量滴血，3～6个月后逐渐恢复），少数可出现白带增多或伴下腹胀痛
特殊用途	含铜宫内节育器可用于紧急避孕（无保护性生活后5天内放入，有效率达95%以上），适合长期避孕且符合放置条件及对激素应用有禁忌者

【记忆口诀】　宫内节育器特点多，异物反应来避孕。禁忌炎症与肿瘤，术后休息防感染。出血胀痛是反应，紧急避孕也可行。

考点6　其他避孕方法及避孕方式选择★

项目	详情
其他避孕方法	屏障避孕法、外用杀精剂、周期性禁欲、输卵管绝育术及哺乳期避孕等，难度、失败率较高，不宜推广 男用避孕套：常见屏障避孕法，防止精液接触、隔绝传染源，避孕率理论上接近98% 体外排精：不可靠，意外妊娠率高 输精管结扎术：安全、高效，可通过输精管复通术恢复生育力 避孕疫苗、男性激素避孕法目前临床不可用，输精管注射剂可堵塞输精管且可逆转恢复生育力
避孕方式选择	考虑因素：有效性、方便性、作用持续时间、可逆性、生育力恢复时间、对子宫出血影响、不良反应、费用、可获得性、对性传播疾病防护、非避孕风险/益处、禁忌证、社会及个人因素等 分类：最有效（长效可逆避孕措施，如宫内节育系统、皮下埋植剂和可逆绝育术等）；有效（注射用避孕药、正确使用的口服避孕药等）；效果较差（阴道隔膜、避孕套等） 具体推荐：有性传播疾病感染风险用避孕套；永久性避孕选输精管结扎术；可逆避孕选长效可逆避孕措施（LARC）；复方雌激素-孕激素法快速可逆但有效性稍弱；阴道隔膜和男用避孕套易可逆且无全身不良反应（乳胶过敏除外）

【记忆口诀】　避孕方法各不同，利弊权衡要慎重。安全有效放首位，结合自身再选定。长效短效有差异，按需选择才可行。

考点7　手术流产★

项目	详情
流产方式	采用手术方式终止妊娠，包括负压吸引术和钳刮术
潜在危害	破坏女性生殖道防护屏障，损伤子宫内膜，可导致人工流产综合征、出血、感染、子宫穿孔、漏吸、吸宫不全、羊水栓塞等近期并发症，以及宫腔粘连、慢性盆腔感染性疾病、月经失调、继发不孕等远期并发症

【记忆口诀】　手术流产有风险，损伤内膜和屏障。近期远期并发症，时刻警惕记心上。

考点 8 药物流产 ★ ★ ★

项目	详情
适用人群	18～40岁健康、无禁忌证女性（＜18岁或＞40岁需住院） 一般停经≤49日（有指南提出妊娠8～10周可用） 血或尿HCG阳性，B超确诊宫内妊娠 对手术流产恐惧或不适宜手术流产者
禁忌证	米非司酮禁忌证：肾上腺及其他内分泌疾病、妊娠期皮肤瘙痒史、血液病等病史，甾体激素依赖性肿瘤、过敏者；哺乳期用药后停哺乳3天 前列腺素类药物禁忌证：心血管疾病、青光眼等以及过敏者 其他：带器妊娠、可疑异位妊娠等，近期服用特定药物者
用药方法	顿服法：首日空腹顿服米非司酮150～200mg，第3日上午服米索前列醇600μg，服药前、后空腹1小时，留院观察6小时 分次服药法：服药第一日晨空腹或禁食2小时后服米非司酮50mg，12小时后再服25mg，以后每隔12小时服25mg（即第二日早、晚各服米非司酮25mg），第三日晨再服米非司酮25mg（米非司酮总量150mg），服药1小时后在医院口服米索前列醇600μg，留院观察6小时，注意用药后出血情况以及有无妊娠物排出和药物不良反应
评定标准	完全流产：自行排出完整胚胎或相关检查证实，出血停止，尿HCG阴性，子宫恢复正常，月经复潮 不完全流产：胚囊排出但需清宫 失败：用药8天胚囊未排出，B超异常，需清宫
药物不良反应	米非司酮：轻度恶心、呕吐等，偶有皮疹、肝功能异常 前列腺素类药物：腹痛、肛门坠胀感，可伴呕吐、腹泻等，严重时过敏性休克
用药注意与患者教育	在有抢救、清宫等条件的医疗单位实施；服药前告知效果和不良反应，失败后行人工流产；记录出血情况，排出物送病理；米索前列醇在医疗单位服用；警惕大量出血、发热、腹痛等异常情况；避免合用特定药物（利福平、苯妥英钠、苯巴比妥及卡马西平等）

【记忆口诀】 药物流产有要求，年龄停经要相符。禁忌疾病需牢记，服药方法分清楚。评定标准看胚胎，不良反应莫疏忽。

第五单元 皮肤及黏膜系统问题

第二十四节 带状疱疹

考点 1 带状疱疹病因及临床表现 ★

项目	详情
病因	由水痘-带状疱疹病毒感染引起，在劳累、恶性肿瘤等诱发刺激下，潜伏于脊髓后神经节内的病毒再次激活，使神经节发炎、坏死，导致神经敏化产生神经痛
好发时期	季节交替时期
前驱症状	免疫力下降后出现疲倦无力、轻度发热，患处皮肤灼热、瘙痒、疼痛等

续表

项目	详情
皮疹特点	沿神经节分布的不规则红斑，继而出现粟粒至绿豆大小丘疱疹，迅速变成水疱，部分水疱破溃出现溃疡及糜烂面，最后干燥、结痂，痂脱而愈，可留淡红色斑及色素沉着
特殊类型	三叉神经带状疱疹、耳带状疱疹、带状疱疹性脑膜脑炎、运动性麻痹、内脏带状疱疹等
常见并发症	带状疱疹相关性疼痛，分为急性、亚急性和慢性疼痛

【记忆口诀】 带状疱疹病毒感，诱因激活神经炎。季交发病先有症，皮疹水疱伴痛缠。

考点 2 带状疱疹治疗原则及药物治疗 ★★

项目	详情
治疗原则	休息、止痛、缩短病程、防止继发感染和后遗神经痛，抗病毒治疗是关键，联合止痛、营养神经治疗有助于病情恢复
抗病毒治疗	尽早用药，发病24～72小时内用药最佳，常用伐昔洛韦、泛昔洛韦、膦甲酸钠氯化钠注射液、溴夫啶等，疗程7～10天；传统阿昔洛韦疗程10～14天。特殊人群酌情减量并监测肾功能
止痛治疗	轻度至中度疼痛：选用非甾体类抗炎药，如对乙酰氨基酚、布洛芬缓释胶囊，饭后服用 中度至重度疼痛：选用治疗神经病理性疼痛类药物，如加巴喷丁、普瑞巴林胶囊 三环类抗抑郁药：如阿米替林、多塞平等可治疗不同时期疼痛
抗炎治疗	糖皮质激素应用有争议，无禁忌证时联合抗病毒药可减轻炎症、水肿，阻止对神经节和神经纤维的毒性和破坏作用
营养神经治疗	常给予口服甲钴胺片、维生素B_1片，或肌内注射维生素B_1注射液、腺苷钴胺注射液，疗程根据疼痛症状调整
中医中药治疗	治则以清热利湿、疏肝理气、活血止痛为主，如龙胆泻肝汤等成方加减，可联合针刺、放血治疗
物理治疗	氦氖激光、红光、微波等，具有消炎止痛作用
局部治疗	以消炎、干燥、收敛、防止继发感染为原则，常用炉甘石洗剂、喷昔洛韦软膏、夫西地酸乳膏等

【记忆口诀】 带状治疗多方面，抗病止痛营养先。抗炎激素有争议，中医理疗局部援。

考点 3 带状疱疹用药指导与患者教育 ★★

项目	详情
及时就医	发病后及时就医，部分患者先有单侧神经痛后出红斑、水疱，易误诊，必要时完善检验检查
抗病毒治疗	尽早足量抗病毒治疗，足疗程后无需延长，长期口服抗病毒药物应监测肾功能，肾功能不全患者告知病史并酌情减量
普瑞巴林用药	在临床部分人群口服后会出现头晕、头痛不适，故建议从小剂量逐渐建立耐受后增加剂量，逐步增强止痛效果，口服时间可根据疼痛症状适当延长，对于肾功能不全患者一定注意监测肾功能，酌情减量，对长期口服普瑞巴林胶囊患者建议逐渐减停，避免出现戒断症状

续表

项目	详情
生活注意	好发于免疫力低下人群，注意休息，保证睡眠须在8小时以上，避免高强度运动；清淡饮食，加强营养，多饮水；保持情绪稳定、愉快
创面护理	保持创面清洁干燥，可简单冲洗洗澡，及时擦干
预防传染	疱液含病毒，避免接触孕妇、婴幼儿等免疫力低下人群
其他	仅有神经痛症状、无皮损或皮损消退患者可外贴利多卡因贴剂止痛；50岁以上中老年人可提前注射带状疱疹疫苗降低发病率及减轻发病症状

【记忆口诀】 带状就医莫迟延，抗病足程肾功监。普药渐量防戒断，生活护理记周全。

第二十五节 单纯疱疹

考点 单纯疱疹的防治★

项目	详情
定义	由单纯疱疹病毒（HSV）引起的易复发的自限性皮肤病
病因	由HSV引起，HSV为球形双链DNA病毒，分Ⅰ型（HSV-Ⅰ）和Ⅱ型（HSV-Ⅱ），通过直接或间接接触传染，人类是唯一自然宿主
临床表现	初发型：疱疹性齿龈口腔炎、疱疹性角膜结膜炎、接种性疱疹、播散性疱疹、新生儿单纯疱疹 复发型：在同一区域反复发作，好发于颜面及生殖器部位
治疗原则	缩短病程、防止继发感染、减少复发；药师注意询问患者基本信息（性别、年龄）、症状（持续时间、表现、部位、严重程度、有无皮肤破损或疼痛）、有无继发感染、既往病史和现用药物等关键信息后再推荐药物 局部治疗 水疱未破：用炉甘石洗剂、5%阿昔洛韦乳膏或1%喷昔洛韦乳膏 有继发感染：用0.5%新霉素乳膏、2%莫匹罗星软膏或2%夫西地酸乳膏 疱疹性齿龈口腔炎：保持口腔清洁，用1：1000新洁尔灭溶液含漱 疱疹性角膜结膜炎：用0.1%～0.5%阿昔洛韦滴眼液滴眼 系统治疗 核苷类药物是抗HSV最有效的药物。目前对治疗HSV唯一肯定有效的药物是阿昔洛韦及其衍生物，包括伐昔洛韦、泛昔洛韦和喷昔洛韦等
药物治疗	系统药物治疗 原发性单纯疱疹：阿昔洛韦0.2g，每日5次口服或0.4g，每日3次口服，疗程7～10天；或伐昔洛韦1g，每日2次口服。重症患者等使用阿昔洛韦静脉滴注，每8小时一次，5～10mg/kg，tid，疗程10天或直到临床症状改善 复发性单纯疱疹：发作不严重或不频繁可不予治疗；发作时尽快用阿昔洛韦治疗。频繁发作者，阿昔洛韦口服治疗剂量每次200～400mg，每天2次，维持4～6个月；伐昔洛韦250mg，每天2次，或1g，每天1次；或泛昔洛韦250mg，每天2次，或125mg，每天3次

项目	详情
药物治疗	**内服中成药**：黄连上清丸适用于外感风热证；龙胆泻肝胶囊适用于湿热蕴结证；知柏地黄丸适用于阴虚内热证 **其他治疗**：严重的单纯疱疹且对阿昔洛韦耐药的患者，可考虑系统应用膦甲酸钠治疗，该药外用也有效 **外用药物治疗** 局部治疗忌用糖皮质激素软膏，应以收敛、干燥和预防感染的药物为主，可外用2%硫酸锌溶液或1%醋酸铝溶液湿敷，氧化锌软膏、5%阿昔洛韦乳膏、3%酞丁胺乳膏外涂，继发感染时可用0.5%新霉素乳膏、莫匹罗星软膏等。对原发性齿龈口腔炎应保持口腔清洁，可用中药金银花、连翘煎水含漱，以减少继发感染的发生；对疱疹性角膜结膜炎可用0.1%～0.5%疱疹净溶液滴眼；对生殖器疱疹可用2%～3%过氧化氢溶液清洗患部，然后涂以甲紫溶液，或用1∶5000高锰酸钾溶液泡洗。咪喹莫特和雷西莫特外用，可诱导局部细胞因子的释放、增强抗病毒作用，对治疗生殖器复发性单纯疱疹有一定疗效。锌离子可抑制HSV特异性DNA聚合酶的活力，复发局部外用可防止单纯疱疹复发，但也有报道无效，具体方法有：0.025%～0.05%硫酸锌溶液局部湿敷或局部硫酸锌凝胶外涂。局部防晒霜应用可防治口唇单纯疱疹的复发或减轻复发的严重程度
用药指导与患者教育	消除对HSV感染导致癌症的误解；新生儿及免疫功能低下者避免接触感染者；患生殖器疱疹的产妇宜剖宫产；使用阴茎套降低传播风险；可接种HSV疫苗；保持皮肤黏膜清洁；注意卫生，避免交叉感染；清淡饮食，注意休息；忌用糖皮质激素类软膏

【记忆口诀】 单纯疱疹病毒染，分型初发与复发。问诊信息很关键，药物治疗内外联。疱未破用炉阿喷，继发感染新莫夫。核苷药物抗病毒，复发频繁要预防。中成药有三类型，耐药可用膦甲酸。卫生饮食多注意，疫苗防护记心间。

第二十六节　白癜风

考点 白癜风的防治 ★

项目	详情
定义	常见的原发性、后天性、局限性或者泛发性皮肤、黏膜色素减退或脱失性疾病
病因	多因性疾病，病因不明，与遗传、神经精神、黑素细胞自毁、免疫等多种因素有关，发病与个体免疫、代谢等功能紊乱有关，需完善自身免疫性疾病检查
临床表现	可发生于全身任何部位，好发于青壮年的暴露及摩擦部位，可累及黏膜；分为寻常型、节段型，完全性白斑、不完全性白斑，进展期和稳定期（两型、两类、两期）
治疗原则	给予局部异常黑素细胞再生黑素能力；抑制疾病进展；使皮损周围色素区变淡 常用药物有糖皮质激素（甲泼尼龙片、泼尼松片、复方倍他米松注射液、卤米松乳膏、糠酸莫米松乳膏、地奈德乳膏、丁酸氢化可的松乳膏等）、免疫调节剂（复方甘草酸苷片、白芍总苷胶囊、他克莫司软膏、吡美莫司乳膏等）、中医中药（白灵片、驱白巴布期片等）、光敏剂（复方卡力孜然酊、祛白酊、补骨脂注射液、茜草增色液等）、微量元素补充药物（硒酵母胶囊、甘草锌颗粒、甲钴胺片等）、小分子抑制剂（托法替布片、巴瑞替尼片、乌帕替尼片等）

续表

项目	详情
药物治疗	系统用药 糖皮质激素：肌注复方倍他米松、口服泼尼松片 免疫调节剂：如复方甘草酸苷片，中老年患者使用时监测血压、电解质；白芍总苷胶囊服用期间关注消化道症状；亦可选择贞芪扶正颗粒、螺旋藻胶囊 微量元素补充药物：如口服甘草锌颗粒、甲钴胺片、硒酵母胶囊等，贫血患者补充铁剂 中医中药：疏肝解郁、活血祛风是主要法则，可选择白灵片、祛白巴布期片、白驳丸、白蚀丸，六味地黄丸、当归丸、归脾丸亦有治疗作用 局部用药 糖皮质激素：根据皮损部位选择不同级别，如卤米松乳膏、糠酸莫米松乳膏等 外用光敏剂：如补骨脂注射液、甲氧沙林溶液等，配合光疗或日光照射 其他：他克莫司软膏、吡美莫司乳膏、卡泊三醇软膏、他卡西醇软膏等具有局部免疫调节作用 其他治疗：光疗、表皮移植术治疗、遮盖治疗、脱色疗法等
用药指导与患者教育	重视患者教育、人文关怀、心理疏导及全程随访等；治疗周期长，2~3个月检测一次肝肾功能；稳定期避免系统使用糖皮质激素；特殊部位避免使用强效糖皮质激素软膏；完善检查，制定个性化治疗目标；少食维生素C含量高的食物，多吃含铜高的食物〔动物内脏（鹅肝、鸡胗）、肉类、谷类（青稞、麸皮）、豆类（黑豆）、坚果类（榛子、松子、腰果、核桃）、贝类（牡蛎、扇贝、鲍鱼）、菌菇类（松茸、口蘑）、蔬菜（油菜）〕；适当锻炼，保持情绪稳定；前沿药物使用注意事项，如小分子JAK抑制剂（口服托法替布、巴瑞替尼，外用芦可替尼软膏）使用前完善相关指标检测及定期复查

【记忆口诀】　白癜风病原因杂，多种药物来综合。系统用药有几类，激素调节元素加。局部用药分情况，光敏反应要注意。光疗手术辅助治，饮食情绪多留意。定期检查肝肾功能，用药细节别忘记。

第二十七节　银屑病

考点1　银屑病病因及临床表现★

项目	详情
定义	遗传与环境共同作用诱发的免疫介导的慢性、复发性、炎症性、系统性疾病，典型表现为鳞屑性红斑或斑块，可局限或广泛分布
病因	遗传是主要风险因素，白细胞介素-23和辅助性T细胞-17等细胞相关的免疫通路是发病核心机制
寻常型银屑病	点滴状：初发皮疹呈向心性分布，位于躯干和四肢近端，为红色丘疹、斑丘疹，急性加重时常出现蜡滴、薄膜和点状出血现象，可首发或为斑块状急性加重表现 斑块状：占所有病例80%~90%，好发于头皮、背部和四肢伸侧，为暗红色斑块或浸润性红斑，有白色、银白色鳞屑，也有蜡滴、薄膜、点状出血现象
脓疱型银屑病	泛发型：临床少见，可分5种临床类型 局限型：掌跖脓疱病皮损限于手掌及足跖，对称分布，有红斑基础上的小脓疱，甲常受累；连续性肢端皮炎罕见，发生于肢端，脓疱消退后有鳞屑、痂皮，甲床可有脓疱，有地图样舌

续表

项目	详情
红皮病型银屑病	少见,属重症,多见于中老年人,多由银屑病在急性期受刺激或治疗不当诱发,表现为全身皮肤弥漫性潮红、浸润性肿胀伴大量糠状鳞屑,指(趾)甲浑浊变厚,可伴全身症状,病程长,易反复
关节型银屑病	又称银屑病关节炎,多数关节症状继发于皮损后,80%患者有指(趾)甲病变,大、小关节均可累及,关节疼痛、肿胀、晨僵和功能障碍

【记忆口诀】 银屑病因未全明,遗传免疫环境兴。寻常点滴与斑块,脓疱局限泛发型。红皮关节各有征,牢记特征辨病情。

考点2 银屑病治疗原则及药物治疗★★★

项目	详情
治疗原则	规范、安全、个体化。轻、中度患者大多单独外用药物治疗;中、重度患者除外用药物外可联合系统药物和物理疗法
系统治疗药物	抗肿瘤药物:适用于多种严重类型银屑病及局部治疗无效者,如甲氨蝶呤,多采用每周1次给药,剂量5~10mg/w,逐渐增加,每周总量通常不超过30mg 糖皮质激素:一般不主张内用,仅用于红皮病型、关节型或泛发型脓疱型且其他药物无效者,需联合治疗 维A酸类药:用于重度银屑病等,如阿维A,寻常型常用剂量每天口服20~30mg,泛发型脓疱型开始剂量要大,红皮病型开始剂量要低 免疫疗法:重度银屑病或常规疗法外用药物、光(化学)疗法和(或)阿维A、甲氨蝶呤疗效不佳或方法不适用者,如环孢素A 生物制剂疗法:生物制剂治疗银屑病的作用是通过封闭和阻断两个重要靶点,即T细胞和细胞因子。阿达木单抗用于需要系统治疗的成人中、重度斑块状银屑病以及对局部治疗和光疗反应不佳或不适于该类治疗的4岁及以上儿童与青少年重度斑块状银屑病。司库奇尤单抗用于治疗符合系统治疗或光疗指征的中、重度斑块状银屑病成人与体重≥50kg、年龄在6岁及以上儿童患者。依奇珠单抗用于适合系统治疗或光疗的中、重度斑块状银屑病成人患者
外用药治疗	焦油制剂:能抗表皮增生,低浓度角质促成,高浓度角质溶解,还具止痒、免疫抑制等作用。常用煤焦油等 糖皮质激素类:可使真皮血管收缩、抗细胞有丝分裂、抑制细胞因子、抗炎症、免疫抑制及抗表皮增生等。根据抗炎强度分超强效类(如丙酸氯倍他索、卤米松和倍他米松二丙酸酯)、强效类(氯氟舒松、糠酸莫米松等)、中效类(曲安奈德、丁酸氢化可的松)和弱效类(氢化可的松)。红皮病型和脓疱型选弱效或中效,寻常型选中效或强效。穿透力高的部位如腋窝、阴囊和面部可选用中效的非氟化糖皮质激素,如丁酸氢化可的松或短期糠酸莫米松应用;掌跖的银屑病可用超强效或强效类 维A酸类药:与皮肤维A酸受体结合,调节细胞增殖与分化、抑制炎症,适用于寻常型斑块状银屑病。常用他扎罗汀凝胶或维A酸乳膏,治疗时避免多晒太阳 维生素D_3类似物:诱导表皮细胞分化等。适用于轻至中度银屑病单治或联治、重度银屑病联治。如卡泊三醇软膏、卡泊三醇倍他米松软膏 免疫抑制剂:他克莫司和吡美莫司属大环内酯类钙调神经磷酸酶抑制剂,抑制T淋巴细胞。0.03%~0.1%他克莫司软膏和1%吡美莫司乳膏用于局限型顽固性银屑病,封包效果好,安全性高,为面部银屑病首选

【记忆口诀】 银屑治疗讲原则,系统外用联合择。肿瘤维A免疫疗,生物制剂也有效。

外用药物多类型，根据病情部位挑。

考点 3 不同类型银屑病治疗及用药指导★★★

项目	详情
点滴状银屑病	病情较轻，以外用药物或光疗为主，外用药物包括维生素D_3衍生物和糖皮质激素；系统治疗包括抗生素、中医中药、维A酸类药物、免疫抑制剂
斑块状银屑病	轻度：以外用药物治疗为主，常用维生素D_3衍生物、维A酸类药物、中效或强效糖皮质激素及钙调磷酸酶抑制剂等 中、重度：系统药物治疗包括维A酸类药物、甲氨蝶呤、环孢素、雷公藤多苷、其他免疫抑制剂（如羟基脲、6-硫鸟嘌呤、硫唑嘌呤和他克莫司等）、生物制剂、PDE4抑制剂（阿普米司特）等
脓疱型银屑病	泛发型：系统治疗，阿维A、甲氨蝶呤、环孢素和TNF-α抑制剂为成人泛发型脓疱型银屑病的一线治疗药物；外用治疗，注意皮损清洁，保护为主，急性期不建议使用外用药物。急性期后，可外用糖皮质激素维持治疗 局限型：①连续性肢端皮炎：选择超强效外用糖皮质激素作为初始治疗，也可外用维生素D_3衍生物或他克莫司联合治疗。外用治疗效果不佳时采用系统性治疗，包括阿维A、甲氨蝶呤、环孢素、雷公藤多苷、生物制剂等。②掌跖脓疱病：外用糖皮质激素疗效有限，可选用维生素D_3衍生物、维A酸类药物或糖皮质激素复方制剂；系统治疗首选环孢素，阿维A或阿维A联合局部光疗作为一线治疗；对严重顽固性患者应用TNF-α抑制剂（阿达木单抗等）显示有效，也可使用IL-17抑制剂（司库奇尤单抗等）
红皮病型银屑病	系统治疗一线方案为环孢素、阿维A或甲氨蝶呤，二线方案为TNF-α抑制剂、IL-12/23抑制剂、IL-17抑制剂。环孢素及TNF-α抑制剂起效快，阿维A和甲氨蝶呤起效较慢。TNF-α抑制剂是治疗病情重和不稳定患者的首选。有多种合并症的患者避免使用环孢素。不推荐大面积外用糖皮质激素或系统应用糖皮质激素，除非患者出现严重中毒症状并危及生命。此外，需注意合并症的治疗
关节型银屑病	治疗药物包括传统非甾体抗炎药（NSAIDs）、抗风湿药、生物制剂以及小分子靶向药物。雷公藤制剂、白芍总苷对关节型银屑病有一定疗效
内服中成药	消银颗粒：用于血热风燥型和血虚风燥型白疕 复方青黛胶囊：用于进行期银屑病 克银丸：用于血热风燥型银屑病 其他：银屑胶囊、疗癣卡西ı丸、紫丹银屑胶囊、苦丹丸等
用药指导与患者教育	甲氨蝶呤（MTX）：甲氨蝶呤片治疗银屑病的疗效虽好，但停药后都易复发，所以不能滥用。服用过程中，如产生肾损害，应减量或停药。大量乙醇摄入易导致肝损伤，故服药期间应禁酒。甲氨蝶呤片过量时给予患者亚叶酸钙解毒治疗，并大量饮水，碱化尿液，阻止MTX的肾损害。此外，在MTX治疗的同时，给予叶酸5mg，每天1次口服，可控制恶心和贫血等副作用 阿维A：用药期间监测多项指标（如血清胆固醇/甘油三酯/高密度脂蛋白、肝酶、血清肌酐），育龄妇女停药后2年之内亦应采取避孕措施。服药期间可有唇、眼、鼻黏膜干燥，皮肤弥漫性脱屑及毛发脱落 外用药物：从温和无刺激药物开始，浓度由低到高，避免长期大面积使用皮质类固醇类药膏 其他：心理辅导；保持生活规律；注意饮食；加强锻炼；预防感冒等诱因

【记忆口诀】 不同银屑治法异，点滴轻疗外或光。斑块轻重药不同，脓疱系统外辅助。红皮关节各有策，中成用药记心间。用药指导多留意，生活预防也关键。

第二十八节 痤 疮

考点 1 痤疮病因及临床表现 ★

项目	详情
病因	遗传易感背景下，激素诱导皮脂腺过度分泌脂质、毛囊皮脂腺导管角化异常、痤疮丙酸杆菌等毛囊微生物增殖及局部炎症和免疫反应与之相关；多种内源性和外源性因素影响发展，如饮食、清洁、心理压力等
临床表现	最早损害多在颜面部，胸部、背部、上臂也可受累；损害分为非炎症性（闭合性粉刺、开放性粉刺）和炎症性（红斑、脓疱、丘疹、结节、囊肿）；依据皮损性质分为3度（4级），病程缓慢，青春期过后可自愈，愈后可能遗留红斑、色素沉着及瘢痕

【记忆口诀】 痤疮病因多因素，遗传激素微生物。皮损多样分四级，青春过后或自愈。

考点 2 痤疮治疗原则 ★★★

项目	详情
分级治疗	Ⅰ级：局部治疗，首选外用维A酸类制剂，可辅以其他制剂或护肤品 Ⅱ级：外用维A酸类制剂，炎症性丘疹和脓疱较多、局部治疗效果不佳时，联合口服抗生素或物理疗法 Ⅲ级：系统使用足够疗程抗生素，可联合外用维A酸类制剂等，效果不佳可口服异维A酸治疗，也可同时外用过氧化苯甲酰 Ⅳ级：口服异维A酸是最有效治疗方法，炎症性丘疹和脓疱较多者，可先联合治疗，后改用口服异维A酸治疗囊肿和结节等皮损，可联合其他治疗方法 无论哪一级，症状改善后均需维持治疗
联合治疗	目前是轻、中度痤疮的标准疗法，优势包括：抗生素联合外用维A酸临床疗效显著优于抗生素单独使用；过氧化苯甲酰或局部用维A酸与口服抗生素联合使用，可降低耐药的发生率；外用维A酸与过氧化苯甲酰联合应用可隔日交替或早晚交替使用
维持治疗	系统治疗完成后，局部使用维A酸是主要方法，伴有炎症性损害时，可考虑联合应用过氧化苯甲酰，尚可选择壬二酸和水杨酸等

【记忆口诀】 痤疮分级各不同，Ⅰ级外维A辅助。Ⅱ级联合抗生或理疗，Ⅲ级Ⅳ级依症选药。联合维持各有招，轻中联合疗效好。

考点 3 痤疮药物治疗和合理用药 ★★★★

项目	具体内容
用药前关键信息询问	询问患者基本信息（性别、年龄）、症状表现、严重程度、感染区域、症状持续时间、现用药物及其疗效
治疗原则与作用机制	治疗原则：针对主要致病因素，外用药物为基础，轻度及轻至中度以外用为主，中至重度及重度需系统与外用结合，多种方法联合治疗 作用机制：使毛囊角化正常（如过氧化苯甲酰、维A酸）；减少皮脂产生（如异维A酸、雌激素）；抑制痤疮丙酸杆菌（如抗生素、过氧化苯甲酰、异维A酸）；预防炎症反应（如抗生素、维A酸）

续表

项目	具体内容
外用药物治疗	外用维A酸类：轻度痤疮单独一线用药，中度者的联合及维持治疗首选。常用全反式维A酸、异维A酸、阿达帕林（耐受性好，常用作一线）、他扎罗汀 抗氧化剂–过氧化苯甲酰：缓慢释放新生态氧和苯甲酸，杀痤疮丙酸杆菌、抗炎、溶粉刺，无耐药性，炎症性痤疮首选外用抗菌药，可单用或联用，有刺激及漂白作用，与维A酸分时段用 外用抗生素：抗痤疮丙酸杆菌和抗炎，用于浅表炎症性皮损，但易诱导耐药，不单独或长期用，与其他药联用，常用四环素类等 其他药物：二硫化硒、硫黄和水杨酸等，抑制痤疮丙酸杆菌、抗炎、剥脱皮损，可作备选
系统药物治疗–抗菌药物	适应证：中至重度首选及中度外用不佳备选；重度痤疮早期或维A酸疗效不佳时用；变异型痤疮早期治疗 药物选择：首选四环素类（多西环素、米诺环素），不耐受或有禁忌选大环内酯类，避免β–内酰胺类、喹诺酮类。复发选既往有效药物，规范剂量疗程
系统药物治疗–口服维A酸类药物	适应证：结节囊肿型重度痤疮的一线用药；其他治疗不佳的中至重度痤疮的替代用药；有瘢痕或瘢痕倾向尽早用；频繁复发且其他治疗无效；伴严重皮脂溢出；轻至中度者求快速疗效；变异型痤疮炎症控制后用 药物选择：常用异维A酸和维胺酯，与脂餐同服，疗程视情况而定
系统药物治疗–抗雄激素药物	适应证：女性痤疮患者，伴高雄激素表现、青春期后痤疮、经前加重、常规治疗反应差或易复发者 药物选择：雌激素与孕激素复方制剂（短效避孕药），起效2～3个月，疗程6个月以上；螺内酯，疗程3～6个月；二甲双胍用于伴多囊卵巢综合征等患者辅助治疗
系统药物治疗–糖皮质激素	适应证及用法：暴发性、聚合性及较重炎症重度痤疮，选择泼尼松或等效剂量地塞米松治疗，疗程不超过4周，并联合口服异维A酸治疗；严重的月经前期加重痤疮，泼尼松或等效剂量地塞米松于行经前7～10天开始每晚服用一次至月经来潮为止，疗程不超过6个月。避免长期大剂量使用
系统药物治疗–内服中成药	西黄胶囊（丸）：功效为解毒散结、消肿止痛，适用于痰瘀结聚及热毒壅盛证痤疮，尤其适用于皮疹以结节、囊肿为主伴疼痛者 防风通圣颗粒（丸）：功效为解表通里、宣肺清热，适用于肺经风热证及湿热蕴结证痤疮 丹参酮胶囊：功效为抗菌消炎，适用于冲任不调证痤疮 大黄䗪虫丸：功效为活血破瘀、通经消癥，适用于血瘀证痤疮

【记忆口诀】　痤疮用药先问情，治疗原则要分明。外用系统各有法，联合辩证选药精。特殊人群与用量，牢记心中不出错。

考点4　痤疮用药指导与患者教育★★★

分类	注意事项
日常注意	限制高糖、油腻饮食及奶制品（尤其是脱脂牛奶）摄入，适当控制体重，规律作息，避免熬夜及过度日晒。痤疮（尤其是重度痤疮）患者易焦虑抑郁，需配合心理疏导
科学护肤	痤疮患者皮肤常伴皮脂溢出，可选用控油、保湿类清洁洁面，但不可过度清洗，忌挤压和搔抓。此外，谨慎使用粉底、隔离霜、防晒剂及彩妆等化妆品
外用维A酸类药物	建议于睡前使用，使用部位常出现轻度皮肤刺激反应，如局部红斑、脱屑、紧绷和烧灼感，随使用时间延长可逐渐耐受，反应严重者建议停药。日间适度防晒

续表

分类	注意事项
口服抗菌药物	不可单独使用；治疗2~3周后若无效需及时停用或换用其他治疗；保证足够疗程，避免间断使用，不可随意加大剂量或延长疗程，不能作为维持治疗或预防复发措施；留意药物不良反应，如胃肠道反应、药疹、肝损害、光敏反应、色素沉着、菌群失调等，四环素类尤需注意，少数口服米诺环素患者会出现前庭神经紊乱（如头晕、眩晕），罕见狼疮样综合征和良性颅内压增高症（如头痛等），发生后应停药；四环素类不宜与口服维A酸类联用，以免诱发或加重良性颅内压增高症；孕妇、哺乳期妇女和8岁以下儿童禁用四环素类，此时可考虑应用大环内酯类抗生素替代
口服维A酸类药物	异维A酸不良反应最常见为皮肤黏膜干燥，建议搭配皮肤屏障修复剂使用。较少见的有肌肉-骨骼疼痛、血脂升高、肝酶异常及眼睛干燥等，多在治疗最初2个月出现，肥胖、血脂异常和肝病患者慎用，必要时定期监测肝功能和血脂。青春期前长期使用可能致骨骺过早闭合、骨质增生、骨质疏松等，12岁以下儿童尽量不用。异维A酸有致畸作用，育龄期女性患者及其配偶在治疗前1个月、治疗期间及治疗结束后3个月内须严格避孕。哺乳期女性禁用异维A酸制剂。虽异维A酸与抑郁或自杀倾向关联性不明，但已有明显抑郁症状或抑郁患者慎用。部分患者使用2~4周时皮疹会短期加重，多为一过性，严重者需减量甚至停药。维胺酯不良反应类似异维A酸，但相对较轻
口服避孕药	服药期间注意防晒以减少黄褐斑发生。绝对禁忌证：家族血栓栓塞性疾病史、肝脏疾病、吸烟者。相对禁忌证：哺乳期、高血压、偏头痛、恶性肿瘤；糖尿病、凝血障碍和有乳腺癌风险的患者也尽量避免使用

【记忆口诀】 外用维A酸睡前涂，刺激重停要防晒。抗菌联用有讲究，疗程禁忌心中留。维A酸类反应多，避孕监测别错过。避孕药看禁忌证，护肤生活心理调。

第二十九节　荨麻疹

考点1 荨麻疹概述 ★

项目	详情
定义	皮肤黏膜小血管扩张及渗透性增加所致的局限性水肿反应
别称	风疹块、风团疹、风疙瘩
临床表现	大小不等风团疹伴瘙痒，约20%患者伴血管性水肿；慢性者风团疹持续>6周
病因分类	外源性（物理因素、食物、药物等，多为一过性）、内源性（慢性隐匿性感染、自身免疫反应等，多为持续性）
常见病因	外源性：如摩擦、鱼虾、青霉素等；内源性：如幽门螺杆菌感染、精神紧张等
临床分型	按发病频率及时间分为急性和慢性荨麻疹；不同类型临床表现有差异，可多种类型并存

【记忆口诀】 荨麻疹是水肿应，风团瘙痒常伴行，外源因素多突发，内源持续要记清。

考点2 荨麻疹治疗原则与药物治疗 ★★★

项目	详情
治疗原则	根本是祛除病因，减少促发因素，避免加重皮肤血管扩张因素，药物治疗控制病情

续表

项目	详情
抗组胺药	第一代及第二代均有效，第二代是一线用药；疗效不佳时加用第一代，后者可晚间一次性用药；慢性治疗可调整剂量、联合用药、换药等；急性严重时可临时用肾上腺素或异丙嗪
糖皮质激素	二线药物，用于严重急性荨麻疹、荨麻疹性血管炎等，避免长期应用
免疫抑制剂	一般不推荐，环孢素A用于自身免疫性慢性荨麻疹，静脉注射免疫球蛋白用于严重自身免疫性荨麻疹
降低血管壁通透性药物	如维生素C、维生素P（芦丁）、钙剂，常与抗组胺药同用
抗生素	由感染因素引起者选用

【记忆口诀】　抗组胺药分两代，二代一线先安排，激素二线重症用，感染还把抗生素开。

考点 3　不同类型荨麻疹的药物治疗及特殊人群用药 ★★★

项目	详情
急性荨麻疹治疗	首先应祛除病因，首选第二代非镇静抗组胺药（如西替利嗪、左西替利嗪、氯雷他定、地氯雷他定、非索非那定、阿伐斯汀、依巴斯汀、依匹斯汀、咪唑斯汀、苯磺贝他斯汀、奥洛他定等）。在明确并祛除病因以及口服抗组胺药不能有效控制症状时，可选择糖皮质激素，泼尼松30～40mg/d，口服4～5日后停药，或相当疗效剂量的地塞米松静脉或肌内注射，特别适用于重症或伴有喉头水肿的荨麻疹患者；1:1000肾上腺素注射液0.2～0.4ml皮下或肌内注射，可用于急性荨麻疹伴休克或严重的荨麻疹伴血管性水肿患者
慢性荨麻疹治疗	一线：首选第二代非镇静抗组胺药，疗程不少于1个月 二线：常规剂量无效时，可换药、联合用药或增加剂量 三线：上述无效时，可选雷公藤多苷、环孢素、生物制剂、糖皮质激素等
特殊人群用药	妊娠期：权衡利弊选相对安全的第二代抗组胺药或奥马珠单抗 哺乳期：首选无镇静作用的第二代抗组胺药 儿童：首选无镇静作用的第二代抗组胺药 老年人：优先选用第二代抗组胺药
内服中成药	防参止痒颗粒：适用于急性荨麻疹属风热证，症见风团色红、灼热、瘙痒、遇热加重，或皮肤划痕阳性，舌红，苔薄白会白腻，黄腻等， 玉屏风颗粒：适用于表虚不固证，自汗恶风，或体虚易感风邪者

【记忆口诀】　急性荨麻找病因，二代抗组先上阵，慢性治疗分三线，特殊人群药细分。风热就用防参痒，表虚不固玉屏风。

考点 4　荨麻疹用药指导与患者教育 ★★★

项目	详情
患者教育	告知疾病特点及治疗目的 调整抗组胺药种类和剂量，如依巴斯汀、氯雷他定等主要通过肝脏代谢，西替利嗪等则经由肾脏代谢，在出现肝、肾功能不全时，这些药物应酌情减量，或换用其他种类抗组胺药物

续表

项目	详情
关注药物不良反应	注意药物对工作的影响 抗胆碱作用：表现为口干、视物模糊、便秘，对闭角型青光眼者可引起眼压增高，对患有良性前列腺增生症的老年男性可能引起尿潴留 H_1 受体拮抗剂可抑制皮肤对组胺的反应；对拟进行变应原皮试者，应在停止使用 48～72 小时后进行

【记忆口诀】 肝肾功能细调整，皮试停药再进行。

第三十节 湿 疹

考点1 湿疹病因及临床表现 ★

项目	详情
病因	内在因素：慢性感染性疾病（如慢性消化系统疾病等）、胃肠功能紊乱、内分泌及代谢改变、神经精神因素、遗传因素等 外在因素：食物（如海鲜、牛羊肉等）、吸入物（如花粉等）、环境因素（如日光等）、动物皮毛、化学物质（如甲醛等）
临床表现	急性湿疹：皮损多形性，以红斑、丘疹、丘疱疹为主，好发于头面部、四肢暴露部位，对称分布，瘙痒剧烈，搔抓后有渗出、糜烂，合并感染时有脓疱、脓液 亚急性湿疹：常由急性湿疹迁延引起，皮损以暗红斑、丘疹等为主，患者自觉剧烈瘙痒 慢性湿疹：多由急性及亚急性湿疹治疗不当发展而来，也可一开始即为慢性，表现为浸润斑、皮肤增厚等，常阵发性剧烈瘙痒，可急性发作，有渗出，易反复发作 其他分类：根据发病部位分为局限性湿疹（如耳部湿疹等）和泛发性湿疹（如自身敏感性湿疹等）

【记忆口诀】 湿疹病因内外因，急性多形痒难忍，亚急暗红斑丘疹，慢性肥厚常反复。

考点2 湿疹治疗原则 ★★★

治疗原则	具体内容
尽可能找到发病原因	对患者的工作环境、生活习惯、饮食、嗜好及思想情绪进行全面了解，查找患者有无慢性病灶及内脏器官疾病，避免外界环境刺激
及早给予抗过敏、止痒药物治疗	主要为抗组胺药物，即 H_1 受体拮抗剂，临床常用第二代抗组胺药物诸如氯雷他定、地氯雷他定、西替利嗪、左西替利嗪、依巴斯汀、依美斯汀、咪唑斯汀、非索非那定、依匹斯汀等；第一代抗组胺药物包括氯苯那敏、异丙嗪、苯海拉明、赛庚啶等
及早给予调节免疫治疗	免疫调节剂，如复方甘草酸苷、雷公藤多苷、白芍总苷等
根据中医辨证联合口服中成药治疗	原则以清热利湿、健脾除湿、养血润肤止痒为主，常用药物如皮肤消胶囊、当归拈痛丸、四妙丸、润燥止痒胶囊等

【记忆口诀】 湿疹治疗找病因，抗敏止痒组胺灵，免疫调节早进行，中医辨证成药选。

考点 3 湿疹系统药物治疗 ★★★★

药物类别	使用说明
抗组胺药物	抗组胺药物多为口服药物，具有抗过敏、止痒作用，目前有第一、二、三代抗组胺药，可根据患者过敏症状选择性组合使用，必要时可选用2～4种抗组胺药联合使用
维生素C、葡萄糖酸钙	静滴、静推或口服均可以，具有一定抗过敏作用，多用于急性过敏及瘙痒剧烈者
抗生素	对于全身泛发性湿疹伴发感染者，建议给予抗生素治疗7～10天
糖皮质激素	糖皮质激素的系统使用原则非必要不使用，但对于有明确接触因素或药物引起的过敏可短期应用糖皮质激素，可有效控制症状，缩短病程，对于慢性病程急性发作患者，由于系统使用糖皮质激素治疗后大多数患者弊大于利，可能会对患者血压、血糖、胃黏膜、电解质如血钾、股骨头等造成影响，停药后皮疹加重甚至出现红皮等不良反应
免疫调节剂	临床常用药物有复方甘草酸苷片、雷公藤多苷片、白芍总苷胶囊、沙利度胺等，对于紫外线引起过敏者可加用羟氯喹片
中医中药	中成药治疗或中药汤剂治疗在急性湿疹主要以清热利湿、亚急性湿疹以健脾除湿、慢性湿疹以养血祛风为主
免疫抑制剂	临床常用药物有：甲氨蝶呤、环孢素等；建议慎用，应严格掌握适应证，仅建议用于传统治疗无效或有系统使用糖皮质激素禁忌证患者，或对于短期使用糖皮质激素患者治疗后症状明显患者，需要减停激素时使用
生物制剂治疗	非一线治疗药物，对于传统药物治疗疗效欠佳者，且不愿意系统使用糖皮质激素或免疫抑制剂患者可考虑使用生物制剂，目前指南推荐药物为度普利尤单抗注射液

【记忆口诀】　系统用药细分辨，组胺药物抗过敏，维C葡钙急痒灵，感染抗生素来应，激素免疫谨慎行，中医中药辨证清，生物制剂新途径。

考点 4 湿疹局部外用药物治疗 ★★★★

皮损情况	用药选择
急性湿疹	选择局部溶液湿敷（可选用硼酸洗液、皮肤康洗液、复方黄柏洗液、中药散剂等）后外用糖皮质激素软膏
亚急性湿疹	选择糊剂配合糖皮质激素软膏治疗
慢性湿疹	可选用糖皮质激素酊剂或溶液、强效糖皮质激素软膏制剂联合维A酸软膏制剂、尿素霜等，特殊部位诸如面部及间擦部位或介意使用激素等特殊需求患者可选用局部外用免疫调节剂或中草药药膏，如他克莫司软膏、吡美莫司乳膏、克立硼罗软膏、青鹏软膏、肤痔清乳膏、蛇脂参黄软膏、龙珠软膏等
糖皮质激素软膏选择	糖皮质激素软膏目前仍是治疗湿疹的主力外用药物，应根据皮损的不同性质选择不同强度的糖皮质激素。轻度湿疹建议选择外用弱效激素，如氢化可的松乳膏、地奈德乳膏等；中度湿疹建议选择外用中效糖皮质激素，如曲安奈德乳膏等；重度湿疹患者建议选择强效糖皮质激素，如哈西奈德、卤米松、丙酸氯倍他索等，强效糖皮质激素使用时如果皮损好转、变薄，建议使用时间不超过2周，降低激素引起的不良反应
合并细菌感染	细菌定植或感染往往会诱发或加重湿疹，建议配合外用抗生素软膏，如夫西地酸乳膏、复方多黏菌素B乳膏等，或使用激素–抗生素复合制剂如卤米松/三氯生乳膏

【记忆口诀】　外用药物依皮损，急性湿敷加激素，亚急糊剂配药膏，慢性多种巧搭配，激素选药看轻重，感染搭配抗生药。

考点5 湿疹用药指导与患者教育 ★★★

指导内容	具体要点
患者教育	避免各种诱发因素，诸如热水烫洗、过度搔抓、避免接触皮毛制品。避免易致敏和有刺激性的食物，如浓茶、咖啡、辛辣刺激性调味料、海鱼、羊肉、酒等热性食物，完善过敏原检测，必要时减少接触树木、花草等，避免接触粉尘螨、屋尘螨，减少接触化学制品，合理选择护肤品。调整情绪稳定，避免焦虑，加强体育运动 作息规律，避免熬夜，保证睡眠时间在8小时以上，优化睡眠质量，勤换床单、被罩
发病后及时就医，规范用药	在医生指导下用药，切记乱用口服或外用药物。根据病情严重程度选择外用药物，必要时联合口服药物，对于病程大于3个月患者建议口服联合外用药物治疗，好转后巩固治疗，必要长期间断口服及外用药物
口服药物注意事项	对于肝肾功能不全患者用药时建议仔细阅读说明书后选择减量使用抗组胺药物，对于肝功能异常患者建议选用西替利嗪、左西替利嗪、地氯雷他定等主要经肾脏代谢药物。对于中至重度湿疹患者的抗组胺药物选用可以剂量加倍或联合治疗，联合可以选择不同种类之间，亦可选择第二代联合第一代抗组胺药物
系统用药监测	慢性难治性泛发性湿疹治疗在选用系统糖皮质激素、免疫抑制剂、免疫调节剂时应监测血常规、肝肾功能、电解质等，使用环孢素时需监测药物的浓度、血药峰浓度；使用羟氯喹时应关注眼底视网膜；使用沙利度胺应关注嗜睡、头晕、头痛、神经麻木等不良反应；使用复方甘草酸苷片时应监测血压、电解质，尤其针对中老年女性，关注下肢是否出现水肿等；使用白芍总苷应关注患者是否出现腹泻症状等。对于常见的药物不良反应，提前告知患者，可避免患者出现症状时产生焦虑，增强患者用药物依从性，从而提高治疗效果
外用药物注意事项	外用药物尤其外用糖皮质激素时，以皮损性质及发病部位选择合适药物及治疗疗程，面颈部、间擦部位选择弱效激素软膏，短期用药；肥厚苔藓样改变皮损选择强效且渗透性好的激素药膏，确保治疗安全的同时保证疗效。提前告知患者关注擦药以"不疼"为原则，避免出现刺激现象
心理疏导	提倡慢性湿疹患者学会自治，必要时复诊经医生专业指导

【记忆口诀】　用药指导多方面，诱因规避很关键，规范用药遵医嘱，口服外用各留意，监测指标防风险，心理疏导助康健。

第三十一节　甲沟炎

考点1 甲沟炎病因及临床表现 ★

项目	详情
病因	急性甲沟炎继发于局部外伤、撕裂、咬伤后，甲周围皮肤皱襞被葡萄球菌感染；慢性甲沟炎常因长期处于潮湿环境，甲皱襞变软，与甲床分离，继而被多种菌感染，好发于厨师、鱼贩等。促发因素包括甲周循环障碍、糖尿病等
急性甲沟炎临床表现	起初甲沟轻度红肿，部分可自行消退，部分加重化脓，进展至甲周围炎或甲下脓肿，疼痛明显，甲下可见脓液积聚，导致甲与甲床分离

项目	详情
慢性甲沟炎临床表现	甲沟轻度红肿、甲小皮剥脱、疼痛，有少量脓液自甲沟流出，甲边缘和甲沟处可变黑，慢性病程，可产生炎性肉芽组织，甲缩小变形，甲板有横沟和纵嵴，严重时甲松动、脱落，甲下可见脓液

【记忆口诀】　甲沟炎因感染发，外伤潮湿是主因，急红痛脓甲分离，慢肿黑甲肉芽生。

考点 2　甲沟炎治疗原则及药物治疗 ★★★

项目	详情
治疗原则	防止甲外伤，保持甲环境干燥，一经发现甲周感染及时抗感染治疗。可外用碘伏后用抗生素药膏，必要时手术排脓，严重时拔甲后局部或系统抗感染治疗。慢性甲沟炎甲周肉芽组织增生可手术切除后抗感染治疗，注意避免损伤甲床
局部治疗	用碘伏、双氧水（过氧化氢）、生理盐水冲洗创面后，外用夫西地酸乳膏、莫匹罗星乳膏、复方多黏菌素B乳膏等抗生素药膏
手术治疗	症状严重或慢性反复性甲沟炎，可考虑手术切开排脓、拔甲、切除多余增生性肉芽组织
系统治疗	感染严重、外用药膏或换药治疗疗效欠佳以及局部切开手术治疗后的患者，可酌情选择口服头孢呋辛酯、米诺环素等广谱抗生素

【记忆口诀】　治疗先防甲受伤，干燥环境不能忘，外洗上药加手术，重症还需把药服。

考点 3　甲沟炎用药指导与患者教育 ★★

项目	详情
发病早期处理	发病多因局部挤压、指（趾）甲修剪过短致嵌甲后细菌感染，早期应及早就医给予局部抗感染治疗，防止病情加重
用药与环境	根据病情严重程度选择局部外用治疗或联合口服药物，避免指（趾）甲处于潮湿环境，保持干燥
慢性复发性处理	慢性复发性甲沟炎，疗效欠佳时更换外用药物，降低细菌耐药现象，必要时手术治疗
生活习惯	避免外伤，如撕拉甲皱襞皮肤、倒刺，修剪指甲避免过短，避免口咬指甲等不良嗜好，出现感染、疼痛时及时外用抗生素，必要时就医
血糖异常者注意事项	血糖异常患者需控制血糖于正常范围内，尤其避免外伤

【记忆口诀】　早治防加重，用药避潮湿，复发可换药，控糖防外伤，不良习惯要改掉。

第三十二节　特应性皮炎

考点1 特应性皮炎病因及临床表现 ★

分类	详情
病因与发病机制	基因-环境相互作用，免疫异常（Th2型炎症、Th1/Th2不平衡等）、皮肤屏障功能障碍、皮肤菌群紊乱等是重要环节 遗传易感性：父母患病，子女发病率增加，某些基因与发病有关 食物因素：儿童中部分患者由食物过敏原（如花生、蛋等）引起皮损 空气传播过敏原：屋尘螨等可致瘙痒及湿疹样皮损，其特异性IgE水平与病情严重程度相关 自身抗原：多数患者血清中有抗人蛋白特异性抗体，经创伤释出可激发免疫反应 感染：金黄色葡萄球菌、马拉色菌感染可诱发，患者皮肤抗菌肽能力下降 皮肤屏障功能障碍：神经酰胺含量降低，皮肤屏障功能降低，易致敏及激发炎症
临床表现与诊断	婴儿期（出生后2~3个月之后）：渗出型（面部红斑、丘疹、水疱、渗液等）和干燥型（淡红色斑片、小丘疹、皮肤干燥等） 儿童期：湿疹型（丘疹、丘疱疹、苔藓化等，好发于肘窝等部位）和痒疹型（全身散发痒疹型丘疹，好发于四肢伸侧等） 青年及成人期：局限性干燥皮损，红斑/丘疹融合呈苔藓样改变，好发于肘膝窝等，伴剧烈瘙痒 诊断：常用张氏诊断标准［病程超6个月对称性湿疹；特应性个人史和（或）家族史；血清总IgE升高和（或）外周血嗜酸性粒细胞升高和（或）过敏原特异IgE阳性，需排除相关疾病］

【记忆口诀】 特应皮炎病因杂，遗传食物空气加。感染屏障自身抗，各期表现有偏差。张氏标准助诊断，牢记要点不混淆。

考点2 特应性皮炎治疗原则及药物治疗 ★★★

分类	详情
治疗原则	缓解或消除症状，消除诱发和（或）加重因素，减少和预防复发，减少或减轻合并症，提高生活质量。提倡阶梯治疗，规律用润肤剂，抗炎、抗过敏、靶向免疫调节治疗
系统药物治疗	口服抗组胺药：推荐第二代，如氯雷他定、卢帕他定、西替利嗪、左西替利嗪、依巴斯汀、咪唑斯汀、依美斯汀、地氯雷他定、枸地氯雷他定等，必要时两药联用；瘙痒伴睡眠障碍可选用第一代（儿童青少年不建议长期用）；伴焦虑可联合多塞平 免疫抑制剂：重度且常规治疗不佳者选用，如环孢素、甲氨蝶呤、硫唑嘌呤等，密切随访，定期复查 糖皮质激素：原则上少用，病情严重急性发作期可短期用，及时减量停用，避免不良反应 生物制剂：度普利尤单抗注射液，阻断IL-4和IL-13的生物学作用，用于中重度患者，注意结膜炎不良反应 小分子抑制剂：如巴瑞替尼、乌帕替尼、阿布昔替尼等，使用前完善多项检查，排除相关疾病，定期复查 抗微生物治疗：伴细菌、真菌感染联合使用抗生素、抗真菌药，如夫西地酸乳膏、酮康唑乳膏等 中医中药治疗：辨证施治，如复方甘草酸苷、雷公藤多苷等

续表

分类	详情
外用药物治疗	**糖皮质激素** 超强效：如丙酸氯倍他索软膏、卤米松乳膏等，用于肥厚性斑块，连续用不超过1周，避免在皱褶部位及儿童中使用 强效：如哈西奈德溶液/乳膏、氟轻松乳膏，用于慢性肥厚性皮损，避开皱褶部位 中效：如0.1%丁酸氢化可的松乳膏、0.05%丙酸氟替卡松乳膏等，用于亚急性皮损短期使用，避免大面积长时间涂抹 弱效：如0.05%地奈德乳膏，用于急性、亚急性皮损，可在面部、生殖器等特殊部位短期用 治疗原则：初始用强度足够的制剂快速控制炎症，之后过渡到中效/弱效制剂或钙调磷酸酶抑制剂巩固序贯治疗，慢性皮损可封包治疗 **钙调磷酸酶抑制剂**：非激素类抗炎药，适合面部等娇嫩皱褶特殊部位，可控制轻度炎症、瘙痒或维持治疗减少复发。1%吡美莫司乳膏用于轻中度患者；0.03%他克莫司用于儿童中至重度患者；0.1%他克莫司软膏用于成人中重度患者 **其他药物**：氧化锌糊剂等 对有渗出的特应性皮炎有效，急性渗出期可外用生理盐水、硼酸洗液湿敷。中成药膏如青鹏软膏、蛇脂清黄软膏、肤痔清乳膏、龙珠软膏等，有清热、解毒、燥湿、凉血、止痒作用。新型小分子外用药物如克立硼罗（外用PDE-4抑制剂），可治疗2岁及以上轻至中度患者

【记忆口诀】　特应治疗有原则，阶梯润肤抗炎先。系统用药种类多，外用药选看皮损。免疫抑制慎使用，中西结合疗效显。

考点3　特应性皮炎用药指导与患者教育★★

分类	详情
用药指导	口服一线选第二代抗组胺药 联合用糖皮质激素、免疫抑制剂需监测血常规、肝肾功能等，使用环孢素监测谷浓度、峰浓度，复方甘草酸苷片监测血压、电解质 糖皮质激素局部应用次数一般每日2次，部分制剂每日1次
患者教育	分析寻找发病和诱发因素，规避诱因，分阶梯治疗 加强皮肤屏障修复，每天用足量润肤剂 1～18岁患者口服益生菌、补充维生素D可预防 给予病情较重和长病程患者心理疏导，积极配合疾病管理

【记忆口诀】　用药指导要记清，监测指标不能停。患者教育多留意，规避诱因强免疫，心理疏导共抗病。

第三十三节　真菌感染性皮肤病

考点1　真菌感染性皮肤病的类型、病因及临床表现★

疾病类型	病因	临床表现
足癣	主要由红色毛癣菌、须癣毛癣菌等感染足部皮肤，多因密切接触传染源	角化过度型好发于足跟、足跖，表现为角化过度、粗糙等；丘疹鳞屑型最常见，有片状脱屑；水疱型在足跖及足边缘有小水疱；趾间糜烂型趾缝皮肤增厚、浸渍发白、糜烂，常瘙痒，部分有渗出、异味

续表

疾病类型	病因	临床表现
甲癣	须癣毛癣菌、丝状真菌等感染指趾甲甲板，甲真菌感染人群常有遗传、糖尿病等易感染因素	甲下型甲癣从甲板两侧或末端开始，甲板增厚、变脆、变色；真菌性白甲表现为甲板浑浊；白色念珠菌感染的甲癣常合并甲沟炎，甲板较硬且发亮；部分甲增厚可引起局部不适
股癣	须癣毛癣菌、红色毛癣菌等感染腹股沟潮湿部位，多发生于温热潮湿季节，久坐多汗者多发	初发为腹股沟内侧红斑、丘疹、脱屑，后扩大呈圆圈状，边界清楚，部分皮损中间自愈遗留色素沉着，病史长久者可累及双侧腹股沟、臀部等部位，常因瘙痒搔抓后出现苔藓化
花斑癣（汗斑、花斑糠疹）	马拉色菌感染皮肤浅表角质层，多在温热潮湿季节发病，多汗及真菌易感体质人群多发，马拉色菌在促发因素下由腐生性酵母菌转化为致病性菌丝型	在胸背部、肩部等皮脂腺发达部位出现弥漫性、对称性分布的黄棕色或白色斑，大小、形状不一，表面有细碎糠状鳞屑

【记忆口诀】 真菌皮病四类型，足癣甲癣股癣忙，花斑癣也来"添乱"，病因表现各有章。

考点2 真菌感染性皮肤病的治疗原则及药物治疗 ★★★

项目	具体内容
治疗原则	综合措施：尽早抗真菌治疗，注重个人、家庭及集体卫生，家庭多人发病时家人同治，对感染者衣物、鞋袜单独清洁，开水烫洗并阳光暴晒 药物治疗：早期选用有效抗真菌药，口服有伊曲康唑胶囊、特比萘芬片、氟康唑胶囊；外用有特比萘芬乳膏、酮康唑乳膏、舍他康唑乳膏、萘替芬酮康唑乳膏、联苯苄唑乳膏、环吡酮胺乳膏、复方土荆皮凝胶、冰醋酸涂剂、阿莫罗芬搽剂等。注意特比萘芬对花斑癣治疗无效。伴疼痛或瘙痒症状时联合抗细菌及抗过敏药物，足疗程治疗（足癣、股癣、花斑癣2~4周或更久，甲癣常需3~6个月甚至超1年）。口服抗真菌药期间监测肝肾功能，必要时调整剂量或停药
局部用药	趾糜烂型足癣：先外用枯矾粉或脚气粉收敛拔干，后用特比萘芬乳膏、酮康唑乳膏、联苯苄唑乳膏、舍他康唑乳膏、萘替芬酮康唑乳膏、环吡酮胺乳膏等抗真菌药膏 水疱型足癣：先选复方水杨酸酊剂、复方间苯二酚溶液、冰醋酸涂剂等，后用抗真菌药膏 丘疹鳞屑型及角化过度型足癣：外用复方土荆皮凝胶、特比萘芬乳膏、酮康唑乳膏、联苯苄唑乳膏、舍他康唑乳膏、萘替芬酮康唑乳膏、环吡酮胺乳膏、阿莫罗芬搽剂等抗真菌药物 合并细菌感染的足癣：联合夫西地酸乳膏、莫匹罗星乳膏等抗细菌药物 伴发癣菌疹的足癣：联合氯雷他定片等抗过敏/止痒药，外用抗真菌药同时短时间联合氢化可的松乳膏等弱效糖皮质激素药膏 甲癣：病甲修薄后外用阿莫罗芬搽剂、30%冰醋酸涂剂，保护甲周皮肤，疼痛停用；增厚病甲用尿素霜封包软化后外用抗真菌药水或药膏（同足癣），增强疗效 股癣：局部用药同足癣 花斑癣：先外用酮康唑洗剂或二硫化硒洗剂外洗，停留5分钟左右后冲洗干净，再外用酮康唑乳膏等抗真菌药膏，一日两次，连续使用3~4周。特比萘芬乳膏治疗无效

续表

项目	具体内容
系统用药	足癣、股癣、花斑癣：皮损面积大、病程长且外用治疗反复发作难愈者，可选用特比萘芬片，连用2周；或伊曲康唑胶囊，口服1周。花斑癣口服特比萘芬片无效。肝功能异常患者慎用口服抗真菌药 甲癣：可选择特比萘芬片，连用6~12周；伊曲康唑胶囊，口服1周停3周为一个疗程，连用3~4个疗程或以上；或口服氟康唑胶囊，连用4个月以上。治疗期间每2~3个月复查一次肝功能，肝功能异常患者慎用 其他：足癣、股癣伴发癣菌疹，联合氯雷他定片等抗过敏/止痒口服药；伴局部感染疼痛症状者，必要时口服头孢呋辛酯片、米诺环素胶囊、红霉素肠溶胶囊等抗生素

【记忆口诀】 真菌治疗重原则，早治卫生药选妥。局部系统按病用，疗程肝功细把握。

考点3 真菌感染性皮肤病的用药指导与患者教育 ★★

要点	具体内容
及时就医	当足部、腹股沟部等出现红斑、脱屑等症状，或趾甲变色、胸背部出现白色或褐色圆形斑时，应及时就医，完善真菌镜检或培养，明确诊断后及时抗真菌治疗
注意卫生	对于顽固反复感染者，更换抗真菌药物，注重个人、家庭及集体卫生，对环境及鞋袜、衣物等杀菌处理
生活习惯	真菌易感体质人群避免久居潮湿闷热地区，出汗多时增加洗澡频次，保证个人卫生，保证睡眠，适当锻炼，提高自身免疫状态
药物选择	选择外用药物以不刺激、不疼痛为原则，反复用同一种抗真菌药疗效降低时更换药物种类
肝功能监测	口服抗真菌药物超3个月患者定期复查肝功能；患有基础肝脏疾病、肝功能异常者首选外用药物，疗效不佳时口服，且每月监测肝功能

【记忆口诀】 症状出现快就医，卫生习惯要注意，药物选择看疗效，肝功监测别忘记。

第三十四节 雄激素性脱发

考点1 雄激素性脱发治疗原则及药物治疗 ★★★

项目	详情
治疗原则	治疗的目的是防止微小化毛囊继续发展，如果可能，将微型化的毛囊逆转。治疗方案选择如下：男性可选择米诺地尔、非那雄胺、毛发移植或使用假发；女性可选择米诺地尔、螺内酯、醋酸环丙孕酮、毛发移植或使用假发。治疗的重点是防止脱发进一步发展。只有当头皮毛囊还存在，药物治疗才有可能使微小化的毛囊向正常毛囊的方向逆转。对于严重的雄激素性脱发（AGA）患者，手术治疗或戴假发可能是唯一的选择

续表

项目	详情
局部用药	米诺地尔：促进毛发生长，男性用5%浓度，女性用2%浓度 维甲酸：促细胞有丝分裂剂，可与米诺地尔联合应用 非那雄胺（外用）：抑制Ⅱ型5α还原酶，减少毛囊中二氢睾酮生成 酮康唑：治疗脂溢性皮炎和头皮屑，对脱发有帮助
系统用药	非那雄胺：仅适用于男性，抑制Ⅱ型5α还原酶，减少双氢睾酮生成，1mg/d，1次/日，3个月后头发脱落减少，6个月观察疗效。如使用12个月后治疗效果不佳，建议停药。个别服药患者可出现前列腺特异性抗原减少、男性乳房发育、睾丸疼痛、过敏反应、性功能受损（勃起功能障碍、射精功能障碍、射精量减少或性欲减退等） 度他雄胺：抑制5α还原酶两个同工酶，男性对非那雄胺反应不好时可间歇性加用小剂量（0.5mg/d） 螺内酯：仅适用于部分女性，抗雄激素作用较弱，40～200mg/d。主要不良反应为月经紊乱、性欲降低、乳房胀痛等 醋酸环丙孕酮：强效孕酮和雄激素受体拮抗剂，月经周期的第5～14天服用，可与口服避孕药联合应用
辅助及中成药治疗	辅助治疗：氨基酸、维生素类、抗氧化剂和植物药制剂等，如锯棕榈可抑制5α还原酶 中成药：四妙丸用于脾胃湿热证；除脂生发胶囊用于头发出油多等；九味肝泰胶囊用于肝郁脾虚证；精乌胶囊用于肝肾不足证

【记忆口诀】 雄脱治疗防毛囊，男女用药各有招，局部系统辅助药，辨证选用中成药。

考点2 雄激素性脱发用药指导与患者教育 ★

项目	详情
生活注意事项	生活规律，避免熬夜、用脑过度，保持大便通畅；戒烟少酒，避免高糖、高脂及辛辣刺激食物；保持头发清洁，勿长期戴帽，避免用力搔抓或机械刺激
用药注意事项	螺内酯：检查血钾浓度，育龄女性避孕，告知服药怀孕风险 米诺地尔：个别出现多毛症等，可更换不含丙二醇的米诺地尔（泡沫制剂） 酮康唑：不建议口服，会导致严重肝脏损伤和肾上腺糖皮质激素生物合成抑制

【记忆口诀】 雄脱生活要规律，饮食清洁多注意，用药谨遵医嘱行，警惕药物副作用。

第三十五节 疖 痈

考点1 疖和痈的定义与病因 ★

项目	疖	痈
定义	发生在皮肤浅表的形小而根浅的急性化脓性疾病，以毛囊为中心的结块，中央变软，顶部或出现或不出现黄白色点状脓栓，"出脓即愈"为临床特征	多个相邻毛囊及毛囊周围炎症相互融合而形成的皮肤深部感染，境界不清的弥漫性炎性硬块，迅速扩大化脓，表面出现多个脓头，脓头脱落后呈蜂窝状为临床特征
常见致病菌	金黄色葡萄球菌（最常见）、链球菌，肛门生殖器部位复发性疖偶可培养出厌氧菌	金黄色葡萄球菌（最常见）、链球菌

续表

项目	疖	痈
易感因素	长期携带金黄色葡萄球菌（尤其是鼻腔）、与感染者密切接触、糖尿病、肥胖、表皮损伤、表皮微生物菌群失调等；疖病常见于糖尿病、营养不良、免疫缺陷等患者	糖尿病、营养不良、心力衰竭、药物成瘾或严重全身性皮肤病、肥胖以及长期应用糖皮质类固醇者；鼻腔金黄色葡萄球菌携带者比非携带者发生痈的风险增加

【记忆口诀】　疖浅痈深炎症浓，金葡球菌最常攻。多种因素易诱发，牢记特征别混淆。

考点2　疖和痈的临床表现★

项目	疖	痈
初起表现	多为毛囊性炎性丘疹，基底浸润明显	弥漫性炎性硬块，表面紧张发亮，界限不清，伴有痒痛不适
发展过程	炎症向周围扩展，形成质硬结节，有疼痛压痛。数天后中央变软，有波动感，顶部或出现或不出现黄白色点状脓栓，脓栓脱落后有脓血和坏死组织排出，随后炎症逐渐消退而愈合	迅速向四周及皮肤深部蔓延，继而化脓、病灶中心软化、坏死，表面出现多个脓头即脓栓，脓栓脱落后留下多个带有脓性基底的深在性溃疡，外观如蜂窝状
全身症状	常有发热、头痛不适等，邻近淋巴结肿大。发生于颜面部，尤其鼻孔及上唇者，易引起化脓性海绵窦血栓性静脉炎、脓毒症、甚至脑脓肿等。可为单发或多发，数目较多且反复发作者称为疖病。若发生在头发部，多个隆起脓肿，呈淡紫红色，表面毛发脱落，脓肿破溃后形成瘘孔且相互贯通，慢性经过，可形成瘢痕，病程迁延数年至数十年	可伴局部淋巴结肿大和全身中毒症状，亦可并发脓毒症

【记忆口诀】　疖起丘疹渐成脓，痈呈硬块脓头涌。全身症状各不同，面部疖痈风险重。

考点3　疖和痈的治疗与用药★★★

治疗分类	适用情况及具体治疗
治疗原则	所有患者均需增强机体抵抗力，补充维生素，治疗潜在疾病，避免挤压。依据药敏试验结果指导选用抗生素，局部用50%硫酸镁溶液或75%乙醇湿敷，病变范围大且炎症扩展时切开引流
局部治疗（轻症）	早期采用热敷、照光等方法，同时外用2%莫匹罗星软膏、2%夫西地酸乳膏等；出现脓头时，用碘伏点涂或剔除脓栓（禁止挤压）；出脓后，外敷碘伏湿纱条
局部治疗（特殊皮损）	大且深部有波动感的皮损，需在局部麻醉下切开引流
系统应用抗菌药物	适用于局部治疗无效、疖位于特殊部位（鼻周、外耳道等引流困难处）、严重多发皮损、合并免疫抑制等情况。选用对金黄色葡萄球菌敏感的抗菌药物，宜选耐β-内酰胺酶的如耐酶青霉素（如宜选耐β-内酰胺酶的抗菌药物如耐酶青霉素，口服氯唑西林或苯唑西林；或使用第一代头孢菌素，如注射头孢唑林）。若由耐甲氧西林葡萄球菌引起的患者则应选用相应敏感的抗菌药物，轻症患者可用多西环素、米诺环素、磺胺甲噁唑等，重症首选万古霉素或去甲万古霉素

续表

治疗分类	适用情况及具体治疗
内服中成药	热毒蕴结证使用清解片；暑热浸淫证使用六神丸
外治中医药	初起时，小者用千捶膏盖贴或三黄洗剂外搽，大者用金黄膏等敷于患处，或用鲜草药捣烂外敷，每天1~2次。脓成时，切开排脓，用九一丹、太乙膏盖贴，可用2%~10%黄柏溶液或生理盐水洗涤，以免脓水浸淫；深部病灶可用药线引流；脓尽后，用生肌膏、白玉膏收口

【记忆口诀】 疖痈治疗原则记，增强免疫除病因。局部处理分阶段，药物内外协同行。

考点4 疖和痈的用药指导与患者教育★★

项目	内容
皮肤护理	保持皮肤清洁，适当洗澡、洗头、勤剪指甲等，避免过度潮湿、受热出汗，避免拔毛、与感染者密切接触、表皮损伤等
预防措施	对于复发性毛囊炎、疖、痈患者及其亲密接触者，鼻腔应用莫匹罗星软膏；可在好发部位局部应用氯己定或莫匹罗星以减少细菌定植；可应用乙醇或次氯酸钠等消毒剂对细菌污染物如玩具、键盘等消毒
日常注意	切忌挤压，患在项部可用四头带包扎；若患在背部者，睡时宜侧卧；患在上肢时宜用三角巾悬吊；患在下肢者宜抬高患肢，减少活动
基础疾病治疗	治疗基础疾病，如糖尿病、肥胖、营养不良、免疫缺陷等
抗菌药物使用	需要抗菌药物治疗的患者，要遵医嘱使用抗菌药物，不要自行随意选择

【记忆口诀】 皮肤清洁要做好，避免感染和抓挠。预防用药遵医嘱，基础疾病治疗早。

第六单元 眼睛问题

第三十六节 视疲劳

考点1 视疲劳病因★

病因分类	具体病因
眼部因素	双眼视功能异常：调节、聚散功能异常等多种情况 屈光不正未矫正：远视、散光等易引发 干眼：71.3%干眼患者出现视疲劳，51.4%视疲劳患者符合干眼诊断 眼科手术后：多种眼科手术后早期可出现 其他眼病：可能引起视觉功能下降的眼病
年龄因素	儿童、青少年采用近视干预措施可促发或加重视疲劳；中老年人群视觉调节能力下降，易引发视疲劳

续表

病因分类	具体病因
精神、心理和全身因素	精神压力大、神经衰弱等人群易出现；女性特殊时期（经期、孕期等）也可出现
环境因素	光线、色觉异常：视频终端综合征、数字眼疲劳；干燥环境：空调房、暖气房等可导致眼干等症状

【记忆口诀】　眼疾未矫干术后，年龄精神环境凑。儿童近视老人衰，压力特殊环境忧。

考点2 视疲劳临床表现★

症状分类	具体表现
视觉障碍	近距离工作或阅读不持久，出现暂时性视物模糊
眼部不适	烧灼感、畏光、流泪、眼痒、眼干、异物感、胀痛、眼眶疼痛、眼睑沉重等；儿童表现为瞬目异常、歪头视物、频繁揉眼
全身症状	易疲劳，头痛、头晕，记忆力减退；严重时恶心、呕吐及其他神经官能症状，伴或不伴焦虑、烦躁、抑郁等心理症状

【记忆口诀】　视疲症状三方面，视觉障碍眼不适，全身症状也出现，头晕疲劳加心烦。

考点3 视疲劳对症治疗★★★

项目	具体内容
改善血流药物	作用机制：通过增强睫状肌功能和增加睫状肌血流量，改善眼调节功能，治疗视疲劳 代表药物：七叶洋地黄双苷滴眼液
睫状肌麻痹药物	作用机制：利用外周抗胆碱能作用，使平滑肌松弛，解除血管尤其微血管痉挛，改善微循环，治疗视疲劳 代表药物：山莨菪碱滴眼液、托吡卡胺滴眼液等
中药治疗	内治：使用具有养肝明目、补肾益精或补血安神等功效的中药进行内治调理 外治：采用中药熏蒸等中医外治疗法，缓解视疲劳症状
其他药物	含维生素类滴眼液：如维生素B_{12}，对缓解视疲劳症状有一定效果 其他补充剂：ω-3脂肪酸、浆果提取物补充剂可缓解视疲劳和干眼症状；含花青素、类胡萝卜素成分的药物对缓解视疲劳有一定效果
低浓度阿托品滴眼液	药物特性：阿托品滴眼液是唯一一经循证医学验证能有效延缓近视进展的药物，效果呈浓度依赖效应 浓度相关：高浓度对近视控制效果可达60%～96%，但有严重畏光等不良反应及停药后反跳效应；0.01%浓度具有良好延缓近视进展效果，不良反应及停药后反跳效应最小，近视防控效果可达27%～83%，对近视控制有累积效应
非药物治疗	物理治疗：热敷、湿房镜、激光治疗等缓解干眼导致的视疲劳；雾视法、远眺法和眼保健操等使眼部休息，改善眼周循环 生活建议：长时间近距离视物者用眼期间间断休息，合理规律作息，平衡工作量，加强锻炼，合理饮食，端正坐姿，使用符合人体工学桌椅及优化显示设备 中医外治：针灸、按摩等中医外治疗法对缓解视疲劳有一定效果

【记忆口诀】　视疲劳治分药非药，药物多样各有道。非药物理生活调，中医外治也有效。

考点 4 视疲劳用药指导与患者教育 ★★★

项目	具体内容
科普宣传	对视疲劳进行科普，倡导儿童养成良好作息，各年龄段人群注意用眼卫生和健康检查
疾病关联	积极治疗类风湿关节炎、糖尿病等易引起干眼症的疾病
药物影响	注意抗组胺药、β 受体拮抗剂、化疗药、利尿剂、激素替代治疗药物、选择性 5-羟色胺再摄取抑制剂、三环类抗抑郁药等可能引起干眼症和视疲劳症状的药物
低浓度阿托品滴眼液注意事项	适用年龄：4 岁至青春期，小于 6 岁严格监控随访，18 岁后按需延长用药 禁用人群：对莨菪碱成分过敏者、青光眼患者等 用药前检查：多项眼科检查 使用方法及随访：每晚睡前 1 次，1 次 1 滴，定期随访 停药时机：根据近视控制效果和不良反应决定

【记忆口诀】 科普用眼讲卫生，关注疾病药反应。阿托品药有禁忌，年龄检查要记清，使用方法和停药，谨遵医嘱别大意。

第三十七节 干眼症

考点 1 干眼症病因及临床表现 ★

项目	详情
病因	泪液生成减少导致水液缺乏型、睑板腺生理异常导致蒸发过强型，多数患者两种机制并存 危险因素：高龄；女性；激素改变（主要由于雄激素下降）；全身性疾病（如糖尿病、帕金森病、干燥综合征）；配戴角膜接触镜；全身用药（抗组胺药、抗胆碱药、雌激素、异维A酸、选择性 5-羟色胺再摄取抑制剂、胺碘酮、烟酸）；眼部用药（特别是含有防腐剂的药物）；营养缺乏（如维生素 A 缺乏）；角膜感知觉减退；眼科手术（尤其是角膜屈光手术）；低湿度环境
临床表现	症状：慢性眼部刺激症状，如眼干、眼红、刺激感等；视物模糊多变，多为暂时；严重时可致永久性视力损害 体征：结膜充血、眼表破裂和角膜瘢痕、过度反射性流泪、睑缘炎、眼睑内翻或外翻、瞬目频率降低、视力损害

【记忆口诀】 干眼病因分两类，生成蒸发有问题。多种因素来诱发，眼干模糊体征异。

考点 2 干眼症治疗与就医建议 ★★★

项目	具体内容
治疗原则	根据干眼类型和程度给予长期个体化治疗，使患者适应慢病管理体系，治疗方案从简单到复杂、从无创到有创
针对病因治疗	针对不同病因，如改善环境、矫正屈光不正、纠正用眼习惯等；睑缘及眼表因素标本兼治；全身疾病协同专科治原发病；长期用眼药者制定合理方案

续表

项目	具体内容
药物治疗-润滑眼表和促进修复	人工泪液：为治疗干眼的一线用药。补充水液层人工泪液的主要成分包括玻璃酸钠、羧甲基纤维素、羟丙基甲基纤维素、聚乙烯醇、聚乙烯吡咯烷酮、聚乙二醇及聚丙烯酸等，其主要作用为补充水分和润滑眼表。轻度干眼宜选择黏稠度较低的人工泪液，如0.1%玻璃酸钠、聚乙二醇、0.5%羧甲基纤维素等。对于中、重度干眼，宜选择黏稠度较高的人工泪液，如0.3%玻璃酸钠、1%羧甲基纤维素、聚丙烯酸等；同时可以选择不同种类人工泪液组合使用，如高黏稠度和低黏稠度人工泪液混合使用。对于睑板腺功能障碍等脂质层异常的干眼，应优先选用含脂质成分的人工泪液。对于须长期及高频率（如每天6次以上）使用人工泪液者，应优先选择不含防腐剂的人工泪液。眼用凝胶、膏剂在眼表面保持时间较长，主要用于重度干眼，但因会造成视物模糊及眼部不适，可选择在睡前应用 促进泪液分泌的滴眼液：目前国内临床促进泪液分泌的主要药物是促进黏蛋白分泌的P2Y2受体激动剂地夸磷索钠，其作用机制是刺激眼表上皮细胞分泌黏蛋白，对水液和脂质分泌也具有一定促进作用。国外目前还有瑞巴派特、半乳糖凝集素-3等促进黏蛋白分泌剂，这类药物适用于黏蛋白异常型及混合型干眼 促进眼表修复的滴眼液：以成纤维细胞生长因子、表皮生长因子、维生素A等为主要有效成分的滴眼液，具有促进上皮增生、维护眼表微环境的作用。中、重度干眼伴有明显角膜上皮损伤者应根据干眼的类型选择适合的人工泪液，并配合应用促眼表修复的滴眼液 眼用血清制剂：自体血清和小牛血去蛋白提取物眼部制剂含有各种生物活性成分，其作用为促进眼表上皮修复，改善眼表微环境，适用于伴有眼表上皮损伤及角膜神经痛等多因素中、重度干眼
药物治疗-抗炎治疗	糖皮质激素：用于伴炎性反应的中重度干眼，低浓度短疗程，严重者高浓度短期冲击后换低浓度，控制后缓慢停药，警惕不良反应（如高眼压等） 免疫抑制剂：适用于伴炎性反应的中重度及免疫相关性干眼，如他克莫司和环孢素A，起效慢，重症患者可考虑与糖皮质激素联用 非甾体抗炎药：用于轻中度及中重度干眼维持期，有糖皮质激素不良反应风险者适用 其他：部分抗菌药（如四环素、阿奇霉素及夫西地酸等）对睑缘异常者有抗炎作用，可用于维持治疗
药物治疗-抗菌药治疗	局部：2%甲硝唑凝胶用于蠕形螨或厌氧菌感染相关睑缘炎及干眼；红霉素、金霉素眼膏用于睑缘炎等 全身：四环素类（如米诺环素、多西环素）用于脂质异常型干眼；大环内酯类（如阿奇霉素）用于重度或难治性脂质异常型干眼，安全性和疗效待研究
非药物治疗	物理治疗（睑缘清洁等）、强脉冲光治疗、热脉动治疗、泪道栓塞或泪点封闭、湿房镜、治疗性角膜接触镜、手术治疗等，是干眼基础治疗，对脂质异常型干眼及蠕形螨睑缘病变者重要
就医建议	诊断需排除多种眼部疾病，眼部感染高危风险或体格检查有感染体征者转诊；干眼症状经处理未缓解或有剧烈眼痛、视力丧失者转诊

【记忆口诀】 干眼治疗分药非药，病因治疗是先导。药物多样各有招，非药基础也重要。就医诊断排疾病，不适体征速转诊。

考点 3 干眼症不同程度治疗及用药指导与患者教育 ★★

项目	详情
不同程度治疗	轻度：健康宣教、改善环境饮食、按需用人工泪液等 中度：在轻度基础上加用湿房镜、抗炎治疗、对水液缺乏型干眼，在控制眼表炎性反应后行泪道栓塞 重度：在中度干眼治疗的基础上，增加全身抗炎治疗、自体血清滴眼、配戴治疗性角膜接触镜，根据患者病情选择手术治疗，多学科综合治疗
用药指导与患者教育	用药指导：帮助患者认识干眼，告知自然病程和治疗目标，给予心理疏导 患者教育：倡导健康生活理念，如保持乐观心态、保证睡眠、适当运动、改善饮食等

【记忆口诀】 干眼程度分轻中重，治疗层层来递进。用药指导明病情，健康生活助康复。

第三十八节 沙 眼

考点 1 沙眼的临床基础 ★

项目	详情
定义	由沙眼衣原体反复感染造成的慢性角膜结膜炎，人类是唯一宿主
传染源与传播途径	患者是主要传染源，通过"眼→手→眼"途径传播，可经共用物品接触传播，节肢昆虫也是传播媒介
高危人群	贫困人群、边远地区人群、社会经济地位及受教育程度低者，活动期沙眼在幼儿中患病率高
潜伏期及症状	潜伏期5~14天，起病缓慢，多双眼发病。急性期有畏光、流泪等症状，可伴眼睑红肿、结膜充血等；慢性期眼痒、异物感等，沙眼性角膜血管翳及睑结膜瘢痕为特有特征
分期及表现	活动期（结膜炎）：上睑结膜出现特征性滤泡，多数无症状，有症状者为慢性结膜炎表现 瘢痕期（结膜瘢痕形成）：活动期感染严重、持续久易发展至此期，可导致眼睑瘢痕、睑内翻、倒睫，损伤角膜，不治疗会形成角膜血管翳
鉴别诊断	活动期：与病毒性、细菌性、过敏性、超敏性结膜炎鉴别 瘢痕期：与细菌性结膜炎、创伤和睑板腺囊肿的并发症鉴别

【记忆口诀】 沙眼衣原慢感染，眼手传播幼儿险。急期多症慢期痒，活动瘢痕细分辨，多种疾病易混淆，诊断鉴别要记全。

考点 2 沙眼的治疗、用药指导 ★★★

项目	详情
治疗方法	抗生素治疗：对整个评估单位集体药物治疗，首选阿奇霉素（单剂20mg/kg，口服，最大剂量1g），也可局部用四环素（1%眼膏） 手术治疗：沙眼性倒睫患者根据个人体格检查结果进行手术
用药指导	根据炎症性质和阶段选药，注意个人卫生，避免传染 滴眼液或眼膏使用5天后症状未缓解需就医；严重沙眼需口服抗生素或手术治疗 沙眼及眼部有感染者勿戴隐形眼镜，否则后果严重 滴眼液或眼膏开瓶后保质期一般为28天，注意标识开瓶和失效日期，勿用过期药

【记忆口诀】 沙眼治疗用阿奇，集体服药要牢记。用药五天没效果，及时就医别迟疑，隐形眼镜不能戴，日期看清药莫过期。

第三十九节　麦粒肿

考点1 麦粒肿临床表现和分型 ★

项目	详情
定义	又称"睑腺炎"，是眼睑的红色疼痛性肿块，由眼睑边缘小腺体感染或炎症引起
临床表现	眼睑边缘疼痛性肿块，可呈红色、肿胀或类似丘疹，迅速出现，还可伴有流泪、眼睑疼痛和肿胀
分型	外睑腺炎：起源于睫毛毛囊或睑缘的腺体 内睑腺炎：由睑板腺炎症导致眼睑结膜侧下方肿胀
常见病原体及相关因素	大部分病例病原体是金黄色葡萄球菌，也可为无菌性。眼部有皮肤疾病（如玫瑰痤疮、脂溢性皮炎）或使用被细菌污染的眼部化妆品易诱发

【记忆口诀】 麦粒肿是睑腺炎，眼睑肿痛速出现。外起毛囊内睑板，病菌污染是病因。

考点2 麦粒肿药物治疗、就医建议及患者教育 ★★★

项目	详情
治疗	睑腺炎 常规处理：多数1~2周自发缓解，可频繁热湿敷，配合按摩、擦拭，停用眼部化妆品 药物治疗：一般不用抗生素和糖皮质激素，玫瑰痤疮相关睑缘炎伴睑腺炎，热敷等无效时，可局部用抗生素/皮质类固醇复方软膏，但需眼科医生处理 特殊情况：热敷2周未缩小，转眼科评估切开引流；眶隔前蜂窝织炎罕见，需口服或输注针对金葡菌和链球菌的抗生素 睑板腺囊肿 与睑腺炎区别：睑板腺囊肿是由腺体堵塞致无痛性肿胀，生长慢，无压痛，炎症轻；睑腺炎多因感染致疼痛，发病快 治疗：多可自行缓解，热敷可促进引流，无需抗生素。1~2个月未缓解，转眼科考虑切开刮除或局部注射糖皮质激素
就医建议	热敷1~2周麦粒肿仍未消退 麦粒肿长得很大，并发出血或影响视力 整个眼睛或眼睑发红、肿胀 发红或肿胀扩散到面颊或面部其他区域
患者教育	温热湿敷：每次15分钟，一日4次 轻柔按摩眼睑，避免挤压或弄破麦粒肿 好转前不用眼妆、不戴角膜接触镜 预防措施：勤洗手，保持角膜接触镜清洁；谨慎用眼妆，不与他人共用眼妆产品

【记忆口诀】 麦粒肿痛可自消，热敷按摩助排脓。多种情况需就医，日常护理要记牢，洗手卸妆保清洁，预防为主少烦恼。

第四十节 急性结膜炎

考点 1 急性结膜炎的分类及临床表现 ★ ★

项目	细菌性结膜炎	病毒性结膜炎	过敏性结膜炎	中毒性结膜炎	非感染性、非炎症性结膜炎
常见病原体	金黄色葡萄球菌、肺炎链球菌、流感嗜血杆菌、卡他莫拉菌等	腺病毒（多种血清型）	—	致病物质（如防腐剂、药物）	—
症状特点	单眼或双眼发红，有脓性分泌物，晨起睁眼困难，分泌物黏稠呈球粒状，可呈黄、白或绿色，传染性强	单眼结膜充血，水样或黏液/浆液性分泌物，眼部有烧灼感、砂砾感，常伴有淋巴结肿大、发热等全身症状，传染性强，另一只眼24~48小时内常受累	双侧红眼、水样分泌物、眼痒，眼痒是主要症状，患者常有特应症、过敏史，症状可呈季节性	慢性眼表炎症，由致病物质引起	红眼和异常分泌物，分泌物多为黏液性，通常由一过性机械性或化学性损伤引起，24小时内症状自发改善
特殊类型及表现	超急性细菌性结膜炎：由淋病奈瑟菌引起，症状严重，接触病原体12小时内出现大量脓性分泌物，伴有眼睛发红、刺激感、触痛、结膜水肿、眼睑肿胀和耳前淋巴结肿大伴压痛	流行性角膜结膜炎：由腺病毒8、19和37型引起，先出现结膜炎，几日后出现角膜炎，可影响视力	—	—	—

【记忆口诀】 急性结膜分多种，细菌病毒过敏中。细菌脓多病毒水，过敏眼痒辨不同，中毒损伤各有因，症状特点要记清。

考点 2 急性结膜炎的药物治疗、就医建议及患者教育 ★ ★ ★

项目	内容
药物治疗	细菌性结膜炎：原则而言，只有诊断为细菌性结膜炎的患者才应接受抗生素。如果决定不经检查就使用抗生素进行自我药疗，宜选用价廉且无毒性的抗生素，如红霉素眼膏、妥布霉素滴眼液或多黏菌素 B /甲氧苄啶滴眼液（角膜接触镜配戴者除外）。治疗急性结膜炎时，避免选择眼用皮质类固醇（包括单用或皮质类固醇/抗生素复方滴眼液）。眼科医师可能对部分眼过敏、病毒性角膜炎和慢性睑缘炎病例使用局部用皮质类固醇，应在眼科医生的监督下使用。急性细菌性结膜炎非角膜接触镜配戴者首选红霉素眼膏、妥布霉素滴眼液、妥布霉素地塞米松眼膏；由于担心出现耐药以及费用问题，氟喹诺酮类药物不作为细菌性结膜炎常规病例的一线治疗。但角膜接触镜配戴者发生的结膜炎例外，治疗角膜接触

续表

项目	内容
药物治疗	镜配戴者的细菌性结膜炎时首选氟喹诺酮类药物如左氧氟沙星滴眼液、氧氟沙星眼膏，因为假单胞菌感染的发生率高；患者应停止配戴角膜接触镜。奈瑟菌引起的超急性细菌性结膜炎通常需要全身性药物治疗 病毒性结膜炎：无特异性抗病毒药物，可局部用抗组胺药/减充血剂、热敷或冷敷、使用非抗生素类润滑剂缓解症状 过敏性结膜炎：有多种治疗方案，如使用非尼拉敏/萘甲唑林、酮替芬、奥洛他定等 中毒性结膜炎：识别并移除致病物质 非感染性、非炎症性结膜炎：症状可自发消退，使用局部用润滑剂可能缓解症状
就医建议	视力下降；睫状充血；畏光；严重异物感，无法保持睁眼；角膜浑浊；瞳孔固定；剧烈头痛伴恶心；怀疑超急性细菌性结膜炎或流行性角膜结膜炎
患者教育	过敏性结膜炎患者避免或减少接触过敏原，改善生活环境 谨慎使用糖皮质激素滴眼液 早期结膜炎可热敷，过敏性结膜炎宜冷敷 注意眼部卫生，不共用生活物品，症状消失至少24小时后才可配戴隐形眼镜

【记忆口诀】　细菌用药选合适，病毒无药缓症状。过敏治疗方案多，中毒移除致病样。出现异常快就医，卫生习惯要培养。

第七单元　其他病症

第四十一节　贫　血

考点 1 贫血的定义、分类及缺铁性贫血病因★

项目	详情
贫血定义	人体血液红细胞不能满足生理功能需求而产生的一类疾病，营养性贫血较为普遍，其中缺铁性贫血最常见
贫血分类	营养性贫血、再生障碍性贫血、地中海贫血（珠蛋白生成障碍性贫血）等，营养性贫血因参与血红蛋白和血红细胞形成的营养素不足导致
缺铁性贫血定义	各种原因缺铁导致红细胞生成减少所引起的低色素性贫血，是临床上最常见的贫血
缺铁性贫血高危人群	妊娠期和育龄期女性、婴幼儿和儿童、大于65岁老年人群
缺铁性贫血病因	生理性：铁需要增加及摄入不足 病理性：吸收不良、慢性失血等，部分慢性炎症通过上调铁调素导致铁吸收减少

【记忆口诀】　贫血红细供不足，营养缺铁最突出。生理需求摄入少，病理吸收失血苦，特定人群风险高，牢记病因不混淆。

考点2 缺铁性贫血的临床表现、诊断与分类★★

项目	详情
临床表现	原发病表现：如妇女月经过多、消化性溃疡等相应症状 贫血表现：与血红蛋白下降速度、活动量有关，急性失血超1000ml有血容量不足表现，慢性贫血早期可无症状，后期出现皮肤黏膜苍白、乏力等症状 组织细胞缺铁表现：黏膜损害（口角炎、舌炎等）、外胚叶组织营养障碍（毛发干燥、指甲异常等）、影响小儿生长发育（易激惹等）、异食癖
诊断标准	贫血诊断：男性Hb＜120g/L，女性Hb＜110g/L，孕妇Hb＜100g/L 贫血程度：Hb在90～120g/L为轻度，60～90g/L为中度，30～60g/L为重度，小于30g/L为极重度 缺铁性贫血：符合贫血诊断标准，且满足血常规提示、有缺铁病因和临床表现、血清铁蛋白等指标异常、骨髓铁染色异常、铁剂治疗有效等条件中的2条以上
与其他贫血的鉴别	地中海贫血：遗传性异常血红蛋白病，有特征性血常规和血红蛋白分析表现，铁储备增加 巨幼细胞贫血：DNA合成障碍导致的大细胞性贫血，与叶酸和（或）维生素B12缺乏有关，有相应临床症状和骨髓表现 其他贫血：由肾衰竭、甲状腺功能异常等引起，有不同实验室异常，不一定有铁储备减少证据

【记忆口诀】 缺铁贫血症状多，原发病症加贫血，组织缺铁有表现。诊断标准要记全，多种贫血细分辨。

考点3 缺铁性贫血的药物治疗、药学监护及患者教育★★★★

项目	详情
药物治疗方案	查明病因，对因治疗是基本和重要原则。中至重度贫血需补铁治疗，急性重度贫血需输血治疗 口服铁剂治疗：首选方法，治疗目的是纠正贫血并补足储存铁（口服补铁不适用于活动性炎症性肠病、不耐受或既往口服补铁效果差、正在服用促红细胞生成素、胃肠道反应重及口服补铁依从性差的患者）。建议孕妇补充元素铁100～200mg/d，5岁以下儿童3～6mg/（kg·d）。治疗2～4周后复查血红蛋白评估疗效，如血红蛋白浓度增加10g/L或以上，则铁剂治疗有效，继续治疗至血红蛋白浓度恢复正常后，继续口服治疗1～2个月。口服铁剂同时口服维生素C，可有效促进铁吸收，提升治疗效果。口服补铁不适用于活动性炎症性肠病或口服铁剂不耐受或依从性差、既往口服补铁效果差、正在服用促红细胞生成素、胃肠道反应重的患者 注射铁剂治疗：静脉铁剂相较于口服补铁，其优点是能快速补充铁、不良反应少，从而大大缩短治疗时间，且患者依从性更好。对于口服铁剂不耐受、口服补铁效果差、临床需要快速补铁及患者自身要求静脉补铁且无静脉补铁禁忌证的患者，可进行静脉铁剂治疗。常用的静脉铁剂包括第二代铁剂，如低分子右旋糖酐铁、蔗糖铁等；以及第三代铁剂，如羧基麦芽糖铁、异麦芽糖酐铁等。静脉注射铁剂的主要不良反应为注射部位疼痛，还可有头痛、头晕等症状，偶有致命性过敏反应。目前认为蔗糖铁最安全，右旋糖酐铁可能出现严重不良反应。注射铁剂的禁忌证包括注射铁过敏史、妊娠早期、急慢性感染和慢性肝病。注意首次用药前应先给予试验剂量缓慢给药，并且应具备治疗过敏反应的应急措施

续表

项目	详情
药学监护要点	疗效监测：铁剂治疗后，监测Hb上升至少15g/L为治疗有效的标准，上升20g/L以上更为可靠。治愈标准需完全符合下述4项：①临床症状完全消失；②Hb恢复正常，即男性Hb＞120g/L，女性Hb＞110g/L，孕妇Hb＞100g/L；③血清铁蛋白、红细胞游离原卟啉、血清可溶性转铁蛋白受体等反映储存铁和红细胞内铁的指标恢复正常；④缺铁的病因消除。铁剂治疗有效者，在Hb恢复正常后仍需再补充铁剂4～6个月以补足储存铁，或在血清铁蛋白升至30～50μg/L后再停药。如果治疗4周后Hb较治疗前无改变甚至下降，需要进一步追查原因 安全性监测：静脉铁剂需注意滴注速度要求：100mg铁至少滴注15分钟；200mg铁至少滴注30分钟；300mg铁至少滴注1.5小时；400mg铁至少滴注2.5小时；500mg铁至少滴注3.5小时。每次给药先缓慢滴注至少15分钟，密切观察，如无不良反应发生，可将剩余药量按上述滴速要求滴注完毕。口服铁剂尽管空腹服用吸收较好，但其胃肠反应（胃灼热感、恶心、上腹不适和腹泻等）常使患者不能耐受，因此建议在餐后服用，可有较好的耐受性与依从性
患者教育	服药前需要解释：铁剂可引起肠道蠕动减慢而致便秘。部分患者胃肠反应较重，可在餐后服用。铁剂使大便颜色变黑，可掩盖消化道出血而延误病情或引起误认为出血的担心 注意铁剂与其他药物之间的相互作用：抑酸药物（PPI、H_2RA）影响三价铁转化为二价铁，避免长期服用。四环素、考来烯胺等阴离子药可在肠道与铁络合，碳酸氢钠可与二价铁生成难溶性碳酸铁，均影响铁剂的吸收 注意铁剂与食物之间的相互作用：肉类、果糖、氨基酸、维生素C可促进铁剂吸收。牛奶、钙剂、磷酸盐、草酸盐等可抑制铁剂吸收，茶和咖啡中的鞣质与铁形成不可吸收的盐 不宜应用铁剂治疗的人群：血色素病或含铁血黄素沉着症及不伴缺铁的其他贫血患者（如地中海贫血）、肝肾功能严重损害患者，尤其是伴有未经治疗的尿路感染者不宜应用铁剂治疗 慎用人群与替代选择：酒精中毒、肝炎、急性感染、溃疡性结肠炎、胰腺炎、消化性溃疡患者慎用铁剂治疗。硫酸亚铁的胃肠道不良反应最明显，如不能耐受，可选择其缓释制剂或其他铁剂 膳食建议：除补铁外，合理膳食同样重要，宜多食含铁丰富的食物，如猪肝、黄豆、蔬菜、水果、大枣、蜂乳、芝麻、黑木耳等。提倡使用铁锅烹饪或煮粥，会有助于铁元素的补充。同时注意要有足够的蛋白质摄入

【记忆口诀】　缺铁治疗对因先，口服铁剂是首选。疗效安全要监测，饮食用药有讲究，特殊患者要注意，健康饮食助康复。

第四十二节　超重和肥胖

考点1 超重和肥胖的定义、病因及危害★

项目	详情
定义	肥胖是指机体总脂肪含量过多和（或）局部脂肪含量增多及分布异常。肥胖症是指体内脂肪堆积过多和（或）分布异常，通常伴有体重增加，是由遗传和环境等因素共同作用而导致的慢性代谢性疾病，世界卫生组织（WHO）则将肥胖定义为可能导致健康损害的异常或过多的脂肪堆积。常用体重指数（BMI）和腰围判断，中国成年人BMI（kg/m^2）18.5～23.9为正常，24.0～27.9为超重，≥28.0为肥胖；腰围≥90/85cm（男/女）可判定为腹型肥胖

续表

项目	详情
病因	遗传因素：有家族聚集倾向，是多基因系统与环境因素综合作用结果 环境因素：主要是体力活动不足和饮食习惯不良，文化因素、胎儿期及出生时情况也有影响
危害	可导致心血管疾病、糖尿病、某些肿瘤等一系列并发症，影响预期寿命和生活质量，中心性肥胖疾病风险更高

【记忆口诀】 超重肥胖脂肪多，BMI 围度来定夺。遗传环境共作用，多种疾病风险扩。

考点 2 超重和肥胖的药物治疗、就医建议及患者教育 ★★★

项目	详情
药物治疗指征	食欲旺盛，进食量多 合并高血糖、高血压、血脂异常和脂肪肝等 合并负重关节疼痛 肥胖引起呼吸困难或有阻塞性睡眠呼吸暂停综合征 BMI ≥ 24.0kg/m² 且有上述合并症情况，或 BMI ≥ 28.0kg/m² 无论是否有合并症，且经 3～6 个月单纯控制饮食和增加活动量处理仍不能减重 5% 甚至体重上升者
药物减重目标	比原体重减轻 5%～10%，接近理想体重；减重后维持低体重不反弹；缓解与肥胖相关疾病（或症状），使相关药物更好发挥作用
不适宜用药情况	儿童、孕妇和乳母；既往对该类药物有不良反应者；仅用于美容目的
减重药物分类及特点	中枢性减重药：通过刺激交感神经系统等抑制食欲，部分未在我国上市，西布曲明已停用 非中枢性减重药-奥利司他：脂肪酯酶抑制剂，减少膳食脂肪吸收，可降低相关指标，有不良反应（皮脂溢出增多、胃肠胀气等），禁用于慢性吸收不良综合征、胆汁淤积症患者 GLP-1 受体激动剂：如司美格鲁肽、利拉鲁肽，通过多种机制减重，安全性和耐受性良好，常见胃肠道不良反应
药物治疗效果评价	药物治疗 3 个月后评估，非糖尿病患者体重下降＞5%、糖尿病患者体重下降＞3% 视为有效，无效则停药并重新评估方案
就医建议	已有超重和肥胖合并肥胖相关疾病（或症状）的高危患者，就诊临床营养科或减重门诊制定方案，同时就诊相关专科管理疾病和治疗精神心理障碍
用药指导	药物治疗前提：只有在采取了充分的饮食、运动和行为干预治疗的前提下，才考虑药物治疗 奥利司他：应进餐时服用。可干扰脂溶性维生素 A、维生素 D、维生素 E 和维生素 K 的吸收，服药期间应补充这些维生素（在服用奥利司他前或后至少 2 小时服用）。可能与肝损害有关 司美格鲁肽注射液：适用于在控制饮食和增加体力活动的基础上，对成年患者的长期体重管理；初始 BMI 符合以下条件：≥30kg/m²，或 ≥27kg/m² 至 <30kg/m² 且存在至少一种体重相关合并症，例如高血糖、高血压、血脂异常、阻塞性睡眠呼吸暂停综合征或其他心血管疾病等；用法用量：皮下注射，每周 1 次给药，可在一天中任意时间注射。遵循低剂量作为初始剂量，每 4 周递增剂量；如果在递增期间对某一剂量不耐受，则延迟 4 周再递增

续表

项目	详情
患者教育	认识肥胖是慢性疾病，树立体重管理终生观念 医学营养治疗：控制能量摄入，均衡饮食，避免不良饮食习惯，可采用饮食日记辅助 认知行为治疗：改变观念和知识，建立信念，采取有效行为措施 体力活动：减少久坐，增加运动量，制定锻炼方案要循序渐进、确保安全 治疗相关精神心理障碍：肥胖症患者出现精神心理问题时积极寻求专科医师帮助
减重与代谢手术	通过外科或内镜方式改变胃肠道解剖和（或）连接关系，减轻体重、逆转代谢紊乱、降低心脑血管事件发生率、改善生活质量、延长预期寿命。常见手术方式有胃袖状切除术、Roux-en-Y胃旁路术等或联合术式

【记忆口诀】 肥胖用药有指征，三类药物各不同。奥利餐中脂维扰，GLP-1效果好。三月评估看疗效，手术也能把重掉。就医营养加减重，生活干预不能少。

第四十三节 晕动病

考点1 晕动病基本信息★

项目	详情
定义	因交通工具的物理运动刺激或视觉运动刺激，导致的包括胃肠道、中枢神经系统和自主神经症状的综合征
别名	运动病、视觉诱发晕动病、晕动病障碍、视觉诱发晕动病障碍
常见症状	恶心、呕吐、头晕、面色苍白、出冷汗、流涎，甚至心律不齐、虚脱、休克等
易感人群	6~7岁开始易感，9~10岁左右达到顶峰，青春期后有所下降；女性比男性更易感；偏头痛患者可能更易发生
诱因	身体运动（乘坐交通工具）、视觉运动（观影、看动画等）、行为背景（在运动交通工具内阅读等）
发病机制	感觉冲突学说、神经不匹配学说、前庭过度刺激学说、中枢神经递质系统失衡理论

【记忆口诀】 晕动病由刺激起，胃肠神经症状齐，六到十岁较易感，诱因机制要牢记。

考点2 晕动病诊断与治疗★★★

项目	详情
诊断依据	依据病史、症状和体征。满足以下条件：至少一种症状和（或）体征，如恶心或胃肠紊乱、体温调节混乱等；症状在运动中出现并增强；运动停止后症状缓解或消失；症状不能用其他疾病解释
治疗方法	呼吸训练+行为措施、药物治疗、心理疗法

续表

项目	详情
常用药物	抗胆碱药物：东莨菪碱、盐酸苯环壬酯。东莨菪碱特点：中枢神经抑制作用最强，口服不易吸收。透皮贴剂可在血药浓度水平较低时，提供长达72小时的保护，同时减少疲劳、口干、视物模糊等不良反应，需在出行前6～8小时应用 抗组胺药物：茶苯海明、苯海拉明、氯苯那敏。特点：具有较强的中枢抑制作用，是常用"晕车药"，能有效预防晕动症状，常见不良反应为口干、嗜睡 钙通道阻滞剂与镇吐药：氟桂利嗪、多潘立酮、甲氧氯普胺、地芬尼多。特点：氟桂利嗪对中枢无抑制作用，嗜睡不良反应发生率<5%；多潘立酮可改善晕动所致胃肠道不适
就医建议	晕动病症状在脱离晕动环境后若不消退，需就医排除其他疾病；呕吐严重者必要时补充电解质

【记忆口诀】　晕动诊断看症状，脱离环境不退还得访。治疗方法有多种，药物选择记心中。

考点 3　晕动病用药指导与患者教育 ★★

项目	详情
用药指导	抗胆碱及抗组胺药使用后嗜睡副作用常见，用药期间应避免驾驶或操作仪器设备
患者教育	保持头部放松，坐位时尽量仰卧，闭眼，头靠固定靠背或物体；乘坐交通工具前避免过饱饮食或挨饿，暴露于运动环境前可使用预防药物；发病后脱离致病环境，症状一般可消失；使视觉固定于稳定不动的环境或目标可预防疾病发生

【记忆口诀】　晕动用药防嗜睡，乘车之前食适量。头部放松视觉稳，脱离环境症状亡。

第三部分

慢性病的药物治疗管理

第七章 慢性病管理

考点1 慢性病管理的意义和目标 ★

项目	详情
慢性病定义	病情持续时间长、发展缓慢，易引发多种并发症，需长期管理，给患者和社会带来经济负担的疾病。慢性疾病有很多种，如心脑血管疾病、糖尿病、慢性呼吸系统疾病、肿瘤、慢性肝病、慢性肾病、慢性神经系统疾病、精神心理疾病以及骨骼肌肉疾病等。心脑血管疾病、癌症、慢性呼吸系统疾病和糖尿病为我国4个主要慢性病类型
慢性病管理意义	早期筛查、干预高危人群，可降低发病率 规范化治疗和管理，控制病情，减少并发症，提高患者生活质量 减少医疗资源消耗，降低医疗成本 促进全民健康，助力健康中国建设
慢性病管理目标	通过对慢性病高危人群的早期筛查、干预以及规范化的药物和非药物治疗管理，控制病情发展，减少并发症，提高患者生活质量，降低医疗成本

【记忆口诀】 慢性病久负担重，早筛干预降发病。规范治疗控病情，降低成本质量升。

考点2 药师在慢性病管理中的作用 ★★

作用分类	具体内容
疾病相关知识教育	提高患者对慢性病的认识，使其了解病因、症状、并发症、预防措施和治疗方法
生活方式干预宣教	饮食干预：制定合理饮食计划，控制热量摄入，保证营养均衡 运动干预：鼓励适量运动，提高心肺功能，减轻体重，改善代谢紊乱 戒烟限酒：帮助患者戒烟限酒，降低心血管疾病风险 心理干预：关注患者心理健康，缓解焦虑、抑郁等负面情绪
药物治疗管理	个性化用药方案审核：根据患者具体情况，审核药物种类和剂量 用药依从性指导：教育患者按时按量服药 监测药物不良反应和参与风险管理：关注药物–药物相互作用，监测药物可能的不良反应 病情监测与疗效评估：定期监测患者病情，评估药物治疗效果 与医生或其他医疗人员协作：进行用药调整、药物咨询、药物经济学评估等

【记忆口诀】 药师作用多方面，知识教育首当先。生活干预四要点，药物管理细把关。

第八章 呼吸系统常见疾病

第一节 哮 喘

考点 1 哮喘的定义、临床表现、分期与分级 ★

项目	详情
定义	由多种细胞及细胞组分参与的慢性气道炎症性疾病，具气道高反应性、可变气流受限，可致气道重塑，是异质性疾病
临床表现	反复发作性喘息、气促等，夜间及晨间多发，与多种因素有关；发作时双肺可闻哮鸣音，呼气相延长；症状体征可经治疗或自行缓解
分期	急性发作期：症状突然发生或原有症状加重，呼气流量降低 慢性持续期：每周均不同频度和（或）不同程度出现喘息等症状 临床控制期：无喘息等症状4周以上，1年内无急性发作，肺功能正常
分级 – 严重程度分级	初始治疗判断：根据白天、夜间哮喘症状频率和肺功能检查结果分为间歇状态、轻度持续、中度持续和重度持续4级 根据治疗级别判断：轻度哮喘经第1、2级治疗能达完全控制；中度哮喘经第3级治疗能达完全控制；重度哮喘需第4级或5级治疗才能达完全控制，或经此治疗仍不能控制
分级 – 急性发作时分级	严重程度不一，可在数小时或数天内出现，偶尔数分钟内危及生命，需正确评估病情以给予紧急治疗

【记忆口诀】 哮喘炎症异质性，发作喘促夜晨起。分期急慢控三期，分级按情来分析。

考点 2 哮喘的评估 ★

评估内容	详情
合并症	如变应性鼻炎、鼻窦炎、胃食管反流、肥胖、阻塞性睡眠呼吸暂停低通气综合征、抑郁和焦虑等
触发因素	职业、环境、气候变化、药物和运动等
药物使用情况	支气管舒张剂用量可反映哮喘严重程度，过量使用提示哮喘未控制且风险高；还需评估吸入技术、依从性及不良反应
临床控制水平	根据症状、用药情况、肺功能检查结果等，分为哮喘症状良好控制（或临床完全控制）、部分控制和未控制
评估方法	症状：喘息等症状昼夜可出现，夜间憋醒提示哮喘加重 肺功能：FEV_1和PEF可反映气道阻塞严重程度，峰流速仪可在家自我监测PEF 哮喘控制测试（ACT）问卷：简便易操作，与专家评估相关性好，适合基层医院推广 呼出气一氧化氮（FeNO）：哮喘未控制时升高，糖皮质激素治疗后降低，可评估气道炎症和控制水平 痰嗜酸性粒细胞计数：多数哮喘患者诱导痰液中嗜酸性粒细胞计数增高，抗炎治疗后降低 外周血嗜酸性粒细胞计数：多数研究界定≥300/μl或≥150/μl为增高，可判定哮喘表型及评估抗炎治疗效果

【记忆口诀】 评估哮喘看多方，合并触发药用量。临床控制分三级，多种方法来帮忙。

考点3 哮喘慢性持续期的治疗★★★

治疗方式	详情
脱离过敏原	明确过敏原或刺激因素后，采取环境控制措施减少暴露，是防治哮喘最有效的方法
治疗目标与原则	目标：达到哮喘症状良好控制，维持正常活动水平，减少急性发作等风险 原则：以病情严重程度和控制水平为基础选择治疗方案，为初诊患者制订书面防治计划，定期随访监测并调整治疗；尽早开始规律控制治疗；选择方案兼顾群体和个体差异
药物治疗–药物分类	控制药物：需每天使用并长时间维持，通过抗炎维持临床控制，如吸入性糖皮质激素（ICS）、全身性口服激素、白三烯调节剂、长效 β_2 受体激动剂（LABA）、缓释茶碱、色甘酸钠等 缓解药物：有症状时按需使用，迅速解除支气管痉挛缓解症状，如速效吸入性和短效口服 β_2 受体激动剂、口服糖皮质激素（OCS）、吸入性抗胆碱药物、短效茶碱等
药物治疗–常用药物	糖皮质激素：①吸入为首选途径。吸入性糖皮质激素（ICS）局部抗炎作用强，药物直接作用于呼吸道，所需剂量较小，全身性不良反应较少。ICS可有效控制气道炎症、降低气道高反应性、减轻哮喘症状、改善肺功能、提高生活质量、减少哮喘发作的频率和减轻发作时的严重程度，降低病死率。其他治疗药物和治疗方案如ICS+LABA复合制剂，ICS+福莫特罗复合制剂用于维持加缓解治疗方案，均可明显提高治疗效果。②口服性糖皮质激素（OCS）用于大剂量ICS+LABA仍不能控制的慢性重度持续性哮喘 β_2 受体激动剂：短效（SABA）可迅速缓解支气管痉挛，按需使用，有吸入、口服和注射给药方式；长效（LABA）可舒张支气管平滑肌作用维持12小时以上，长期单独使用增加哮喘死亡风险 ICS+LABA复合制剂：具有协同作用，适用于中至重度持续哮喘患者长期治疗，低剂量ICS+福莫特罗干粉剂可按需使用 白三烯调节剂：包括白三烯受体拮抗剂（LTRA）和5–脂氧合酶抑制剂，是ICS之外可单独应用的长期控制性药物之一，可作为轻度哮喘的替代治疗药物和中重度哮喘的联合用药。在我国主要使用LTRA。LTRA可减轻哮喘症状、改善肺功能、减少哮喘的恶化，但其抗炎作用不如ICS。LTRA服用方便，尤其适用于伴有过敏性鼻炎、阿司匹林哮喘、运动性哮喘患者的治疗。使用白三烯受体拮抗剂时要注意出现精神症状的不良反应 茶碱：茶碱能舒张支气管平滑肌，还具强心、利尿及兴奋呼吸中枢与呼吸肌等作用，低浓度时有抗炎作用。不良反应多，如恶心呕吐、心律失常等，个体差异大，需监测血药浓度。多索茶碱作用与氨茶碱相同，但不良反应较轻；双羟丙茶碱作用弱，不良反应少 抗胆碱药物：吸入性抗胆碱药物，如短效抗胆碱药物（SAMA）异丙托溴铵和长效抗胆碱药物（LAMA）噻托溴铵，具有一定的支气管舒张作用。雾化吸入SAMA异丙托溴铵与SABA沙丁胺醇复合制剂是治疗哮喘急性发作的常用药物。哮喘治疗方案中的第4级和第5级患者在吸入ICS+LABA治疗基础上可以联合使用吸入LAMA。妊娠早期、患有青光眼、前列腺增生的患者应慎用。ICS+LABA+LAMA三联复合制剂糠酸氟替卡松–维兰特罗–乌美溴铵干粉剂、布地奈德–福莫特罗–格隆溴铵气雾剂，都是在ICS+LABA复合制剂基础上再加上LAMA，重度哮喘患者使用吸入的三联复合制剂更为方便 甲磺司特：口服制剂，安全性好，适用于过敏性哮喘患者 生物靶向药物：用于重度哮喘患者 变应原特异性免疫疗法：适用于变应原明确且经治疗仍控制不良的哮喘患者
制定治疗方案	长期治疗方案分5级，推荐成年和青少年哮喘患者接受包含ICS的控制治疗，整个治疗过程需连续评估、调整并观察治疗反应

治疗方式		详情
调整治疗方案	升级治疗	当目前级别的治疗方案不能控制哮喘[症状持续和（或）发生急性发作]，应给予升级治疗，选择更高级别的治疗方案直至达到哮喘控制为止。升级治疗前需排除和纠正下列影响哮喘控制的因素：①药物吸入方法不正确；②依从性差；③持续暴露于触发因素（如变应原、烟草、空气污染、β受体拮抗剂或非甾体抗炎药等）；④存在合并症所致呼吸道症状及影响生活质量；⑤哮喘诊断错误等哮喘的升级治疗分为以下3种方式：①持久升级治疗：适用于在当前治疗级别不能取得控制，且排除了上述影响哮喘控制因素的哮喘患者，应考虑高一级治疗方案中的推荐选择方案，2～3个月后进行评估，如疗效不佳，可考虑其他推荐方案；②短程加强治疗：适用于部分哮喘患者出现短期症状加重，如发生病毒性上呼吸道感染或季节性变应原暴露时，可选用增加维持用药剂量1～2周的方法；③日常调整治疗：在布地奈德-福莫特罗或丙酸倍氯米松-福莫特罗每日维持用药的基础上，根据患者哮喘症状出现情况按需增加使用次数作为缓解治疗
	降级治疗	降级治疗原则：①哮喘症状控制且肺功能稳定3个月以上，可考虑降级治疗。若存在急性发作的危险因素，如SABA用量每月＞1支（200喷/支）、依从性或吸入技术差、FEV_1占预计值%＜60%、吸烟或暴露于变应原、痰或血嗜酸粒细胞高、存在合并症或有重大心理或社会经济问题，或存在固定性气流受限等，一般不推荐降级治疗。确需降级也应在严密的监督和管理下进行；②降级治疗应选择适当时机，需避开患者呼吸道感染、妊娠、旅行期等；③通常每3个月减少ICS剂量25%～50%是安全可行的；④每一次降级治疗都应视为一次试验，有可能失败，需要密切观察症状控制情况、PEF变化、危险因素等，并按期随访，根据症状控制及急性发作的频率进行评估，并告知患者一旦症状恶化，则需恢复原来的治疗方案推荐的药物减量方案的选择通常是首先减少激素用量（口服或吸入），再减少使用次数（由每日2次减至每日1次），然后再减去与激素合用的控制药物，以最低剂量ICS维持治疗直到最终停止治疗

【记忆口诀】　脱离过敏是首招，目标原则要记牢。药物分类控与缓，阶梯治疗按需调。

考点4　哮喘急性发作的治疗及管理、教育和预防★★★

项目	详情
急性发作治疗–轻至中度发作	自我处理：患者可在家中使用SABA，每次2～4喷，间隔3小时重复使用，同时增加控制药物剂量（如ICS剂量至少加倍，最高可用到2000μg/d二丙酸倍氯米松或等效剂量其他ICS；若用布地奈德/福莫特罗联合制剂，可直接增加1～2吸，但每天不超过8吸） 口服激素：初始治疗和增加控制治疗2～3日后反应仍不完全，或症状迅速加重（FEV_1占预计值%＜60%），或既往有突发重度哮喘急性发作史，应口服泼尼松龙0.5～1.0mg/kg或等效剂量其他口服激素治疗5～7日 后续处理：初始治疗1～2日后自我评估治疗反应不佳（如哮喘症状使日常活动受限或PEF下降＞20%达2日以上）应及时就医；症状缓解者也建议就医评估哮喘控制状况和探寻发作原因，调整控制药物使用
急性发作治疗–中至重度发作	患者按自我处理方法处理，同时尽快到医院就诊

续表

项目	详情
哮喘管理	长期目标：达到良好症状控制并维持日常正常活动水平，最大程度降低急性发作、固定性气流受限和不良反应的未来风险 关键措施：建立医患合作关系；基于控制水平的管理（评估、调整治疗、监测治疗反应形成持续循环，兼顾症状控制和未来风险）；实施哮喘防治指南（对医务人员和患者进行教育，根据当地情况制定诊治规范和实施计划并评估有效性和可持续性）
用药依从性和吸入装置指导	用药依从性：哮喘需长期规范化治疗，但患者治疗依从性普遍偏低（成人不遵医嘱用药发生率约50%，难治性哮喘患者更差），药师应发挥作用改善依从性 吸入装置指导：吸入装置种类多，使用不当会影响治疗效果，增加急性发作风险和不良反应；应选择适合的吸入装置，对患者进行反复培训，可引入视频教育模式，医生、药师或护士应正确演示装置使用方法并让患者练习，提高正确使用率
哮喘预防	营养：提倡母乳喂养，可降低儿童喘息发生，但可能无法预防哮喘进展；孕期进食富含维生素D和维生素E的食物，可能降低儿童喘息发生；目前无足够证据推荐益生菌可用于预防过敏性疾病 过敏原：避免过敏原暴露是关键，婴儿期避免暴露可预防童年哮喘和过敏症，对哮喘高危儿童的预防作用可持续到成年 药物：避免使用可诱发哮喘发作的药物（如非甾体抗炎药、降压药、β受体拮抗剂等），阿司匹林性哮喘患者可进行脱敏治疗，控制鼻部疾病、使用LTRA有助于改善症状 污染：孕妇吸烟对年幼儿影响大，产后母亲吸烟与年长儿哮喘发生相关 微生物：剖宫产儿童哮喘患病率高于自然分娩儿童，可能与肠道菌群差异有关

【记忆口诀】　急性发作分轻重，处理方法各不同。管理教育重依从，预防哮喘多方面。

考点5 哮喘常用药物及注意事项 ★★★★★

具体药物	作用机制	用法用量	不良反应及注意事项
吸入性糖皮质激素（ICS）	局部抗炎作用强，直接作用于呼吸道	不同药物剂量不同依据病情选择	口咽局部不良反应如声音嘶哑、咽部不适和念珠菌感染等；长期高剂量吸入可能出现骨质疏松等全身不良反应；注意吸药后漱口，选用合适剂型和装置可减少不良反应
口服糖皮质激素（OCS）	用于大剂量ICS+LABA仍不能控制的慢性重度持续性哮喘的附加维持治疗	一般使用泼尼松等，推荐每天或隔天清晨顿服给药，每日维持剂量最好≤10mg	长期使用可引起骨质疏松症、高血压、糖尿病、下丘脑-垂体-肾上腺轴抑制、肥胖症、白内障、青光眼、皮肤变薄、肌无力等多种不良反应；伴有结核病、糖尿病、真菌感染、骨质疏松、青光眼、严重抑郁或消化性溃疡的哮喘患者应慎重使用并密切随访
短效β₂受体激动剂（SABA）	迅速缓解支气管痉挛	吸入给药：如沙丁胺醇气雾剂，每次2~4喷，间隔3小时重复使用；口服给药：如沙丁胺醇等，服药后15~30分钟起效，疗效维持4~8小时。缓释和控释剂型作用时间更长	骨骼肌震颤、低血钾、心律紊乱等；不宜长期、单一、过量应用；按需使用SABA时应联合吸入低剂量ICS

续表

具体药物	作用机制	用法用量	不良反应及注意事项
长效 β₂ 受体激动剂（LABA）	舒张支气管平滑肌作用维持12小时以上	通过气雾剂、干粉剂等装置给药，如福莫特罗、沙美特罗等	长期单独使用有增加哮喘死亡的风险，不推荐单独使用；福莫特罗起效最快，也可作为缓解药物按需使用
ICS+LABA复合制剂	ICS和LABA具有协同的抗炎和平喘作用	不同规格制剂用法不同，如替卡松-沙美特罗干粉剂等	可增加患者依从性、减少大剂量ICS的不良反应；低剂量ICS+福莫特罗干粉剂可用于预防运动性哮喘
白三烯调节剂	减轻哮喘症状、改善肺功能、减少哮喘恶化	在我国主要使用白三烯受体拮抗剂（LTRA），服用方便	抗炎作用不如ICS；要注意出现精神症状的不良反应
茶碱	舒张支气管平滑肌及强心、利尿等，低浓度有抗炎作用	中国人给予较小剂量即可起到治疗作用，因个体差异大，需进行血药浓度监测	恶心呕吐、心律失常、血压下降及多尿等；与多种药物存在相互作用
抗胆碱药物	具有一定的支气管舒张作用	雾化吸入SAMA异丙托溴铵与SABA沙丁胺醇复合制剂是治疗哮喘急性发作的常用药物；哮喘治疗方案中的第4级和第5级患者在吸入ICS+LABA治疗基础上可联合使用吸入LAMA	与β₂受体激动剂联合应用具有互补作用；妊娠早期、患有青光眼、前列腺增生的患者应慎用
甲磺司特	选择性抑制Th2细胞因子，抑制IL-4、IL-5产生和IgE合成，减少嗜酸性粒细胞浸润，减轻气道高反应性		
生物靶向药物	如抗IgE单克隆抗体、抗IL-5单克隆抗体、抗IL-5受体单克隆抗体、抗IL-4受体单克隆抗体，用于重度哮喘患者治疗		
变应原特异性免疫疗法	通过皮下注射常见吸入变应原如尘螨、豚草等提取液，可减轻哮喘症状和降低气道高反应性	皮下注射常见吸入变应原提取液	适用于变应原明确，且在严格的环境控制和药物治疗后仍控制不良的哮喘患者

【记忆口诀】　激素分类吸与服，β₂激动有短长。联合制剂协同强，其他药物各有法。

考点 6　哮喘治疗方案 ★★★

治疗方案级别	适用情况	推荐治疗方案	其他治疗方案	不推荐方案
第1级	偶有短暂白天症状（每月少于2次，每次持续数小时），无夜间症状，无急性发作风险，肺功能正常	按需低剂量ICS+福莫特罗吸入剂	吸入低剂量ICS和按需吸入SABA	吸入抗胆碱药物（如异丙托溴铵）、口服SABA或短效茶碱、快速起效的LABA单独使用（因其虽能缓解症状，但起效慢或有较明显不良反应）

续表

治疗方案级别	适用情况	推荐治疗方案	其他治疗方案	不推荐方案
第2级	低剂量控制药物加按需使用缓解药物	低剂量ICS加按需使用缓解药物；低剂量ICS+福莫特罗按需使用可作为首选方案之一，运动性哮喘患者可在运动前加用	LTRA用于不能或不愿接受ICS治疗等情况；单纯季节性过敏性哮喘可在症状出现时开始ICS治疗，持续到花粉季节结束后4周	—
第3级	—	低剂量ICS+LABA复合制剂作为维持治疗；低剂量ICS+福莫特罗按需治疗或SABA按需治疗；糠酸氟替卡松–维兰特罗可1次/日吸入给药	增加ICS至中等剂量；低剂量ICS联合LTRA或缓释茶碱或甲磺司特	—
第4级	—	规律使用中等剂量ICS+LABA	高等剂量ICS联合噻托溴铵或LTRA	—
第5级	采用第4级治疗且吸入技术正确、依从性良好，但仍有持续哮喘症状或有急性发作	高剂量ICS+LABA，根据哮喘临床表型评估再附加药物治疗，如抗胆碱能药物、抗IgE单克隆抗体治疗、生物标志物指导的治疗、加用阿奇霉素、附加低剂量口服糖皮质激素（OCS）	—	—

【记忆口诀】 哮喘治疗分五级，各级方案有差异。升级降级看病情，规范调整遵医嘱。

考点 7 吸入装置 ★★★★★

吸入装置	使用步骤	注意事项
准纳器	第一步：打开装置 用一手握住外壳，另一手的大拇指放在拇指柄上，向外推动拇指柄直至盖子完全打开 第二步：推开滑动杆 握住吸入器，向外推开滑动杆直至发出"咔嗒"声。表明一次标准剂量的药物已备好以供吸入 第三步：吸入药物 首先将肺内气体尽量呼出（切记不要对着吸嘴进行呼气，以免将药粉从吸入器内吹出），然后含住吸嘴，口唇缓慢地深吸，将吸入器移开，继续屏气约10秒（在没有不适的情况下尽量屏住呼吸），最后缓慢恢复呼气 第四步：关闭吸入器 使用干净纸巾擦拭吸嘴，将拇指放在拇指柄上，向内推回原位，发出"咔嗒"声表示吸入器已关闭 第五步：漱口 必须用清水漱口5遍，漱口水吐出，去除上咽部残留的药物	打开药物后保持吸入器基本水平，避免随意晃动，防止药品漏出致吸入量不足 深吸气让药粉深入肺部以达良好治疗效果，完成吸入动作后马上移开吸入器，防止药物受潮 剂量指示窗口数字显示剩余药量，推动一次滑动杆，药物的使用次数减少一次，勿随意推动以免浪费药物；红色出现表示剩余5次剂量，提示及时另配吸入器 保持吸入器干燥，不用时保持关闭状态 请勿自行拆卸装置

续表

吸入装置	使用步骤	注意事项
都保装置	初始化步骤（首次使用时） 步骤1：旋松并拔出瓶盖，确保红色旋柄在下方 步骤2：拿直都保，握住红色旋柄部分和都保中间部分，向某一方向旋转到底，再向反方向旋转到底，会听到一次"咔嗒"声 步骤3：重复步骤2一次 在完成"2、3"两个步骤后，初始化即完成 用药步骤 装药：旋松并拔出瓶盖，确保红色旋柄在下方，拿直都保，握住红色旋柄部分和都保中间部分，向某一方向旋转到底，再向反方向旋转到底，听到"咔嗒"声 吸入：呼气（不可对着吸嘴呼气），将吸嘴置于齿间，双唇包住吸嘴进行用力且深长的吸气，然后将吸嘴从嘴部移开，继续屏气约5秒，用干净纸巾擦拭吸嘴，旋紧盖子 漱口：吸入药物后必须用清水漱口5遍，含漱液吐出，以降低出现真菌性口咽炎的可能性	每次用完旋紧盖子，请勿自行拆卸都保装置任何部分，严禁用水或其他液体擦洗吸嘴 吸入时感觉不到药物，是因为都保采用独特的共同微球化混合方式而使药物颗粒更小，且独特的药物输出双螺旋通道能有效将药物送入肺部，口咽部残留少，按步骤操作就能确保吸入所需剂量 查看药物剂量显示窗内数字可知剩余药量，数字为"0"时表明剩余20吸，应尽快去医院另配；当红色记号到达指示窗中部，提示药物已用完
噻托溴铵干粉吸入剂	放药：向上拉开防尘帽，打开吸嘴。从包装中取1粒胶囊放入中央室，合上吸嘴至听到"咔嗒"声。注意不要提前放入 刺破胶囊：手持吸入器使吸嘴向上，将刺孔按钮完全按下1次，在胶囊上刺出小孔 吸入药物：先尽量呼出肺内气体（勿对着吸嘴呼气），用口唇紧紧含住吸嘴，保持头部垂直，缓慢深吸气，吸力以能听到胶囊振动为准。移开吸入器，屏气约10秒后恢复正常呼吸 关闭吸入器：用干净纸巾擦拭吸嘴，再次打开吸嘴，倒出胶囊壳，关闭吸嘴和防尘帽 漱口：吸入药物后用清水漱口5遍，去除上咽部残留药物 清洁吸入器装置：每月清洁一次。打开防尘帽和吸嘴，向上推起刺孔按钮打开基托，用温水全面淋洗以除去药物残留粉末，置于纸巾上吸去水分，之后保持防尘帽、吸嘴和基托敞开，在空气中晾干至少24小时	使用前需确保装置清洁、干燥；按照正确步骤操作，保证药物有效吸入
压力定量吸入气雾剂	拔出（拔）：轻轻挤压盖边，将气雾剂的盖帽取下，罐体朝上，喷口朝下 摇匀（摇）：用右手示指放在罐体顶端，拇指放在下端两侧，两指握紧气雾剂，上下用力振摇5~6次，使药液混匀；首次使用或超过1周未使用时，需向空气中试喷1次 吸入（吸）：吸入前先呼气，吸入前首先进行呼气，头稍往后仰，轻轻地呼气，直到不再有气体从肺内呼出；将喷口放进嘴里，口唇将整个喷口包住，保持罐体垂直，示指用力按下罐体将药物释出，同时通过口部缓慢深吸气，使喷出的药物随着吸气到达下呼吸道；吸气完毕后，将口部紧闭，屏气至少10秒或更长时间后恢复正常呼吸	定期清洗吸入器，保证清洁、干燥；呼气、吸气和屏气操作要规范，确保药物充分吸入；使用时注意按压与吸气配合

续表

吸入装置	使用步骤	注意事项
压力定量吸入气雾剂	关闭（合）：使用后用干净纸巾擦拭喷口，并将盖帽盖回。每次用完及时盖好保护瓶盖，不要随意拧动喷嘴，禁止随意拆装；30℃下避光保存，避免冷冻和阳光直射，当罐体受冻后，可能降低药品的疗效；不论是否装药，药罐不得开破、刺穿或火烧 漱口（漱）：用清水漱口至咽喉部，重复5次，以减少口咽部残留药物 清洗（洗）：将药罐拔出，用温水彻底清洗吸入器，彻底晾干，然后把药罐放回原位，建议至少每周清洗一次吸入器	定期清洗吸入器，保证清洁、干燥；呼气、吸气和屏气操作要规范，确保药物充分吸入；使用时注意按压与吸气配合

【记忆口诀】　准纳器：外推开听咔，吸入屏十秒，内推关闭成，漱口除残留。信必可都保：旋拔调位置，扭吸屏五秒，重复操作记，漱口别忽视。噻托溴铵干粉吸入剂：开盖放胶囊，按压促吸入，屏气十秒整，清洁要兼顾。压力定量气雾剂：振摇且呼气，喷吸屏十秒，间隔再重复，保养需知道。

第二节　慢性阻塞性肺疾病

考点1 慢性阻塞性肺疾病（COPD）概述 ★

项目	详情
定义	一种异质性疾病，特征为气道和（或）肺泡异常致慢性呼吸道症状，引起持续进行性加重的气流受限
病因和危险因素	个体基因–环境相互作用。主要环境暴露是吸烟及吸入有毒颗粒和气体；遗传危险因素如SERPINA1基因突变致 α_1 抗胰蛋白酶缺乏
诊断标准	有呼吸困难、慢性咳嗽或咳痰且有危险因素暴露史；吸入支气管舒张剂后 FEV_1/FVC ＜70%；除外其他疾病
临床表现	特征性症状为慢性和进行性加重的呼吸困难、咳嗽、咳痰；还可能有喘息、胸闷、全身性症状等
综合评估	考虑气流阻塞严重程度、当前症状、既往急性加重史、血嗜酸性粒细胞计数、共患疾病

【记忆口诀】　慢阻遗传加环境，气流受限是特征，诊断评估多方面，牢记要点别混淆。

考点2 慢性阻塞性肺疾病稳定期管理 ★★

项目	详情
管理目标	减少症状和未来风险，评估患者多方面情况指导管理
药物治疗	A组：支气管舒张剂，首选长效；B组：LABA+LAMA联合治疗；E组：LABA+LAMA，血嗜酸性粒细胞计数≥300/μl考虑加ICS；所有患者备急救短效支气管舒张剂

续表

项目	详情
随访治疗	呼吸困难：单药治疗无效用两种长效支气管舒张剂，无效则换装置或药物 急性加重：升级治疗，根据情况加用药物
吸入治疗管理	选择合适装置，提供宣教，定期检查；多种吸入制剂和装置，按需选择
非药物治疗	提供疾病信息，强调无烟环境，增加依从性，确保吸入技术，鼓励活动、接种疫苗和肺康复治疗

【记忆口诀】 稳定治疗分三组，A长B联E看嗜，随访按需调方案，非药配合效果好。

考点3 慢性阻塞性肺疾病常用药物 ★★★★★

药物类别	具体药物	作用机制	不良反应	注意事项
支气管舒张剂	β₂受体激动剂（沙丁胺醇、福莫特罗等）	激活β₂肾上腺素能受体，增加环磷腺苷含量，拮抗支气管收缩	窦性心动过速等心律失常、躯体震颤、低钾血症等	按需使用；注意与其他药物相互作用
	抗胆碱药物（异丙托溴铵、噻托溴铵等）	阻断乙酰胆碱对气道平滑肌M型胆碱能受体的支气管收缩作用	口干、金属味觉、诱发急性青光眼（异丙托溴铵）	吸入技术要正确
	甲基黄嘌呤类（茶碱）	支气管舒张、抗炎、呼吸肌增强	房性和室性心律失常、癫痫大发作、头痛、失眠、恶心和烧心	茶碱与大环内酯类药物（阿奇霉素除外）、某些喹诺酮类抗菌药物（如环丙沙星，但氧氟沙星、左氧氟沙星除外）、别嘌醇、西咪替丁等药物存在明显的相互作用
抗炎药物	吸入性糖皮质激素（ICS）（布地奈德等）	抑制中性粒细胞主导的炎症、减少黏液分泌，部分可对延缓气道重塑发挥作用	增加肺炎风险、口腔念珠菌病、声音嘶哑等	与LABA联合使用可改善肺功能和减少急性加重；注意使用剂量和疗程
	磷酸二酯酶4（PDE4）抑制剂（罗氟司特）	抑制细胞内环磷腺苷分解以减少炎症	腹泻、恶心、食欲减退、体重下降等	用于特定患者，治疗期间监测体重，抑郁症患者慎用
其他药物	α₁抗胰蛋白酶	中和蛋白酶、抗炎、抗氧化等	—	可能减缓肺气肿进展

【记忆口诀】 慢阻用药种类多，舒张抗炎各有招，β₂抗胆有特性，激素PDE4要记牢。

考点 4　慢性阻塞性肺疾病急性加重管理 ★★

项目	详情
定义、分类及诱因	呼吸道症状急性恶化需额外治疗。分为轻度（单用短效支气管舒张剂）、中度（短效支气管舒张剂、抗菌药物，加用或不加用口服糖皮质激素）、重度（需住院或急诊、ICU治疗）。主要由呼吸道病毒感染引起，细菌感染和环境因素也可引发
治疗场所选择和分级治疗原则	根据病情严重程度选择门诊或住院治疗。门诊：增加短效支气管舒张剂剂量和频次等；住院：更积极治疗；危及生命者收住ICU
药物治疗	支气管舒张剂：首选单用SABA或联合SAMA吸入治疗，住院患者雾化吸入，门诊家庭治疗可经储雾罐吸入定量气雾剂或家庭雾化治疗 抗感染治疗药物：根据临床指征、病原学检测选择抗菌药物 糖皮质激素：中至重度患者全身使用可改善病情，雾化ICS可替代或部分替代全身性糖皮质激素
辅助治疗	维持液体平衡，使用利尿剂、抗凝剂，给予合并症治疗和营养支持，采取血栓栓塞预防措施，氧疗调整血氧饱和度至88%~92%

【记忆口诀】　急性加重看分级，治疗场所依病情，药物辅助多手段，氧疗抗凝不能忘。

考点 5　慢性阻塞性肺疾病预防和维持治疗 ★★

项目	详情
健康教育及自我管理	鼓励患者养成健康生活习惯，掌握疾病管理技能，参与疾病监测和管理
识别并减少风险因素暴露	戒烟，采取有效通风等措施，避免暴露于潜在刺激物
疫苗接种	建议接种流感疫苗、SARS-CoV-2疫苗、肺炎链球菌疫苗、60岁以上和（或）患有慢性心脏病或肺病者接种呼吸道合胞病毒疫苗、≥50岁患者接种带状疱疹疫苗
稳定期药物治疗	遵循优先选择吸入药物、坚持长期规律治疗、个体化治疗原则
肺康复的管理	肺康复包括运动训练、教育和自我管理干预，持续6~8周；合理膳食，维持营养均衡，保持心理平衡
氧疗	指征：$PaO_2 \leq 55mmHg$ 或动脉血氧饱和度（SaO_2）$\leq 88\%$，有或无高碳酸血症；PaO_2 为55~60mmHg或 $SaO_2 < 89\%$，并有肺动脉高压等。经鼻导管吸氧，流量1.0~2.0L/min，每日吸氧持续时间>15小时
无创通气	用于极重度慢阻肺稳定期患者，联合长期氧疗对部分患者有益；对慢阻肺合并阻塞性睡眠呼吸暂停综合征患者有益

【记忆口诀】　预防治疗多方面，教育戒烟疫苗先，稳定用药依原则，康复氧疗通气全。

考点 6　慢性阻塞性肺疾病气流受限严重程度分级及症状评估 ★★

项目	详情
气流受限严重程度分级（基于吸入支气管舒张剂后的FEV_1占预计值%）	GOLD 1（轻度）：$FEV_1 \geq 80\%$预计值；GOLD 2（中度）：$50\% \leq FEV_1 < 80\%$预计值；GOLD 3（重度）：$30\% \leq FEV_1 < 50\%$预计值；GOLD 4（极重度）：$FEV_1 < 30\%$预计值

续表

项目	详情
症状评估–呼吸困难问卷	改良版英国医学研究委员会（mMRC）呼吸困难量表（重点掌握）——0级：仅在剧烈运动时感到喘不过气；2级：平地行走时比同龄人慢或需停下来休息；4级：因喘不过气以致于不能离开家或在穿、脱衣服时即感觉喘不过气。mMRC评分与健康状况相关，可预测死亡风险
症状评估–多维度健康状况问卷	CAT（COPD评估量表）：包含8项关于COPD健康状态损害的量表，得分0~40分。0~10分：轻微影响；11~20分：中等影响；21~30分：严重影响；31~40分：非常严重影响。10分以上表明症状较多

【记忆口诀】 气流分级看FEV_1，GOLD四级要牢记。mMRC评呼吸困难，CAT多维把症判。

考点7 慢性阻塞性肺疾病急性加重风险评估及血嗜酸性粒细胞计数意义★★

项目	详情
急性加重风险评估	高风险患者特征：症状多（CAT评分≥10分）；FEV_1占预计值%＜50%；过去1年中重度急性加重≥2次或因急性加重住院≥1次
血嗜酸性粒细胞计数意义	可预测ICS（在规律使用支气管舒张剂维持治疗基础上加用）在预防未来COPD急性加重方面的作用程度，推荐用于指导ICS应用

【记忆口诀】 急性加重看风险，症状肺功加重史。嗜酸计数很关键，指导ICS用药选。

考点8 慢性阻塞性肺疾病多病共存及初始综合评估★★

项目	详情
多病共存	COPD常合并心血管疾病、骨骼肌功能障碍、代谢综合征、骨质疏松症、抑郁、焦虑和肺癌等，需经常评估和恰当治疗
初始综合评估	通过肺功能检查明确诊断；评估气流阻塞程度、症状、急性加重风险；考虑血嗜酸性粒细胞计数、α_1抗胰蛋白酶、合并症等；进行初始管理，包括戒烟、疫苗接种、生活方式干预、药物治疗等

【记忆口诀】 慢阻常与多病存，评估检查要全面。肺量气流症状险，综合管理第一步。

考点9 稳定期慢阻肺的抗炎药★★★

药物	治疗
吸入性糖皮质激素	ICS规律治疗会增加肺炎的风险，尤其是在重度慢阻肺患者中 ICS联合LABA在改善中度至极重度慢阻肺患者的肺功能和健康状况，以及减少急性加重方面比单独使用任何一种组分都更为有效 不建议对慢阻肺患者采用LABA+ICS联合给药。如果有ICS治疗指征则优选LABA+LAMA+ICS，因为LABA+LAMA+ICS组合已被证明优于LABA+ICS 与LABA+ICS、LABA+LAMA或LAMA相比，LABA+LAMA+ICS三联吸入治疗可进一步改善肺功能、症状和健康状况，减少急性加重。近期研究数据表明，对于有频繁和（或）重度急性加重史的症状性慢阻肺患者，与LABA+LAMA固定剂量复方制剂相比，三联吸入治疗在降低死亡率方面具有更多获益

药物	治疗
吸入性糖皮质激素	如果慢阻肺患者具有哮喘样特征，治疗应始终包含ICS 无论是否使用ICS，血嗜酸性粒细胞百分比＜2%均会增加肺炎风险 联合给药可以采用单一吸入装置或多个吸入装置治疗。单一吸入装置比多个吸入装置更加简便和有效
口服糖皮质激素	长期使用口服糖皮质激素存在大量不良反应，且无获益证据
磷酸二酯酶4（PDE4）抑制剂	在慢性支气管炎、重度至极重度慢阻肺合并急性加重史的患者中，PDE4抑制剂可改善肺功能并减少中度和重度急性加重
抗菌药物	长期使用阿奇霉素和红霉素治疗可减少1年以上急性加重发生率 优先但不仅限于在经过适当治疗后仍出现急性加重的既往吸烟者中考虑使用阿奇霉素 阿奇霉素治疗与细菌耐药和听力障碍发生率增加有关
黏液溶解剂和抗氧化剂	在未使用ICS的慢阻肺患者中，定期使用黏液溶解剂如羧甲司坦和N–乙酰半胱氨酸可减少急性加重并可适度改善健康状况 仅建议在特定患者中使用抗氧化剂或黏液溶解剂
其他抗炎药物	不建议使用他汀类药物来预防慢阻肺急性加重 他汀类药物可能会对因心血管或代谢性疾病而接受此类药物治疗的慢阻肺患者的结局产生有利影响 尚未在慢阻肺患者中对白三烯调节剂进行充分评估

【记忆口诀】 慢阻肺病用药繁，激素吸入留意险。PDE4抑加重，抗菌谨慎防风险。黏液调节未用ICS选，他汀预防不推荐。

考点⑩ 慢性阻塞性肺疾病的药物治疗–治疗场所及处置原则★★

治疗场所	适用情况	处置原则
门诊	多数急性加重患者	支气管舒张剂（首选单用SABA或联合SAMA吸入治疗，门诊家庭治疗可采用经储雾罐吸入定量气雾剂或家庭雾化治疗） 糖皮质激素（雾化或口服） 有抗菌治疗指征者，评估病原体、采样后应用抗菌药物
住院	符合以下任意1条：出现严重症状；出现急性呼吸衰竭；新出现体征或原有体征加重；初始治疗失败；存在严重并发症；重度慢阻肺；频繁急性加重史；高龄；家庭或社区支持不足	观察症状和体征，连续监测氧饱和度，间歇检测动脉血气分析，控制性氧疗 增加短效支气管舒张剂的剂量和（或）次数，联合使用SABA和SAMA，出院前转换为长效支气管舒张剂维持治疗 雾化或口服糖皮质激素 有抗菌治疗指征者，评估病原体、标本采样后应用抗菌药物 有指征者，建议使用无创通气 动态监测液体、电解质和酸碱平衡 预防深静脉血栓栓塞症 评估和处理合并症（如心力衰竭、心律失常、肺栓塞等）

续表

治疗场所	适用情况	处置原则
ICU	符合以下任意1条：严重呼吸困难且对初始治疗反应不佳；意识障碍；经氧疗和无创通气治疗后低氧血症仍持续或进行性恶化，和（或）严重/进行性加重的呼吸性酸中毒；需要有创机械通气；血流动力学不稳定需要使用血管活性药物	密切监护生命体征；需要氧疗或机械通气支持 应用储雾罐或雾化吸入短效 β_2 受体激动剂联合异丙托溴铵，增加使用频率 口服或静脉应用糖皮质激素，考虑联合雾化吸入 评估病原体并采样后，针对性应用抗菌治疗 根据指征进行机械通气呼吸支持，首选无创通气；无创通气失败或有紧急气管插管指征时使用有创机械通气 动态监测液体、电解质和酸碱平衡 预防深静脉血栓栓塞症 评估和处理合并症（如心力衰竭、心律失常、肺栓塞等）

【记忆口诀】　门诊轻患药治疗，住院多症细监测，ICU危症重支持，依情选地对医治。

考点11 慢性阻塞性肺疾病的药物治疗-抗感染治疗 ★★★★★

项目	具体内容
抗菌治疗临床指征	Anthonisen Ⅰ型：呼吸困难加重、痰量增加和脓性痰3个主要症状 Anthonisen Ⅱ型：具备脓性痰和另1个主要症状 需要有创或无创机械通气治疗
病原学检测	门诊轻症患者不建议常规痰培养 反复急性加重、初始抗菌治疗疗效欠佳、伴有脓性痰的重度急性加重以及有铜绿假单胞菌（PA）感染危险因素的患者，应进行痰涂片镜检和培养。PA感染危险因素：既往痰培养PA阳性；90日内住院并有抗菌药物静脉应用史；极重度慢阻肺（FEV_1占预计值%＜30%）；近2周全身性应用糖皮质激素（泼尼松＞10mg/d） 尽可能在启动抗菌药物治疗或改变治疗方案前，采样送检合格标本
抗菌药物选择	门诊治疗 无PA感染风险：无抗PA活性的口服 β-内酰胺类（如阿莫西林/克拉维酸）、口服四环素类（如多四环素）、口服大环内酯类（如克拉霉素、阿奇霉素）、口服第二代或第三代头孢菌素（如头孢呋辛、头孢克洛、头孢地尼、头孢泊肟） 有PA感染风险：口服喹诺酮类（如环丙沙星、左氧氟沙星） 住院治疗 无PA感染风险：无抗PA活性的 β-内酰胺类（如阿莫西林/克拉维酸、氨苄西林/舒巴坦、头孢曲松、头孢噻肟）、喹诺酮类（如环丙沙星、左氧氟沙星、莫西沙星） 有PA感染风险：β-内酰胺类（头孢他啶、头孢吡肟、哌拉西林/他唑巴坦、头孢哌酮/舒巴坦）、喹诺酮类（如环丙沙星、左氧氟沙星）
抗菌药物治疗后评估及疗程	治疗2~3日后评估疗效，若呼吸困难改善和脓性痰减少，推荐疗程为5~7日 若初始治疗反应不佳，评估抗菌方案、痰液清除障碍、病原学、合并症等因素
抗病毒治疗	需住院治疗的患者如有流感依据，推荐使用抗流感病毒药物；鼻病毒等其他呼吸道病毒感染，缺乏抗病毒药物治疗依据

【记忆口诀】　抗菌指征记三类，病原检测看情况，选药分组细考量，疗效评估定疗程，流感用药有指引。

第九章 心血管系统常见疾病

第一节 高血压

考点1 高血压定义、诊断和分类★★

项目	详情
定义	未用降压药，非同日3次诊室血压≥140/90mmHg；或连续5~7日家庭血压≥135/85mmHg；或24小时动态血压≥130/80mmHg（白天≥135/85mmHg，夜间≥120/70mmHg）。有高血压病史且用降压药，血压虽低于上述界值仍诊断为高血压
分级、分类（基于诊室血压）	正常血压：收缩压<120mmHg且舒张压<80mmHg 正常高值：收缩压120~139mmHg和（或）舒张压80~89mmHg 高血压：收缩压≥140mmHg和（或）舒张压≥90mmHg 　1级高血压（轻度）：收缩压140~159mmHg和（或）舒张压90~99mmHg 　2级高血压（中度）：收缩压160~179mmHg和（或）舒张压100~109mmHg 　3级高血压（重度）：收缩压≥180mmHg和（或）舒张压≥110mmHg 　单纯收缩期高血压：收缩压≥140mmHg且舒张压<90mmHg 　单纯舒张期高血压：收缩压<140mmHg且舒张压≥90mmHg （注：收缩压和舒张压分属不同级别时，以较高分级为准）
临床分类	原发性高血压：与遗传、环境有关，占95% 继发性高血压：常继发于原发性醛固酮增多症、嗜铬细胞瘤、肾动脉狭窄等疾病，占5%

【记忆口诀】 高血压诊标准严，诊室家庭动态参。分级分类要记全，原发继发各有因。

考点2 高血压临床表现与并发症★

项目	详情
一般症状	初期多无症状，半数患者因体检或其他疾病测血压时发现。常见症状有头痛、头晕、心悸；出现靶器官损害时，有相应临床表现
主要并发症	心：高血压性心脏病，左心室肥厚，可致心脏扩大、心律失常、心力衰竭，降压可逆转 肾：早期无症状，进展可致慢性肾衰竭，表现为厌食、少尿、血肌酐升高等，肾损害指标有血清肌酐升高、eGFR降低、尿白蛋白排出量增加 脑：可致缺血性脑卒中、颅内出血、TIA等急性脑血管事件，也是慢性、无症状脑损伤危险因素，可致痴呆 眼底：视网膜病变，常见眼底出血、渗出和视神经乳头水肿，特定患者需眼底镜检查 大血管：导致动脉粥样硬化，引起冠心病、脑血栓形成，颈动脉内膜中层厚度和颈动脉粥样斑块可预测心血管事件

【记忆口诀】 高血压症表现异，靶器损害各有征。心脏肾脏与大脑，眼底血管都涉及。

考点③ 高血压治疗目标和原则★★

项目	详情
治疗根本目标	降低心、脑、肾与血管并发症和死亡总风险，预防或延迟并发症发生，控制疾病进程，预防重症高血压
血压控制目标值	一般患者：＜140/90mmHg 心血管风险高危/很高危及有合并症患者：可耐受时，＜130/80mmHg 无合并症一般患者：＜140/90mmHg，能耐受则进一步降至＜130/80mmHg 65～79岁老年人：＜140/90mmHg，能耐受可降至＜130/80mmHg 80岁及以上高龄老年人：＜150/90mmHg，能耐受可降至＜140/90mmHg（老年患者综合评估后确定降压目标）
降压达标的时间	除急症和亚急症外，多数患者4～12周内逐渐降至目标水平。年轻、病程短患者可稍快；老年人、病程长、有合并症且耐受性差患者可稍慢
降压药物治疗时机	血压仍超140/90mmHg和（或）目标水平：改善生活方式基础上给予药物治疗 高危和很高危患者：及时启动降压药治疗，同时综合治疗并存危险因素和合并疾病 中危患者：观察数周，评估靶器官损害，改善生活方式，血压仍不达标则开始药物治疗 低危患者：观察1～3个月，密切随诊，评估靶器官损害，改善生活方式，血压仍不达标开始降压药治疗

【记忆口诀】 降压目标因人而异，高低危患各有依。达标时间看情况，药物治疗按险启。

考点④ 高血压药物治疗与合理用药★★★★★

项目	详情
降压药物应用基本原则	降低风险：选有证据支持可降低心血管疾病发病和死亡风险的药物 长效降压药物：首选每日服药1次能控制24小时血压的长效药 联合治疗：血压≥160/100mmHg、高于目标血压20/10mmHg的心血管高危/很高危患者，或单药治疗未达标患者应联合降压；1级高血压患者可考虑起始小剂量联合治疗［联合方式包括自由联合或单片复制剂（SPC），SPC优先推荐］ 起始剂量：一般患者常规剂量；高龄老年人，有心、脑、肾疾病的很高危者采用较小有效治疗剂量，按需逐渐加量 服药时间：一般患者早晨服用降压药，除非控制夜间高血压升高，否则不应常规睡前服用 个体化治疗：根据患者合并症、药物疗效及耐受性、个人意愿或长期承受能力选择药物
常用降压药物的种类和作用特点	钙通道阻滞剂（CCB）：包括二氢吡啶类CCB和非二氢吡啶类CCB。①以二氢吡啶类CCB为基础的降压治疗方案可显著降低高血压患者的脑卒中风险；尤其适用于老年高血压，单纯收缩期高血压，伴稳定型心绞痛、冠状动脉或颈动脉粥样硬化及周围血管病患者。②二氢吡啶类CCB没有绝对禁忌证，但心动过速与心力衰竭患者应慎用。③急性冠状动脉综合征患者一般不推荐使用短效硝苯地平。临床上常用的非二氢吡啶类CCB主要包括维拉帕米和地尔硫䓬两种药物，改善心血管预后方面与其他降压药比较无实质性差异。非二氢吡啶类CCB适用于高血压合并冠心病、心绞痛、室上性快速型心律失常、慢性肾脏病（CKD）以及原发性醛固酮增多症筛查，可与二氢吡啶类CCB合用治疗难治性高血压。二至三度房室传导阻滞、心力衰竭患者禁用非二氢吡啶类CCB 血管紧张素转换酶抑制剂（ACEI）：①ACEI对于高血压患者具有良好的靶器官保护和预防心血管终点事件的作用，是适应证最为广泛的降压药。②ACEI尤其适用于伴左心室肥厚、慢性心力衰竭、慢性冠心病、心肌梗死后心功能不全、CKD、蛋白尿患者③利尿剂与ACEI合用有助于缺血性脑卒中的二级预防④禁忌证为双侧肾动脉重度狭窄、高钾血症及妊娠期

续表

项目	详情
常用降压药物的种类和作用特点	血管紧张素Ⅱ受体拮抗剂（ARB）：①ARB能有效减少高血压患者的主要心血管事件和死亡率。ARB和ACEI均可有效预防新发糖尿病和心房颤动，比其他降压药更能减少蛋白尿，并能有效延缓糖尿病肾病的进展。②ARB尤其适用于伴左心室肥厚、射血分数保留的心力衰竭、冠心病、心肌梗死后、心功能不全、糖尿病肾病、蛋白尿、代谢综合征以及不能耐受ACEI的患者。③双侧肾动脉重度狭窄者、高钾血症者、妊娠期禁用
	利尿剂：用于控制血压的利尿剂主要是噻嗪类利尿剂，如氢氯噻嗪和吲达帕胺等。①噻嗪类利尿剂通常应采用小剂量。优先推荐小剂量噻嗪类利尿剂与ACEI或ARB联合。②尤其适用于老年和盐敏感性高血压、单纯收缩期高血压、高血压伴心力衰竭，也是难治性高血压的基础控压药物之一。③噻嗪类利尿剂可引起低血钾，长期应用者应定期监测血钾，并适量补钾。④高尿酸血症者慎用，痛风者禁用；一般认为eGFR＜45ml/（min·1.73m²）的患者应使用袢利尿剂降压。保钾利尿剂阿米洛利，促进尿钠排泄但抗高血压活性较弱，与噻嗪类合用有协同降压作用（如复方阿米洛利）；也可用于治疗Liddle综合征。该药与ACEI或ARB合用时需注意发生高钾血症的危险。氨苯蝶啶的保钾作用弱于阿米洛利，由于低剂量噻嗪类不易引起低血钾故已很少与保钾利尿剂联用
	β受体拮抗剂：既可降低血压，也可保护靶器官、降低心血管事件风险。①β₁受体拮抗剂尤其适用于合并冠心病、既往心肌梗死病史、慢性心力衰竭、主动脉夹层、快速型心律失常、交感神经活性增高（例如静息心率≥80次/分）以及高动力状态的患者。该类药物也是CKD、围手术期的主要降压药。②高选择性β₁受体拮抗剂（如美托洛尔和比索洛尔）对慢性阻塞性肺疾病（COPD）是安全的，合并糖脂代谢异常患者，可选用α₁受体/β受体拮抗剂和高选择性β₁受体拮抗剂，不宜联合使用利尿剂。③二至三度房室传导阻滞、哮喘患者禁用。运动员、周围血管疾病慎用。④长期应用者突然停药可发生反跳现象的撤药综合征，剂量应在停药前逐渐减少
	血管紧张素受体脑啡肽酶抑制剂（ARNI）：①脑啡肽酶抑制剂沙库巴曲可抑制脑啡肽酶（NEP）对利钠肽的降解，发挥利尿、利钠和扩血管、抗交感神经的效应。ARB可避免NEP被抑制后对肾素-血管紧张素系统的代偿激活，起到协调降压作用。两者结合构成共晶结构，保障了药效发挥的同步性。②适用于原发性高血压患者的降压治疗，更适用于老年高血压、盐敏感性高血压、高血压合并心力衰竭、高血压合并左心室肥厚、高血压合并CKD（1～3期）、难治性高血压的患者。③对重度肾功能损害、肾动脉狭窄及中度以上肝功能损害者应慎用。使用肾素-血管紧张素-醛固酮系统（RAAS）抑制剂出现血管神经性水肿及妊娠者禁用。④不能与ACEI、ARB、阿利吉仑联用。如果从ACEI转换成ARNI，必须在停止ACEI治疗≥36小时之后才能开始应用
	α受体拮抗剂：不作为常用的降压药物使用，适用于高血压合并良性前列腺增生症、原发性震颤、血糖或血脂异常、难治性高血压，也可用于合并周围血管疾病、哮喘的患者；对于高血压急症、原发性醛固酮增多症筛查、嗜铬细胞瘤术前的血压控制等也具有重要的临床应用价值。少数患者应用α受体拮抗剂后可发生体位性低血压，最好使用控释制剂。普通片应在每晚睡前服用。体位性低血压者禁用，心力衰竭者慎用
降压药物的联合应用	联合用药的适应证：2级以上高血压（≥160/100mmHg）、高于目标血压≥20/10mmHg的心血管风险高危/很高危患者，初始治疗即可用2种降压药；1级高血压患者也可考虑初始小剂量联合治疗
	联合用药的方法：两药联合时，作用机制应互补，有相加降压作用，抵消或减轻不良反应
	两种药物的联合方案：ACEI或ARB＋噻嗪类利尿剂；二氢吡啶类CCB＋ACEI或ARB；二氢吡啶类CCB＋噻嗪类利尿剂；二氢吡啶类CCB＋β受体拮抗剂
	多种药物的联合方案：三药联合常用二氢吡啶类CCB＋ACEI（或ARB）＋噻嗪类利尿剂。四药联合适用于难治性高血压患者，可在三药联合基础上加用第四种药物（如β受体拮抗剂、醛固酮受体拮抗剂、氨苯蝶啶、可乐定或α受体拮抗剂等）
	单片复方制剂（SPC）：联合降压有效方式，由不同机制降压药组成，使用方便，可改善依从性及降压疗效，注意相应组分禁忌证和不良反应

【记忆口诀】 降压用药原则清，各类药物有特性。联合用药有指征，SPC 剂更易行。

考点5 常用降压药物种类的临床选择 ★★★★

分类	适应证	绝对禁忌证	相对禁忌证
二氢吡啶类 CCB	老年高血压 周围血管病 单纯收缩期高血压 稳定型心绞痛 颈动脉粥样硬化 冠状动脉粥样硬化	—	快速型心律失常 心力衰竭
非二氢吡啶类 CCB	心绞痛 颈动脉粥样硬化 室上性快速型心律失常	二至三度房室传导阻滞 心力衰竭	—
ACEI	心力衰竭 冠心病 左心室肥厚 左心功能不全 心房颤动预防 颈动脉粥样硬化 非糖尿病肾病 糖尿病肾病 尿蛋白/微量白蛋白尿 代谢综合征	妊娠 高血钾 双侧肾动脉重度狭窄	—
ARB	糖尿病肾病 尿蛋白/微量白蛋白尿 冠心病 心力衰竭 左心室肥厚 心房颤动预防 ACEI引起的咳嗽而不耐受 代谢综合征	妊娠 高血钾 双侧肾动脉重度狭窄	—
ARNI	心力衰竭 心肌梗死后 左心室肥厚 慢性肾脏病 老年高血压	妊娠 高血钾 双侧肾动脉重度狭窄 重度肾功能损害	重度肝功能损害
噻嗪类利尿剂	心力衰竭 老年高血压 高龄老年高血压 单纯收缩期高血压	痛风	妊娠
袢利尿剂	肾功能不全 心力衰竭	—	—
盐皮质激素受体拮抗剂	心力衰竭 心肌梗死后	肾功能衰竭 高血钾	—

续表

分类	适应证	绝对禁忌证	相对禁忌证
β受体拮抗剂	心绞痛 心肌梗死后 快速型心律失常 慢性心力衰竭	二至三度房室传导阻滞 哮喘	慢性阻塞性肺疾病 周围血管疾病 糖耐量减低 运动员
α受体拮抗剂	前列腺增生症 高脂血症	体位性低血压	心力衰竭

【记忆口诀】 CCB 扩血管抗绞痛，二氢慎心快律，非二氢避重阻滞。ACEI、ARB 护肾心，妊娠钾高避。利尿别痛风，阻剂看心律。

考点 6 高血压相关心血管危险因素的处理 ★★★★

项目	详情
血糖控制	控制目标：糖化血红蛋白（HbA1c）<7%；空腹血糖4.4~7.0mmol/L；餐后2小时血糖或高峰值血糖<10.0mmol/L。老年等特殊患者可适当放宽 药物选择：大多数2型糖尿病患者首选二甲双胍。合并 ASCVD 或心血管风险高危患者用钠–葡萄糖协同转运蛋白–2抑制剂（SGLT-2i）或胰高血糖素样肽–1受体激动剂（GLP-1RA）；合并 CKD 或心力衰竭患者用SGLT-2i
调脂治疗	治疗时机：高血压患者，血LDL-C水平超相应ASCVD危险级别的靶目标水平时进行调脂治疗。ASCVD高危以上患者尽早联合降LDL-C药物治疗；中危风险患者，若血LDL-C≥2.6mmol/L可考虑启动药物治疗；低危风险患者，若血LDL-C≥3.4mmol/L，加强生活方式干预并随访 药物选择：首选他汀类药物，启动治疗4~6周后复查血脂，LDL-C达标后维持治疗。中等强度他汀治疗后LDL-C不达标可加用依折麦布。急性冠脉综合征患者，最大耐受剂量他汀类和依折麦布治疗后LDL-C仍不达标，可联用PCSK9抑制剂。甘油三酯≥5.7mmol/L时，启用贝特类或ω–3多不饱和脂肪酸治疗
抗血小板治疗	二级预防：高血压合并ASCVD患者，用小剂量阿司匹林（75~100mg/d）长期二级预防；合并血栓栓塞症急性发作时，按指南推荐使用阿司匹林合用1种P2Y12受体拮抗剂 一级预防：基于临床获益/风险比个体化治疗，获益主要体现在缺血性高危人群，中、低危患者不推荐。建议阿司匹林一级预防剂量为75~150mg/d，>70岁患者风险大于获益，<40岁患者证据不足，阿司匹林不耐受者可用氯吡格雷代替
房颤的抗凝治疗	具有血栓栓塞危险因素的高血压合并房颤患者应抗凝治疗，非瓣膜病性房颤患者优先选择非维生素K拮抗类口服抗凝药
心率控制	高血压患者心率增快定义为诊室静息心率>80次/分，首选β受体拮抗剂，优先选心脏高选择性长效β₁受体拮抗剂；肥胖、血糖增高和血脂异常患者用β受体拮抗剂和α₁受体拮抗剂；不能耐受β受体拮抗剂的患者用非二氢吡啶类CCB
降尿酸治疗	治疗目标：高血压合并高尿酸血症患者血尿酸水平<360μmol/L；合并痛风发作者<300μmol/L 治疗措施：先确定是否使用升高尿酸的降压药，无症状HUA患者多次复查血清尿酸。生活方式干预是重要措施，合并多种心血管危险因素等患者，建议积极干预并给予降尿酸药物治疗
综合干预多重危险因素	高血压患者常合并多重危险因素，综合干预包括健康教育、生活方式干预与药物治疗相结合，注重血糖、血脂、体重管理达标，控制血压同时补充叶酸可减少脑卒中风险

【记忆口诀】 血压相关风险多，糖脂心脉尿酸捉。综合干预多因素，健康生活药辅佐。

考点 7 高血压特殊人群的降压治疗 ★★★★★

项目	详情
老年高血压	老年患者大剂量或单独应用噻嗪类利尿剂可能导致低钾血症等电解质紊乱，通常采用小剂量或与肾素-血管紧张素系统（RAS）抑制剂联合。CCB可能引发足踝部水肿等不良反应，与其增加毛细血管床静水压有关，通常无需特殊处理，减少使用剂量或与RAS抑制剂联用可减轻或消除。老年患者应选择高度 β_1 受体选择性或兼有 α 受体作用的 β 受体拮抗剂。使用 α 受体拮抗剂的老年患者需注意体位性低血压 非高龄患者可采用标准剂量单药、小剂量或标准剂量联合作为初始治疗，80岁以上高龄、存在多种共病或衰弱患者可从小剂量单药起始。血压不达标者应及时调整药物剂量或启动联合治疗。老年患者优化联合降压方案的建议与一般高血压患者相同。优先选择每天1次服用的长效制剂，联合治疗时优先选择SPC 单纯收缩期高血压（ISH）伴低舒张压的治疗原则：舒张压<60mmHg的ISH患者，如排除重度主动脉瓣反流或冠状动脉疾病，降压治疗的主要目标是收缩压达标。一般以小剂量单药起始治疗，逐步增加药物剂量或联合治疗直至收缩压达标。降压过程宜平缓并以患者可耐受为原则，需密切监测舒张压变化及伴随的临床症状
妊娠期高血压疾病	类型：妊娠期高血压、子痫前期/子痫、妊娠合并慢性高血压、慢性高血压伴发子痫前期 治疗：血压 ≥ 140/90mmHg 启动降压治疗，具有子痫前期高危因素的孕妇在妊娠12~16周开始服用小剂量阿司匹林。非重度高血压：启动降压治疗，调整药物方案；重度高血压：紧急处理，若孕妇发展为重度子痫前期或子痫，应静脉使用硫酸镁作为一线药物预防/治疗子痫 常用的口服降压药：有拉贝洛尔、硝苯地平和甲基多巴，必要时可使用小剂量噻嗪类利尿剂；常用的静脉降压药有拉贝洛尔、乌拉地尔、尼卡地平、酚妥拉明、硝酸甘油等
高血压合并肾脏疾病	ACEI/ARB：不但具有降压作用，还能降低蛋白尿、延缓肾功能的减退，改善CKD患者的预后。对于有蛋白尿的CKD合并高血压患者，不论是否合并糖尿病，首选治疗药物应包括一种ACEI或ARB。ACEI或ARB可单独或联合其他降压药应用，但不建议ACEI和ARB两药联用。用药后2~4周监测血肌酐，基础值升高>30%时，需查找原因，必要时减量或停药。同时注意监测血钾水平，必要时联合降钾治疗（如纠正酸中毒、利尿、使用肠道钾结合剂等），使患者能继续接受ACEI/ARB治疗 二氢吡啶类和非二氢吡啶类CCB：主要依赖其降压作用发挥肾脏保护功能 利尿剂：通过减少细胞外容量发挥作用，应用时注意避免利尿过度导致血容量不足，出现低血压或肾小球滤过率下降。在 eGFR ≥ 30mL/（min·1.73m²）时可选择噻嗪类利尿剂；eGFR<30mL/（min·1.73m²）时应用袢利尿剂 盐皮质激素受体拮抗剂（MRA）：有降压、降低尿蛋白的作用，但少数患者，尤其是肾功能下降的患者可引起高钾血症，用药后应注意监测。新型非甾体类MRA在合并糖尿病的CKD患者中显示了心肾获益 β 受体拮抗剂：对CKD患者心脏具有保护作用 ARNI：研究显示新型降压药ARNI在CKD患者中也具有良好的降压效果，并可改善尿蛋白。应注意的是，ARNI中含有ARB的成分，用药时也需关注肌酐及血钾的变化 SGLT-2i：在已完成的研究中，对无论是否合并2型糖尿病的CKD患者均展现出了心肾保护作用，并在研究中对血压有一定改善作用。如果eGFR ≥ 20mL/（min·1.73m²），则建议糖尿病和非糖尿病肾病的CKD患者使用SGLT-2i
高血压合并糖尿病	合并白蛋白尿或CKD的糖尿病患者，首选ACEI或ARB 糖尿病患者常需2种及以上降压药联合治疗，以ACEI或ARB为基础，联合CCB、小剂量利尿剂或选择性 β 受体拮抗剂，优先推荐SPC 不推荐ACEI联合ARB以及利尿剂联合选择性 β 受体拮抗剂 糖尿病合并高尿酸血症者慎用利尿剂，反复低血糖发作者慎用 β 受体拮抗剂；如需使用利尿剂和 β 受体拮抗剂，宜小剂量 有前列腺肥大且血压控制不佳的患者可用 α 受体拮抗剂 糖尿病合并难治性高血压，可在3种降压药联用基础上加用螺内酯 SGLT-2i 和 GLP-1RA 有助于改善糖尿病患者血压控制，二者都有一定心肾保护作用

【记忆口诀】 特殊人群高血压，老年妊娠肾糖查。各有特点和治法，降压达标别落下。

考点 8 高血压用药注意事项与患者教育 ★★★

项目	详情
用药注意事项	治疗疗程：原发性高血压无法治愈，需坚持长期治疗，不能随意停药或改变用药剂量与频率 治疗根本目标：降低患者心、脑、肾与血管并发症发生和死亡的总体危险，综合干预多种心血管危险因素 合理选择药物种类：抗高血压药物种类多，根据个体反应选择，不宜频繁换药，出现不能耐受的不良反应及时告知医生或药师 规律监测血压：使用通过国际标准方案认证的上臂式电子血压计，规律监测血压并记录，门诊复诊时供医生参考
患者教育	生活方式干预，减少钠盐摄入，增加钾摄入；合理膳食，采用健康膳食模式；控制体重，将体重维持在健康范围；戒烟；限制饮酒；运动干预，选择合适的运动方式；减轻精神压力；保持健康睡眠

【记忆口诀】 高血压药注意多，长期治疗别停错。合理选药勤监测，生活干预要配合。

第二节　血脂异常

考点 1 血脂异常病因、分类及心血管危险评估 ★

项目	详情
病因与发病机制	与临床密切相关的血脂成分主要包括胆固醇（TC）和甘油三酯（TG），LDL-C增高是动脉粥样硬化主要危险因素，HDL-C可抗动脉粥样硬化
血脂合适水平和异常切点分层标准（适用于ASCVD一级预防人群）	TC：合适水平 <5.2mmol/L，边缘升高 ≥5.2mmol/L且<6.2mmol/L，升高 ≥6.2mmol/L LDL-C：合适水平 <3.4mmol/L，边缘升高 ≥3.4mmol/L且<4.1mmol/L，升高 ≥4.1mmol/L，理想水平 <2.6mmol/L HDL-C：降低 <1.0mmol/L 非HDL-C：合适水平 <4.1mmol/L TG：合适水平 <1.7mmol/L，边缘升高 ≥1.7mmol/L且<2.3mmol/L，升高 ≥2.3mmol/L
血脂异常临床分类	高胆固醇血症：TC增高 高TG血症：TG增高 混合型高脂血症：TC、TG均增高 低HDL-C血症：HDL-C降低
心血管危险评估	依据ASCVD发病危险程度采取不同强度干预措施。分为二级预防和一级预防两类情况 二级预防：已患ASCVD人群，发生过 ≥2次严重ASCVD事件或发生过1次严重ASCVD事件且合并 ≥2个高危险因素者为超高危人群；其他为极高危人群 一级预防：尚无ASCVD人群，符合LDL-C ≥4.9mmol/L或TC ≥7.2mmol/L、年龄 ≥40岁的糖尿病患者、CKD 3～4期这3个条件之一者直接列为高危人群，无需再评估10年发病风险、不具有以上3种情况的个体按流程评估"未来10年间ASCVD总体发病危险"

【记忆口诀】　血脂异常分类清，危险评估分两级。切点水平要牢记，ASCVD 是依据。

考点 2 血脂异常药物治疗方案与合理用药 ★★★★★

项目	详情
调脂治疗靶点	首要靶点：LDL-C，降低 LDL-C 水平可稳定、延缓甚至消退动脉粥样硬化病变，降低 ASCVD 风险 次要靶点：非 HDL-C，适用于高 TG 血症、糖尿病等患者
调脂目标值	超高危人群：LDL-C < 1.4mmol/L 且较基线降低幅度 > 50% 极高危人群：LDL-C < 1.8mmol/L 且较基线降低幅度 > 50% 高危、中危人群：LDL-C < 2.6mmol/L 低危人群：LDL-C < 3.4mmol/L
调脂药物治疗-主要降低 TC 的药物	他汀类：适用于高胆固醇血症、混合型高脂血症和 ASCVD 防治；有"他汀类药物疗效'6'效应"；晚上服用 LDL-C 降幅可稍有增多；应长期服用；如果应用某种他汀类后发生肝酶增高等不良反应，可采用换用另外一种代谢途径的他汀类、减少剂量、隔日服用或换用非他汀类药物或小剂量他汀与非他汀类药物联合应用等方法处理；血脂康胶囊调脂机制与他汀类类似，由特制红曲加入稻米后经生物发酵精制而成，主要成分为13种天然复合他汀，系无晶型结构的洛伐他汀及其同类物 胆固醇吸收抑制剂：依折麦布和海博麦布，特异性抑制肠道胆固醇吸收，与他汀类联用可进一步降低 LDL-C 水平，不良反应有头痛、消化道症状等，禁用于妊娠期和哺乳期 前蛋白转化酶枯草溶菌素9（PCSK9）抑制剂：PCSK9 单抗（依洛尤单抗、阿利西尤单抗、托莱西单抗）和 PCSK9 小干扰 RNA 药物（英克司兰）。PCSK9 单抗无论单独应用或与他汀类药物联合应用，可使 LDL-C 平均降低 40%～70%，并可减少心血管事件风险。已上市的 PCSK9 小干扰 mRNA 制剂英克司兰，其降 LDL-C 的效果与 PCSK9 单抗相当，但作用持久，每注射1次，疗效可维持6个月 普罗布考：用于高胆固醇血症，尤其是纯合子型家族性高胆固醇血症及黄色瘤患者，室性心律失常、QT 间期延长、低血钾者禁用 胆酸螯合剂：吸附胆固醇，阻断肠道内胆汁酸中胆固醇的重吸收，与他汀类联用可提高调脂疗效，绝对禁忌证为异常 β 脂蛋白血症和血清 TG > 4.5mmol/L
调脂药物治疗-主要降低 TG 的药物	贝特类：激活相关受体降低血清 TG 水平和升高 HDL-C 水平，常见不良反应有肝脏、肌肉和肾毒性等，心血管获益尚不肯定 高纯度 ω-3 脂肪酸：通过减少 TG 合成与分泌等降低血清 TG 浓度，用于治疗高 TG 血症，大剂量、高纯度 EPA（IPE）可在他汀类基础上进一步降低心血管事件风险，其他鱼油制剂疗效暂无证据支持，安全性好 烟酸类：大剂量可降低 TC、LDL-C 和 TG，升高 HDL-C，慢性活动性肝病、活动性消化性溃疡和严重痛风者禁用，在他汀类基础上联合烟酸类无额外心血管保护作用，欧美多国已逐渐放弃使用
药物联合应用	他汀类与胆固醇吸收抑制剂联合：协同作用良好，可使 LDL-C 进一步下降，且不增加他汀类药物不良反应 他汀类与 PCSK9 抑制剂联合：降脂机制互补协同，可使 LDL-C 快速达标，显著降低主要不良心血管事件相对风险，总体安全及耐受性良好，心血管获益证据充分 他汀类与高纯度 IPE 联合：用于他汀类治疗后 LDL-C < 2.6mmol/L 但 TG 轻至中度升高的患者，可进一步降低 ASCVD 风险，但 IPE 存在出血和新发心房颤动风险等，需个体化权衡 他汀类联合贝特类或高纯度 ω-3 脂肪酸：心血管获益存在争议，中国人联用他汀类与非诺贝特安全性尚可，吉非罗齐与他汀类联用肌病风险相对较高（尽量避免） 严重高 TG 血症的降脂药物联合应用：TG 严重升高（≥5.6mmol/L）时，可采用贝特类、大剂量高纯度 ω-3 脂肪酸、烟酸类药物之间的两药或以上联合，常见不良反应有胃肠道反应、出血、心房颤动、颜面潮红等

【记忆口诀】 调脂靶点有主次，目标数值各不同。药物联合有讲究，降脂效果要保证。

考点 3 血脂异常特定人群的血脂管理及用药注意事项 ★★★

项目	详情
妊娠女性	妊娠会使血脂生理性升高，高胆固醇血症危害产生缓慢，严重高 TG 血症可致急性胰腺炎。药物选择有限，高胆固醇血症患者在妊娠期通常不建议用他汀类药物等，严重高 TG 血症患者可考虑应用高纯度 ω–3 脂肪酸等
儿童及青少年	生活方式调整（运动和饮食）是基础，建议每天运动不少于 1 小时且静坐时间不超 2 小时，膳食治疗可改善血脂异常，保证营养摄入不影响生长发育
家族性高胆固醇血症（FH）	成人患者：不伴 ASCVD 时，LDL–C 目标值＜2.6mmol/L；伴亚临床 ASCVD 时，＜1.8mmol/L；伴临床 ASCVD 时，＜1.4mmol/L 儿童及青少年患者（＜18 岁）：不伴 ASCVD 时，LDL–C 目标值＜3.5mmol/L 或较基线降幅≥50%；伴临床 ASCVD 时，＜2.6mmol/L 且较基线降幅≥50%；伴临床 ASCVD 时，＜1.8mmol/L 且较基线降幅≥50%。根据情况选择单药或联合降 LDL–C 药物，纯合子型患者可联合应用多种药物，最大耐受量药物治疗 LDL–C 不达标的患者建议联合脂蛋白分离治疗
用药注意事项	调脂治疗要求：ASCVD 患者（包含冠心病、缺血性脑卒中、TIA、周围动脉粥样硬化病）以及 ASCVD 高危、很高危患者，必须在医生和药师的指导下，长期甚至终生开展调脂治疗。即便 LDL–C 暂时达标，也不可停止治疗 他汀类药物服用时间：像洛伐他汀、辛伐他汀、普伐他汀、氟伐他汀这类短半衰期的他汀类药物，建议在晚间或睡前服用。而长半衰期的阿托伐他汀和瑞舒伐他汀，则可以在每天任意一个固定的时间服用 药物联用禁忌及不良反应处理：辛伐他汀、洛伐他汀不能与除阿奇霉素外的大环内酯类抗菌药物以及其他 CYP3A4 强效抑制剂合用。当辛伐他汀、洛伐他汀与苯磺酸氨氯地平合用时，每日的剂量不能超过 20mg。若在服药期间出现不明原因的肌痛、关节无力，特别是还伴有全身不适或发热的情况，要立刻前往医院就诊 治疗期间监测项目：在药物治疗的过程中，需要依据医生的要求，对血脂（例如 LDL–C、HDL–C 等）、肌酸激酶、肝功能、肾功能等指标进行监测
患者教育	健康生活方式是降脂治疗基础，包括合理膳食、适度运动、控制体重、戒烟和限制饮酒等。无论是否药物降脂，均须进行生活方式干预

【记忆口诀】 特定人群血脂管，妊娠儿童 FH 患。用药注意常监测，生活干预不能断。

第三节 冠状动脉粥样硬化性心脏病

考点 1 冠状动脉粥样硬化性心脏病分类及稳定型心绞痛 ★★★★★

项目	详情
定义与分类	冠状动脉粥样硬化性心脏病简称冠心病，归属缺血性心脏病。分为急性冠状动脉综合征（ACS）和慢性冠状动脉综合征（CCS）。CCS 在临床常见 5 种类型：疑似冠脉疾病和有"稳定"心绞痛症状患者、缺血性心肌病因 ACS 或冠脉血运重建住院，病情稳定后出院的患者、心绞痛疑似血管痉挛或微血管疾病的患者、筛查时发现的无症状性冠脉疾病患者

项目		详情
稳定型心绞痛临床表现		部位：主要在胸骨体之后，可波及心前区，常放射至左肩等部位 性质：胸痛常为压迫、发闷等，不是针刺或刀扎样锐性痛，偶伴濒死恐惧感觉，可伴呼吸困难 诱因：体力劳动、情绪激动等诱发，疼痛多发生于当时，常在相似条件下重复发生 持续时间：一般持续数分钟至十余分钟，多为3～5分钟，很少超过30分钟 缓解方式：停止诱发活动或舌下含服硝酸酯类药物可缓解
稳定型心绞痛药物治疗–缓解症状并改善缺血的药物	药物治疗建议	A.使用短效硝酸甘油缓解和预防心绞痛急性发作；B.使用β受体拮抗剂并逐步增加至最大耐受剂量，剂型和剂量应能持续24小时抗心肌缺血疗效；C.当不能耐受β受体拮抗剂或β受体拮抗剂作为初始治疗而用药效果不满意时，可使用CCB、长效硝酸酯类或尼可地尔作为减轻症状的治疗药物；D.当β受体拮抗剂作为初始治疗而用药效果不满意时，联用长效二氢吡啶类CCB或长效硝酸酯类药物；E.合并高血压的冠心病患者可应用长效CCB作为初始治疗药物；F.当使用长效CCB单一治疗或联合β受体拮抗剂治疗效果不理想时，将长效CCB换用或加用长效硝酸酯类药物或尼可地尔，但使用硝酸酯类应注意避免发生耐药性；G.可以使用改善心肌细胞代谢类药物曲美他嗪作为辅助治疗或作为传统治疗药物不能耐受时的替代治疗
	硝酸酯类药物	硝酸酯类药物是首选抗心肌缺血的血管扩张剂，可降低心脏前、后负荷，减少心肌耗氧量，改善心肌灌注，缓解心绞痛症状。硝酸酯类药物会反射性增加交感神经张力，使心率加快。常联合负性心率药物如β受体拮抗剂或非二氢吡啶类CCB（如地尔硫䓬等）治疗慢性稳定型心绞痛。舌下含服硝酸甘油可作为心绞痛发作时缓解症状用药，每次0.25～0.5mg，每5分钟含服1次，直至症状缓解，15分钟内含服最大剂量不超过1.5mg。硝酸异山梨酯每次5～10mg，舌下含化，2～5分钟见效，作用维持2～3小时。硝酸酯类药物的治疗目的是预防和减少缺血事件的发生，并能增加运动耐量。只要存在明确的缺血客观依据，均应使用硝酸酯类药物进行抗缺血治疗。单硝酸异山梨酯不适宜治疗心绞痛急性发作，而适于慢性长期治疗。为减少耐药性的发生，长期使用硝酸酯类药物应该采用偏心给药的方法，保证每天8～12小时的无硝酸酯或低硝酸酯浓度时间。硝酸甘油皮肤贴剂5mg qd，白天敷贴，晚上除去。硝酸异山梨酯普通片5～20mg，tid或qid；缓释片20～40mg，qd或bid。单硝酸异山梨酯普通片20mg，bid；缓释片40～60mg，qd。硝酸酯类药物可降低心脏前负荷，减少左心室容量，加重左心室流出道梗阻；但严重主动脉瓣狭窄患者可因前负荷降低而进一步减少心输出量，有发生晕厥的风险。因此，严重主动脉瓣狭窄或肥厚型梗阻性心肌病的心绞痛患者不宜使用硝酸酯类药物。硝酸酯类药物扩张眼内血管，加速眼部血液循环，引起毛细血管扩张、血管渗透性增加，造成睫状体水肿、前移而堵塞房角；还可引发房水形成过多，导致急性闭角型青光眼的发作。因此，硝酸酯类药物一般禁用于患有闭角型青光眼的患者。但当患者生命受到威胁，权衡利弊后仍然可以用于抢救治疗。使用西地那非、伐地那非和他达拉非的患者，24小时内不可应用硝酸甘油等硝酸酯类药物，以避免引起严重低血压

续表

项目		详情
稳定型心绞痛药物治疗-缓解症状并改善缺血的药物	β受体拮抗剂	如无禁忌证，β受体拮抗剂应作为稳定型心绞痛的初始治疗药物。β受体拮抗剂抑制心脏β肾上腺素能受体，从而减慢心率、减弱心肌收缩力、降低血压，减少心肌耗氧量和心绞痛发作，增加运动耐量；通过延长舒张期以增加缺血心肌灌注，因而可以减少心绞痛发作和提高运动耐量。用药后要求静息心率降至55~60次/分；严重心绞痛患者如无心动过缓症状，可降至50次/分。β受体拮抗剂还能够降低心肌梗死后稳定型心绞痛患者死亡和再梗死的风险，推荐优先使用选择性β₁受体拮抗剂，如琥珀酸美托洛尔、阿替洛尔及比索洛尔。β受体拮抗剂的使用剂量应个体化，其使用方法应由较小剂量开始，逐渐增加，当达到上述静息心率时维持当前剂量
		伴严重心动过缓和高度房室传导阻滞、窦房结功能紊乱、明显支气管痉挛或支气管哮喘急性发作患者禁用β受体拮抗剂。周围血管闭塞性疾病及严重抑郁均为应用β受体拮抗剂的相对禁忌证。无固定狭窄的冠状动脉痉挛造成的缺血，如变异型心绞痛，不宜使用β受体拮抗剂，CCB是首选药物
	钙通道阻滞剂（CCB）	二氢吡啶类药物（包括氨氯地平、硝苯地平、非洛地平）对血管平滑肌的钙离子通道选择性更佳，主要药理作用是扩张血管、降低血压。长效硝苯地平适于联合β受体拮抗剂用于伴有高血压的心绞痛患者。氨氯地平半衰期长，可作为"一日一次"使用的抗心绞痛和降压药物。非二氢吡啶类药物（包括维拉帕米、地尔硫草）对心肌细胞的钙离子通道阻断作用更明显，可降低心率（负性频率）和心肌收缩力（负性肌力），常用于伴有心房颤动或心房扑动的心绞痛患者，也可作为对β受体拮抗剂有禁忌患者的替代治疗。此类药物不宜用于已有严重心动过缓、高度房室传导阻滞及病态窦房结综合征的患者。在缓解心绞痛症状方面，β受体拮抗剂较CCB更有效；而在改善运动耐量和改善心肌缺血方面，β受体拮抗剂和CCB相当。当心力衰竭患者伴有心绞痛时，首选β受体拮抗剂。若存在β受体拮抗剂禁忌或不耐受，可选氨氯地平、硝苯地平控释片或非洛地平缓释片，或选择长效硝酸酯类药物。但是，对变异型心绞痛或以冠状动脉痉挛为主的心绞痛，CCB是一线治疗药物，不宜选择β受体拮抗剂。β受体拮抗剂和长效CCB联用较单药治疗更有效，β受体拮抗剂还可减轻二氢吡啶类CCB引起的反射性心动过速不良反应。但非二氢吡啶类CCB和β受体拮抗剂的联用增强传导阻滞、减弱心肌收缩力，一般情况下不要合用
	其他治疗药物	曲美他嗪：在缺血、缺氧的心肌细胞中，与脂肪酸的β-氧化过程相比，通过葡萄糖氧化获得能量需要更低的耗氧量，因此增加葡萄糖氧化可以优化心肌细胞的能量过程。曲美他嗪能阻断长链3-酮酯酰COA硫解酶，抑制脂肪酸的β-氧化，从而促进葡萄糖的氧化供能，改善心肌缺血及左心功能，缓解心绞痛。可与β受体拮抗剂等抗心肌缺血药物联用。曲美他嗪不作为心绞痛发作时的对症治疗用药，也不适用于对不稳定型心绞痛或心肌梗死的初始治疗。曲美他嗪可引起或加重帕金森症状（震颤、运动不能、肌张力亢进）、不宁腿综合征、步态不稳，发生上述运动障碍时应停用曲美他嗪；帕金森病、帕金森综合征、其他类型震颤、不宁腿综合征以及其他相关的运动障碍者禁用曲美他嗪
		尼可地尔：是一种ATP敏感的钾通道开放剂，持续开放钾通道，抑制钙通道，阻止钙离子内流，舒张血管平滑肌，扩张血管。同时尼可地尔也是一种硝酸酯类药物，代谢过程中释放NO，作用于血管内皮，扩张血管，因此具有双重冠状动脉扩张作用，可以有效扩张各级冠状动脉，尤其是冠状动脉微小血管，缓解冠状动脉痉挛，显著增加冠状动脉血流量。因此，尼可地尔适合有微循环障碍的女性冠心病患者（X综合征）。也可以作为硝酸酯类药物不耐受患者的替代治疗。禁与磷酸二酯酶-5抑制剂如西地那非、伐地那非、他达拉非合用
		伊伐布雷定：通过选择性抑制窦房结起搏电流以达到减慢心率的作用，从而延长心脏舒张期、改善冠状动脉灌注、降低心肌氧耗，对心肌收缩力和血压无影响。在慢性稳定型心绞痛患者中，如不能耐受β受体拮抗剂或β受体拮抗剂效果不佳时，窦性心律且心率＞60次/分的患者可尝试此药物

项目		详情
稳定型心绞痛药物治疗-预防心肌梗死并改善预后的药物	药物治疗建议	①如无禁忌（如胃肠道活动性出血、阿司匹林过敏或不耐受），均应接受阿司匹林治疗；②所有冠心病患者均应接受他汀类药物治，LDL-C目标值＜1.8mmol/L；③所有合并糖尿病、心力衰竭、左心室收缩功能不全、高血压、心肌梗死后左心室功能不全的患者，优先使用ACEI；④心肌梗死后稳定型心绞痛或心力衰竭患者使用β受体拮抗剂；⑤阿司匹林不耐受的患者，使用氯吡格雷作为替代治疗；⑥糖尿病或代谢综合征合并低HDL-C和高三酰甘油血症的患者接受贝特类或烟酸类药物治疗
	抗血小板药物	抗血小板治疗推荐意见：①建议所有稳定型冠心病患者每天服用小剂量阿司匹林，若不能耐受建议每日服用氯吡格雷。②过去1~3年曾有心肌梗死病史且合并≥1项缺血高危因素的稳定期患者，可考虑采用阿司匹林联合替格瑞洛（60mg bid）治疗，最长至36个月。③稳定型冠心病患者如果行冠状动脉介入治疗，植入药物洗脱支架，暴露在血管内壁的支架能够刺激血小板形成血栓，故发生支架内血栓的风险极大，需进行阿司匹林（100mg qd）+氯吡格雷（75mg qd）[或替格瑞洛（90mg bid）]的双联抗血小板治疗至少持续12个月，待药物洗脱支架被完全内皮化；此后的抗血小板治疗一般选择阿司匹林，如果阿司匹林不能耐受可以选择氯吡格雷。④目前没有证据支持可以长期单用替格瑞洛抗血小板治疗
		阿司匹林：通过不可逆地抑制环氧化酶（COX），阻碍花生四烯酸转化为血栓烷 A_2（TXA_2）而发挥抗血小板聚集的作用。慢性稳定型心绞痛患者服用阿司匹林可降低心肌梗死、脑卒中或心血管性死亡的发生风险，所有冠心病患者如无用药禁忌均应服用。冠心病二级预防时，阿司匹林肠溶片的最佳剂量范围为75~150mg/d。不能耐受阿司匹林的患者可改用氯吡格雷作为替代治疗。目前尚无指南推荐替格瑞洛可用于替代阿司匹林
		氯吡格雷：属于P2Y12受体拮抗剂，是无活性的前药。主要与阿司匹林联合用于ACS患者（包括支架植入后）的抗血小板治疗，预防动脉粥样硬化软斑块破裂造成的血栓栓塞事件。也可用于对阿司匹林不耐受患者的单独抗血小板治疗。常用维持剂量为75mg qd。氯吡格雷不宜与奥美拉唑、艾司奥美拉唑合用
		替格瑞洛：为新型P2Y12受体拮抗剂，具有直接抗血小板活性，可逆地抑制血小板ADP受体（即P2Y12受体）。与氯吡格雷相比，其特点为起效快、抗血小板作用强且可逆。可与阿司匹林合用，用于冠状动脉介入术后患者的治疗，疗程12个月。过去1~3年有过心肌梗死病史且合并至少1项以上缺血高危因素[包括：年龄＞65岁、糖尿病、2次以上心肌梗死病史、冠状动脉多支病变、肾功能不全（eGFR＜60ml/min）]的患者，可考虑采用阿司匹林联合替格瑞洛（60mg bid）治疗12~30个月。既往有脑出血病史的患者禁用
	他汀类药物	以降低血清、肝脏、主动脉中的总胆固醇（TC）及低密度脂蛋白胆固醇（LDL-C）水平为主，具有降血脂、保护血管内皮细胞功能、稳定粥样斑块、抗炎、免疫调节等多种效应。他汀类药物能有效降低TC和LDL-C水平，减少心血管事件风险。所有冠心病患者，无论其血脂水平如何，均应给予他汀类药物治疗，并根据目标LDL-C水平调整剂量。建议冠心病患者LDL-C的目标值应＜1.8mmol/L
	β受体拮抗剂	心肌梗死后患者长期接受β受体拮抗剂（包括琥珀酸美托洛尔、比索洛尔和卡维地洛）二级预防，可降低相对死亡率。但是，尚无明确证据表明阿替洛尔能够影响患者的死亡率
	ACEI或ARB	除降压作用外，ACEI和ARB还具有心、肾保护作用，可减少各类心血管事件的发生风险。ACEI和ARB在扩张肾动脉时，对出球小动脉扩张能力强于入球小动脉，可显著降低肾小球滤过压，使得微量白蛋白滤过减少；因此大剂量的ACEI或ARB能够显著降低尿蛋白，具有一定的肾脏保护作用。但是肾小球滤过压的降低，肾脏（滤过）功能减低，导致血肌酐、血尿素氮、血钾等物质的清除减少；所以ACEI或ARB可能升高血肌酐、血钾。对于稳定型心绞痛患者，尤其是合并高血压、左心室射血分数≤40%、糖尿病或慢性肾脏病的高危患者，只要无禁忌证，均应使用ACEI，如果不能耐受ACEI（如干咳）则可以换用ARB

续表

项目	详情
稳定型心绞痛血管重建治疗	根据冠状动脉病变情况、患者对手术的耐受程度及意愿等因素综合考虑，可选择经皮冠状动脉介入治疗（PCI）或冠状动脉旁路移植术（CABG）

【记忆口诀】 冠心病分急慢性，稳定绞痛症状明。药物治疗分两类，血管重建依病情。

考点 2 急性冠状动脉综合征 ★★★★★

项目	详情
定义与分类	急性冠状动脉综合征（ACS）是冠状动脉内不稳定斑块破裂或糜烂诱发血小板聚集，引起血栓形成所致的心脏急性缺血综合征，主要包括不稳定型心绞痛（UA）、非ST段抬高型心肌梗死（NSTEMI）以及ST段抬高型心肌梗死（STEMI），NSTEMI和UA统称为非ST段抬高型急性冠状动脉综合征（NSTE-ACS）
临床表现	UA/NSTEMI患者胸部不适性质与稳定型心绞痛相似，但通常程度更重、持续时间更长，胸痛在休息时也可发生，老年女性和糖尿病患者症状可不典型
治疗－一般治疗	发生疑似急性缺血性胸痛症状时，立即停止活动、卧床休息、保持环境安静、消除紧张情绪并尽早呼救，无禁忌证者立即舌下含服硝酸甘油
治疗－药物治疗	药物治疗主要包括抗心肌缺血治疗、抗血小板治疗和抗凝治疗。此外，无论基线血脂水平如何，UA/NSTEMI患者均应尽早（24小时内）开始他汀类药物治疗，LDL-C目标值<1.8mmol/L。长期应用ACEI或ARB治疗能降低心血管事件发生率，若无禁忌证（如低血压、肾衰竭或双侧肾动脉狭窄），UA/NSTEMI患者应在24小时内开始ACEI或ARB的治疗 抗心肌缺血治疗：①硝酸酯类药物：心绞痛发作时，可舌下含服硝酸甘油，每次0.5mg，必要时每间隔3~5分钟可以连用3次，同时也可静脉应用硝酸甘油或硝酸异山梨酯。因持续静脉应用24~48小时内可出现药物耐受，因此在症状消失12~24小时后可改用口服制剂。常用的口服硝酸酯类药物包括硝酸异山梨酯和5-单硝酸异山梨酯。5-单硝酸异山梨酯注射剂起效缓慢，不适宜用于缓解急性发作症状。②β受体拮抗剂：若无禁忌，UA/NSTEMI患者应尽早（24小时内）使用β受体拮抗剂。建议选择具有心脏β₁受体选择性的美托洛尔和比索洛尔。艾司洛尔是一种快速起效的β受体拮抗剂，可以静脉使用，停药后20分钟作用消失。口服β受体拮抗剂的剂量应达到个体化的最大量，可调整到患者静息心率降至50~60次/分。但是β受体拮抗剂对左心功能有抑制作用，故对于左心功能未知（若存在广泛前壁心肌梗死）的患者应避免使用β受体拮抗剂。③钙通道阻滞剂：足量β受体拮抗剂与硝酸酯类药物治疗后仍不能控制缺血症状的患者可口服长效钙通道阻滞剂。CCB与β受体拮抗剂联合应用或两者与硝酸酯类药物联合应用，可有效减轻胸痛。维拉帕米和β受体拮抗剂均有负性传导作用，不宜联合使用 抗血小板治疗：①阿司匹林：除非有禁忌，所有的UA/NSTEMI患者均应尽早使用阿司匹林，推荐首剂口服非肠溶制剂或嚼服肠溶制剂300mg，随后75~100mg qd长期维持治疗。②UA/NSTEMI患者建议联合使用阿司匹林和ADP受体拮抗剂，一般维持12个月。根据缺血或出血风险的不同，可以选择性地缩短或延长双联抗血小板治疗的时间。氯吡格雷首剂可用300~600mg的负荷量，随后75mg qd维持。替格瑞洛首次180mg负荷量，维持剂量90mg bid。③血小板糖蛋白（GP）Ⅱb/Ⅲa受体拮抗剂替罗非班、依替巴肽等主要用于急诊PCI的UA/NSTEMI患者。服用替格瑞洛的患者不建议同时使用GPⅡb/Ⅲa受体拮抗剂

续表

项目	详情
治疗-药物治疗	抗凝治疗：抗凝药物常规应用于中危至高危的 UA/NSTEMI 患者。①普通肝素：治疗过程中需监测活化部分凝血活酶时间（APTT），一般使 APTT 控制在 45～70 秒。静脉应用肝素 2～5 天为宜，之后可改为皮下注射肝素 5000～7500IU bid，再治疗 1～2 天。停用肝素后引发继发性凝血酶活性的增高，逐渐停用肝素可能会减少上述现象。由于存在发生肝素诱导的血小板减少症（HIT）可能，因此在肝素使用过程中需监测血小板计数。②低分子量肝素：具有抗 Xa 因子及 IIa 因子活性的作用，可根据体重和肾功能调节剂量，无需常规监测 Xa 因子活性，使用（皮下应用）更方便的优点。常用药物包括依诺肝素、达肝素和那曲肝素等。依诺肝素使用剂量为 1mg/kg，每日 2 次；当 eGFR < 30ml/min 时，可减为 1mg/kg，每日 1 次；但当 eGFR 为 15～30ml/min 时，或患者体重 > 100kg，则需要监测 Xa 因子活性；eGFR < 15ml/min 时禁用。不推荐已经使用依诺肝素的患者在 PCI 过程中更换其他类型的抗凝药物（如普通肝素）。③磺达肝癸钠：选择性抑制 Xa 因子，用于 UA/NSTEMI 的抗凝治疗不仅能有效减少心血管事件，而且大幅降低出血风险。可用于出血风险较高的患者。④比伐芦定：直接抗凝血酶制剂，直接并特异性抑制 IIa 因子活性，能使活化凝血时间明显延长而发挥抗凝作用，可预防接触性血栓形成，作用可逆而短暂，出血事件的发生率降低

【记忆口诀】　急性冠脉综合征，症状治疗有特殊。抗凝抗板降脂药，综合治疗要记住。

考点3　冠状动脉粥样硬化性心脏病用药注意事项与患者教育★★★★

项目	详情
一级预防	生活方式干预：低盐、低脂饮食，多吃水果和蔬菜，戒烟限酒，规律运动，控制体重，保持心理平衡 血脂异常干预：40 岁以上人群每年至少进行 1 次血脂检测，心血管疾病高危人群每 6 个月检测 1 次，首选他汀类药物降脂 血糖监测与控制：健康人从 40 岁开始每年检查 1 次空腹血糖及糖化血红蛋白，积极干预糖耐量异常 血压监测与控制：35 岁以上成人至少每年监测 1 次，高血压患者调整药物治疗期间应每日至少监测 2 次，血压平稳后每周监测 2 次，鼓励家庭自测血压
二级预防	明确诊断冠心病的患者要坚持长期药物治疗，控制缺血症状，降低心肌梗死的发生率和死亡率，包括服用抗血小板药物、β 受体拮抗剂、他汀类药物和 ACEI/ARB 等，严格控制危险因素，进行有计划及适当的运动锻炼，根据患者具体情况个体化治疗，"ABCDE 方案"有指导作用（"A"指阿司匹林和 ACEI，"B"指 β 受体拮抗剂和血压控制，"C"指控制胆固醇和戒烟，"D"指控制饮食和糖尿病，"E"指健康教育和运动）
患者教育	正常人群需要保持健康的生活方式以预防冠心病，有冠心病史及其危险因素者要规律服用药物，监测并控制血压、血糖、血脂等危险因素 祛除诱因：一次进食不应过饱；戒烟，限酒，调整日常生活与工作量；减轻精神负担；保持适当的体力活动，但以不致发生疼痛症状为度；一般不需卧床休息 一旦怀疑冠心病急性发作，立即嚼服阿司匹林 300mg，舌下含服硝酸酯类，打急救电话"120"；同时密切注意血压、心率、心律的变化 首次使用抗血小板聚集药物及抗凝药物时应密切监测出血症状，如皮下出血点、大便潜血等

【记忆口诀】　冠心防治分两级，一级预防重生活。二级治疗靠药物，患者教育要牢记。

第四节 心房颤动

考点1 心房颤动概述及临床表现 ★

项目	详情
定义	心房颤动简称房颤，是指规则有序的心房电活动丧失，代之以快速无序的颤动波，可致心室律紊乱、心功能受损和心房附壁血栓形成
分类	阵发性房颤：房颤持续时间短于7日（包括自行终止或干预终止） 持续性房颤：房颤持续时间在7日及以上 持久性房颤：房颤持续时间超过1年，转复并维持窦性心律可能性小 永久性房颤：心电图显示近乎直线的极细小f波或心脏磁共振成像显示左心房纤维化面积占左心房面积的30%以上
临床表现	症状：心悸、乏力、胸闷、运动耐量下降、活动后气促常见，还可导致黑矇、晕厥，常诱发和加重心力衰竭，并发动脉栓塞，以脑栓塞最常见。 体征：心律绝对不齐、第一心音强弱不等、脉搏短绌

【记忆口诀】 房颤分类看时间，阵发持续久永久。临床症状较多样，体征特殊要记熟。

考点2 心房颤动的治疗—血栓栓塞风险与出血风险评估 ★★

评估项目	具体内容	评分标准	处理建议
血栓栓塞风险评估	采用$CHA_2DS_2-VASc-60$评分评估房颤患者血栓栓塞风险，风险是连续变化的，需定期评估	充血性心力衰竭（C）、高血压（H）、年龄≥65岁（A_2）、糖尿病（D）、既往卒中/TIA/体循环栓塞（S_2）、血管疾病（V）、年龄60~64岁（A）、性别（女性，Sc）各有对应分值，累加计算总分	≥2分男性或≥3分女性：使用口服抗凝药（OAC）；1分男性和2分女性：权衡后考虑用OAC；0分男性或1分女性：不以预防卒中为目的用OAC，至少每年重评风险
出血风险评估	使用HAS-BLED评分评价房颤患者抗凝治疗的出血风险	高血压（H）、肝肾功能损害（A）、卒中（S）、出血（B）、INR易波动（L）、老年（E）、药物或嗜酒（D）各有对应分值，累加计算总分	≤2分为出血低风险；≥3分提示出血风险增高，高出血风险不能作为用OAC禁忌，需关注并纠正可改变危险因素

【记忆口诀】 CHA_2DS_2-VASc评血栓，HAS-BLED测出血，依据分值定策略，风险评估要记熟。

考点3 心房颤动的治疗—抗凝药物的合理选择 ★★★★★

分类	具体内容
口服抗凝药物（OAC）总体情况	包括华法林和直接口服抗凝药（DOAC）。房颤患者应用OAC需权衡获益与出血风险，是否抗凝应医患讨论后共同决策。卒中致残率和致死率高，多数出血患者无长期后遗症，高出血风险患者抗凝治疗也可能取得临床净获益，不应以出血风险高低决定是否抗凝。绝对禁忌证：严重活动性出血、与出血相关合并疾病［如严重血小板减少（血小板数量<50×10^9/L）、血友病等］、近期发生的高危出血（如颅内出血等）

续表

分类	具体内容
华法林	可使房颤患者发生卒中的相对危险度降低64%。服用患者应定期监测INR并调整剂量，维持INR在2.0~3.0。INR在治疗目标范围内的总时间百分比（TTR）>70%的情况下，卒中与出血总体风险较低。特点：有效治疗窗窄、起效慢、半衰期长、易受遗传、药物、食物等多种因素影响。应加强患者教育、随访及INR监测，饮食结构或合并用药变化大时增加监测频率，根据INR调整剂量提高TTR以改善治疗效果
DOAC	已上市4种，包括直接抑制凝血酶的达比加群，抑制Xa因子的利伐沙班、阿哌沙班和艾多沙班。预防缺血性卒中及体循环栓塞疗效不劣于或优于华法林，颅内出血风险显著降低。选择时考虑生物利用度、代谢途径、潜在药物相互作用、药物消除半衰期及是否有拮抗剂等因素。与抗心律失常药物合用时，注意抗心律失常药对DOAC血药浓度影响，合理选择药物种类及调整剂量
抗血小板药物	单药抗血小板治疗不能降低房颤患者卒中风险，双联抗血小板治疗虽可降低一定风险，但显著增加大出血风险，不推荐用于房颤相关卒中的预防

【记忆口诀】　抗凝药物有两类，华法林需紧监测，DOAC用看肾功，抗血小板不常用。

考点 4 抗凝治疗注意事项 ★★★★★

内容	详情
药物选择	无DOAC禁忌首选DOAC，也可选华法林。华法林启动后每天测INR，稳定后每月至少测1次，维持INR 2.0~3.0，TTR≥70%
特殊患者	房颤合并心脏机械瓣膜或中至重度二尖瓣狭窄，用华法林 房扑抗凝同房颤

【记忆口诀】　抗凝选药看禁忌，无禁DOAC优先。华法监测要牢记，特殊患者华法全，房扑房颤抗凝同。

考点 5 特殊人群房颤治疗 ★★★★★

人群类型	治疗原则
冠脉支架植入房颤患者	有抗凝指征，联合抗血小板治疗时首选DOAC
ACS行PCI患者	如出血风险高于缺血风险，应尽早（≤1周）停用阿司匹林；如缺血风险高于出血风险，包含OAC与双联抗血小板治疗（DAPT）的三联抗栓治疗应维持至PCI术后1个月，之后使用包含OAC与P2Y12受体拮抗剂的双联抗栓治疗至术后12个月
CCS接受PCI患者	如出血风险高于缺血风险，应尽早（≤1周）停用阿司匹林，之后应使用OAC联合P2Y12受体拮抗剂的双联抗栓治疗维持6个月；如缺血风险高于出血风险，应使用包含OAC与DAPT的三联抗栓治疗维持至PCI术后1个月，之后使用包含OAC与P2Y12受体拮抗剂的双联抗栓治疗维持6~12个月
TIA或轻度缺血性卒中房颤患者	1~3天内启动抗凝治疗
急性缺血性卒中房颤患者	轻至中度考虑早期（≤4天）启动DOAC抗凝。长期二级预防优选DOAC
颅内出血患者	在出血得到可靠控制前，颅内出血（包括原发性和外伤性）的急性期为抗凝治疗禁忌。非创伤性颅内出血的房颤患者重启抗凝治疗时应优先选择DOAC。颅内出血后7~8周重启抗凝获益最大。对于颅内出血复发风险高的患者，如无可纠正的病因，可考虑左心耳封堵

【记忆口诀】 冠支植入选DOAC，ACS、CCS看风险。卒中轻急早抗凝，颅内出血看时机，重启DOAC优先选。

考点6 侵入性操作或外科围手术期抗凝管理—抗凝中断 ★★★★

药物	术前停药时间	重启时间	是否桥接
华法林	手术相关出血风险低，不推荐中断抗凝；手术相关出血风险高，术前停用3~5天	因手术相关出血风险高而中断华法林的患者，可于手术止血切后48~72小时重启华法林抗凝	通常不推荐桥接抗凝，桥接抗凝仅考虑用于血栓栓塞高风险患者（包括机械瓣膜置换术后、$CHA_2DS_2-VASc-60$评分 ≥ 6分以及3个月内发生缺血性脑卒中或TIA等非瓣膜病性房颤患者）
DOAC	应根据患者的肾功能、手术相关出血风险的高低确定术前停药时间。对于服用DOAC的房颤患者，若肾功能正常，手术相关出血风险轻微，可不间断抗凝或仅停用1次；手术相关出血风险低的患者推荐术前停用1天；手术相关出血风险高的患者推荐术前停用2天	手术止血确切后应尽快重启抗凝，轻微出血风险术后6小时，低出血风险术后12~24小时，高出血风险术后48~72小时	通常不推荐桥接抗凝

【记忆口诀】 华法看风险，高停3~5天，术后48~72小时启，高栓风险才桥接。DOAC看肾功，出血风险定停药，术后依风险重启。

考点7 侵入性操作或外科围手术期抗凝管理—抗凝桥接 ★★★★

情况	是否桥接
$CHA_2DS_2-VASc-60$评分≤4分，无相关栓塞史	不考虑桥接
$CHA_2DS_2-VASc-60$评分5~6分或有相关栓塞史，出血风险高	不考虑桥接
$CHA_2DS_2-VASc-60$评分5~6分或有相关栓塞史，出血风险低	建议桥接
$CHA_2DS_2-VASc-60$评分7~9分或3个月内有相关栓塞史	建议桥接

【记忆口诀】 评分栓塞出血看，低分无栓不桥接，高分低风险或三月内栓塞，桥接建议记心间。

考点8 侵入性操作或外科围手术期抗凝管理—房颤导管消融围术期抗凝 ★★★★

内容	详情
抗凝原则	围术期不中断OAC。术中定期监测活化凝血时间（ACT），维持ACT > 300s。术后至少抗凝3个月
停药情况	$CHA_2DS_2-VASc-60$评分为1分男性或2分女性，无房颤复发，术后3个月考虑停用OAC

【记忆口诀】 导管消融不中断，术中监测ACT，术后抗凝三个月，特定评分无复发可停药。

考点9 抗凝治疗出血防治 ★★★★★

内容	详情
出血评估	所有非瓣膜病性房颤用HAS-BLED评分，评分≥3分者系高出血危险者，但并非抗凝治疗的禁忌。评估出血部位、时间、程度等，分轻、中、重度
出血处理	轻度出血：可停药观察，因DOAC半衰期较短，停药12～24小时后抗凝作用即显著减弱 中至重度出血：可予输血/补液治疗，最后一次服用DOAC在2～4小时内的患者，可服用活性炭或洗胃以减少药物暴露；上消化道出血可行内镜检查并采用相应的内镜下止血措施 严重或致命性出血：需立即逆转OAC的抗凝作用，依达赛珠单抗和Andexanet alfa分别用于逆转达比加群酯和Ⅹa因子抑制剂的抗凝活性；不能及时获得DOAC拮抗剂或应用华法林的患者，应立即给予含凝血因子Ⅱ、Ⅶ、Ⅸ、Ⅹ的凝血酶原复合物（无凝血酶原复合物时可用新鲜冰冻血浆）；应用华法林的患者，静脉注射维生素K需6～8小时才能起效 在确定并纠正出血原因后，对卒中高危患者应尽快评估重启抗凝治疗

【记忆口诀】 抗凝出血先评估，轻停中重先补液，严重逆转抗凝药，华法林用复合物与维K。

考点10 心房颤动的治疗—心室率与节律控制 ★★★

项目	具体内容
心室率控制目标	严格控制：静息心率≤80次/分，中等强度运动时心率<110次/分 宽松控制：静息心率<110次/分 初始控制目标可设为静息心率<110次/分，症状持续考虑更严格控制
心室率控制药物选择	一线用药：β受体拮抗剂，可有效控制心室率，各年龄组耐受性好 非二氢吡啶类CCB：可控制静息和运动心率，提高运动耐量，保留运动能力，降NT-pro-BNP，有负性肌力，用于非HFrEF患者 HFrEF患者：β受体拮抗剂控制不满意或不能用，可用地高辛 单一用药未达目标：联合用药 联合无效：用胺碘酮
节律控制方式	自动复律、药物复律、电复律及导管消融 血流动力学稳定的新发房颤（症状持续1周内）：药物复律可先于电复律，复律前确认有无血栓并恰当抗凝 严重血流动力学障碍的房颤：电复律首选，转复率高
药物复律	阵发性房颤1～2天内多可自行转复，7天内药物复律有效，超7天有效性下降 主要药物：Ⅰc类（氟卡尼、普罗帕酮）和Ⅲ类（胺碘酮、伊布利特、多非利特、维纳卡兰） 无器质性心脏病：可静脉用氟卡尼、普罗帕酮、伊布利特、维纳卡兰，无效或有不良反应选胺碘酮 用药前后需加强心电监测，警惕致心律失常事件

续表

项目	具体内容
抗心律失常药物维持窦性心律	目的是减轻房颤相关症状，疗效中等，可减少但不能消除复发，一种"无效"可换用其他药 选药优先考虑安全性，而非有效性 胺碘酮：对阵发性和持续性房颤，维持窦性心律疗效优于Ⅰ类抗心律失常药、决奈达隆和索他洛尔，伴左心室肥大、心衰、冠心病的患者首选，心外副作用多，一般列为二线用药，尽量不用或短期用 氟卡尼与普罗帕酮：预防房颤复发，用于左心室收缩功能正常且无器质性心脏病患者 索他洛尔：兼具β受体拮抗剂作用，增加死亡风险，转复疗效差，预防效果与普罗帕酮相当，哮喘、心衰、肾功能不全、QT间期延长者避免用 决奈达隆：机制与胺碘酮类似，降低房颤复发远不如胺碘酮
预防房颤复发	左心室功能不全、高血压伴左心室肥厚：用ACEI/ARB可预防新发房颤，在抗心律失常药物的基础上加用ACEI/ARB可减少房颤复发 β受体拮抗剂：维持窦性心律疗效弱于Ⅰ类或Ⅲ类抗心律失常药，可预防房颤复发

【记忆口诀】 房颤治疗分两块，室率节律要控制。室率目标记清楚，药物选择有先后。节律复律方式多，药物选择看情况，维持选药重安全，预防复发有妙招。

考点 11 心房颤动用药注意事项与患者教育 ★★★★★

项目	详情
用药注意事项	抗凝治疗重要性：房颤患者最基本治疗包括抗凝、预防卒中、维持窦性心律和控制心室率，抗凝治疗需严格遵医嘱，不能漏服或过量服用 华法林使用注意：①告知患者抗凝治疗的风险，注意避免外伤，规律饮食，不要随便加用其他药物，定期监测INR。②华法林主要不良反应是各种各样的出血，如伤口出血不止、呕血、柏油样便、肌肉血肿、皮下青紫、颅内出血所致偏瘫或昏迷等，应该立即就医。③掌握药物剂量，按时服药。假如忘服1次华法林，如当日记起则即时补服；如第二天才想起，则无需补服，只需服用常规剂量。④了解药物及食物对华法林疗效的影响。增强华法林抗凝作用的常用药物有：抗血小板药、非甾体抗炎药、鱼油及某些中药（丹参、当归、银杏等）；常见食物有：大蒜、洋葱、葡萄柚、芒果等。减弱华法林抗凝作用的常用药物有：维生素K、苯巴比妥、雌激素、糖皮质激素、口服避孕药、螺内酯及某些中药（人参、西洋参、圣约翰草等）；常见食物有：西兰花、白菜、韭菜、莴苣、菠菜、花菜、甘蓝等
患者教育	疾病认知：了解房颤相关知识，知晓疾病危害及治疗重要性 生活方式：保持健康生活方式，如规律作息、合理饮食、适度运动等，避免诱因，如情绪激动、过度劳累等 病情监测：学会自我监测病情，如心率、心律、脉搏等，发现异常及时就医 药物服用：严格按医嘱服药，不自行增减药量或停药，了解药物不良反应，出现不适及时告知医生

【记忆口诀】 房颤用药重抗凝，华法林用多注意。患者教育不可少，生活监测要牢记。

第十章　神经精神系统常见疾病

第一节　焦虑抑郁

考点1　焦虑症概述、病因与临床表现 ★

项目	详情
定义	以焦虑为主要临床表现的精神障碍，焦虑有精神和躯体症状
病因	有家族聚集性，与遗传、性别（女性患病率高）、个体环境（如丧偶、离异等）、负性生活事件（如早年遭遇强暴、虐待等创伤性应激事件）、童年经历有关
急性焦虑（惊恐发作）表现	反复、突然、不可预测的强烈恐惧体验，历时5~20分钟，很少超1小时，伴濒死感、失控感及严重自主神经功能失调（心脏、呼吸、神经系统症状）
慢性焦虑（广泛性焦虑）表现	泛化或持续的焦虑，伴自主神经功能紊乱和运动不安症状，常有睡眠障碍，约三分之二患者合并抑郁，自杀风险高
社交焦虑（障碍）表现	轻者与人交往腼腆等，重者害怕被审视，回避社交，可局限或泛化，导致社会隔离

【记忆口诀】　焦虑遗传环境因，急恐突现时间短，慢焦持续多共病，社恐轻重各不同。

考点2　焦虑症诊断与治疗原则 ★

项目	详情
诊断要点	符合神经症性障碍特征，焦虑症状原发性；注意与躯体疾病和其他精神障碍继发的焦虑鉴别；非神经精神专科医生诊断"焦虑状态"并查找病因；推荐"90秒4问题询问法"和GAD-7焦虑症筛查量表等用于非神经精神专科医生快速筛查与评估焦虑
治疗原则	全病程治疗（急性期、巩固期、维持期），药物维持治疗至少1~2年，维持治疗中需加强心理治疗

【记忆口诀】　焦虑诊断看原发，筛查评估有妙法，全病程治药加心，巩固维持时间明。

考点3　焦虑症治疗药物 ★ ★ ★

药物类别	代表药物	作用机制	注意事项、不良反应、禁忌证与慎用情况	
苯二氮䓬类药物	地西泮、阿普唑仑、氯硝西泮等	起效快，抗焦虑作用强	急性期短期使用，一般不超2~3周，轻症可间断用 长期大量用可致依赖和戒断症状，老年患者易跌倒，有滥用史禁用，不能治疗共病	中枢神经系统处于抑制状态的急性酒精中毒、重症肌无力、急性或易于发生的闭角型青光眼发作、严重慢性阻塞性肺部病变患者与驾驶员、高空作业者、危险精细作业者慎用

续表

药物类别	代表药物	作用机制	注意事项、不良反应、禁忌证与慎用情况	
5-HT$_{1A}$受体部分激动剂	丁螺环酮、坦度螺酮	与5-HT$_{1A}$受体结合发挥抗焦虑作用	镇静作用轻，起效慢（2~4周，个别6~7周）	不建议与单胺氧化酶抑制剂联用；妊娠期、哺乳期不宜用；心、肝、肾功能不全者慎用
三环类药物（TCAs）	丙米嗪、阿米替林等	抑制突触前神经元对去甲肾上腺素和5-HT的摄取	剂量缓慢递增，分次服用	不建议与单胺氧化酶抑制剂联用；严重心脏病、近期有心肌梗死急性发作史、癫痫、青光眼、尿潴留及对三环类药物过敏者慎用
选择性5-羟色胺再摄取抑制剂（SSRIs）	氟西汀、帕罗西汀等	抑制突触前5-HT能神经末梢对5-HT的再摄取	①广谱性：对各种焦虑抑郁状态均有效；②高效性：各药疗效相当，有效率均在60%~70%；③起效缓：起效时间均为2~3周；④高依从性：每日1次，依从性好，有助于提高治疗成功率；⑤高安全性：不良反应少，耐受性好，安全性高	禁用于过敏者，不建议与单胺氧化酶抑制剂、替扎尼定、利奈唑胺、阿洛司琼、匹莫齐特联用
5-羟色胺（5-HT）和去甲肾上腺素（NE）再摄取抑制剂（SNRIs）	文拉法辛、度洛西汀	抑制5-HT及去甲肾上腺素的再摄取	严重肝、肾疾病等患者慎用；禁与单胺氧化酶抑制剂和其他5-HT激动药联用，避免5-羟色胺综合征	
NE和特异性5-HT能抗抑郁药（NaSSAs）	米氮平	拮抗中枢神经突触前α$_2$肾上腺素能受体及阻断突触后膜的5-HT$_2$和5-HT$_3$受体	常见不良反应为镇静、嗜睡等，食欲旺盛，体重增加（通常不超2~3kg）	
5-羟色胺受体拮抗和再摄取抑制剂（SARIs）	曲唑酮	5-羟色胺受体拮抗和再摄取抑制作用	常见不良反应有头痛、镇静等，少数可能引起阴茎异常勃起，注意药物相互作用	心脏病患者慎用，心肌梗死恢复初期不推荐使用本品
其他药物	圣约翰草提取物	从圣约翰草提取，对轻至中度抑郁症疗效略优于安慰剂	可与许多处方药物发生相互作用（作用于肝药酶P450，降低环孢素、地高辛、华法林药效），多作为备用药物	有光敏性皮肤的患者禁用，禁与环孢素、他克莫司、华法林、伊立替康、伊马替尼等药物合用
	β受体拮抗剂（普萘洛尔）	解除焦虑症的各种躯体性症状，如心悸、震颤、心动过速	单独用于治疗广泛性焦虑症作用有限	
	抗精神病药	—	与一线抗抑郁药合并使用，常导致体重增加、糖尿病或其他代谢异常反应，仅作为二线或三线药物	

【记忆口诀】　苯二氮䓬起效快，短期使用防依赖；5-HT 激动慢，多种药物有禁忌；三环四环抗抑郁，还有其他辅助剂。

考点4 焦虑症非药物治疗和患者教育★★

项目	详情
心理治疗	常用认知治疗、行为治疗及认知-行为治疗，与药物联合为最佳选择
电痉挛治疗	适用于反复惊恐发作或急性焦虑，有极度烦躁不安的自伤或伤人行为，改良电痉挛治疗已广泛应用
用药注意事项	密切观察病情和不良反应；长期用药定期评估疗效、监测血常规和肝肾功能；权衡妊娠或哺乳期用药风险；注意苯二氮䓬类药物依赖性（如反跳性失眠、记忆受损和戒断综合征）；尽可能单一用药；非典型抗精神病药被推荐用于焦虑症的二线或三线治疗，最好和一线抗焦虑药联用
患者教育	用药影响操作能力，避免过量及与酒精等合用；按医嘱调整剂量，警惕病情恶化或自杀倾向；告知老年人苯二氮䓬类药物跌倒风险

【记忆口诀】　心理药物联合好，电痉治疗特殊焦；用药监测多注意，患者教育不能少。

考点5 抑郁症概述、病因与临床表现★

项目	详情
定义	常见心境障碍，以显著而持久的心境低落为主要特征，与处境不相称，部分有焦虑、激越等，多数反复发作
病因	与遗传、生物化学、心理、社会和环境等多种因素有关，发病机制未完全清楚，涉及单胺能神经通路等方面异常
心境低落表现	核心症状，显著持久情感低落与悲观，部分伴焦虑、激越，典型病例有晨重夜轻节律改变
思维迟缓表现	思维联想速度缓慢，反应迟钝，主动言语减少，语速减慢，对答困难
认知功能损害表现	近事记忆力下降，注意力障碍，警觉性增高，抽象思维等能力减退，影响社会功能和远期预后
意志活动减退表现	行为缓慢，生活被动疏懒，不愿接触交往，严重时可达木僵状态，常伴有消极自杀观念或行为
躯体症状	睡眠障碍、乏力、食欲减退等，睡眠障碍以入睡困难多见，早醒最具特征性

【记忆口诀】　抑郁多因心境低，思维迟缓认知疲，意志减退躯体症，早醒特征要牢记。

考点6 抑郁症诊断与治疗目标★

项目	详情
核心症状	心境低落；兴趣减退或愉快感丧失；精力下降或疲劳感
附加症状	集中注意能力降低；自我评价低；自罪观念等；睡眠障碍；食欲下降等
诊断注意事项	非心理科医生诊断"抑郁状态"，抑郁与躯体疾病关系密切，抑郁、焦虑共存时以抗抑郁治疗为主
治疗目标	提高临床治愈率，减少病残率和自杀率，提高生存质量，恢复社会功能，预防复发

【记忆口诀】 抑郁诊断看核心，附加症状来补充，治疗目标很明确，康复预防记心中。

考点 7 抑郁症治疗药物★★★

药物类别	代表药物	作用机制	注意事项及不良反应
三环类抗抑郁药（TCAs）	丙米嗪、阿米替林等	非选择性单胺摄取抑制剂，阻断NE和5-HT递质再摄取	有抗胆碱能、心血管和镇静作用等不良反应，可诱发躁狂发作，老年体弱及心血管疾病患者慎用
单胺氧化酶抑制剂（MAOIs）	苯乙肼（传统）、吗氯贝胺（新型）	传统MAOIs不良反应多，新型吗氯贝胺是可逆性、选择性单胺氧化酶A抑制剂	传统MAOIs极少使用；新型MAOIs不良反应有头晕等，不能和SSRIs同时应用
选择性5-羟色胺再摄取抑制剂（SSRIs）	氟西汀、帕罗西汀等	选择性抑制突触前膜5-HT的再摄取	抗抑郁和抗焦虑双重作用；不能与MAOIs合用，少数患者能诱发躁狂
5-羟色胺和去甲肾上腺素再摄取抑制剂（SNRIs）	文拉法辛、度洛西汀	同时抑制5-HT和NE的再摄取	安全性和耐受性较好，疗效与剂量相关；可诱发躁狂发作，不能与MAOIs合用
去甲肾上腺素和特异性5-羟色胺能抗抑郁药（NaSSAs）	米氮平	拮抗中枢神经突触前α_2肾上腺素能受体及阻断突触后膜的$5-HT_2$和$5-HT_3$受体	米氮平适用于各种抑郁症的急性期及维持期治疗，特别是治疗伴有睡眠障碍或焦虑障碍的抑郁症、伴有焦虑激越或焦虑躯体化的抑郁症患者。米氮平起效比SSRIs快，安全性、耐受性好，最常见的不良反应是体重增加，偶见直立性低血压
其他药物	贯叶金丝桃提取物	从草药中提取，对5-HT、NE、多巴胺再摄取均有抑制作用	适用于轻、中度抑郁症，能改善失眠及焦虑；有胃肠道等不良反应，严重肝肾功能不全者慎用
	曲唑酮	选择性地拮抗5-HT受体及抑制神经递质再摄取，并有微弱阻止NE再摄取作用	适用于轻、中度抑郁发作，对重度抑郁症效果稍差；常见不良反应有头痛、体位性低血压等，和其他5-HT能药物联用可能引起5-HT综合征，禁与MAOIs联用

【记忆口诀】 三环抑郁作用杂，单胺氧化酶有差；SSRI较常用，SNRI也不差；NaSSA能助眠，其他药物也来添。

考点 8 抗抑郁药使用总则★★★★

注意事项分类	具体内容
诊断与用药原则	明确诊断后尽早治疗；全面考虑患者症状、年龄、躯体状况等，个体化合理用药
剂量调整策略	剂量逐步递增，用最小有效剂量；疗效不佳时，增至足量、足疗程，仍无效则换药，注意换药间隔（氟西汀停药5周、其他SSRIs停药2周才能换用MAOIs；MAOIs停药2周后换用SSRIs）

续表

注意事项分类	具体内容
联合用药规范	尽可能单一用药，足量足疗程；换药无效可联合两种作用机制不同的药，一般不主张联用两种以上
全程治疗方案	急性期至少3个月；症状消失进入巩固期4~9个月，依危险因素调整时长；复发病例巩固期后视情况进行1~5年维持期治疗

【记忆口诀】 抑郁诊断早用药，剂量渐增单优先，全程治疗分阶段，换药联合按规范。

考点 9 抗抑郁药使用风险及应对 ★★★★

风险类型	具体表现	应对措施
不良反应风险	5-羟色胺综合征（腹痛、腹泻、出汗、发热、心动过速、血压升高、谵妄、肌阵挛、动作增多、激惹、敌对和情绪改变；严重者可导致高热、休克，甚至死亡），主要发生在SSRIs与MAOIs合用时；药物相互作用可致血药浓度升高（因CYP450酶抑制）	避免抗抑郁药与MAOIs联用；联合用药时关注血药浓度及不良反应，尤其对治疗指数窄的药物
特殊人群用药风险	SSRI影响婴儿（乳汁分泌），妊娠、哺乳期妇女及重度肾功能不全患者慎用；肝病患者血浆半衰期延长，宜减剂量与频率	特殊人群用药需谨慎评估，密切监测，调整剂量
戒断反应风险	抗胆碱能戒断反应（三环类药物）、感冒样等戒断反应（SSRIs）；SSRIs停药后出现戒断症状的顺序依次为：氟伏沙明和帕罗西汀＞西酞普兰＞舍曲林＞氟西汀	放慢减药速度，区分戒断反应和症状复发
中毒风险	以TCAs过量中毒危害最大；TCAs中毒主要表现为神经、心血管和外周抗胆碱能症状（阿托品中毒样症状），出现昏迷、痉挛发作、心律失常等，一次吞服2.5 g即可致死	提高警惕，防范患者过量服药，及时发现并治疗
其他风险	引起嗜睡，影响操作；突然停药有症状反跳和戒断综合征风险；患者可能出现行为异常、病情恶化或自杀倾向	从事特定操作时谨慎用药，避免与嗜睡药物合用；在医生指导下调整用药，家人关注患者异常行为

【记忆口诀】 联用风险要规避，特殊人群慎用药，戒断中毒需留意，操作停药多警惕。

第二节 睡眠障碍

考点 1 睡眠障碍概述、病因与临床表现 ★

项目	详情
定义	睡眠的数量、质量、时间或节律紊乱，失眠症是常见类型，指对睡眠时间和（或）质量不满且影响日间社会功能的主观体验
病因	心理因素（焦虑、抑郁等）、环境因素（嘈杂、改变环境等）、睡眠节律改变（倒班、时差等）、日常生活因素（饥饿、摄入刺激性物质等）、药物因素（药物依赖或戒断、中枢神经兴奋药物等）、疾病因素（精神疾病、躯体疾病）

续表

项目	详情
临床表现	入睡困难（潜伏期超30分钟）、睡眠维持障碍（整夜觉醒≥2次）、早醒、睡眠质量下降、总睡眠时间减少（少于6.5小时），伴日间功能障碍（疲劳、情绪低落等），患者常因关注睡眠产生焦虑，形成恶性循环

【记忆口诀】 睡眠障碍原因多，心理环境药与疾，入睡困难易早醒，日间障碍加焦虑。

考点2 睡眠障碍诊断与治疗目标★

项目	详情
慢性失眠诊断标准	需同时符合：存在入睡困难等一种或多种睡眠异常症状；存在疲劳等一种或多种与失眠相关的日间症状；症状不能用睡眠时间或环境解释；症状至少每周出现3次；持续至少3个月；不能被其他睡眠障碍更好解释
短期失眠诊断标准	符合慢性失眠第1~3、6条标准，但病程不足3个月和（或）相关症状出现频率未达每周3次
治疗总体目标	明确病因，改善睡眠质量和（或）增加有效睡眠时间；恢复社会功能，提高生活质量；减少或消除与失眠相关的躯体疾病或共病风险；避免药物干预负面效应

【记忆口诀】 慢性失眠有标准，症状频率时间明，短期失眠有界定，治疗目标要记清。

考点3 睡眠障碍非药物治疗与药物治疗原则★

项目	详情
非药物治疗	睡眠卫生教育：帮助患者认识不良睡眠习惯，建立良好习惯 放松治疗：缓解应激、紧张和焦虑带来的不良效应 行为治疗：刺激控制疗法恢复卧床诱导睡眠功能；睡眠限制疗法缩短卧床清醒时间提高睡眠效率 认知与行为治疗：改变患者对失眠的认知偏差和非理性信念、态度，常叠加放松治疗和睡眠卫生教育
药物治疗原则	理想药物应迅速导眠、维持睡眠时间、提高睡眠质量且无宿醉反应和成瘾性；目前临床治疗药物主要包括苯二氮䓬类受体激动剂、褪黑素受体激动剂和具有催眠效果的抗抑郁药物

【记忆口诀】 非药治疗多方面，卫生放松行为先，认知改变不合理，药物选药有原则。

考点4 睡眠障碍治疗药物★★★

药物类别	代表药物	作用机制	注意事项及不良反应
苯二氮䓬类受体激动剂（BZRAs）	传统苯二氮䓬类药物（地西泮、硝西泮、艾司唑仑等） 新型非苯二氮䓬类药物（唑吡坦、佐匹克隆等）	传统：非选择性激动γ-氨基丁酸受体A上不同的α亚基，有催眠等多种作用 新型：选择性作用于中枢神经系统ω-1受体，仅有催眠作用	传统：不良反应有日间困倦等，老年患者注意跌倒风险，可引起反跳性失眠和戒断症状 新型：次日残余效应低，药物依赖性风险低，被推荐为一线药物

续表

药物类别	代表药物	作用机制	注意事项及不良反应
褪黑素和褪黑素受体激动剂	褪黑素、雷美尔通、阿戈美拉汀	褪黑素参与调节睡眠-觉醒周期；雷美尔通激动褪黑素受体MT$_1$和MT$_2$；阿戈美拉汀既是褪黑素受体激动剂也是5-羟色胺受体拮抗剂	不良反应较小，可在老年人群使用；阿戈美拉汀有抗抑郁和催眠双重作用
抗抑郁药	低剂量多塞平、选择性5-羟色胺再摄取抑制剂、小剂量米氮平	低剂量多塞平：专一性抗组胺机制 选择性5-羟色胺再摄取抑制剂：治疗抑郁和焦虑改善失眠 小剂量米氮平：缓解失眠症状	低剂量多塞平临床耐受性良好、无戒断效应；选择性5-羟色胺再摄取抑制剂无特异性催眠作用

【记忆口诀】　BZRA分两类，传统新型各有规，褪黑受体激动剂，抗郁药物也助睡。

考点5　抗失眠药物使用基本原则 ★★★

原则	具体内容
获益-风险平衡	选药考虑症状针对性、既往用药反应等多因素，遵循治疗原则同时兼顾个体化
剂量与疗程	用最低有效剂量、间断（每周2~4次）、短期（不超3~4周）给药，缓慢减药（每天减原药25%）
治疗策略	继发或伴发疾病时治疗原发病；监测治疗反应；原发性失眠首选短效non-BZDs，无效或不耐受时换药；BZRAs或褪黑素受体激动剂可联合抗抑郁药；慢性失眠采用间歇或按需治疗

【记忆口诀】　选药权衡利与险，低量短程渐增减，针对病因选药物，间歇按需来治疗。

考点6　特殊人群抗失眠药物使用 ★★★

特殊人群	用药要点
老年患者	首选非药物治疗；推荐使用non-BZDs或褪黑素受体激动剂；用BZDs需谨慎，从最小有效剂量开始，短期或间歇使用，防跌倒等
妊娠期妇女	用药安全性资料缺乏，推荐非药物干预
哺乳期妇女	用药需谨慎，避免药物通过乳汁影响婴儿，推荐非药物治疗
围绝经期妇女	鉴别处理影响睡眠的常见疾病，必要时激素替代治疗，失眠处理同普通成人
呼吸系统疾病患者	COPD等患者慎用BZDs；唑吡坦和佐匹克隆用于稳定期轻、中度COPD失眠患者相对安全，扎来普隆疗效未确定；高碳酸血症明显的COPD急性加重期等禁用BZDs
共病精神障碍患者	精神科医师治疗原发病同时治疗失眠；抑郁症与失眠共病不可孤立治失眠；焦虑症以抗焦虑药为主，必要时睡前加用镇静催眠药；精神分裂症以抗精神病药为主，必要时辅以镇静催眠药

【记忆口诀】　老人首选非药物，妊娠哺乳要审慎，围绝经期辨病因，呼吸疾病慎选药，精神共病依症疗。

考点 7 抗失眠药物用药注意事项与患者教育 ★★

注意事项分类	具体内容
治疗沟通	治疗前向患者及其家属告知药物性质、作用、可能的不良反应及对策
病情监测	治疗期间密切观察病情变化和不良反应；长期用药定期评估治疗必要性；定期监测血常规与肝、肾功能
用药禁忌	从事驾驶等需集中精神的操作时，谨慎使用失眠治疗药物；不能过量使用，避免与酒精或其他嗜睡药物合用；长期用苯二氮䓬类药物不能突然停药
患者监护	家人警惕患者出现行为异常、病情恶化或自杀倾向，一旦出现立即就诊

【记忆口诀】 治疗之前先沟通，密切监测多评估，用药禁忌要牢记，关注患者防意外。

第三节 脑卒中

考点 1 缺血性脑血管病危险因素及控制措施 ★

危险因素	具体内容	控制方法
高血压	急性期降压时机不明，既往未治疗者病情稳定且收缩压≥140mmHg或舒张压≥90mmHg，如无绝对禁忌，可启动降压治疗；既往有高血压病史者病情稳定后可重启降压治疗	应结合脑卒中领域的随机对照临床试验研究证据、不同降压药物的药理特征以及患者的个体情况恰当地选择降压药物
脂代谢异常	高胆固醇是缺血性脑卒中或TIA复发重要因素，他汀类药物治疗基于降低LDL-C强度，建议LDL-C＜1.8mmol/L为参考目标值	他汀类药物如阿托伐他汀、瑞舒伐他汀、辛伐他汀等，分高强度（LDL-C降低≥50%）和中等强度（LDL-C降低30%～50%）治疗。治疗期间，若肝酶超过3倍正常值上限，肌酶超过4倍正常值上限，应停药观察
糖代谢异常和糖尿病	缺血性脑卒中或TIA患者糖代谢异常患病率高，糖尿病和糖尿病前期是复发或死亡独立危险因素，推荐HbA$_{1c}$治疗目标＜7%	降糖方案应充分考虑患者的临床特点和药物的安全性，制定个体化的血糖控制目标，要警惕低血糖事件带来的危害。缺血性脑卒中或TIA患者在控制血糖水平的同时，还应对患者的其他危险因素进行综合全面管理
吸烟	吸烟和被动吸烟是缺血性脑卒中独立危险因素	建议患者戒烟并避免被动吸烟，可借助心理疏导、尼古丁替代产品或口服戒烟药物（安非他酮、伐尼克兰等）辅助戒烟
睡眠呼吸暂停	阻塞性睡眠呼吸暂停是脑卒中危险因素	对患者进行睡眠呼吸监测，使用持续正压通气改善预后

续表

危险因素	具体内容	控制方法
高同型半胱氨酸血症	可增加脑卒中风险，近期发生缺血性脑卒中或TIA且血同型半胱氨酸轻度到中度增高的患者，补充叶酸（0.4～5mg/d）、维生素B_6（10～25mg/d）以及维生素B_{12}（0.5～1mg/d），可降低同型半胱氨酸水平	补充相应维生素，目前无足够证据表明可减少脑卒中复发风险

【记忆口诀】　缺血病因多因素，血压血脂和血糖，吸烟呼吸同型半，针对控制记心间。

考点 2 短暂性脑缺血发作（TIA）的临床基础与治则 ★

项目	详情
定义	由颅内外血管病变引起的一过性或短暂性、局灶性脑或视网膜功能障碍，不遗留神经功能缺损症状和体征，结构性影像学检查无责任病灶
病因及发病机制	由动脉粥样硬化、动脉狭窄、心脏病等多因素引起，可能发病机制有微栓子、颅内动脉狭窄等
临床表现	起病突然，症状多样，取决于受累血管分布，持续时间短暂（一般10～15分钟，多在1小时内，最长不超过1天），恢复完全，多数有反复发作病史
颈内动脉TIA表现	多表现为单眼（同侧）或大脑半球症状，如视觉症状（一过性黑矇等）和大脑半球症状（一侧面部或肢体无力、麻木等）
椎-基底动脉TIA表现	多表现为眩晕、头晕、构音障碍、跌倒和共济失调，发生脑梗死比例较少
检查方法	颈动脉超声可显示动脉硬化斑块；经颅彩色多普勒超声有助于发现颅内血管狭窄；经食管超声心动图可发现心源性栓子来源；CTA、MRA是无创性检查手段；选择性动脉导管脑血管造影是评估血管病变最准确方法
与缺血性脑卒中鉴别	过去主要依赖症状、体征持续时间，有神经影像学显示责任缺血病灶时可诊断缺血性脑卒中；无法得到影像学证据时，以症状/体征持续超过24小时为界限诊断缺血性脑卒中，多数TIA患者症状不超过0.5～1小时
治疗原则	整体治疗方案个体化，是卒中高危因素，需积极治疗
药物治疗	抗血小板聚集药物：非心源性TIA患者首选，根据不同情况选择阿司匹林、氯吡格雷等单药或双联治疗 抗凝药物：合并非瓣膜性心房颤动患者推荐口服抗凝药，合并瓣膜性心房颤动患者推荐华法林抗凝 其他治疗：血液成分改变时可考虑巴曲酶或降纤酶等降纤药物治疗

【记忆口诀】　TIA发病急，症状暂且异，血管检查助诊断，抗栓抗凝依病情，药物选择有差异。

考点 3 短暂性脑缺血发作的药物治疗★★★★

	适用情况	药物选择
抗血小板聚集药物	非心源性TIA患者	阿司匹林（50～325mg/d）或氯吡格雷（75mg/d）单药治疗均可以作为首选抗血小板药物 阿司匹林（25mg）+缓释型双嘧达莫（200mg）2次/日或西洛他唑（100mg）2次/日，均可作为阿司匹林和氯吡格雷的替代治疗药物
	发病24小时内、非心源性、卒中高复发风险TIA（ABCD₂评分≥4分）且无药物禁忌患者	给予氯吡格雷（75mg）联合阿司匹林（最佳治疗剂量75～100mg）双联抗血小板治疗21日（首次剂量给予氯吡格雷负荷剂量300mg和阿司匹林75～300mg），后改为单药抗血小板治疗 如已完成CYP2C19基因检测，且为CYP2C19功能缺失等位基因携带者，推荐给予替格瑞洛联合阿司匹林治疗21日，此后继续使用替格瑞洛（90mg，2次/日）单药治疗
	发病30天内伴有症状性颅内动脉严重狭窄（狭窄率70%～99%）的缺血性卒中或TIA患者	先阿司匹林联合氯吡格雷，后单药 联合治疗90天，此后阿司匹林或氯吡格雷单药长期二级预防
	伴有症状性颅内或颅外动脉狭窄（狭窄率50%～99%）或合并有两个以上危险因素的TIA或非急性缺血性卒中患者	推荐给予西洛他唑，联合阿司匹林或氯吡格雷个体化治疗
抗凝药物	合并非瓣膜性心房颤动的缺血性卒中或TIA患者	推荐华法林（目标剂量维持INR在2.0～3.0）或直接口服抗凝药（达比加群酯、利伐沙班、阿哌沙班以及艾多沙班）
	合并瓣膜性心房颤动（中至重度二尖瓣狭窄或机械心脏瓣膜病合并心房颤动）的缺血性卒中或TIA患者	推荐华法林
其他治疗	存在血液成分改变，如纤维蛋白原含量明显增高导致频繁发作的TIA患者	巴曲酶或降纤酶等降纤药物

【记忆口诀】 非心TIA抗板妙，高危双联早，颅内狭窄有一套；房颤抗凝看瓣膜，血变降纤可思考。

考点 4 缺血性脑卒中（脑梗死）的临床基础与治则★★★★★

项目	详情
病因	血管壁病变、血液成分和血流动力学改变，心脏和颈动脉的栓子也是原因之一
临床表现与诊断	起病情况：多急性起病，部分发病前有TIA发作，询问症状出现时间很重要 临床表现：取决于梗死灶大小和部位，有局灶性神经功能缺损症状和体征，部分有全脑症状，用卒中量表评估病情 检查：脑影像学检查（如CT、MRI等）可显示脑梗死情况，常规实验室检查排除其他病因 诊断标准：急性起病、局灶神经功能缺损、影像学有责任病灶或症状持续24小时以上、排除非血管性病因、排除脑出血

续表

项目	详情
治疗原则	根据病因、发病机制等制定个体化治疗方案，按病程分为急性期、恢复期和后遗症期进行治疗
分期治疗策略	急性期脑梗死溶栓治疗的时间窗非常短暂（3～6小时），在时间窗内迅速明确诊断，没有禁忌证者应予溶栓治疗，极大降低致残率。腔隙性脑梗死不宜脱水，主要是改善脑循环；大、中型梗死应积极抗脑水肿降颅压，防止脑疝形成。在一般内科支持治疗的基础上，可酌情选用改善脑循环、脑保护、抗脑水肿降颅压等措施 恢复期以康复锻炼、改善功能为目标，并进行心脑血管疾病的二级预防 后遗症期加强护理和功能代偿，并进行心脑血管疾病的二级预防
药物治疗	一般治疗、血压控制、血糖控制、特异性治疗[包括改善脑血循环（静脉溶栓、血管内取栓治疗、抗血小板、抗凝、降纤、扩容等方法）、他汀及神经保护等]

【记忆口诀】 缺血脑梗病因多，急性起病症状异，影像检查助诊断，分期治疗药来辅，溶栓抗栓各有时。

考点5 缺血性脑卒中一般治疗 ★★★

项目	具体内容
吸氧	必要时吸氧，应维持血氧饱和度＞94%。无低氧血症的患者无需常规吸氧
心电检查	脑梗死后24小时内应常规进行心电图检查，根据病情，有条件时进行持续心电监护24小时或以上，以便早期发现阵发性心房颤动或严重心律失常等心脏病变；避免或慎用增加心脏负担的药物
体温处理	对体温升高的患者应寻找和处理发热原因，如存在感染应给予抗感染治疗。对体温＞38℃的患者应给予退热措施
血压控制	缺血性脑卒中后24小时内血压升高的患者应谨慎处理。应先处理紧张焦虑、疼痛、恶心呕吐及颅内压增高等情况。血压持续升高至收缩压≥200mmHg或舒张压≥110mmHg，或伴有严重心功能不全、主动脉夹层、高血压脑病的患者，可予降压治疗，并严密观察血压变化。可选用拉贝洛尔、尼卡地平等静脉药物，建议使用微量输液泵给予降血压药，避免使用引起血压急剧下降的药物。准备溶栓及桥接血管内取栓者，血压应控制在收缩压＜180mmHg、舒张压＜100mmHg。对未接受静脉溶栓而计划进行动脉内治疗的患者血压管理可参照该标准，根据血管开通情况控制术后血压水平，避免过度灌注或低灌注，具体目标有待进一步研究。卒中后病情稳定，若血压持续≥140/90mmHg，无禁忌证，可于起病数天后恢复使用发病前服用的降压药物或开始启动降压治疗
血糖控制	血糖超过10mmol/L时可给予胰岛素治疗。应加强血糖监测，可将高血糖患者血糖控制在7.8～10mmol/L，密切监测防止低血糖发生。血糖低于3.3mmol/L时，应及时纠正，可给予10%～20%葡萄糖口服或注射治疗。目标是达到正常血糖范围

【记忆口诀】 吸氧心电控体温，血压血糖按规行，一般治疗要分明。

考点 6 缺血性脑卒中特异性治疗—静脉溶栓 ★★★★★

项目	具体内容
药物及适用时间	静脉溶栓是目前最主要恢复血流措施，药物包括重组组织型纤溶酶原激活剂（rt-PA，阿替普酶）、尿激酶和替奈普酶。对缺血性卒中发病4.5小时内的患者，应按照适应证、禁忌证和相对禁忌证严格筛选患者，尽快给予阿替普酶或替奈普酶静脉溶栓治疗。发病在6小时内，可根据适应证和禁忌证标准严格选择患者给予尿激酶静脉溶栓
用法用量	阿替普酶0.9mg/kg（最大剂量为90mg）静脉滴注，其中10%在最初1分钟内静脉推注，其余持续滴注1小时；替奈普酶0.25mg/kg（最大剂量25mg），静脉注射；尿激酶100万~150万IU，溶于生理盐水100~200ml，持续静脉滴注30分钟
后续治疗	患者在接受静脉溶栓治疗后尚需抗血小板或抗凝治疗，应推迟到溶栓24小时后开始
禁忌证	颅内出血（包括脑实质出血、脑室内出血、蛛网膜下腔出血、硬膜下/外血肿等）；既往颅内出血史；近3个月内有严重头颅外伤或卒中史；颅内肿瘤、巨大颅内动脉瘤；近期（3个月）有颅内或椎管内手术；近2周内进行过大型外科手术；近3周内有胃肠或泌尿系统出血；活动性内脏出血；主动脉弓夹层；近1周内有在不易压迫止血部位的动脉穿刺；血压升高：收缩压≥180mmHg或舒张压≥100mmHg；急性出血倾向，包括血小板计数<100×10^9/L或其他情况；24小时内接受过低分子量肝素治疗；口服抗凝药（华法林）且INR>1.7或PT>15s；48小时内使用凝血酶抑制剂或Xa因子抑制剂，或各种实验室检查异常（如APTT、INR、ECT、TT或Xa因子活性测定等）；血糖<2.8mmol/L或>22.22mmol/L；头颅CT或MRI提示大面积梗死（梗死面积>1/3大脑中动脉供血区）

【记忆口诀】 静脉溶栓有时限，药物用法禁忌严，后续治疗看时间。

考点 7 缺血性脑卒中特异性治疗—抗血小板 ★★★★★

项目	具体内容
非溶栓患者	对于不符合静脉溶栓或血管内取栓适应证且无禁忌证的缺血性脑卒中患者应在发病后尽早给予口服阿司匹林150~300mg/d治疗。急性期后可改为预防剂量（50~150mg/d）
溶栓患者	对溶栓治疗者，原则上阿司匹林等抗血小板药物应在溶栓24小时后开始使用，如果患者存在其他特殊情况（如合并疾病需要），在评估获益大于风险后可以考虑在阿替普酶静脉溶栓24小时内使用抗血小板药物
不耐受者	对不能耐受阿司匹林者，可考虑选用氯吡格雷等抗血小板治疗
轻型卒中患者	对于未接受静脉溶栓治疗的轻型卒中患者（NIHSS评分≤3分），在发病24h内应尽早启动双联抗血小板治疗（阿司匹林和氯吡格雷）并维持21天，有益于降低发病90d内的卒中复发风险，但应密切观察出血风险；如患者已完成CYP2C19基因检测，且为CYP2C19功能缺失等位基因携带者，可使用替格瑞洛和阿司匹林双重抗血小板治疗并维持21天 对于未接受静脉溶栓治疗的大动脉粥样硬化性轻型卒中患者（NIHSS评分≤5分），在发病72小时内应尽早启动双重抗血小板治疗（阿司匹林和氯吡格雷）并维持21天，有益于降低发病90天内的卒中复发危险，但出血风险增加，应密切观察

【记忆口诀】 抗血小板分情况，溶栓前后不一样，不耐受选替代药，轻型卒中早双抗。

考点 8 缺血性脑卒中特异性治疗—抗凝、降纤、扩容等 ★★★★

项目	具体内容
抗凝	对大多数急性缺血性脑卒中患者，不推荐无选择地早期进行抗凝治疗。对于伴心房颤动的急性脑缺血性卒中患者，早期使用直接口服抗凝药进行抗凝是安全的，可在充分沟通，并评估卒中复发和出血风险后，在卒中后早期个体化启动直接口服抗凝药进行抗凝；对少数特殊急性缺血性脑卒中患者（如放置心脏机械瓣膜）是否进行抗凝治疗，需综合评估，如出血风险较小，致残性脑栓塞风险高，可在充分沟通后谨慎选择使用。特殊情况下溶栓后还需抗凝治疗患者，应在 24 小时后使用抗凝药
降纤	对不适合溶栓并经过严格筛选的脑梗死患者，特别是高纤维蛋白原血症者可选用降纤治疗。降纤药物可显著降低血浆纤维蛋白原，并有轻度溶栓和抑制血栓形成作用。降纤药物包括降纤酶、巴曲酶、蚓激酶、蕲蛇酶等
扩容	对大多数缺血性脑卒中患者，不推荐扩容治疗。对于低血压或脑血流低灌注所致的急性缺血性脑卒中（如分水岭梗死）可考虑扩容治疗，但应注意可能加重脑水肿、心功能衰竭等并发症，对有严重脑水肿及心功能衰竭的患者不推荐使用扩容治疗
神经保护与改善脑循环	急性缺血性脑卒中的治疗目的除了恢复大血管再通外，脑侧支循环代偿程度与急性缺血性脑卒中预后密切相关。神经保护剂在动物实验时有效，但缺乏有说服力的大样本临床观察资料。理论上，神经保护药物可改善缺血性脑卒中患者预后，动物研究也显示神经保护药物可改善神经功能缺损程度。但临床上研究结论尚不一致，疗效还有待进一步证实。目前常用的有丁苯酞、胞二磷胆碱、依达拉奉等
脑水肿与颅内压增高	严重脑水肿和颅内压增高是急性重症缺血性脑卒中的常见并发症。甘露醇（125～250ml，快速静滴，q8h～q6h，疗程 5～7 天，颅压增高明显或脑疝形成时，可加大剂量及疗程）和高张盐水可明显减轻脑水肿、降低颅内压，减少脑疝的发生风险。必要时也可选用甘油果糖或呋塞米

【记忆口诀】 抗凝降纤看情形，扩容留意并发症，神经保护待验证，水肿颅压选好药。

考点 9 出血性脑血管病—脑出血 ★★

分类	具体内容
定义	指非外伤性脑实质内血管破裂引起的出血，包括原发性脑出血和继发性脑出血
常见病因	高血压合并细小动脉硬化（最常见）、脑血管畸形、脑淀粉样血管病、动脉瘤、血液病、抗凝或溶栓治疗等
临床表现	急性起病，局灶神经功能缺损症状，常伴有头痛、呕吐、血压升高及不同程度意识障碍
诊断依据	急性起病；局灶神经功能缺损症状；头颅 CT 或 MRI 显示出血灶；排除非血管性脑部病因
治疗方法	内科治疗：一般治疗、降低颅内压、血压管理、血糖管理、止血治疗、病因治疗、预防脑出血复发 非药物治疗：手术治疗、康复治疗

【记忆口诀】 脑出血非外伤起，高硬畸形瘤病医。急起局缺意识迷，CT 核磁来断疑，内治外疗康复齐。

考点 10 出血性脑血管病—原发性蛛网膜下腔出血 ★ ★

项目	具体内容
常见病因	颅内动脉瘤（50%~85%），其次为脑血管畸形、高血压、动脉硬化，也可见于动脉炎、烟雾病等
危险因素	动脉瘤、高血压、吸烟、酗酒
诱因	情绪激动、剧烈运动、用力排便、咳嗽、饮酒等
临床表现	多在激动或用力等情况下急骤发病，突发剧烈头痛，伴恶心、呕吐，可有短暂意识障碍及精神症状，少数有癫痫发作，主要并发症有再出血、脑血管痉挛、脑积水等
检查方法	头颅CT检查为首选，动态CT可了解出血吸收情况；临床可疑时行腰穿检查；脑血管影像学检查（DSA、CTA、MRA等）有助于发现颅内血管异常，DSA是确诊颅内动脉瘤最有价值的方法；经颅多普勒超声（TCD）可监测脑血管痉挛
诊断标准	突发头痛，伴恶心、呕吐、意识障碍、癫痫、脑膜刺激征阳性；头颅CT提示蛛网膜下腔高密度影；若症状不典型，头颅CT阴性，疑诊时尽早行腰椎穿刺检查，均匀血性脑脊液可确诊
治疗方法	内科治疗：一般治疗、降低颅内压、血压管理、血糖管理、止血治疗、病因治疗、预防脑出血复发 非药物治疗：手术治疗、康复治疗

【记忆口诀】 蛛下出血病因明，颅内动脉瘤先行。症状检查有特点，治疗预防记心中。

考点 11 出血性脑血管病（脑出血和原发性蛛网膜下腔出血）的内科治疗 ★ ★ ★ ★ ★

治疗项目	具体内容
一般治疗	卧床休息。脑出血一般应卧床2~4周，蛛网膜下腔出血应绝对卧床4~6周，避免情绪激动及血压升高 保持气道通畅 吸氧，有意识障碍、缺氧现象的患者 鼻饲，昏迷或有吞咽困难者 对症治疗。过度烦躁不安的患者可适量用镇静药；便秘者可选用缓泻剂 预防感染。加强口腔护理，及时吸痰 定期翻身、肢体被动活动、气垫床等措施防治压疮 病情监测。严密注意患者的意识、瞳孔、血压、呼吸等改变，有条件时应对昏迷患者进行监护
降低颅内压	颅内压升高者，应卧床、适度抬高床头、严密观察生命体征。需要脱水除颅压时，应给予甘露醇静脉滴注，用量及疗程依个体化而定。同时，注意监测心、肾及电解质情况。必要时，也可用呋塞米、甘油果糖和（或）白蛋白
血压管理	急性期蛛网膜下腔出血降压幅度无确切循证证据支持，监测血压，收缩压控制在<160mmHg，平均动脉压>90mmHg
血糖管理	血糖控制在7.8~10.0mmol/L。>10mmol/L用胰岛素；<3.3mmol/L用10%~20%葡萄糖口服或注射
止血治疗	止血药物疗效不确定，增加血栓栓塞风险，不推荐常规使用

续表

治疗项目	具体内容
病因治疗	使用抗栓药所致脑出血：停药 华法林相关脑出血：用维生素K、新鲜冻干血浆、浓缩型凝血酶原复合物 直接口服抗凝药相关脑出血：缺乏快速有效拮抗药 普通肝素相关脑出血：用硫酸鱼精蛋白 溶栓药物相关脑出血：输注凝血因子和血小板 抗血小板相关脑出血：无有效药物，不推荐常规输血小板
预防脑出血复发	控制血压，长期目标130/80mmHg 合并非瓣膜性心房颤动的脑叶出血：避免长期用华法林 非脑叶出血有抗栓指征：可用抗凝药 所有脑出血：可用抗血小板单药 非机械性瓣膜患者：至少4周避免口服抗凝药，数天后可开始阿司匹林单药治疗（最佳使用时机不明）

【记忆口诀】 蛛血降压无确证，糖控七八到一十。止血不用防栓险，病因抗栓各不同，复发用药记心中。

考点12 脑卒中用药注意事项与患者教育★★

项目	详情
预防要点	一级预防：未发生卒中前，通过健康生活方式、控制危险因素、给予他汀类与小剂量阿司匹林预防 二级预防：发生卒中后，在一级预防基础上，对颈动脉狭窄等患者专科就诊，控制房颤等
TIA相关注意事项	熟悉TIA表现，及时就诊，因其可能是脑梗死先兆
脑卒中治疗关键时间	发病后3小时内溶栓可避免后遗症，高风险人群应知晓附近有溶栓能力的医疗机构
出血性脑血管病急性期注意事项	绝对卧床休息，定期翻身，防止压疮；有昏迷、吞咽困难患者予鼻饲流食；避免诱因，如情绪激动等；病情平稳后尽早锻炼
出院指导	保持心情舒畅，饮食清淡，戒烟忌酒，养成良好生活习惯；遵医嘱按时、按量服药，定期复查；高血压、糖尿病、高脂血症患者坚持长期服药并监测血压、血糖、血脂

【记忆口诀】 卒中预防分两级，TIA现要警惕，溶栓时机很关键，出血护理有要点，出院勿忘遵医嘱。

第四节 帕金森病

考点1 帕金森病流行病学与临床表现★

项目	详情
流行病学	常见中老年神经系统退行性疾病，我国65岁以上人群总体患病率为170/10万，随年龄增长而升高

续表

项目	详情
运动症状	静止性震颤：常为首发症状，多始于一侧上肢远端，静止位出现或明显，典型为"搓丸样"动作，可累及多部位 运动迟缓：运动缓慢，幅度或速度下降，可出现在多个部位，如"面具脸""小字症"等 肌强直：被动运动关节阻力增高，有"铅管样强直""齿轮样强直"，可使患者出现特殊屈曲体姿 姿势平衡障碍：由中枢介导的姿势反射受损导致，晚期出现，如步伐变小且变慢、"冻结现象"、慌张步态等
非运动症状	感觉障碍：常见嗅觉减退、疼痛或麻木，嗅觉减退多在运动症状前出现，疼痛可由疾病或伴随病变引起 精神障碍：包括抑郁、焦虑、幻觉、认知障碍或痴呆等，需甄别是药物诱发还是疾病本身导致 自主神经功能障碍：有直立性低血压、便秘、吞咽困难等，直立性低血压可由抗帕金森病药物加重或引发 睡眠障碍：累及55%~80%的患者，包括失眠、快速眼动期睡眠行为异常（RBD）、白天过度嗜睡（EDS）、不宁腿综合征（RLS）等，失眠常见睡眠维持困难（睡眠破碎）

【记忆口诀】 帕病老人易中招，震颤迟缓肌强直，姿势不稳后期到，非运症状也不少。

考点 2 帕金森病治疗原则与药物治疗 ★★★★

项目	详情
治疗原则	综合治疗：采取药物、手术、康复等多种手段，药物治疗为首选且贯穿始终，手术是补充，需长期管理以达长期获益 药物治疗原则：以改善症状、提高生活质量为目标，坚持"剂量滴定"，避免急性副作用，遵循个体化原则，避免或降低运动并发症发生率，使用左旋多巴时不能突然停药
常用治疗药物	多巴胺受体激动剂（DAs）：如普拉克索，目前推崇非麦角类为首选，尤其适用于早发型患者病程初期，从小剂量开始，逐渐加量，有多种同类药物，副作用与复方左旋多巴相似，但症状波动和异动症发生率低，体位性低血压等发生率较高 单胺氧化酶B抑制剂（MAO-BI）：如司来吉兰，用于早期帕金森病，与左旋多巴合用可治疗运动波动，有常释剂和口腔黏膜崩解剂 儿茶酚氧位甲基转移酶抑制剂（COMTI）：如恩他卡朋，在疾病早期首选复方左旋多巴+COMTI治疗，可预防或延迟运动并发症，恩他卡朋与铁制剂服药间隔至少2~3小时，有腹泻等副作用 复方左旋多巴：是晚发型或伴智能减退患者的首选药物，随症状加重可添加其他药物治疗
不同病程药物选择	早期：多予单药治疗或小剂量多种药物联合应用。早发型不伴智能减退患者可选非麦角类DAs等多种药物；伴智能减退者选复方左旋多巴。晚发型或伴智能减退患者首选复方左旋多巴，症状加重时添加其他药物治疗 中晚期：一方面继续改善运动症状，另一方面处理运动并发症和非运动症状。运动症状及姿势平衡障碍治疗根据具体情况增加药物剂量或添加药物；运动并发症（症状波动和异动症）通过调整药物种类、剂量及服药次数改善；非运动症状如睡眠障碍、感觉障碍等给予相应治疗

【记忆口诀】 帕病治疗综合上，药物原则不能忘，常用药物各有长，早中晚期选药详。

考点③ 帕金森病不同病程的药物选择 ★★★★★

病程阶段	具体情况	药物选择
早期	早发型不伴智能减退	可选择：非麦角类DAs；MAO-BI；复方左旋多巴；恩他卡朋双多巴片；金刚烷胺；抗胆碱药 需根据不同患者的具体情况而选择不同方案
	早发型伴智能减退	选择复方左旋多巴
	晚发型或伴智能减退	首选复方左旋多巴。症状加重，疗效减退时添加DAs、MAO-BI或COMTI，尽量不用抗胆碱药（尤其老年男性）
中晚期	运动症状及姿势平衡障碍（如冻结步态）	增加现有药物剂量或添加不同机制抗帕金森病药物，如增加复方左旋多巴剂量或添加MAO-BI、金刚烷胺等
	运动并发症–症状波动（剂末恶化）	调整复方左旋多巴服药次数和剂量（不增加服用复方左旋多巴的每日总剂量，而适当增加每日服药次数，减少每次服药剂量；或适当增加每日总剂量，每次服药剂量不变，而增加每日服药次数）；常释剂换缓、控释剂（剂量增加20%～30%）；加用长半衰期DAs（普拉克索、罗匹尼罗为B级证据，卡麦角林、阿扑吗啡为C级证据，溴隐亭不能缩短"关"期而亦为C级证据）；加用COMTI（恩他卡朋为A级证据，托卡朋为B级证据）；加用MAO-BI（雷沙吉兰为A级证据，司来吉兰为C级证据）；调整饮食时间（蛋白质摄入）
	运动并发症–症状波动（"开–关"现象）	选用长半衰期非麦角类DAs（普拉克索、罗匹尼罗、罗替戈汀）；严重"关"期患者考虑持续皮下注射阿扑吗啡或左旋多巴肠凝胶灌注
	运动并发症–异动症（剂峰异动症）	减少复方左旋多巴剂量（伴剂末现象可增次数）；加用DAs或COMTI；加用金刚烷胺；加用非典型抗精神病药如氯氮平；若使用复方左旋多巴缓释剂，则应换用常释剂，避免缓释剂的累积效应
	运动并发症–异动症（双相异动症）	若使用复方左旋多巴缓释剂，则应换用常释剂，最好换用水溶剂；加用长半衰期的DAs或延长左旋多巴血浆清除半衰期的COMTI
	运动并发症–异动症（肌张力障碍–清晨）	睡前加用复方左旋多巴缓释片或长效DAs，或起床前服用复方左旋多巴常释剂或水溶剂
	运动并发症–异动症（肌张力障碍–"关"期）	增加复方左旋多巴剂量或次数；加用DAs、COMTI或MAO-BI
	运动并发症–异动症（肌张力障碍–"开"期）	同"剂峰异动症"处理方法
	非运动症状–睡眠障碍（伴RBD）	防护，发作频繁时睡前给予氯硝西泮或褪黑素（氯硝西泮有跌倒风险，一般不首选）
	非运动症状–睡眠障碍（失眠和睡眠片段化）	排除影响睡眠的抗帕金森病药物（调整司来吉兰、金刚烷胺服药时间：司来吉兰需在早晨、中午服用，金刚烷胺需在下午4时前服用；若无改善，则需减量甚至停药），若与夜间运动症状有关，加用DAs、复方左旋多巴缓释片、COMTI
	非运动症状–睡眠障碍（EDS）	调整药物剂量（减小致嗜睡药物剂量），换用另一种DAs或左旋多巴缓释片，可尝试司来吉兰，对顽固性EDS患者用精神兴奋剂莫达非尼

续表

病程阶段	具体情况	药物选择
中晚期	非运动症状-睡眠障碍（RLS）	入睡前2小时内选用DAs（如普拉克索、罗匹尼罗和罗替戈汀）或复方左旋多巴
	非运动症状-感觉障碍（疼痛）	优化多巴胺能药物，"开"期疼痛减轻而"关"期复现，提示与帕金森病有关，调整药物延长"开"期；无关则用非阿片类与阿片类镇痛药、抗惊厥药、抗抑郁药治疗
	非运动症状-自主神经功能障碍（便秘）	摄入足够液体、蔬果、纤维素，使用温和导泻药（如乳果糖），可加用促动力药（如多潘立酮、莫沙必利）
	非运动症状-自主神经功能障碍（尿频、尿急、急迫性尿失禁）	采用外周抗胆碱药（如奥昔布宁、溴丙胺太林、托特罗定、莨菪碱）
	非运动症状-自主神经功能障碍（尿潴留）	间歇性清洁导尿，前列腺增生严重者手术治疗
	非运动症状-自主神经功能障碍（体位性低血压）	增加盐和水摄入，睡眠时抬高头位，穿弹力裤，缓慢起立；首选米多君，也可用屈昔多巴、多潘立酮
	非运动症状-精神及认知障碍	先甄别病因，若是药物诱发，依次逐减或停用抗胆碱药、金刚烷胺、MAO-BI、DAs，必要时减复方左旋多巴剂量；若效果不佳，考虑对症用药

【记忆口诀】 早期选药看情况，晚发左旋多巴上。中晚症状各有招，运动非运细思量。

考点 4 常用帕金森病治疗药物★★★

种类	代表药物	同类其他药物	适应证	禁忌证与慎用情况	备注
抗胆碱药	苯海索	—	主要适用于伴有震颤的患者，而对无震颤的患者不推荐应用	青光眼、尿潴留及前列腺增生患者禁用	对<60岁患者，告知长期用可能致认知功能下降，定期复查；≥60岁患者最好不用
促多巴胺释放剂	金刚烷胺	—	对少动、强直、震颤均有改善作用，且对改善异动症有帮助	肾功能不全、癫痫、严重胃溃疡、肝病患者慎用，哺乳期妇女禁用	减量宜慢，不宜晚间服用，不良反应有幻觉、精神紊乱
复方左旋多巴	多巴丝肼、卡左双多巴	—	治疗各种类型帕金森病	活动性消化道溃疡者慎用，闭角型青光眼、精神病患者禁用	易诱发运动并发症，用药个体化，不宜突然停药
多巴胺受体激动剂（DAs）	普拉克索	溴隐亭、培高利特、α-二氢麦角隐亭、罗匹尼罗、吡贝地尔、罗替戈汀	大多推崇非麦角类选择性多巴胺受体激动剂为首选药物，尤其适用于早发型帕金森病患者病程初期	对本品过敏者禁用	从小剂量开始，逐渐加量至满意疗效；有剂量转换参考；副作用与复方左旋多巴相似，症状波动和异动症发生率低，体位性低血压等发生率较高

续表

种类	代表药物	同类其他药物	适应证	禁忌证与慎用情况	备注
单胺氧化酶B抑制剂（MAO-BI）	司来吉兰	雷沙吉兰	早期帕金森病，与左旋多巴和（或）外周多巴脱羧酶抑制剂合用，特别适用于治疗运动症状波动病例，如大剂量左旋多巴治疗引起的剂末恶化	胃溃疡患者慎用；避免与选择性5-羟色胺再摄取抑制剂（SSRI）或5-羟色胺和去甲肾上腺素再摄取抑制剂（SNRI）合用	—
儿茶酚氧位甲基转移酶（COMT）抑制剂（COMTI）	恩他卡朋	托卡朋	疾病早期首选复方左旋多巴+COMTI（如恩他卡朋双多巴片）治疗，可改善症状，可能预防或延迟运动并发症发生	—	在胃肠道能与铁形成螯合物，与铁制剂服药间隔至少2～3小时；副作用有腹泻、头痛等

【记忆口诀】　苯海索抗肌颤强，青光前列勿要尝。金刚烷助动眠防，幻觉慎用记心房。复方左旋治多样，异动勿停慢慢养。受体激动从小量，单胺氧化溃疡防。儿茶酚酶早用棒，铁剂间隔把心放。

考点5　**帕金森病非药物治疗、用药注意事项与患者教育★★**

项目	详情
非药物治疗	康复与心理治疗：教育患者正确认识疾病，予以心理疏导，加强营养支持与对症治疗，适当锻炼是辅助措施 手术治疗：长期用药患者治疗反应明显减退且出现异动症，药物治疗难以改善时可考虑，术后仍需药物治疗但可减少剂量，早期PD、药物治疗显效患者不宜手术，手术方法主要有神经核毁损术和脑深部电刺激术（DBS），DBS为主要选择
用药注意事项	告知疾病及治疗相关知识：向患者介绍帕金森病基本知识，强调药物治疗重要性，告知药物常见不良反应 用药指导：包括用药日程、规律服药、起效时间、潜在不良反应、需定期监护的药物、特殊情况下用药、药物贮存等方面的指导
生活方式指导	合理饮食：注意营养均衡，多摄入液体及纤维，注意蛋白质摄入时间，预防便秘和骨质疏松，如多巴丝肼片尽量空腹服用，避免与高蛋白食物同服（蛋白质可以抑制左旋多巴在肠道的吸收），奶类安排在晚上睡前饮用 坚持锻炼和日常活动：选择中等强度运动，如太极拳、步行等，避免剧烈运动 注意安全：避免跌倒，减少家中障碍物，改变体位时动作缓慢，睡眠时抬高头位 避免从事危险工作：因疾病或药物可能导致困倦或疲劳，不宜驾车或操作机器 养成良好睡眠习惯：早睡早起，避免熬夜，适当午休 保持心情愉悦：以平和、乐观、积极的态度生活

【记忆口诀】　非药治疗助康复，手术选择有依据，用药指导要牢记，生活方式需注意。

第五节 癫 痫

考点1 癫痫概述、病因与临床表现 ★

项目	详情
定义	癫痫发作是脑神经元异常过度、同步化放电活动造成的短暂、一过性临床表现；癫痫是以具有持久性致痫倾向为特征的脑部疾病
病因分类	遗传性、结构性、代谢性、免疫性、感染性及病因不明，不同年龄段发病原因有差异，如婴幼儿多考虑围生期损伤等，老年人多考虑脑血管病等
临床表现与分型	局灶性起源：意识清楚或受损，包括运动性或非运动性症状，可进展为双侧强直阵挛性发作 全面性起源：运动性发作包括强直阵挛发作，非运动性发作包括失神发作（短暂意识丧失等） 癫痫持续状态：传统定义为1次发作持续30分钟以上或反复多次发作持续＞30分钟且发作间期意识不恢复；国际抗癫痫联盟新定义强调发作自行终止机制失败等，不同类型癫痫持续状态有不同的时间界定，1岁以内及65岁以上发病率最高 并发症：因意识丧失、肌肉强直可造成跌倒，引起骨折、外伤等

【记忆口诀】 癫痫发作脑放电，病因多样年龄关，局灶全面有特点，持续状态要分辨。

考点2 癫痫药物治疗原则与药物选择 ★★★

项目	详情
治疗原则	药物治疗是首选，通常在2次或以上无诱因性癫痫发作后开始。初始单药治疗，至少2种单药治疗失败再考虑联合治疗。根据发作类型和综合征分类选药，同时考虑患者共患病等因素实施个体化用药，定期随诊药物耐受性和不良反应
药物选择依据	部分性（局灶性）发作：可选用卡马西平（或奥卡西平）、丙戊酸钠、托吡酯、拉莫三嗪、左乙拉西坦等 全面性发作：可选用丙戊酸钠、卡马西平、苯妥英钠、苯巴比妥、托吡酯、拉莫三嗪、左乙拉西坦等 特殊人群用药：育龄期女性酌情选用奥卡西平、拉莫三嗪、左乙拉西坦等；孕前3个月和孕初3个月每日加用叶酸2.5～5mg；肝功能损害慎用丙戊酸钠，肾功能不全酌减药物用量，过敏体质慎用卡马西平、奥卡西平、拉莫三嗪等
药物使用注意事项	尽可能单药治疗，换药需谨慎。若联合治疗无效，回到患者最能接受的方案。避免在育龄期女性中使用丙戊酸，除非其他药物疗效不佳或不能耐受，治疗时做好避孕措施。癫痫患者持续无发作2年以上，综合评估后可考虑逐渐减停抗癫痫药，减药过程宜缓慢

【记忆口诀】 癫痫药物早使用，单药起始再联合，发作类型定药物，特殊人群要关注，减药停药需评估。

考点 3 传统抗癫痫药物 ★★★

药物	适应证	主要不良反应	有效治疗血药浓度（μg/ml）	对肝药酶作用
苯妥英钠	全面性强直-阵挛性发作、复杂性部分性发作（精神运动性发作）、颞叶癫痫、单纯部分性发作（局灶性发作）和癫痫持续状态	共济失调，视物模糊，齿龈增生，镇静作用	10～20	诱导
卡马西平	强直-阵挛性发作；部分性发作	共济失调，复视，肝损伤，骨髓抑制，皮疹，低钠血症，白细胞计数降低，可发生抗惊厥药物过敏综合征等严重不良反应	4～12	诱导
苯巴比妥	强直-阵挛性发作；部分性发作；新生儿癫痫；可用于癫痫持续状态及高热惊厥	镇静作用，认知障碍，低钙血症，叶酸缺乏	15～40	诱导
丙戊酸钠（镁）	原发性全面性发作；强直-阵挛性发作；失神发作；肌阵挛发作；失张力发作；部分性发作	胃肠道功能紊乱，脱发，体重增加，肝毒性，血小板计数降低，低纤维蛋白原血症	50～100	抑制

【记忆口诀】　卡马西平诱酶强，头晕皮疹低钠防；丙戊酸钠抑酶忙，肝功受损体重涨；苯妥英钠龈增生，钙低贫血眼震颤；苯巴比妥易耐受，儿童用药慎思量。

考点 4 癫痫持续状态治疗与外科治疗 ★★★

项目	详情
癫痫持续状态治疗	急救措施：发现患者发作，应立即扶住使其慢慢躺下，头偏向一侧，解开约束，保暖并保持安静，抽搐后呼吸未恢复者做人工呼吸，尽快送医院抢救 治疗原则：采取静脉用药，一般不用肌内注射，婴儿可直肠用药，一次用足够剂量，首选苯二氮䓬类药物 药物选择：成人地西泮 0.15～0.2mg/kg（最大 10mg）静脉推注，5 分钟后可重复 1 次；儿童为每 2～5 分钟静脉注射 0.2～1.0mg/kg，注意静脉注射速度过快可抑制呼吸。也可用苯妥英钠，用量为 20mg/kg，静脉输注，速度低于 50mg/min，同时监测血压及心电图 诱因处理：在处理发作的同时积极寻找诱因并及时处理，完全控制发作后建立正规抗癫痫药治疗方案
外科治疗	适应证：药物难治性癫痫，即两种可耐受的抗癫痫药物治疗方案充分尝试后仍无法实现持续无癫痫发作，成人需至少观察 2 年；病变相关性癫痫 禁忌证：有进展性神经系统变性疾病或代谢性疾病者；合并严重全身性疾病者；合并严重精神障碍、严重认知功能障碍者；因身体器官问题或营养状况不能耐受手术者；确诊为良性癫痫患者；患者及其家属不同意手术

【记忆口诀】　癫痫持续要急救，静脉用药选苯二氮，药物无效外科救，手术禁忌要记牢。

考点 5 癫痫用药注意事项与患者教育 ★★★

项目	详情
用药注意事项	开始用药前检查：做脑电图、血常规及肝肾功能、电解质检查，作为基础记录 定期随访：发作频繁者每2周、一般患者每个月随访1次，询问发作频率等情况 实验室检查：治疗初期，肝肾功能、血常规、电解质1~3个月复查1次，之后6~12个月定期复查。应用丙戊酸盐者增加凝血功能检测。脑电图每6~12个月检查1次，发作次数增多时及时检查 血药浓度监测：在特定情况（如治疗开始估计已达稳态血药浓度等）下监测血药浓度，根据肝肾功能调整药物用量
患者教育	避免诱发因素：生活规律，避免情绪剧烈波动、熬夜、饮酒、疲劳，少喝咖啡等兴奋性饮料，适度运动，发作未有效控制时避免危险运动 驾驶注意事项：药物治疗方案稳定至少3个月、发作间期至少3个月，方可考虑驾车出行 停药注意事项：如果持续2年以上没有癫痫发作，可与医生讨论停药事宜，医生会综合评估给出科学建议

【记忆口诀】 癫痫用药多检查，定期随访不能忘，诱发因素要避免，驾车停药遵医嘱。

第六节 痴 呆

考点 1 痴呆概述与阿尔茨海默病临床表现 ★

项目	详情
痴呆定义与分类	是由多种病因引起的脑功能损害临床综合征，根据认知损害程度分为痴呆和轻度认知功能损害（MCI），MCI是痴呆的高危人群
常见病因分类	阿尔茨海默病（AD）：最常见，约占60%，与增龄、女性、受教育程度低等因素有关 血管性痴呆（VD）：第二位常见病因，部分与AD共病 其他类型痴呆：如路易体痴呆、额颞叶痴呆等以及药物、代谢、甲状腺疾病等引起的痴呆
阿尔茨海默病临床表现	临床前AD：症状出现前10~20年已发生病理改变，但无临床症状，是药物治疗理想时期 AD-MCI：轻度认知功能障碍，自觉或客观检查提示近期记忆力障碍等，可检出AD相关生物标志物 AD早期：轻度功能障碍，出现记忆力障碍、时间定向力障碍等，头颅影像学有相应改变，简易智能状态检查（MMSE）20~26分 AD中期：中度功能障碍，时间、地点定向力障碍等，出现精神行为症状，MMSE 10~19分 AD晚期：严重功能障碍，几乎不能言语，生活不能自理，出现多种并发症，影像学提示全脑弥漫性萎缩，MMSE<10分

【记忆口诀】 痴呆病因各不同，AD常见占六成，临床发展分阶段，认知障碍渐加重。

考点 2 **阿尔茨海默病辅助检查、治疗** ★★★

项目	详情
辅助检查	认知心理评估：先通过简易认知量表等进行筛查，有异常者由专科医生进一步评定 血液化验：血常规、肝肾功能、甲状腺功能等检查，有助于鉴别诊断，必要时查梅毒和HIV。症状不典型或不能排除其他颅内疾病时，可行头颅MRI或PET检查
治疗原则	根据不同病因针对性治疗，如血管性痴呆进行二级预防等；AD尽早诊断、及时治疗、终身管理；现有抗AD药物虽不能逆转疾病，但可延缓进展，应坚持长期治疗；针对伴发的精神行为症状，非药物干预为首选，必要时用精神药物并定期评估；重视对照料者的支持
改善认知功能的药物治疗	胆碱酯酶抑制剂：多用于轻至重度AD患者，通过抑制乙酰胆碱酯酶增加中枢神经系统乙酰胆碱浓度和活性，对认知功能等有适度改善，早期治疗可维持功能，长期服用需评估对体重和胃肠道的影响。代表药物有：多奈哌齐用于轻至重度AD患者，用药前查ECG，注意血压和心律/心率；卡巴拉汀用于AD和帕金森病的轻至中度痴呆，要与食物同服，用药前查ECG，注意血压和心律/心率；加兰他敏用于早期AD患者，严重肝损害和肾损害患者（CrCl<9ml/min）禁用，用药前查ECG注意血压和心律/心率 美金刚：一种中等强度的非竞争性N–甲基天冬氨酸受体拮抗剂，单药或与多奈哌齐合用对中至重度AD患者有一定疗效，可延缓患者行为能力下降速度 仑卡奈单抗：是一种人源化单克隆抗体，用于治疗早期阿尔茨海默病，研究显示其通过选择性中和并清除大脑中的β淀粉样蛋白聚集体，延缓疾病进展 多奈单抗：是一种单克隆抗体，可靶向修饰大脑中的β淀粉样蛋白斑块，研究显示能够减缓早期阿尔茨海默病患者的认知功能下降进程

【记忆口诀】　痴呆检查分两步，认知血液细评估，AD治疗有原则，药物改善慢进步。

考点 3 **阿尔茨海默病用药注意与患者教育** ★★

项目	详情
用药注意事项	用药后监测患者精神状态和日常生活能力改善情况，疾病终末期可考虑停用认知功能增强剂 监测药物不良反应，应用胆碱酯酶抑制剂要监测胃出血 胆碱酯酶抑制剂：60%的多奈哌齐通过肝药酶CYP2D6、CYP3A4代谢清除。加兰他敏主要通过肝药酶CYP2D6、CYP3A4代谢，且酮康唑、红霉素、帕罗西汀通过抑制肝药酶可使加兰他敏作用增强。卡巴拉汀97%以代谢产物从尿液排出 美金刚：50%以原型经尿排出，部分通过肾小管分泌。因此，尿液碱化剂（碳酸酐酶抑制剂、碳酸氢钠）可降低美金刚的清除率，进而使血浆药物浓度升高，当尿液pH=8时美金刚的清除率下降约80%，而氯化铵可酸化尿液，增加美金刚的排泄。另外，美金刚与其他经肾小管分泌排泄的药物（氢氯噻嗪、氨苯蝶啶、二甲双胍、西咪替丁、雷尼替丁、奎尼丁、烟碱）同服，理论上会改变美金刚和其他药物的血浆浓度
患者及照料者教育	解释AD病程，让患者和家属了解药物仅能改善症状；对患者照顾和调整生活方式很重要，如加强锻炼、平衡膳食等 卡巴拉汀需要于早晨和晚上与食物同服 若出现1次漏服改善认知功能的药物，请尽快补服；但若接近下次服药时间，则无需补服。美金刚避免与金刚烷胺、氯胺酮和右美沙芬同时使用

【记忆口诀】　阿默用药要牢记，监测精神和反应，胆酶代谢肝酶系，美金刚怕酸碱剂。漏服补服看时间，饮食同服卡巴拉，同类药物不同吃，生活调整也需抓。

第十一章　消化系统常见疾病

第一节　胃食管反流病

考点 1 胃食管反流病基础信息 ★

项目	详情
定义	胃十二指肠内容物反流至食管、口咽或呼吸道引起不适症状和（或）并发症
分类	反流性食管炎（内镜下可见食管黏膜糜烂、溃疡等）、非糜烂性反流病（内镜阴性）
流行病学	欧美发病率10%～20%，亚洲约6%，随年龄增长增加，40～60岁达高峰，男女发病率无差异，呈上升且年轻化趋势
病因及发病机制	多种因素造成胃–食管动力障碍性疾病，主要与食管下括约肌（LES）压力降低或功能缺陷有关，反流物刺激损伤食管黏膜
诱发因素	多种食物和药物可降低LES压力或直接刺激食管黏膜诱发或加重病情

【记忆口诀】　胃食反流动力障，LES低反流伤，食物药物可诱发，欧美亚洲有别样。

考点 2 诱发或加重胃食管反流病的食物或药物 ★★★

类别	具体内容
降低食管下括约肌压力的食物和饮料	脂肪餐、薄荷、巧克力、咖啡、可乐、茶、大蒜、洋葱、辣椒、酒精
降低食管下括约肌压力的药物	抗胆碱药物、巴比妥类药物、苯二氮䓬类药物（如地西泮）、咖啡因、二氢吡啶类钙通道阻滞剂、多巴胺、雌激素、尼古丁（如吸烟）、硝酸酯类、孕酮、四环素、茶碱
直接刺激食管黏膜的食物和饮料	辛辣食品、橙汁、番茄汁、咖啡、烟草
直接刺激食管黏膜的药物	阿司匹林、双膦酸盐类、其他非甾体抗炎药（NSAIDs）、铁剂、奎尼丁、氯化钾

【记忆口诀】　食管反流诱因记，脂肪薄荷巧茶啡。抗胆巴比苯二氮，刺激黏膜辣烟剂。

考点 3 胃食管反流病诊断与评估 ★★

项目	详情
临床表现	典型症状：烧心和反流（70%患者出现） 不典型症状：咽喉炎、慢性咳嗽、声音嘶哑、哮喘、胸痛等 并发症：食管狭窄、Barrett食管、出血 报警症状：吞咽困难和（或）吞咽疼痛、出血、贫血、消瘦或反复呕吐等

续表

项目	详情
诊断方法	根据症状诊断：有典型症状且除外其他原因食管炎，无梗阻证据可考虑；有食管外症状且有反流症状也可考虑；仅有食管外症状不能诊断 诊断性治疗：PPI试验，标准剂量PPI每日2次，治疗1～2周（美国胃肠病学会推荐8～12周），症状减轻50%以上为阳性 上消化道内镜检查：初诊患者，尤其是症状频繁、严重、伴报警症状或有肿瘤家族史者建议检查，可确定有无食管炎及合并症、并发症并分级 食管反流监测：包括食管pH监测、食管阻抗–pH监测和无线胶囊pH监测，为诊断提供客观证据

【记忆口诀】 诊断依靠症与查，PPI试症状化，内镜查看炎与症，反流监测证据拿。

考点4 胃食管反流病治疗★★★★★

项目	详情
治疗原则	生活方式干预贯始终，药物治疗足疗程、个体化，目标为缓解症状、治愈食管炎、减少复发、预防并发症、提高生活质量
生活方式调整	抬高床头15～20cm；睡前2～3小时不宜进食，白天进餐后不宜立即卧床；肥胖者减轻体重；戒烟、禁酒；降低腹压；避免加重病情的药物或食物
药物治疗	抑酸治疗：主要措施，包括初始与维持治疗。常用药物有质子泵抑制剂（PPI，为首选）、H₂受体拮抗剂（H₂RA）、钾离子竞争性酸阻滞剂（P-CAB） 抗酸治疗：中和胃酸，用于快速缓解症状，适用于轻度患者，常与其他抑酸药同用，铝碳酸镁可吸附胆汁 促动力药物：单独使用疗效差，PPI效果不佳时可联合使用，常用多潘立酮、莫沙必利和伊托必利 其他药物：硫糖铝、巴氯芬
特殊人群用药	老年人：食管黏膜屏障防御机制减低，PPI疗效好且每日1次，优先选用；警惕H₂RA中枢神经不良反应和多潘立酮心脏不良反应，关注骨折风险。伏诺拉生慎用 孕产妇：妊娠期烧心与孕激素有关，药物治疗采用逐步升级策略，抗酸剂或硫糖铝为初始治疗，控制不佳用PPI，伏诺拉生禁用 肝肾功能不全患者：PPI用于老年人、肾功能不全和轻至中度肝功能不全患者通常无需调整剂量，严重肝功能不全患者应减量；H₂RA在老年、肾功能不全患者需酌情减量；肾脏和肝脏疾病患者慎用P-CAB；多潘立酮禁用于中至重度肝功能不全患者，严重肾功能不全患者须酌情减量
用药注意事项	抑酸药物：PPI早餐前0.5～1小时或早晚餐前服用，不可咀嚼或压碎，疗程至少8周，长期使用有骨折等风险；H₂RA餐后或睡前服用；伏诺拉生可任意时间服用 抗酸药物：症状出现或饭后1.5小时及睡前服用，不可长期大量使用，与其他药物间隔2小时 促动力药物：饭前15～30分钟服用，多潘立酮有心脏不良反应风险，注意监测

【记忆口诀】 治疗原则记心间，生活药物两相连，特殊人群药有别，注意事项要周全。

考点5 胃食管反流病初始治疗PPI治疗效果不佳的原因及优化策略★★★★

持续酸反流相关原因	优化对策
PPI治疗–剂量	剂量调整，或更换PPI品种

续表

持续酸反流相关原因	优化对策
PPI治疗-给药时间	餐前30分钟给药
PPI治疗-依从性	检查并强调重要性
PPI治疗-快代谢型	剂量调整，或更换PPI品种
夜间酸突破（每天早、晚餐前服用PPI治疗时，夜间胃内pH<4持续时间大于1小时）	睡前给予H_2RA
高酸分泌状态	增加PPI剂量
食管裂孔疝	增加PPI剂量

【记忆口诀】 剂量时间和依从，代谢高酸裂孔疝，PPI效不佳时，各有对策记心间。

考点6 胃食管反流病的初始治疗药物 ★★★★★

药物类别	代表药物	作用机制	适用情况	治疗要点	药物相互作用
PPI	奥美拉唑、兰索拉唑、泮托拉唑、雷贝拉唑、艾司奥美拉唑	抑制胃酸分泌，使胃内pH≥4并维持16小时以上	GERD首选，适用于各程度患者，尤其是中重度、RE的LA-C、D级及合并食管裂孔疝患者	标准剂量治疗RE8周内镜下愈合率90%；单剂量无效可加倍，一种无效可换用另一种；合并食管裂孔疝及RE的LA-C、D级患者剂量加倍；剂量调整间隔至少2周，治疗至少8周；受CYP2C19基因多态性影响，雷贝拉唑和艾司奥美拉唑受影响较小	与氯吡格雷合用，奥美拉唑、艾司奥美拉唑抑制CYP2C19，降低氯吡格雷疗效，增加心血管血栓风险，合用时避免使用；所有PPI降低伊曲康唑等需酸性环境吸收药物的吸收；奥美拉唑抑制华法林、苯妥英钠、地西泮代谢
H_2RA	西咪替丁、雷尼替丁、法莫替丁	阻断H_2受体，抑制胃酸分泌	轻至中度GERD	食管炎愈合率50%~60%，烧心症状缓解率50%；持续时间短，4~6周后易耐受，长期疗效不佳	西咪替丁抑制多种肝药酶，影响经这些酶代谢药物的血药浓度；雷尼替丁对经肝代谢药物影响较小
P-CAB	伏诺拉生、替戈拉生、凯普拉生	可逆性与质子泵的静息泵和活性泵结合	可用于GERD治疗	起效更快、持续时间更长、抑酸效果更强；可任意时间服用，不受饮食影响；伏诺拉生不受CYP2C9基因代谢型影响，主要经CYP3A4代谢；CYP3A4抑制剂可升高伏诺拉生血药浓度	—

【记忆口诀】 PPI强首选用，H_2RA适轻中，P-CAB起效快，药相互用细分辨。

考点7 胃食管反流病的其他治疗药物 ★★★

药物类别	代表药物	作用机制	适用情况	不良反应及药物相互作用
抗酸药物	含铝、镁等的碱性盐类及其复合制剂（如铝碳酸镁）	中和胃酸	轻度胃食管反流病，常与其他抑酸药同用，铝碳酸镁可用于胆汁反流的胃食管反流病	铝制剂可致便秘、肠梗阻、低磷血症、骨软化；镁制剂可致缓泻、高镁血症、肾硅酸盐结石；慎用于肾功能不全者，避免长期大剂量服用；可减少或延迟四环素等药物吸收，与其他药物间隔2小时服用可避免大部分相互作用
促动力药物	多潘立酮、莫沙必利、伊托必利	促进胃肠动力	LES压力降低、食管动力减弱和胃排空延迟患者，PPI效果不佳时联合使用	多潘立酮每日不超40mg，经CYP3A4代谢，禁与显著抑制CYP3A4酶并可能引起QT间期延长的药物（氟康唑、伏立康唑、红霉素、克拉霉素、胺碘酮）合用；莫沙必利避免与可延长QT间期的药物合用；伊托必利心血管不良反应风险低，药物间相互作用少
其他药物	硫糖铝	保护溃疡或炎症黏膜	放射性食管炎和胆汁或非酸性反流性胃食管反流病	在常规酸反流性疾病治疗中价值有限
	巴氯芬	减少LES的一过性松弛，增加LES压力	PPI疗效不佳的难治性胃食管反流病患者	能通过血-脑屏障，引起头晕、恶心等中枢神经系统不良反应，限制临床应用

【记忆口诀】　抗酸中和胃酸用，促动餐前适时用，硫糖铝有特殊用，巴氯芬有脑副用。

考点8 抑酸药物用药注意事项 ★★★★

药物	用药时间	特殊剂型要求	起效与疗程	风险与监测	药物相互作用
PPI	每日1次：早餐前0.5～1小时；每日2次：另一次在晚餐前0.5～1小时	肠溶制剂不可咀嚼或压碎；儿童或吞咽困难者可用特定肠溶微丸制剂，打开胶囊或分散片剂后30分钟内服用或经胃管给药	最初3～5天抑酸效果递增，1～2周评估症状改善；控制症状后疗程至少8周	长期高剂量使用增加骨折风险，老年患者更明显；与地高辛、利尿剂等合用时，长期服用需监测血镁浓度；长期应用可能导致胃肠道细菌过度生长，增加感染风险	与华法林、环孢素等多种药物合用时需加强监测，及时调整剂量或换药
伏诺拉生	可任意时间服用	—	起效较PPI快	肾、肝疾病患者慎用；老年人生理机能下降者慎用	—
H₂RA	餐后服药抑制食物刺激胃酸分泌，睡前服药抑制夜间基础胃酸分泌；夜间酸突破患者可睡前加服（可能快速耐药）				

【记忆口诀】　PPI餐前来服用，肠溶不可随意服，疗程监测要记住，药物合用细关注。

H_2RA 餐睡服，伏诺随时都能服。

考点9 抗酸药物与促动力药物用药注意事项 ★★★★

药物类别	用药时间	服用方法	使用限制	不良反应及应对	药物相互作用
抗酸药物	症状出现时或饭后1.5小时和睡前	混悬剂服用前摇匀，咀嚼片充分咀嚼后服用	不可长期大量使用，长期连续用药需定期监测血清电解质，肾功能不全者更需注意	含铝抗酸药可致便秘，用药期间足量饮水，出现便秘可服缓泻药	与其他药物合用时需间隔2小时
促动力药物	饭前15～30分钟	—	多潘立酮每日剂量超30mg、伴有心脏病等高危人群，用药时加强监测心率、血压和心电图，可换用莫沙必利或伊托必利	多潘立酮在特定人群有锥体外系不良反应，长期服用可出现乳房胀痛或溢乳现象	—

【记忆口诀】 抗酸症状发作服，用时摇嚼记清楚，避免长用防便秘，药物间隔两小时。促动饭前把药服，多潘风险要关注。

考点10 患者教育 ★

教育要点	具体内容
生活方式	作为基础治疗贯穿始终，制定个性化方案，避免诱发或加重症状的生活方式及药物
足疗程服药	强调足疗程服药对疾病治疗和避免复发–并发症的重要性
心理与作息	治疗期间避免过度紧张与劳累，缓解精神压力，保持愉快心态和充足睡眠
及时就诊	出现报警症状及时就诊消化内科做胃镜检查，排除恶性肿瘤，防止药物掩盖病情
	治疗期间反流、烧心等症状加重或出现并发症表现，及时就诊调整治疗方案

【记忆口诀】 生活方式要改善，足程服药别中断，心态作息调整好，症状异常快就诊。

第二节 消化性溃疡

考点1 消化性溃疡基础信息 ★

项目	详情
定义	在各种致病因子作用下，黏膜发生炎性反应与坏死、脱落形成溃疡，病变可发生于食管、胃、十二指肠等部位，常见为胃溃疡和十二指肠溃疡
流行病学	全球性多发疾病，普通人群终生患病率5%～10%，男性发病率高于女性，20～50岁居多，十二指肠溃疡多见于青壮年，胃溃疡多见于中老年，近20余年总体发病率呈下降趋势，但部分类型溃疡发病率有变化
发病机制	攻击因子与防御因子失衡，攻击因子包括胃酸、胃蛋白酶、幽门螺杆菌（Hp）、NSAIDs等；防御因子包括胃黏膜–黏液屏障、碳酸氢盐等。Hp感染、NSAIDs应用是常见损伤因素

续表

项目	详情
分类	按发生部位：胃溃疡、十二指肠溃疡等 按病因：Hp感染及阿司匹林和其他NASAIDs使用相关溃疡、非NSAIDs溃疡 特殊类型：复合性溃疡、难治性溃疡、吻合口溃疡

【记忆口诀】　消化溃疡炎坏死，攻击防御失平衡，部位病因来分类，特殊类型要记清。

考点2　消化性溃疡临床表现与诊断 ★

项目	详情
典型临床表现	中上腹痛、反酸，腹痛具有周期性、节律性，胃溃疡腹痛多在餐后0.5～1小时，十二指肠溃疡腹痛常发生于空腹时，部分患者症状不典型，NSAIDs溃疡多无症状或以上消化道出血为首发症状
并发症	上消化道出血（最常见）、穿孔、幽门梗阻，胃溃疡癌变尚无定论
报警症状	吞咽困难和（或）吞咽疼痛、出血（包括粪便隐血阳性、黑便）、贫血、消瘦或反复呕吐等，出现需进行上消化道内镜检查筛查疾病
诊断方法	内镜检查：确诊首选，可直视观察、活检、评估出血风险和止血治疗，准确性高于X线钡餐检查，内镜下溃疡分活动期、愈合期、瘢痕期 幽门螺杆菌检测：消化性溃疡常规检测项目，方法分为侵入性和非侵入性，尿素酶试验是侵入性首选，^{13}C或^{14}C–尿素呼气试验是临床最常用非侵入性试验及根除后复查首选 粪便隐血试验：溃疡活动期及活动性出血患者可呈阳性，用于监测长期服用相关药物者消化道隐性出血

【记忆口诀】　溃疡表现痛反酸，周期节律各不同，并发症多要警惕，内镜检测来诊断。

考点3　消化性溃疡治疗 ★ ★ ★ ★ ★

项目	详情
治疗目标	祛除病因、消除症状、愈合溃疡、防止复发、避免并发症，Hp阳性患者需根除Hp，服用NSAIDs患者需促进溃疡愈合并降低并发症风险
一般治疗	作息规律，劳逸结合，戒烟酒，清淡饮食，慎用NSAIDs、糖皮质激素等易致胃黏膜损伤药物
药物治疗	抑制胃酸：PPI为首选，标准剂量每日1次餐前半小时服药，疗程依情况而定；H$_2$RA抑酸效果逊于PPI，常规剂量每日2次；P-CAB起效快、抑酸持久，服用不受进餐影响 黏膜保护：包括弱碱性抗酸剂和铋剂，可缓解溃疡疼痛 根除幽门螺杆菌：推荐PPI和铋剂四联方案、含P-CAB（如伏诺拉生）的铋剂四联方案、高剂量双联方案（是指含阿莫西林联合质子泵抑制剂如艾司奥美拉唑或雷贝拉唑）等，疗程多为14天，治疗后需评估根除效果 NSAIDs相关性溃疡的防治：预防可采取去除危险因素、联合用药或更换药物等措施；治疗时若确诊应停用NSAIDs并积极抑酸，必要时更换药物 抗血小板药物导致溃疡的防治：对高危人群采取预防措施，发生溃疡时根据情况决定是否停用抗血小板药物，阿司匹林所致溃疡多采用阿司匹林和PPI联合治疗
用药注意事项	根除Hp治疗：注意检测前停药时间，四联方案服药时间有规定，治疗中可能出现不良反应，铋剂可使大便变色 抗溃疡治疗：不同药物服用时间不同，PPI治疗胃溃疡和十二指肠溃疡疗程有差异，硫糖铝会影响其他药物吸收

续表

项目	详情
患者教育	生活方式调整：避免劳累，缓解压力，戒烟戒酒，规律饮食，避免刺激性食物。 治疗依从性：明确根除治疗意义，强调依从性，避免中途停药 预防感染：注意预防Hp感染，提倡分餐制 用药监测：服用NSAIDs或抗血小板药物者需遵医嘱监测，出现症状及时就诊

【记忆口诀】 治疗目标要记全，药物治疗多方案，用药注意时间点，患者教育不能忘。

考点4 铋剂四联方案中推荐的抗菌药物组合★★★

抗菌药物组合	抗菌药物1	抗菌药物2
组合1	阿莫西林1.0g、2次/日	克拉霉素500mg、2次/日
组合2	阿莫西林1.0g、2次/日	左氧氟沙星500mg、1次/日或200mg、2次/日
组合3	四环素500mg、3~4次/日	甲硝唑400mg、3~4次/日
组合4	阿莫西林1.0g、2次/日	甲硝唑400mg、3~4次/日
组合5	阿莫西林1.0g、2次/日	四环素500mg、3~4次/日

注：铋剂四联方案中的标准剂量PPI包括奥美拉唑20mg、艾司奥美拉唑20mg、雷贝拉唑10mg、兰索拉唑30mg、泮托拉唑40mg、艾普拉唑5mg，餐前0.5小时口服；不同铋剂的用法略有区别，如枸橼酸铋钾220mg、2次/日，餐前0.5小时口服；推荐疗程为14天

【记忆口诀】 铋剂四联抗菌组，阿莫常现组合主。克垃左氟甲硝伴，还有四环素替补，疗程十四要记住。

考点5 消化性溃疡治疗—药物治疗★★★★★

药物类别	具体药物	适用情况	注意事项及不良反应
抑制胃酸药物	PPI（如奥美拉唑、兰索拉唑、泮托拉唑、雷贝拉唑）	消化性溃疡的首选药物，用于缓解症状、愈合溃疡、降低上消化道出血等并发症发生率	酸性条件下不稳定，制成肠溶制剂，不可咀嚼或压碎。长期使用可能增加骨折风险，与多种药物有相互作用，如降低伊曲康唑等药物吸收，部分PPI与氯吡格雷合用需注意。不同PPI相对效力不同，可考虑交替使用，若溃疡未完全愈合，可检查依从性并询问病史，必要时用双倍标准剂量再治疗6~8周
	H$_2$RA（如法莫替丁、雷尼替丁）	轻至中度消化性溃疡治疗	抑酸效果逊于PPI，机体对其耐受性限制临床使用。西咪替丁抑制肝药酶作用强，可影响多种药物代谢，雷尼替丁影响较小，法莫替丁相对安全
	P-CAB（如伏诺拉生、替戈拉生）	消化性溃疡治疗	比PPI起效更快、抑酸更持久、服用不受进餐影响。目前研究显示安全性较好，但可能有影响脂质代谢的风险

药物类别	具体药物	适用情况	注意事项及不良反应
黏膜保护药物	弱碱性抗酸剂（如硫糖铝、铝碳酸镁）、铋剂（如枸橼酸铋钾）	老年人消化性溃疡、难治性溃疡、巨大溃疡（直径＞2cm）和复发性溃疡，在抑酸、抗Hp治疗的同时联合应用	硫糖铝主要不良反应为便秘，偶见口干、恶心、腹泻等，长期服用可导致低磷血症；铋剂可引起口中有氨味、舌苔及大便呈灰黑色、便秘等，停药后可自行消失，长期大剂量服用可导致铋性脑病。铋剂和硫糖铝在胃酸中活化起效，易受食物影响，于餐前1小时或睡前服用
	内源性黏膜保护剂（如米索前列醇、吉法酯、替普瑞酮、瑞巴派特）	在抗酸分泌治疗基础上辅助治疗，促进溃疡愈合	米索前列醇有致畸性，禁用于妊娠期；育龄妇女开始治疗前应排除妊娠，治疗期间有效避孕。哺乳期不应使用米索前列醇；其他黏膜保护剂在妊娠期安全性尚未确立，应慎用
根除幽门螺杆菌药物	铋剂四联方案：1种PPIs（如奥美拉唑20mg、艾司奥美拉唑20mg等）和1种铋剂（如枸橼酸铋钾）联合阿莫西林、克拉霉素、呋喃唑酮、甲硝唑、左氧氟沙星及四环素等抗菌药物中的两种	Hp阳性消化性溃疡的基本治疗，促进溃疡愈合、预防复发	为确保检测结果准确性，尿素呼气试验前需停用PPI至少2周，停用抗菌药物、铋剂和某些具有抗菌作用的中药至少4周。治疗中可能出现消化道症状，如口苦、恶心等，通常轻微短暂，停药后可恢复。铋剂可使大便颜色变为无光泽的灰黑色，停药2~3天后可恢复正常。甲硝唑和呋喃唑酮可引起尿液变色，与酒精可发生"双硫仑样反应"；克拉霉素为CYP3A4强抑制剂，应关注与其他药物的相互作用
	含P-CAB的铋剂四联方案：P-CAB（如伏诺拉生20mg bid）联合铋剂及两种抗菌药物	Hp感染初次和再次（补救）根除治疗	同铋剂四联方案，此外需关注P-CAB自身不良反应，如可能影响脂质代谢等
	高剂量双联方案：含阿莫西林（≥3g/d，如1g/次，3次/日 或0.75g/次，4次/日）联合质子泵抑制剂（如艾司奥美拉唑或雷贝拉唑双倍标准剂量，2次/日或标准剂量，4次/日）	Hp感染初次和再次（补救）根除治疗	同铋剂四联方案，注意大剂量阿莫西林可能的不良反应以及与PPI联合使用时的相互作用
NSAIDs溃疡防治药物	PPI（如奥美拉唑、兰索拉唑等）、H₂RA（如法莫替丁等）、米索前列醇、选择性环氧化酶-2（COX-2）抑制剂（如塞来昔布，替换非选择性NSAIDs）	预防NSAIDs服用者发生消化性溃疡和黏膜损伤；治疗NSAIDs相关溃疡	H₂RA注意其抑酸效果及耐受性问题。米索前列醇有腹泻、腹痛等不良反应，且有致畸性。选择性COX-2抑制剂可能增加心血管疾病风险

续表

药物类别	具体药物	适用情况	注意事项及不良反应
抗血小板药物导致溃疡防治药物	PPI（如奥美拉唑、兰索拉唑等）、H₂RA（如法莫替丁等）	预防抗血小板药物导致的消化道溃疡；治疗抗血小板药物引起的溃疡	需关注抗血小板药物停用或继续使用对心血管疾病风险的影响

【记忆口诀】 抑酸药物各不同，PPI 先效果宏，黏膜保护辅助用，根除 Hp 方案丰，NSAIDs 药有别，抗栓溃疡防。

考点6 NSAIDs相关性溃疡及抗血小板药物致溃疡的防治 ★★★★★

分类	具体情况	防治措施
NSAIDs 相关性溃疡预防	去除危险因素	合并 Hp 感染患者进行根除治疗
	联合用药	有消化道副作用危险因素患者，联用 PPI 或 H₂RA（H₂RA 防 DU，GU 证据不充分）或米索前列醇
	药物替换	用选择性 COX-2 抑制剂替换非选择性 NSAIDs
	无效措施	NSAIDs 肠溶片、缓释片及协同硫糖铝治疗预防无效
NSAIDs 相关性溃疡治疗	停用药物	确诊后尽可能停用 NSAIDs 及其他致消化道不良反应药物
	抑酸治疗	PPI 是治疗 NSAIDs 相关性溃疡首选药物
	换药并抑酸	病情需不停药时，改用胃肠不良反应小的如选择性 COX-2 抑制剂（注意心血管风险），同时抑酸
抗血小板药物致溃疡预防	消化道出血高危人群（年龄 >65 岁、溃疡或出血病史等）	筛查并根除 Hp，可联合应用 PPI 或 H₂RA，首选 PPI。高危患者前 6 个月用 PPI，6 个月后改 H₂RA 或间断用 PPI
抗血小板药物致溃疡治疗	消化不良症状	不停用抗血小板药物，给予抑酸药
	活动性出血	常需停用抗血小板药物至出血稳定，部分高血栓风险患者尽量避免全停
	联合用药出血	考虑减少药物种类和剂量
	严重消化道出血	停用所有抗凝和抗血小板药物，3～5 日后如稳定，可重开阿司匹林或氯吡格雷，尤其是心血管高风险患者
	阿司匹林致溃疡、出血	不建议氯吡格雷替代，应阿司匹林和 PPI 联合治疗

【记忆口诀】 去 Hp，联药防，选 COX-2 替非选，肠缓硫糖铝预防无效；停 NSAIDs，PPI 优先，不停药就换药加抑酸；高危人群筛除 Hp，PPI 首选用，半年后调整；消化症状抑酸，出血看风险，联用减药种，严重先停药后重启，阿匹溃疡配 PPI。

考点7 根除Hp治疗注意事项 ★★★

注意事项	详情
检测前停药要求	尿素呼气试验前，停用PPI至少2周，停用抗菌药物、铋剂及某些抗菌中药至少4周

续表

注意事项	详情
其他药物影响	H_2RA对尿素呼气试验检测结果有轻微影响，抗酸药无影响
四联方案服药时间	2种抗菌药物饭后即刻服，PPI和铋剂饭前半小时服
根除效果评估	采用尿素呼气试验，在根除治疗结束后4～8周评估。补救治疗，两次间隔3～6个月
不良反应	根除治疗中，部分患者出现口苦、恶心等消化道症状，停药后可恢复
铋剂相关	铋剂使大便变无光泽灰黑色，停药2～3天恢复，短期使用安全有效
特殊药物反应	甲硝唑和呋喃唑酮致尿液变色，与酒精有"双硫仑样反应"；克拉霉素是CYP3A4强抑制剂，关注药物相互作用

【记忆口诀】　检前停药有要求，PPI两周余四周。四联服药有讲究，铋剂黑便会恢复，特药反应要记住。

考点 8 抗溃疡治疗用药 ★★★

药物类别	用药要点
PPI	早餐前30分钟服用
H_2RA	餐后服用或睡前顿服
米索前列醇	餐前服避免吸收延迟，与食物同服减少腹泻发生率
硫糖铝和铋剂	胃酸中活化，受食物影响，于餐前1小时或睡前服用
吉法酯和替普瑞酮	餐后服用生物利用度高
瑞巴派特	餐后吸收缓慢，早、晚餐前及睡前服用
抑酸疗程	PPI治胃溃疡6～8周、十二指肠溃疡4～6周，根除Hp计入总疗程
药物相互作用	硫糖铝降低四环素等药物吸收，合用需间隔至少2小时

【记忆口诀】　PPI饭前半，H_2RA餐后选。米索有技巧，铋铝餐前好。酯酮餐后高，瑞巴三餐前。疗程各不同，硫糖隔两时。

考点 9 患者教育 ★

教育内容	详情
生活方式	避免过度紧张劳累，缓解精神压力，保持愉快心态，禁烟、戒酒，规律饮食，避免过饱、过饥及刺激性食物
根除治疗意义与依从性	明确根除治疗意义，强调依从性重要性。疗程2周，中途停药致根除失败及耐药，有不良反应咨询医生或药师
家庭预防	幽门螺杆菌感染有家庭聚集性，避免共用餐具，提倡分餐制，用公筷，不共用水杯、牙刷，建议家人同时检查治疗

【记忆口诀】　生活作息要规律，烟酒刺激要远离。根除治疗依医嘱，家庭预防要做好。

第三节 溃疡性结肠炎

考点1 溃疡性结肠炎（UC）基础信息 ★

项目	详情
定义	一种病变主要局限于大肠黏膜和黏膜下层的慢性非特异性肠道炎症性疾病，多累及直肠和乙状结肠，也可延伸至降结肠甚至整个结肠
流行病学	好发于青壮年期，发病高峰年龄20～49岁，性别差异不明显，我国患病率约为11.6/10万，内镜检出病例数呈增加趋势
病因及发病机制	病因未明，可能与遗传、免疫、微生物和环境等多种因素综合作用有关

【记忆口诀】 溃结局限大肠层，青壮年期易发病，病因未明多因素，遗传免疫共作用。

考点2 溃疡性结肠炎临床表现与诊断 ★

项目	详情
消化系统表现	多数起病缓慢，表现为发作期与缓解期交替。常见症状为腹泻伴黏液脓血便（病程至少4～6周）、腹痛（多为左下腹或下腹阵痛，有"疼痛-便意-便后缓解/减轻"规律，常有里急后重）、腹胀，严重者有食欲减退、恶心、呕吐
肠外表现	可伴有外周关节炎、结节性红斑、坏疽性脓皮病、虹膜炎等，部分肠外表现在结肠炎控制或结肠切除术后可缓解或恢复；骶髂关节炎、强直性脊柱炎、原发性硬化性胆管炎等可与本病共存，但与病情变化无关
全身表现	中、重型患者活动期常有低度至中等度发热，重症或病情持续活动可出现衰弱、消瘦、贫血、低蛋白血症、水与电解质代谢紊乱等
并发症	中毒性巨结肠：多发生在重症患者，病情急剧恶化，有脱水、电解质平衡紊乱等表现 直肠-结肠癌变：多见于广泛性结肠炎、幼年起病且病程漫长者 其他：肠道大出血（发生率约3%）、急性肠穿孔（多与中毒性巨结肠有关）
诊断方法	血液检查：白细胞计数、红细胞沉降率和C反应蛋白在活动期可增高，严重或病情持续患者可有血清白蛋白降低、电解质紊乱、凝血酶原时间延长 粪便检查：肉眼常有黏液脓血便，显微镜检查见红细胞、白细胞，急性发作期可见巨噬细胞，粪便病原学检查用于排除感染性结肠炎 结肠镜检查：诊断与鉴别诊断的重要手段，应行全结肠及回肠末段检查，观察肠黏膜变化并取活检确定病变范围
疾病评估	临床类型：初发型（无既往史首次发作）、慢性复发型（临床上最多见，发作期与缓解期交替） 病变范围：根据蒙特利尔分型，分为直肠型（E1）、左半结肠型（病变累及结肠脾曲以下，E2）、广泛结肠型（病变扩展至结肠脾曲以上，E3）。 病情分期：活动期、缓解期 活动期严重程度：分为轻、中、重型和急性重度

【记忆口诀】 溃结表现多系统，消化症状最为主，并发症危需警惕，诊断检查镜为主。

考点3 溃疡性结肠炎治疗★★★★

项目	详情
治疗目标	诱导并维持临床缓解以及黏膜愈合，防治并发症，改善患者生命质量；分短期（直肠出血和排便频率至少下降50%）、中期（临床缓解且炎性标志物正常化）、长期（实现黏膜愈合）目标
一般治疗	休息、调整饮食和营养，重症及急性发作期卧床。给予易消化、少纤维、高营养饮食，急性发作期必要时禁食并静脉营养。限制乳制品摄入，谨慎使用抗胆碱药或止泻药
药物治疗	氨基水杨酸制剂：活动期诱导缓解和缓解期维持治疗，轻、中型UC主要用药。5-ASA为主要成分，有口服和局部用制剂，口服分前体药物和缓、控释制剂 糖皮质激素：用于5-氨基水杨酸制剂无效、急性发作期或重症患者。住院重度活动性UC患者初始足量静脉或口服，门诊中、重型UC患者口服，症状缓解后逐渐减量停药 免疫抑制剂和生物制剂：硫唑嘌呤或巯嘌呤用于对糖皮质激素效果不佳或依赖的慢性活动性患者；环孢素A用于对大剂量静脉滴注糖皮质激素无反应的急性重症UC患者；英夫利西单抗等用于传统治疗应答不佳或不能耐受的中、重型活动性UC患者及激素依赖者减停激素及维持治疗；生物制剂无效的中、重型活动性UC患者可考虑JAK抑制剂诱导缓解
治疗原则	轻、中型活动性UC：根据病变部位选药，直肠型用5-ASA栓剂；直肠及乙状结肠病变用5-ASA灌肠剂，可联合用药或用激素；左半结肠、广泛结肠和全结肠炎患者，联合5-ASA口服和直肠局部用药，无效时口服激素 重症UC：入院治疗，纠正水、电解质紊乱，贫血、低蛋白血症者给予相应治疗，有继发感染时抗菌治疗。首选静脉用激素，无效时用免疫抑制剂或生物制剂"挽救治疗"，内科治疗无效及时手术 缓解期UC：氨基水杨酸制剂或糖皮质激素诱导缓解后，用氨基水杨酸制剂维持，选用诱导缓解剂量的全量或半量5-ASA制剂，如柳氮磺吡啶2~3g/d并补充叶酸，5-ASA缓、控释制剂维持剂量不低于2g/d。远段结肠炎以美沙拉秦局部用药为主，联合口服更好。氨基水杨酸制剂维持治疗疗程3~5年或长期，硫唑嘌呤类药物或英夫利西单抗诱导缓解后原剂量维持
疗效评估	复发：缓解期后症状再发，常见便血、腹泻，可经结肠镜证实 激素无效：用相当于泼尼松0.75~1.00mg·kg^{-1}·d^{-1}治疗超4周，排除感染后疾病仍活动 激素依赖：治疗3个月泼尼松不能减至10mg/d；停药3个月内复发 难治性UC：经2种及以上生物制剂或小分子药物治疗无效的患者
手术治疗	绝对指征：大出血、穿孔、癌变或高度怀疑癌变 相对指征：积极内科治疗无效的重症UC，合并中毒性巨结肠内科治疗无效者尽早手术；内科治疗效果不佳和（或）药物不良反应严重影响生命质量者
用药注意事项	口服5-ASA的缓、控释制剂：均不能咀嚼，以免破坏药物制剂的结构。其中，肠溶片应于餐前1小时整片吞服；缓释片由多个微颗粒组成，可掰开后服用或与水（橘汁）混合为混悬液后饮用，且可随餐服用；缓释颗粒应以水漱服，同样可随餐服用 柳氮磺吡啶肠溶片：不可压碎及掰开服用，应在每日固定的时间服用，并且进餐时服用为佳 奥沙拉秦：应于进餐时服用 栓剂：直肠给药后应保留1~3小时或更长时间，推荐于睡前给药1次 灌肠剂：于睡前经灌药器将药液挤入直肠内。给药后应保持卧位至少30分钟 用药监测：在使用氨基水杨酸制剂期间，需要注意监测全血细胞计数和尿液检查。一般来说，在治疗开始2周后进行首次检查。此后，每服药4周进行相应检查；当2~3次检查结果未见异常后，每3个月应进行1次血清尿素氮、血肌酐和尿沉渣等反映肾功能的检查 柳氮磺吡啶：服用期间，应多饮水，保持高尿流量，以防结晶尿的发生，必要时需服用碱化尿液的药物。此外，该药禁用于对磺胺类药物过敏者，同时对呋塞米、砜类、噻嗪类利尿剂、磺酰脲类、碳酸酐酶抑制药及其他磺胺类药过敏者对本药可出现交叉过敏反应 糖皮质激素：应于晨起服用，达到症状完全缓解后开始减量。注意减药速度不宜太快，以防症状复发或出现撤药反应 硫唑嘌呤：可引起骨髓抑制和肝损伤，用药期间应监测血常规和肝功能，特别是用药前3个月内

续表

项目	详情
患者教育	疾病认知：了解疾病特点，积极控制症状，维持长期缓解 用药依从性：按医嘱用药，不可擅自停药或减量 饮食调整：选择合适食物，避免刺激性食物，少食多餐 就医指征：出现过敏症状、腹泻加重、脓血便等及时就医

【记忆口诀】 溃结治疗目标清，药物饮食多注意，疗效评估有标准，手术指征要牢记，用药依从很关键。

考点 4 溃疡性结肠炎药物治疗★★★★★

药物类别	适用情况	制剂类型及特点	典型不良反应	妊娠期及哺乳期用药
氨基水杨酸制剂	UC活动期诱导缓解、缓解期维持治疗，轻、中型UC主要药物，激素诱导缓解后维持治疗	口服制剂 前体药物：5-ASA与载体或2分子5-ASA通过偶氮键连接，在结肠细菌作用下水解起效，如柳氮磺吡啶（载体磺胺吡啶有抗菌活性）、巴柳氮（载体对氨基苯酰-β-丙氨酸无活性）、奥沙拉秦（2分子5-ASA二聚体） 缓、控释制剂：分pH依赖型（如美沙拉秦肠溶片、缓释颗粒，在回肠末端和结肠适宜pH释放）和时间依赖型（如美沙拉秦缓释片，各种肠道pH条件逐渐释放） 局部用制剂 灌肠剂：用于直肠和乙状结肠病变，可到结肠脾曲 栓剂：用于直肠病变	柳氮磺吡啶：剂量相关（头痛、恶心、疲乏等），过敏反应（皮疹、发热、Stevens-Johnson综合征等），降低精子数量和活力，影响叶酸吸收 5-ASA其他制剂：常见头痛、消化不良、皮疹，奥沙拉秦易致腹泻，所有该类药物均可致肾毒性（间质性肾炎）	柳氮磺吡啶禁用巴柳氮、奥沙拉秦和美沙拉秦慎用，若乳儿腹泻应停止哺乳
糖皮质激素	5-氨基水杨酸制剂无效、急性发作期或重症患者			
免疫抑制剂和生物制剂	硫唑嘌呤或巯嘌呤：用于糖皮质激素效果不佳或依赖的慢性活动性患者 环孢素A：用于对大剂量静脉激素无反应的急性重症UC患者 英夫利西单抗、维多珠单抗和乌司奴单抗：用于传统治疗应答不佳或不耐受的中、重型活动性UC患者，激素依赖者减停激素及维持治疗的过程中 JAK抑制剂：用于生物制剂无效的中、重型活动性UC患者诱导缓解			

【记忆口诀】 氨基水酸治UC，活动缓解皆可用。口服两类要分清，局部灌肠栓直肠。柳氮反应较复杂，各类都要查肾功。激素重症或无效，缓慢减量防复发。免疫生物制剂多，各有适用细斟酌。

第四节　慢性病毒性肝炎

考点1 乙型肝炎（HBV）与丙型肝炎（HCV）病原学特征★★

特征	HBV	HCV
病毒类型	DNA病毒（嗜肝脱氧核糖核酸病毒）	RNA病毒（黄病毒科丙型肝炎病毒属）
核心抗原	HBcAg（通常不可检测，与抗体结合为复合物）、HBeAg（活动性复制标志）	无明确核心抗原，血液中可检测HCV-RNA和抗体（HCV-Ab）
表面抗原	HBsAg（感染标志，消失后出现HBsAb）	无表面抗原，但可检出HCV核心抗原（HCAg）
基因型	无明确分型	7种主要基因型（1~7型），基因1型最常见（占40%以上）
慢性化率	5%~10%	50%~85%
致癌性	肝癌重要危险因子，整合型HBV-DNA可致基因突变	长期感染致肝细胞增殖和凋亡失衡，肝癌发生风险增加
传播途径	血液、母婴、性传播	血液、母婴、性传播
检测标志	HBsAg、HBcAb、HBeAg、HBV-DNA（最直接指标）	HCV-RNA（直接指标）、HCV-Ab
疫苗	重组酵母乙肝疫苗（新生儿出生12小时内接种）	无有效疫苗

【记忆口诀】　HBV-DNA嗜肝强，母婴血液性传忙；HCV-RNA七基因，慢性过半致癌藏；HBsAg阳疫苗防，丙肝无苗早筛良。

考点2 乙型肝炎血清学标志物及临床意义★★★

标志物	临床意义
HBsAg	HBV现症感染标志，阳性提示传染性；消失后出现HBsAb为保护性抗体
HBsAb	保护性抗体，提示既往感染或疫苗接种成功
HBcAg	病毒核心成分，血液中不可直接检测；HBcAb-IgG阳性提示既往感染
HBeAg	HBV活动性复制和强传染性标志；消失后出现HBeAb提示病毒复制减少和传染性降低
HBV-DNA	病毒复制最直接、灵敏指标

【记忆口诀】　表抗（HBsAg）现症传染强，e抗（HBeAg）活跃复制忙；核心抗体（HBcAb）既往染，DNA定量最直量；表抗消失抗体护（HBsAb），e抗转阴传染降。

考点 ③ 乙型病毒性肝炎的药物治疗 ★★★★

治疗方面	具体内容
治疗目标	最大限度长期抑制HBV复制，减轻肝细胞损伤，延缓和减少并发症，改善生活质量，延长生存期，部分追求临床治愈
治疗适应证	对于血清HBV-DNA阳性，ALT持续升高，且排除其他原因所致者，建议抗病毒治疗 对于血清HBV-DNA阳性者，无论ALT水平高低，只要符合下列情况之一，建议抗病毒治疗：①有乙型肝炎/肝硬化家族史或肝细胞癌（HCC）家族史；②年龄＞30岁；③无创检测指标或肝组织病理学检查，提示肝脏存在明显炎症或纤维化；④HBV相关肝外表现（如HBV相关性肾小球肾炎等）需采取抗病毒治疗 临床确诊为代偿性和失代偿性乙型肝炎后肝硬化患者，无论其ALT和HBV-DNA水平及HBeAg阳性与否，均建议抗病毒治疗
治疗药物-核苷酸类似物（NAs）	作用机制：抑制病毒聚合酶或逆转录酶，抑制病毒DNA合成和增殖 药物：拉米夫定、阿德福韦、恩替卡韦、替比夫定、替诺福韦
	药物耐药性及预防：在初治慢性乙肝患者中，恩替卡韦5年累积耐药发生率为1.2%。恩替卡韦、替比夫定和拉米夫定之间有交叉耐药性，阿德福韦与它们没有交叉耐药性。替诺福韦耐药率极低，在临床研究中8年累积耐药发生率接近为0。在拉米夫定耐药、阿德福韦耐药、恩替卡韦耐药或多药耐药患者中，替诺福韦的病毒学应答率仍高达70%~98%，且随着治疗时间的延长，病毒学应答率逐渐升高。初始治疗患者，首选强效低耐药的药物，如恩替卡韦和替诺福韦。治疗中的患者，定期检测HBV-DNA定量，以便及时发现病毒学突破、低病毒血症及应答不佳者，并尽早给予挽救治疗，如换用替诺福韦。NAs耐药者改用聚乙二醇干扰素α联合治疗的应答率较低
	安全性及不良反应：NAs总体安全性和耐受性良好，但在临床应用中仍有少见、罕见严重不良反应的发生，如肾功能不全（尤其是服用替诺福韦、阿德福韦）、低磷性骨病（尤其是服用替诺福韦、阿德福韦）、肌炎/横纹肌溶解、乳酸性酸中毒等（尤其是服用恩替卡韦）。使用富马酸替诺福韦酯（TDF）的患者，尤其对高龄或绝经期患者，有新发或加重肾功能损伤及骨质疏松的风险。富马酸丙酚替诺福韦（TAF）安全性较好，在骨代谢和肾脏安全性方面优于TDF，但可能有影响脂质代谢的风险
	治疗疗程：大部分需长期治疗。HBeAg阳性患者HBV-DNA检测不到、HBeAg血清学转阴后至少3年以上，且HBsAg＜100IU/ml可尝试停药；对HBeAg阴性的慢性肝病患者，一般需要更长期治疗；HBeAg阴性患者HBV-DNA检测不到，HBsAg消失和（或）出现HBsAb，巩固治疗至少6个月后可停药随访
治疗药物-干扰素α	作用机制：产生抗病毒蛋白抑制病毒复制，调节免疫 剂型：普通干扰素（短效）和聚乙二醇干扰素（长效PEG-IFN） 适应证：HBeAg阳性或阴性患者可选择；与NAs联合治疗部分优势人群可获临床治愈，治疗前多项指标符合特定水平预示疗效较好 剂量和疗程：普通干扰素α，3~5MU，每周3次或隔日1次，皮下或肌内注射，疗程1年或更长；聚乙二醇干扰素α2a，180μg或α2b，1.5μg/kg，皮下注射，每周1次，疗程1年或更长 不良反应：主要包括流感样症候群、骨髓抑制、精神异常、甲状腺功能异常、自身免疫性疾病和少见的肾损害（间质性肾炎、肾病综合征和急性肾衰竭）、心血管并发症（心律失常、缺血性心脏病和心肌病等）、视网膜病变、听力下降等 禁忌证：绝对禁忌证包括妊娠或短期内有妊娠计划、精神障碍病史（具有精神分裂症或严重抑郁症等病史）、未能控制的癫痫、失代偿性肝硬化、未控制的自身免疫性疾病以及严重感染、视网膜疾病、心力衰竭、慢性阻塞性肺疾病等基础病；相对禁忌证包括甲状腺疾病，既往抑郁症病史，未控制的糖尿病、高血压

【记忆口诀】　乙肝治疗目标清，适应指标要记明。NAs 药抑复制，耐药安全疗程盯。干扰素 α 调免疫，适用禁忌疗效清。

考点 4 特殊人群的抗乙型肝炎病毒治疗★★★★

特殊人群	抗乙型肝炎病毒治疗方案
慢性乙型肝炎患者（恩替卡韦、TDF、TAF 治疗 48 周，HBV–DNA＞20IU/ml，排除依从性和检测误差）	可调整 NAs 治疗（恩替卡韦换 TDF 或 TAF，TDF 或 TAF 换恩替卡韦，或联合；也可联合聚乙二醇干扰素 α）
代偿性乙型肝炎后肝硬化患者	推荐恩替卡韦、TDF、TAF 长期抗病毒治疗；聚乙二醇干扰素 α 治疗需密切监测不良反应
失代偿性乙型肝炎后肝硬化患者	推荐恩替卡韦或 TDF 长期治疗，禁用聚乙二醇干扰素 α
接受化学治疗、靶向药物及免疫抑制剂治疗的患者［HBsAg 和（或）HBV–DNA 阳性］	开始治疗前至少 1 周（特殊情况可同时）应用恩替卡韦、TDF 或 TAF 抗病毒治疗
接受化学治疗、靶向药物及免疫抑制剂治疗的患者（HBsAg 阴性、HBcAb 阳性，使用 B 淋巴细胞单克隆抗体或造血干细胞移植，或伴进展期肝纤维化/肝硬化）	建议应用恩替卡韦、TDF 或 TAF 抗病毒治疗
慢性乙型肝炎（CHB）感染者准备近期妊娠或妊娠期间有抗病毒指征	充分沟通并知情同意后，可用 TDF 治疗；合并肾功能不全，可考虑 TAF
抗病毒治疗期间意外妊娠（使用 TDF 治疗）	建议继续妊娠
抗病毒治疗期间意外妊娠（使用恩替卡韦治疗）	可不终止妊娠，建议换用 TDF 治疗
抗病毒治疗期间意外妊娠（使用干扰素治疗）	充分告知风险，由孕妇和家属决定是否继续妊娠；若继续妊娠，停用干扰素，换用 TDF
妊娠中晚期发现乙型肝炎病毒感染（HBV–DNA 定量＞2×10^5IU/ml）	充分沟通并知情同意后，于妊娠第 28 周左右开始应用 TDF 抗病毒治疗
儿童患者（活动性 CHB 或肝硬化，ALT 升高的 HBeAg 阳性 CHB）	可选用普通干扰素 α 或聚乙二醇干扰素 α2a 治疗；也可选用恩替卡韦、TDF 或 TAF 治疗
儿童患者（进展期肝病或肝硬化）	1 岁及以上可考虑普通干扰素 α；2 岁及以上可选用恩替卡韦或 TDF；5 岁及以上可选用聚乙二醇干扰素 α2a；12 岁及以上可选用 TAF
慢性肾脏病患者、肾功能不全或接受肾脏替代治疗的 CHB 患者	推荐恩替卡韦或 TAF 抗 HBV 治疗，不建议阿德福韦或 TDF；存在肾脏损伤高危风险者需监测肾功能，已用阿德福韦或 TDF 有风险者改用恩替卡韦或 TAF
HCV 和 HBV 合并感染者（HBsAg 阳性）	应用直接作用抗病毒药物（DAAs）治疗 HCV 时，需给予 NAs 治疗以预防 HBV 再激活；DAAs 治疗结束 12 周后，可考虑停止 NAs 治疗

【记忆口诀】　慢乙治疗有异常，NAs 可调或联干；代偿选药多，失代偿无干；化疗等前查乙肝，阳性早防药不偏；妊娠选药看情况，儿童分龄药不同；肾病选药有讲究，肝毒合并防激活。

考点 5 丙型病毒性肝炎的药物治疗 ★★★★

药物分类	具体药物	适用情况	注意事项
NS3/4A 蛋白酶抑制剂	阿舒瑞韦	对基因1b型丙肝病毒有较好抑制作用	常与其他药物联合使用，治疗慢性丙型病毒性肝炎
	达诺瑞韦	治疗基因1型丙型肝炎患者（国产）	—
	西美瑞韦	治疗基因1型慢性丙型肝炎	—
NS5A 蛋白抑制剂	达拉他韦	治疗多种基因型丙型肝炎	与索磷布韦等联合使用
	艾尔巴韦	治疗基因1型和4型丙型肝炎	与格拉瑞韦联合使用
	格卡瑞韦	与哌仑他韦组成复方制剂，对多种基因型丙型肝炎有良好疗效	—
NS5B 聚合酶抑制剂	索磷布韦	与多种药物联合治疗不同基因型丙型肝炎，特异性抑制丙型肝炎病毒复制	
	达塞布韦	与其他药物联合，治疗基因1型丙型肝炎	
复方制剂	索磷布韦/维帕他韦	治疗基因1~6型丙型肝炎	无肝硬化或代偿性肝硬化单用，疗程12周；失代偿性肝硬化联合利巴韦林，疗程12周
	索磷布韦/雷迪帕韦	治疗成人及12~18岁青少年慢性丙型肝炎，尤其是基因1型患者	疗程根据具体情况为12周或24周；常见副作用包括头痛、疲劳等
	格卡瑞韦/哌仑他韦	治疗1~6型等多种基因型慢性丙型肝炎，适用于无肝硬化或有代偿性肝硬化患者	疗程一般为8~12周；常见副作用有头痛、疲劳、腹泻等；用药期间关注药物相互作用
	艾尔巴韦/格拉瑞韦	治疗基因1型和4型慢性丙型肝炎	—
	索磷布韦/维帕他韦/伏西瑞韦	治疗既往接受过DAAs治疗但失败的患者，特别是伴有肝硬化的患者	—
干扰素α	干扰素α	慢性丙型肝炎患者	用药期间需密切监测血常规、甲状腺功能等指标
利巴韦林	利巴韦林（片剂、胶囊等）	与干扰素α或DAAs联合使用	通常每天分为2次口服，剂量需根据患者体重和耐受性调整；妊娠期女性与计划怀孕的女性及其配偶禁用，严重贫血、肾功能不全等患者禁用；使用过程中需定期监测血常规，观察血红蛋白变化，必要时调整剂量或停药

【记忆口诀】 丙肝用药类别多，疗程联药细琢磨。副作用项心中记，禁忌监测不能落，相互作用需谨慎，安全用药才稳妥。

考点6 特殊人群的抗丙型肝炎病毒治疗 ★★★

特殊人群	治疗要点
育龄期女性	抗丙肝病毒药物有致畸作用，使用时需严格避孕，要考虑药物对生育的影响
肝功能不全患者（特别是失代偿性肝硬化患者）	药物代谢和清除能力下降，需选择对肝脏负担较小的药物，如索磷布韦/维帕他韦安全性和有效性较好
肾功能不全患者	部分药物如索磷布韦的剂量可能需根据肌酐清除率调整，严重肾功能不全或透析患者使用时需谨慎评估
妊娠期女性	妊娠期患慢性丙型肝炎治疗选择有限，大多数抗丙肝病毒药物对胎儿安全性未知或有致畸风险，一般不建议妊娠期抗病毒治疗，可分娩后再评估
根据不同基因型	索磷布韦/维帕他韦、格卡瑞韦/哌仑他韦等可用于多种基因型丙型肝炎的治疗

【记忆口诀】 特殊人群治丙肝，育龄避孕防致畸；肝功不全选轻负，肾功不全慎调量；孕期少治产后评，基因型别选对药。

考点7 药学监护与患者教育 ★★★

项目	具体内容
干扰素 α 治疗禁忌证	绝对禁忌：妊娠、严重精神病史、未控制癫痫、未戒断酗酒吸毒、未控制自身免疫病、失代偿肝硬化、有症状心脏病、治疗前中性粒细胞比例 < 0.1 和（或）血小板计数 < 50 × 10^9/L；相对禁忌：甲状腺疾病、既往抑郁症病史、未控制的糖尿病、高血压、总胆红素 > 51 μmol/L（特别是以间接胆红素为主者）
药物相互作用	索磷布韦/雷迪帕韦、格卡瑞韦/哌仑他韦与胺碘酮联用，可致严重症状性心动过缓；索磷布韦代谢受细胞色素P450酶系底物影响；格卡瑞韦/哌仑他韦抑制P450酶系同工酶影响药物浓度；索磷布韦、雷迪帕韦和格卡瑞韦作为P-糖蛋白和乳腺癌耐药蛋白底物，影响地高辛的吸收、分布
肝炎治疗监测指标	乙肝：每12周监测肝功能、乙肝血清免疫学检查、HBV-DNA水平 丙肝：定期监测血常规、肝功能、HCV-RNA水平、TSH、血脂水平
患者教育重点	预防传播：控制传染源、切断传播途径、加强卫生管理、普及健康教育 疫苗接种：新生儿等易感人群接种乙肝疫苗，HBsAg阳性或不详母亲的新生儿及时处理，儿童适时加强免疫，成人按规定接种或补种 病毒灭活：乙肝病毒高温或特定消毒剂可灭活 生活注意：避免饮酒、疲劳、用肝损伤药，早期卧床后渐活动 用药依从：避免漏服、自行停药

第十二章　内分泌系统常见疾病

第一节　甲状腺功能亢进症

考点1 甲状腺功能亢进症基础信息 ★

项目	详情
定义	甲状腺腺体本身功能亢进，甲状腺激素合成和分泌增加导致的甲状腺毒症
患病率	临床甲亢0.78%，亚临床甲亢0.44%，Graves病（毒性弥漫性甲状腺肿，GD）0.53%
病因	常见病因是GD，还有多结节性甲状腺肿伴甲亢、甲状腺自主性高功能腺瘤等
诱因	感染、外伤、精神刺激、过度疲劳、妊娠早期、碘摄入过多等

【记忆口诀】甲亢病因找GD，感染疲劳等刺激，妊娠碘多也会致，记住这些别忘记。

考点2 甲状腺功能亢进症临床表现与诊断 ★

项目	详情
高代谢症候群	多食、消瘦、畏热、多汗、乏力、发热等
心血管系统	持续性心悸，严重者心脏扩大、房颤、心力衰竭等
消化系统	胃肠活动增强，食欲亢进，排便增多，少数厌食，部分肝功能异常
神经精神系统	多言好动，易激动、紧张焦虑、失眠、记忆力减退
生殖系统	女性月经减少或闭经，男性阳痿，偶有乳腺增生
肌肉骨骼系统	可伴发周期性瘫痪（亚洲青年男性多见）、急慢性甲亢性肌病
血液系统	白细胞和粒细胞减少，淋巴细胞数量增加，可伴免疫相关疾病
特殊类型	"淡漠型甲亢"：老年患者，高代谢症状不典型，表现为乏力、心悸等
诊断标准	高代谢症状，伴心悸等；甲状腺肿大和（或）结节；TSH降低，TT_3、FT_3、TT_4、FT_4升高，除外非甲亢性甲状腺毒症

【记忆口诀】甲亢表现多系统，代谢亢进心不宁，诊断指标记分明，高症肿结激素升。

考点3 甲状腺功能亢进症治疗药物 ★ ★ ★

药物分类	具体药物	作用机制	不良反应	适用情况
抗甲状腺药物（ATDs）	硫脲类［丙硫氧嘧啶（PTU）、甲硫氧嘧啶］	阻断甲状腺激素合成过程中碘的有机化，阻断外周T_4向T_3的转化	皮疹、胃肠道反应、关节痛、氨基转移酶升高、肝炎、粒细胞缺乏	病情轻、甲状腺轻至中度肿大；年龄＜20岁、妊娠甲亢、年老体弱或合并严重疾病不能耐受手术者
	咪唑类［甲硫咪唑（MMI）、卡比马唑］	阻断甲状腺激素合成过程中碘的有机化	与"丙硫氧嘧啶"相似；另有胆汁淤积性黄疸	

续表

药物分类	具体药物	作用机制	不良反应	适用情况
其他药物	碳酸锂	抑制甲状腺激素分泌	口干、烦渴、多饮、多尿、便秘、恶心、呕吐、白细胞计数升高	对常用抗甲状腺药物（ATDs）和碘剂均不耐受的患者临时控制甲状腺毒症
β受体拮抗剂	普萘洛尔、美托洛尔等	控制心率；大剂量可阻断外周T_4向T_3的转化	心动过缓、充血性心力衰竭、阻断低血糖时有升血糖激素作用、支气管痉挛、中枢神经系统症状、胎儿心率过慢	老年患者、静息心率>90次/分或合并心血管疾病的甲亢患者

【记忆口诀】 ATDs药分两类，硫脲咪唑把病对，碳酸锂来应急用，β阻心率它来控。

考点4 抗甲状腺药物治疗阶段 ★★★

治疗阶段	具体内容	注意事项
治疗期	MMI初始剂量10～30mg/d或PTU成人初始剂量100～300mg/d，分次口服，MMI可每天单次服用；疗效多在服药4周以后出现，可根据症状和激素水平调整剂量	治疗疗程一般为18～24个月；持续低剂量MMI治疗可提高缓解率；高滴度TRAb者建议适当延长疗程；药物减量过程中定期随访，包括心率、体重、白细胞计数、甲状腺激素水平等；不能用TSH作为治疗目标；避免间断服药，应激情况酌情调整药量
维持期	FT_3、FT_4降至接近或达到正常范围进入减量期，MMI减少5～10mg/d，PTU减少50～100mg/d；当TSH、FT_3、FT_4正常，MMI减量至5mg/d，或PTU至50～100mg/d时随访时间可适当延长，以维持TSH正常的最小剂量维持治疗	

【记忆口诀】 甲亢治疗分两期，治疗维持要牢记，药量调整看指标，随访监测别忘记。

考点5 甲状腺功能亢进症其他治疗 ★★★

治疗方式	适应证	禁忌证	注意事项
放射性^{131}I治疗	ATDs疗效差或多次复发；ATDs过敏或出现其他治疗不良反应；有手术禁忌证或手术风险高；有颈部手术或外照射史等	妊娠期、哺乳期妇女；确诊或可疑有甲状腺癌患者；无法遵守辐射安全指南的患者	治疗后注意监测甲状腺功能，可能出现甲状腺功能减退等并发症
手术治疗	伴有压迫症状、胸骨后甲状腺肿、中度以上的原发性甲亢；经内科规范治疗效果不佳者等	全身情况差如伴有严重心、肝、肾等器质性病变，或合并有恶性疾病终末期等消耗性疾病，不能耐受手术者；妊娠早、晚期	术前需评估患者身体状况，术后注意伤口护理和甲状腺功能监测

【记忆口诀】 放射碘疗适复发，过敏风险高者佳，妊娠哺乳癌患禁；手术适用于压迫，重病不耐早晚期忌。

考点6 甲状腺功能亢进症用药注意事项与患者教育★★★

分类	具体内容
妊娠期用药	GD妊娠妇女应在甲状腺功能正常、病情平稳后再妊娠，备孕期优先选用PTU。接受ATDs治疗的甲亢妇女，一旦确定妊娠，可暂停ATDs，并立即检测甲状腺功能和TRAb，根据FT_4和FT_3水平决定是否继续应用ATDs MMI和PTU均可致胎儿畸形，妊娠6～10周是胎儿畸形的危险窗口期，两种药物畸形发生率相近，但PTU所致程度较轻，故妊娠早期优选PTU。妊娠中晚期若需继续ATDs治疗者，继续应用PTU还是转换成MMI，目前缺乏研究证据。$L-T_4$与ATDs联合应用会增加ATDs剂量，增加胎儿出现甲状腺肿和甲减的风险 妊娠期原则上不采用手术治疗甲亢，若病情需要，甲状腺切除术最佳时机为妊娠中期 妊娠期应使用最小有效剂量的ATDs，控制目标为FT_4和TT_4接近或轻度高于正常参考范围上限，TSH水平不作为控制目标。产后GD管理与非妊娠期相同，哺乳期如需ATDs治疗，需权衡利弊，且应在哺乳后服药
慎用与禁用	抗甲状腺药物在白细胞计数偏低、肝功能异常等情况下慎用；对硫脲类过敏、中性粒细胞减少或缺乏时禁用
药物/食物相互作用及碳酸锂监测	甲巯咪唑或丙硫氧嘧啶与抗凝药合用增强抗凝作用 磺胺类等与抗甲状腺药联用有协同作用 高碘食物或含碘药物加重甲亢、增加抗甲状腺药用量，治疗期间应低碘饮食 血锂浓度＞1.5mmol/L出现中毒症状，＞2.0mmol/L将危及生命，老年患者更易发生。服用碳酸锂时应监测血锂浓度
碘摄入相关患者教育	12岁以下儿童每日碘摄入量50～120μg，12岁以上儿童150μg，妊娠期及哺乳妇女200μg 碘摄入不足可致地方性甲状腺肿，过量可引起甲亢等。甲亢患者避免含碘药物及富碘食物的摄入

【记忆口诀】 孕前病情稳，PTU备孕选。孕期用药慎，早PTU中晚监。哺乳后服药，产后同非产。白低肝异慎，硫脲过敏禁。药食相互作，碘量要把控。锂药需监测，甲亢避碘物。

第二节 甲状腺功能减退症

考点1 甲状腺功能减退症概述★

项目	详情
定义	由于甲状腺激素合成和分泌减少或其对组织作用减弱而引起的全身性低代谢综合征
分类依据	病变部位、病因、甲减程度
按病变部位分类	原发性甲减：甲状腺腺体本身病变引起，占95%以上，多由自身免疫异常、手术、^{131}I治疗所致；中枢性甲减：下丘脑和（或）垂体病变引起；甲状腺激素抵抗综合征：甲状腺激素在外周组织实现生物效应产生障碍
按病因分类	特发性甲减、药物性甲减、放射性^{131}I治疗后甲减、垂体或下丘脑肿瘤手术后甲减等
按甲减程度分类	临床甲减、亚临床甲减

【记忆口诀】　甲减分类有三种，部位病因程度分，原发中枢抵抗征，记住分类好区分。

考点2 甲状腺功能减退症临床表现与检查★

项目	详情
一般症状	易疲劳、怕冷、体重增加、记忆力减退、反应迟钝、嗜睡、情绪低落、便秘、月经不调、肌肉痉挛等
体征	表情淡漠，面色苍白，皮肤干燥、发凉、粗糙、脱屑，颜面、眼睑和手部皮肤水肿，声音嘶哑，毛发稀疏，眉毛外端1/3脱落，手足皮肤呈姜黄色
肌肉与关节	肌肉乏力，暂时性肌强直、痉挛、疼痛，咀嚼肌等可有进行性肌萎缩
心血管系统	心动过缓、心包积液和心脏增大，称为"甲减性心脏病"，冠心病高发，10%患者伴发高血压，血脂异常多见
黏液性水肿昏迷	病情严重患者，多在冬季寒冷时发病，诱因为严重全身性疾病等，表现为嗜睡、低体温、呼吸徐缓等，甚至危及生命
血液系统	轻至中度正细胞正色素性贫血
消化系统	厌食、腹胀、便秘，严重者出现麻痹性肠梗阻
内分泌系统	女性月经过多或闭经，长期严重病例可导致垂体增生，部分患者血清催乳素水平增高，发生溢乳
生化指标	血清三酰甘油、总胆固醇、LDL-C增高，HDL-C降低，血同型半胱氨酸增高，血清CK、乳酸脱氢酶可增高，严重原发性甲减可有高催乳素血症
甲状腺激素和TSH	血清TSH增高，TT_4、FT_4降低是诊断必备指标，严重病例血清TT_3、FT_3减低，亚临床甲减仅有血清TSH增高，血清T_4、T_3正常，怀疑中枢性甲减时需进一步检查
甲状腺自身抗体	血清甲状腺过氧化物酶抗体（TPOAb）和甲状腺球蛋白抗体（TGAb）阳性，提示甲减是由于自身免疫性甲状腺炎所致
X线检查	晚期病例可见心脏向两侧增大，可伴心包积液和胸腔积液，部分患者有蝶鞍增大，一般不做^{131}I摄取检查

【记忆口诀】　甲减表现多系统，代谢降低症状生，检查指标有特征，激素抗体看分明。

考点3 甲状腺功能减退症治疗★★★

项目	详情
治疗目标	甲减的症状和体征消失，TSH、TT_4、FT_4值维持在正常范围
治疗药物	左甲状腺素（$L-T_4$），一般需要终生服药
治疗剂量	成年患者$L-T_4$替代剂量为50～200μg/d，平均125μg/d，按体重计算1.6～1.8μg/（kg·d）；儿童约2.0μg/（kg·d）；老年患者约1.0μg/（kg·d）；妊娠时增加30%～50%；甲状腺癌术后约2.2μg/（kg·d）
服药注意	起始剂量和达到完全替代剂量的时间根据年龄、体重和心脏状态确定。小于50岁且无心脏病史者可尽快达到完全替代剂量；50岁以上患者服用前常规检查心脏状态，一般从25～50μg/d开始，每1～2周增加25μg，直至达到治疗目标。患缺血性心脏病者起始剂量宜小，调整剂量宜慢。治疗初期每4～6周测定甲状腺激素指标，达标后每6～12个月复查1次

续表

项目	详情
亚临床甲减处理	重度亚临床甲减（TSH ≥ 10mIU/L）患者，主张给予 L-T₄ 替代治疗；轻度亚临床甲减（TSH 增高但其值 < 10mIU/L）患者，若伴甲减症状、TPOAb 阳性、血脂异常或动脉粥样硬化性疾病，应予 L-T₄ 治疗
黏液性水肿昏迷治疗	补充甲状腺激素：先静脉注射 L-T₄ 200～400 μg 作为负荷剂量，继之每天静脉注射 L-T₄ 1.6 μg/kg，临床表现改善后改为口服或其他肠道给药，有条件时静脉注射 L-T₃；保温、供氧、保持呼吸道通畅，必要时行气管切开、机械通气等；氢化可的松 200～400mg/d 持续静滴，患者清醒后逐渐减量；根据需要补液，液体入量不宜过多；控制感染，去除或治疗诱因；其他支持疗法

【记忆口诀】 甲减治疗用 L-T₄，终生服药别疏忽，剂量调整看指标，昏迷治疗多步骤。

考点 4 甲状腺功能减退症用药注意事项与患者教育 ★★

项目	详情
用药注意事项	左甲状腺素钠片应于早餐前 1 小时，空腹将 1 日剂量一次性用水送服 老年患者、冠心病患者以及重度或长期甲状腺功能减退症的患者，使用甲状腺素治疗时应选择较低初始剂量，缓慢增加用量，定期监测血甲状腺激素水平 继发于垂体疾病的甲状腺功能减退症必须确定是否同时伴有肾上腺皮质功能不全，若存在需先给予糖皮质激素治疗 妊娠期间不宜用左甲状腺素与抗甲状腺药物共同治疗甲亢 个别病例可能出现甲状腺功能亢进症状，必要时停药，再从更小剂量开始 左甲状腺素可能增强抗凝药作用、减弱降糖药效果，与考来烯胺等药物联用时需注意间隔时间
患者教育	长期甲状腺素替代治疗的患者，建议每 2～3 个月监测 1 次 TSH 水平，TSH 的治疗目标应高度个体化 老年人体检时注意进行 TSH 检查，避免漏诊 表现为抑郁、认知功能下降的患者，应常规筛查甲状腺功能 甲状腺素替代治疗患者如出现感染等应激情况时，需咨询内分泌专科医师是否调整甲状腺素剂量

【记忆口诀】 服药时间要记牢，晨起空腹用水调，老年用药需谨慎，监测指标不能少。

第三节 糖尿病

考点 1 糖尿病概述 ★

项目	详情
定义	一组由多病因导致以慢性高血糖为特征的代谢性疾病，因胰岛素分泌和（或）作用缺陷引起
分型	1 型糖尿病（T₁DM）：包括免疫介导性 T₁DM 和特发性 T₁DM，胰岛 β 细胞破坏，常导致胰岛素绝对缺乏 2 型糖尿病（T₂DM）：约占糖尿病患者总数的 90% 以上，从以胰岛素抵抗为主伴胰岛素进行性分泌不足，到以胰岛素进行性分泌不足为主伴胰岛素抵抗。 特殊类型糖尿病：胰岛 β 细胞功能缺陷性单基因糖尿病、胰岛素作用缺陷性单基因糖尿病、胰源性糖尿病、内分泌疾病所致糖尿病、药物或化学品所致的糖尿病、感染相关性糖尿病、不常见的免疫介导性糖尿病、其他与糖尿病相关的遗传综合征 妊娠期糖尿病：是妊娠合并高血糖的状态，可分为妊娠期糖尿病（GDM）、妊娠期显性糖尿病（ODM）和孕前糖尿病（PGDM）

【记忆口诀】　一型胰岛遭破坏，二型抵抗分泌少。特殊类型病因繁，妊娠糖尿孕中扰。

考点2 糖尿病临床表现与并发症★★★

项目	详情
代谢紊乱症候群	"三多一少"，即多尿、多饮、多食、体重减轻，可有皮肤瘙痒、视物模糊等，部分患者无明显症状
1型糖尿病临床特点	任何年龄均可发病，30岁前最常见；起病急，有典型"三多一少"症状；血糖显著升高，常反复出现酮症；血中胰岛素和C肽水平很低；胰岛功能基本丧失，需终生用胰岛素替代治疗；成人晚发自身免疫性糖尿病发病年龄在20～48岁，患者消瘦，易出现大血管病变
2型糖尿病临床特点	一般有家族遗传病史；起病隐匿、缓慢，无症状时间长；常与肥胖、血脂异常、高血压等同时或先后发生；早期患者进食后胰岛素分泌高峰延迟，餐后3～5小时血浆胰岛素水平不适当升高，引起反应性低血糖；随病程延长，可出现糖尿病慢性并发症
急性并发症	糖尿病酮症酸中毒、高血糖高渗性非酮症综合征、感染等，糖尿病酮症酸中毒是最常见的糖尿病急症
慢性并发症	糖尿病肾脏病、糖尿病视网膜病变、糖尿病神经病变、糖尿病足病

【记忆口诀】　糖尿病症多表现，三多一少伴他症，急慢并发危害大，各型特点要记清。

考点3 糖尿病诊断与治疗目标★★★

项目	详情
诊断标准	当患者出现典型的糖尿病症状（如烦渴多饮、多尿以及不明原因体重下降等），同时满足随机血糖水平≥11.1mmol/L（200mg/dl），并且还需满足以下条件之一时，可诊断为糖尿病：①空腹状态（至少8小时未摄入任何热量）下，血糖水平≥7.0mmol/L（126mg/dl）；②进行口服葡萄糖耐量试验（OGTT）后，2小时的血糖水平≥11.1mmol/L（200mg/dl）；③糖化血红蛋白检测结果≥6.5%
治疗目标	近期目标：控制高血糖和相关代谢紊乱，消除糖尿病症状，防止出现急性严重代谢紊乱远期目标：通过良好的代谢控制，预防和（或）延缓糖尿病慢性并发症的发生与发展，维持健康状态，保障儿童生长发育，提高患者生活质量，降低病死率和延长寿命理想综合控制目标视患者年龄、合并症、并发症等不同而异
2型糖尿病治疗策略	综合性治疗，包括降血糖、降血压、调节血脂、抗血小板聚集、控制体重和改善生活方式等

【记忆口诀】　糖尿病诊看血糖，典型症状加指标，治疗目标分远近，综合控制要达标。

考点4 糖尿病治疗方法★★★★★

治疗方式	详情
非药物治疗	1型糖尿病：接受专科营养（医）师提供的个体化营养治疗，适当运动，胰腺（岛）移植手术可恢复生理性胰岛素分泌 2型糖尿病：生活方式干预是基础治疗措施，应贯穿始终，包括控制饮食和合理运动，同时进行降糖治疗、血糖监测、糖尿病健康教育等
药物治疗–1型糖尿病	优先使用每日多次胰岛素注射（MDI）或持续皮下胰岛素输注（CSII）方案，推荐选用胰岛素类似物制剂以降低低血糖风险 胰岛素剂量设定及调整应个体化，患者应学会使用碳水化合物计数（CC）法，灵活调整餐时胰岛素剂量 非胰岛素类药物在胰岛素优化治疗基础上，充分考虑适应证及禁忌证并知情同意情况下酌情个体化应用，包括二甲双胍、胰高血糖素样肽–1受体激动剂（GLP-1RA）、二肽基肽酶–4抑制剂、钠–葡萄糖协同转运蛋白–2抑制剂（SGLT-2i）等

续表

治疗方式		详情
药物治疗-2型糖尿病	单药治疗	二甲双胍是目前最常用的降糖药，具有降糖效果好、一般不增加低血糖风险、多种降糖之外的潜在益处、费效比优越、药物可及性良好等优点 有些GLP-1RA和SGLT-2i具有独立于降糖之外的心血管、肾脏保护作用。存在动脉粥样硬化性心血管疾病（ASCVD）或其高风险、心力衰竭、慢性肾脏病（CKD）的2型糖尿病患者，应首选有心血管、肾脏保护证据的降糖药；故推荐合并ASCVD或其高风险的患者，选择具有降低心血管事件风险证据的GLP-1RA或SGLT-2i。推荐有缺血性卒中史的2型糖尿病患者，降糖药首选有获益证据的GLP-1RA。吡格列酮可减少2型糖尿病及胰岛素抵抗患者的卒中风险，但要注意心衰、骨折和体重增加风险 GLP-1RA和SGLT-2i具有肾脏保护作用，eGFR较低时，SGLT-2i的降糖作用显著下降，但仍有肾脏保护作用。推荐eGFR≥20ml/（min·1.73m²）合并CKD的2型糖尿病患者选择有肾脏保护作用证据的SGLT-2i或GLP-1RA。SGLT-2i对心力衰竭有明确的获益，推荐2型糖尿病合并心力衰竭患者首选SGLT-2i 无超重或肥胖的2型糖尿病患者，单药治疗推荐二甲双胍。伴超重或肥胖的2型糖尿病患者，推荐使用有减重作用的降糖药，包括GLP-1RA、SGLT-2i 推荐对于合并代谢相关脂肪性肝病（MASLD）的2型糖尿病患者，选择有肝脏保护和心血管获益证据的GLP-1RA 二甲双胍仍是目前可及性最好的降糖药，且具有优越的费效比。有GLP-1RA和（或）SGLT-2i强适应证的2型糖尿病患者，在不能使用或无法获得GLP-1RA和（或）SGLT-2i的情况下，如无二甲双胍禁忌证，仍首选二甲双胍治疗
	二联与三联治疗	二联治疗一般是在单药治疗的基础上加用一种其他类别的降糖药，通常是二甲双胍（除非以二甲双胍起始或有二甲双胍禁忌证）。研究显示，GLP-1RA和SGLT-2i联合治疗的心血管和肾脏获益大于单药。因此，伴ASCVD或其高风险、CKD的2型糖尿病患者，二联治疗可选择GLP-1RA联合SGLT-2i，其优点是在控制血糖的同时获得更大的心血管和肾脏保护作用 二联治疗的药物还包括二肽基肽酶-4抑制剂（DPP-4i）、噻唑烷二酮类（TZDS）、α-葡萄糖苷酶抑制剂、葡萄糖激酶激活剂（GKA）、过氧化物酶体增殖物激活受体（PPAR）泛激动剂、胰岛素促泌剂（磺酰脲类和格列奈类）、胰岛素等。如果患者需要降低体重，则选择具有减重效果的降糖药物（SGLT-2i或GLP-1RA）。如患者HbA1c距离目标值差距较大，则选择降糖作用较强的药物，如胰岛素促泌剂、胰岛素等。如果患者低血糖风险较高或发生低血糖反应对于生活、工作的危害较大（如合并ASCVD或心力衰竭、CKD的患者，独居老年人、驾驶员等），则尽量选择不增加低血糖风险的药物，并加强血糖监测；一旦出现低血糖，须立即处理 二联治疗3个月不达标的患者，应启动三联治疗，即在二联治疗的基础上加用另一种不同机制的降糖药。如三联治疗血糖仍不达标，则应将治疗方案调整为多次胰岛素治疗（基础胰岛素加餐时胰岛素或每日多次预混胰岛素类似物）。采用多次胰岛素治疗时，应停用胰岛素促泌剂。合并CKD的糖尿病患者易出现低血糖，合并ASCVD或心力衰竭的患者低血糖危害性大，应加强血糖监测。如有低血糖，应立即处理 伴心力衰竭或骨质疏松者不用TZD，消瘦患者一般不用有减重作用的药物。联合应用降糖药物时要考虑药物之间的配伍禁忌，如胰岛素促泌剂之间不联合、DPP-4i不和GLP-1RA或含有GLP-1RA的固定比例复方（FRC）制剂联合、基础胰岛素不和FRC制剂联合

续表

治疗方式		详情
药物治疗-2型糖尿病	胰岛素制剂及应用	胰岛素治疗是控制高血糖的重要手段。1型糖尿病需依赖胰岛素维持生命并控制血糖；2型糖尿病口服降糖药效果不佳或存在禁忌时需用胰岛素。胰岛素按作用起效快慢和维持时间分为短效、速效、中效、长效和预混剂型。胰岛素起始治疗有多种情况，基础胰岛素和预混胰岛素使用方法不同，后续可根据血糖情况进行多次注射或强化治疗

【记忆口诀】　糖尿治疗有门道，非药药物要知道。单药二联与三联，胰岛应用时机妙。各类药物特点记，血糖心肾都顾到。

考点5 2型糖尿病常用降糖药★★★★★

药物类别	代表药物	特点
磺酰脲类	格列齐特等	可致体重增加、低血糖、肝功能异常等不良反应
格列奈类	瑞格列奈等	可致体重增加、低血糖、肝功能异常，与磺酰脲类一般不联用
双胍类	二甲双胍等	首选常用，注意胃肠道反应、维生素B_{12}缺乏等
噻唑烷二酮类（TZDs）	罗格列酮等	单独用不致低血糖，与胰岛素等联用时增加低血糖风险，有体重增加、肝功能异常、头痛、上呼吸道感染、水肿等不良反应
α-葡萄糖苷酶抑制剂	阿卡波糖等	常见胃肠道反应（如腹胀、肠鸣音亢进、腹泻）
二肽基肽酶-4抑制剂（DPP-4i）	西格列汀等	可致肌痛、关节痛、腹痛、头痛等不良反应
钠-葡萄糖协同转运蛋白-2抑制剂（SGLT-2i）	达格列净等	可致低血压、泌尿与生殖系统感染、酮症酸中毒等不良反应
葡萄糖激酶激活剂（GKA）	多格列艾汀	可致氨基转移酶升高、血脂异常、胃肠道不适等不良反应
过氧化物酶体增殖物激活受体（PPAR）泛激动剂	西格列他钠	可致水肿、体重增加、充血性心力衰竭、骨折风险等不良反应
促胰岛素分泌多肽/胰高血糖素样肽-1受体激动剂	替尔泊肽	可致恶心、呕吐、腹泻、低血糖、注射部位反应等不良反应

【记忆口诀】　磺脲低肝重增愁，格列不联体重留。双胍首选胃肠忧，噻酮联低单无忧。糖苷腹鸣酶痛纠，钠抑酮毒血压丢，酶激肝脂肠烦扰，激肽呕注心添忧。

考点6 胰岛素制剂特点及临床应用—分类★★★★

胰岛素类型	特点
短效（RI）	皮下注射起效快、持续短，可静脉注射抢救糖尿病酮症酸中毒，控制一餐饭后高血糖
速效	皮下注射控制一餐饭后高血糖

续表

胰岛素类型	特点
中效（NPH）	提供基础胰岛素
长效（PZI）及长效类似物	无明显作用高峰，提供基础胰岛素

【记忆口诀】 短效快短静救酮，速短控餐效不同，中效长效基础供，胰岛素类记心中。

考点 7 胰岛素制剂特点及临床应用—起始治疗 ★★★

起始治疗情况	具体内容
适用人群	1型糖尿病终身用；新发2型有明显的高血糖症状、酮症或酮症酸中毒等可首选；分型困难与1型难鉴别可首选；2型生活方式及口服药治疗不达标；糖尿病病程中体重显著下降者尽早用
基础胰岛素使用	包括中效人胰岛素和长效胰岛素类似物，保留口服降糖药，睡前注射，起始0.1～0.3U/（kg·d），根据空腹血糖调整
预混胰岛素使用	包括预混人胰岛素和预混胰岛素类似物，每日1～2次注射，根据血糖调整剂量，1型"蜜月期"可短期用

【记忆口诀】 起始治疗看情况，1型终身不能忘，2型新患症状显，体重下降早用上。基础预混各不同，剂量调整看血糖。

考点 8 胰岛素制剂特点及临床应用—多次注射与CSII ★★★

治疗方式	详情
多次注射	采用餐时+基础胰岛素（2～4次/日）或每日2～3次预混胰岛素，调整剂量至血糖达标，停用促胰岛素分泌剂
持续皮下胰岛素输注（CSII）	胰岛素强化治疗形式，用胰岛素泵，用短效或速效胰岛素类似物，适用于1型、计划受孕及已妊娠的糖尿病妇女、需胰岛素强化治疗的2型糖尿病患者

【记忆口诀】 多次注射调剂量，促泌药物要停用，CSII更生理，特定人群来使用。

考点 9 胰岛素制剂特点及临床应用—短期胰岛素强化治疗 ★★★

治疗要点	详情
适用人群	糖化血红蛋白≥9.0%或空腹血糖≥11.1mmol/L伴明显高血糖症状甚至酮症的新诊断2型糖尿病患者
治疗时间	2周至3个月为宜
治疗目标	空腹血糖4.4～7.0mmol/L、非空腹血糖＜10.0mmol/L
治疗方案	基础+餐时胰岛素或预混胰岛素每天注射2～3次，根据血糖调整剂量

【记忆口诀】 短期强化有指征，血糖高症新诊断，两周三月来治疗，血糖达标方案定。

考点 10 胰岛素的制剂种类及其特点 ★★★★★

类别	胰岛素制剂	给药途径	起效时间	峰值时间	作用持续时间	给药方法
短效胰岛素（RI）	（重组）人胰岛素注射液	皮下	15～60（min）	2～4（h）	5～8（h）	餐前30min（皮下）
		静脉	10～30（min）	15～30（min）	0.5～1.0（h）	抢救糖尿病酮症酸中毒和高血糖高渗性昏迷
速效胰岛素类似物	门冬胰岛素注射液	皮下	10～20（min）	40～60（min）	3～6（h）	餐前5～10min或餐后立即给药
	赖脯胰岛素注射液	皮下	10～20（min）	1.0～1.5（h）	2～5（h）	餐前0～15min
	谷赖胰岛素注射液	皮下	10～15（min）	40～120（min）	4～6（h）	餐前0～15min或餐后立即给药
中效胰岛素	精蛋白（重组）人胰岛素注射液（NPH）	皮下	1.5～3.0（h）	3～10（h）	13～24（h）	1次/日，每日固定时间
长效胰岛素（PZI）		皮下	3～4（h）	8～24（h）	长达24～36（h）	早餐前30～60分钟皮下注射，有时需于晚餐前再注射1次
长效胰岛素类似物	甘精胰岛素注射液（U100）	皮下	2～3（h）	无峰	长达24～30（h）	1次/日，每日固定时间
	甘精胰岛素注射液（U300）	皮下	6（h）	无峰	长达24～36（h）	1次/日，每日固定时间
	地特胰岛素注射液	皮下	3～4（h）	3～14（h）	长达24（h）	1次/日，每日固定时间
	德谷胰岛素注射液	皮下	1（h）	无峰	长达42（h）	1次/日，每日固定时间
超长效胰岛素类似物	依柯胰岛素	皮下	—	—	长达196（h）	1次/周，每周固定同一日给药
预混人胰岛素	精蛋白（重组）人胰岛素混合注射液（30R）	皮下	0.5（h）	2～12（h）	可持续24（h）	个体化给药，注射后30min内进食
	精蛋白（重组）人胰岛素混合注射液（40R）	皮下	0.5（h）	2～8（h）	可持续24（h）	个体化给药，注射后30min内进食
	精蛋白（重组）人胰岛素混合注射液（50R）	皮下	0.5（h）	2～8（h）	可持续24（h）	个体化给药，注射后30min内进食

续表

类别	胰岛素制剂	给药途径	起效时间	峰值时间	作用持续时间	给药方法
预混胰岛素类似物	门冬胰岛素30注射液	皮下	10～20（min）	1～4（h）	14～24（h）	个体化给药，注射后10～20min内进食
	门冬胰岛素50注射液	皮下	10～20（min）	1～4（h）	14～24（h）	个体化给药，注射后10～20min内进食
	精蛋白锌重组赖脯胰岛素混合注射液（25R）	皮下	15（min）	30～90（min）	16～24（h）	个体化给药，可在餐前即时注射，注射后15min内进食
	精蛋白锌重组赖脯胰岛素混合注射液（50R）	皮下	15（min）	30～90（min）	16～24（h）	个体化给药，可在餐前即时注射，注射后15min内进食
双胰岛素类似物	德谷-门冬双胰岛素注射液	皮下	10～15（min）	1.2（h）（以门冬胰岛素计）	超过24（h）（以德谷胰岛素计）	个体化给药，通常随主餐每日1～4次给药；剂量达到30～40U时如餐后血糖仍控制不佳，或患者每日有2次主餐时，可改为每日2次给药

【记忆口诀】 超短赖脯与门冬，皮下速起快建功。中效低精蛋白锌，一日一次定时用。长效甘精地特平，无峰持久药效灵。预混灵活依病情，按需选择要记清。

考点11 常见胰岛素混合注射液组成 ★★★★

药品名称	组成成分
精蛋白（重组）人胰岛素混合注射液（30R）	30%（重组）人胰岛素和70%精蛋白（重组）人胰岛素
精蛋白（重组）人胰岛素混合注射液（40R）	40%（重组）人胰岛素和60%精蛋白（重组）人胰岛素
精蛋白（重组）人胰岛素混合注射液（50R）	50%（重组）人胰岛素和50%精蛋白（重组）人胰岛素
门冬胰岛素30注射液	30%可溶性门冬胰岛素和70%精蛋白门冬胰岛素
门冬胰岛素50注射液	50%可溶性门冬胰岛素和50%精蛋白门冬胰岛素
精蛋白锌重组赖脯胰岛素混合注射液（25R）	25%赖脯胰岛素和75%精蛋白锌赖脯胰岛素
精蛋白锌重组赖脯胰岛素混合注射液（50R）	50%赖脯胰岛素和50%精蛋白锌赖脯胰岛素

【记忆口诀】 胰岛素混合制剂多，30R、40R与50R。门冬制剂有两种，赖脯制剂也成双，比例不同要记详。

考点12 肾功能不全患者的降糖药物选择 ★★★★★

具体药物	肾功能不同情况的用药建议
二甲双胍	eGFR 为 45～59ml/（min·1.73m²）考虑减量，eGFR＜45ml/（min·1.73m²）考虑停药。重度感染、外伤以及存在可造成组织缺氧相关疾病（如失代偿性心力衰竭、呼吸衰竭等）的患者禁用二甲双胍。长期使用二甲双胍会增加糖尿病患者维生素 B_{12} 缺乏的风险，需在用药后定期监测维生素 B_{12} 水平。肾功能受损的患者应用二甲双胍时须注意肾功能变化，每年至少检查一次肾功能
第一代磺酰脲类	如氯磺丙脲、妥拉磺脲、甲苯磺丁脲，禁用于CKD患者
格列本脲	仅可用于CKD 1～2期患者，不建议用于eGFR＜60ml/（min·1.73m²）患者
格列美脲	CKD3～4期从小剂量1mg/d开始，不建议用于eGFR＜45ml/（min·1.73m²）患者
格列吡嗪	eGFR 为 30～59ml/（min·1.73m²）初始剂量2.5mg/d，谨慎加量，不建议用于eGFR＜30ml/（min·1.73m²）患者
格列喹酮、格列齐特	eGFR＞59ml/（min·1.73m²）无需调整剂量，不建议用于eGFR＜30ml/（min·1.73m²）患者
瑞格列奈	慎用于eGFR＜30ml/（min·1.73m²）患者
那格列奈	肾功能不全无需调整剂量
吡格列酮、罗格列酮	肾功能不全无需调整剂量
阿卡波糖、米格列醇	肌酐清除率低于25ml/（min·1.73m²）禁用
伏格列波糖	可用于CKD 1～3期，慎用于CKD 4～5期
艾塞那肽	不推荐用于CKD 4～5期患者
司美格鲁肽、利拉鲁肽、度拉糖肽	eGFR＜15ml/（min·1.73m²）不建议使用
西格列汀	eGFR＞45ml/（min·1.73m²）无需调整剂量，eGFR 为 30～44ml/（min·1.73m²）减量至50mg/d，eGFR＜30ml/（min·1.73m²）减量至25mg/d
沙格列汀、维格列汀、阿格列汀	eGFR 分别＜45ml/（min·1.73m²）、50ml/（min·1.73m²）、59ml/（min·1.73m²）时建议减量使用
利格列汀	CKD 4～5期无需减量
卡格列净、艾托格列净	eGFR＜45ml/（min·1.73m²）不建议使用，eGFR＜30ml/（min·1.73m²）禁用
恒格列净	eGFR＜30ml/（min·1.73m²）不建议使用
达格列净	eGFR＜25ml/（min·1.73m²）不建议起始使用
恩格列净	eGFR＜20ml/（min·1.73m²）不建议起始使用
胰岛素	eGFR＜60ml/（min·1.73m²）用量需减少

【记忆口诀】 肾功不全选降糖，各类药物有考量。双胍减量又停药，磺脲禁用或限量。非磺脲类有差异，非促分泌看情况。GLP-1与DPP-4，按需调整记端详。SGLT-2有标准，胰岛素量需减少。

考点13 老年2型糖尿病患者的降糖药物选择★★★★

具体情况	控制目标
优先考虑	二甲双胍、α-葡萄糖苷酶抑制剂、DPP-4i；无禁忌证可选GLP-1RA、SGLT-2i改善心肾结局
合并ASCVD及高危因素	首选有ASCVD获益证据的SGLT-2i或GLP-1RA
合并心力衰竭或CKD	首选SGLT-2i
合并CKD且不耐受SGLT-2i	选择有CKD获益证据的GLP-1RA
上述药物治疗后血糖仍不达标等情况	酌情用胰岛素促泌剂（如磺酰脲类、格列奈类），但避免用格列本脲（发生低血糖难纠正）

【记忆口诀】 降糖用药有先后，心肾疾病选对应，促泌剂用避强长。

考点14 糖尿病用药注意事项与患者教育★★

项目	详情
用药注意事项	根据患者整体情况制定个体化治疗方案，注意各药禁忌证和不良反应，尤其是胰岛素及其促泌剂可诱发低血糖，严重者甚至致死。药师应提示患者注意，一旦出现低血糖，立即口服葡萄糖水，进食糖块、巧克力、甜点；必要时及时就诊，静脉给予葡萄糖注射液 糖尿病需长期治疗，患者应遵医嘱用药，不可随意改变药量或停药 告知患者适宜的服药时间 注射胰岛素时注意变换注射部位，未开启的胰岛素冷藏保存，冷冻后不可用，使用中的胰岛素笔芯在室温下最长可保存4～6周（以药品说明书为准）
患者教育	伴有≥1个危险因素的超重/肥胖成人及≥35岁无危险因素且体重正常者应进行糖尿病筛查 糖尿病治疗以生活方式调整为基础，包括营养治疗、运动治疗、体重管理等。患者应自我监测血糖，避免低血糖。定期评估糖尿病相关并发症，如眼底检查、肾功能检查等

【记忆口诀】 糖尿病药谨慎用，低血糖症要留心，生活干预是基础，定期筛查和测评。

第四节　骨质疏松症

考点1 骨质疏松症（OP）概述★

项目	详情
定义	一种以骨量降低和骨组织微结构破坏为特征，导致骨脆性增加而易于骨折的代谢性骨病
分类	原发性：包括绝经后骨质疏松症（Ⅰ型，女性绝经后5～10年内）、老年骨质疏松症（Ⅱ型，70岁以后发生）和特发性骨质疏松症（青少年型，病因未明） 继发性：由影响骨代谢的疾病（如性腺功能减退症、甲亢等）、药物或其他明确病因导致
患病率	我国65岁以上人群OP患病率为32%，其中女性为51.6%、男性为10.7%
危险因素	不可控因素：种族、增龄、女性绝经、脆性骨折家族史等 可控因素：不健康生活方式（体力活动少、阳光照射不足等）、影响骨代谢的疾病（糖尿病、甲状腺功能亢进症等）、影响骨代谢的药物（糖皮质激素、质子泵抑制剂等）

【记忆口诀】　骨质疏松分原发继，可控不可控因素记，增龄绝经风险升，不良生活药来侵。

考点2 骨质疏松症临床表现与诊断★

项目	详情
典型临床表现	骨痛和肌无力：轻者无症状，重者腰背或全身骨痛，负重时加重，严重时活动困难 骨折：常因轻微活动等发生，多发于脊柱、髋部和前臂等部位，脊柱压缩性骨折可致身材缩短，髋部骨折多在股骨颈部 并发症：驼背和胸廓畸形者常伴胸闷、气短等，易并发上呼吸道和肺部感染
诊断标准	基于骨密度的诊断：DXA骨密度是通用诊断依据。绝经后女性、50岁及以上男性，T值≤-2.5诊断为骨质疏松，T值≥-1.0为正常，-2.5＜T值＜-1.0为骨量减少；儿童、绝经前女性和50岁以下男性用Z值表示，Z值≤-2.0视为低骨量 基于脆性骨折的诊断：髋部或椎体脆性骨折临床上即可诊断骨质疏松症；肱骨近端、骨盆或前臂远端的脆性骨折，且骨密度显示骨量减少（-2.5＜T值＜-1.0），可确诊骨质疏松症

【记忆口诀】　骨质疏松症状明，骨痛骨折常发生，诊断依靠骨密度，脆性骨折也能定。

考点3 骨质疏松症药物治疗★★★★

药物类别	具体药物、用法用量	作用机制	注意事项
钙剂	中国居民中青年推荐每日钙摄入量为800mg（元素钙），50岁以上中老年、妊娠中晚期及哺乳期人群推荐每日摄入量为1000~1200mg。饮食中钙摄入不足时，可补充元素钙500~600mg/d。碳酸钙含钙量高，枸橼酸钙适用于胃酸缺乏和有肾结石风险的患者	补充钙元素，维持骨骼正常代谢	高钙血症和高钙尿症时避免使用；超大剂量补充可能增加肾结石和心血管疾病风险；应与其他药物联合使用
维生素D	成人推荐摄入量为400IU（10μg）/d，65岁及以上老年人推荐摄入量为600IU（15μg）/d；用于骨质疏松症防治时，剂量可为800~1200IU/d	增加肠钙吸收、促进骨骼矿化、保持肌力等	注意个体差异和安全性，定期监测血钙和尿钙浓度；有危险因素者监测血清25-OH-D和PTH指导补充量
双膦酸盐类	阿仑膦酸钠、唑来膦酸盐等	与骨骼羟磷灰石亲和力高，抑制破骨细胞功能，抑制骨吸收	主要不良反应：胃肠道不良反应、急性期反应（可出现一过性"流感样"症状，如发热、骨痛、肌痛等）、肾功能损伤、下颌骨坏死（罕见）、非典型股骨骨折等；口服双膦酸盐应注意用药方式，肌酐清除率＜35ml/min者禁用部分药物，低钙血症者禁用

续表

药物类别	具体药物、用法用量	作用机制	注意事项
RANKL单克隆抗体	地舒单抗	抑制RANKL与其受体RANK结合，降低骨吸收、增加骨密度、降低骨折风险	总体安全性良好，长期应用略增加颌骨坏死或非典型股骨骨折的发生风险；停用后需序贯其他药物
降钙素类	鳗鱼降钙素类似物、鲑鱼降钙素（鲑降钙素）类似物	抑制破骨细胞的生物活性、减少破骨细胞数量，缓解骨痛	总体安全性良好，长期使用注意肿瘤风险
绝经激素治疗	绝经激素治疗方案包括无子宫妇女单雌激素治疗、有子宫妇女雌/孕激素治疗以及替勃龙治疗	抑制骨转换，减少骨丢失	注意子宫内膜癌、乳腺癌、心血管疾病、血栓等发生风险
选择性雌激素受体调节剂类	雷洛昔芬	在骨骼发挥类雌激素作用，抑制骨吸收；在乳腺和子宫发挥拮抗雌激素作用	总体安全性良好，有静脉栓塞病史或有血栓倾向者以及肝肾功能不全者禁用；仅用于绝经后妇女
甲状旁腺素类似物	特立帕肽	间断使用小剂量能刺激成骨细胞活性，促进骨形成，增加骨密度，降低骨折风险	常见不良反应为恶心、肢体疼痛、头痛和眩晕
维生素K类	维生素K_2（四烯甲萘醌）	是γ-羧化酶的辅酶，在γ-羧基谷氨酸的形成过程中起重要作用，具有提高骨量的作用	与华法林合用可影响抗凝药效果，服用华法林的患者禁忌使用
中医中药治疗	骨碎补总黄酮、淫羊藿总黄酮及仙灵骨葆胶囊等	治病求本兼改善临床症状	在中医理论指导下使用

【记忆口诀】 骨松药物种类多，补充钙剂维D佐，双膦单抗降钙素，各类作用要记熟。

考点 4 维生素D的注意事项 ★★★★

内容	详情
维生素D作用	充足可增肠钙吸收、促骨骼矿化、保肌力、改善平衡、降跌倒风险；不足致继发性甲旁亢，加重骨质疏松
检测建议	日光暴露不足和老人等高危人群酌情测血清25-OH-D水平；老人血清25-OH-D达或高于75nmol/L（30μg/L）降跌倒骨折风险
临床应用注意	注意个体差异和安全性，定期监测血钙和尿钙浓度；有危险因素者监测血清25-OH-D和PTH指导补充量
维持骨健康水平	建议血清25-OH-D水平保持在50nmol/L（20μg/L）以上；骨质疏松患者治疗期间长期维持在30μg/L以上理想，超150μg/L可能引发高钙血症
缺乏或不足补充	先尝试每日口服维生素$D_3$1000～2000IU；肠道吸收不良或依从性差者考虑肌注制剂；2～3个月检测水平，未达标适当加量，肥胖者需大剂量

续表

内容	详情
补充剂选择	维生素D_3及其类似物等效提升25-OH-D水平；不推荐维生素D_2及其类似物，不建议单次超大剂量普通维生素D补充
治疗骨质疏松的制剂	1α-羟维生素D_3（α-骨化醇）、1, 25-双羟维生素D_3（骨化三醇）和艾地骨化醇；活性维生素D及其类似物适用于老人、肾功能减退等，可提高骨密度等

【记忆口诀】　维D作用多，不足骨疏松。摄入各不同，监测要分清。缺乏补维D，选对才可行，活性更适用，老人肾功病。

考点5 骨质疏松症的药物用法及注意事项★★★

药物	注意事项
阿仑膦酸钠	空腹用水送服，服药后保持直立、不进食≥30min；CrCl＜35ml/min、食管裂孔疝禁用；胃食管反流病为其相对禁忌；用药期间需要补充钙剂
利塞膦酸盐	空腹用水送服，服药后保持直立、不进食≥30min；CrCl＜30ml/min禁用
唑来膦酸盐	CrCl＜35ml/min不推荐使用
依替膦酸二钠	两餐间服用；肾功能受损者慎用
雷洛昔芬	常用于预防绝经后妇女的OP
替勃龙	有雌激素依赖性肿瘤者，阴道出血原因不明、血栓栓塞性疾病患者，孕妇和哺乳期妇女禁用
鲑降钙素	用药前补充钙剂和维生素D数日，鼻喷剂会增加鼻炎的风险
依降钙素	用药前补充钙剂和维生素D数日
特立帕肽	禁用于Paget病或有骨骼放疗史的患者
地舒单抗	同时需要给予钙剂和维生素D以治疗或预防低钙血症，已发生低钙血症者禁用；不应与双膦酸盐合并用药

【记忆口诀】　阿仑利塞空腹服，直立身休半时足；唑来肾差不推荐，依替两餐肾慎服。雷洛预防绝经妇，替勃几类禁用嘱。钙素先补维D钙，特立地舒记禁处。

考点6 骨质疏松症用药注意事项★★★★★

项目	具体内容
用药疗程	抗骨质疏松症药物疗程个体化、长期化，所有治疗至少坚持1年，治疗前后评估骨折风险并分层管理
联合用药	不建议相同作用机制药物联用；降钙素缓解疼痛可短期联用；阿仑膦酸钠等与特立帕肽仅极高骨折风险酌情联用
双膦酸盐类	食管炎为双膦酸盐类药物的主要不良反应，粪隐血阳性，有食管裂孔疝、消化性溃疡者不宜应用。口服双膦酸盐应于早晨空腹给药。为避免对食管和胃的刺激，建议用足量水送服，服药时保持上身直立的坐位或站位，服后30分钟内不宜进食和卧床，不宜饮牛奶、咖啡、茶、矿泉水、果汁和含钙饮料。如在治疗过程中发生咽痛、吞咽疼痛和胸痛，应及时治疗。为了避免消化道不良反应，也可静脉给药。注意肌酐清除率＜35ml/min者禁用阿仑膦酸钠、唑来膦酸等，使用过程中应监测血浆钙、磷浓度和血小板计数，低钙血症者禁用

续表

项目	具体内容
维生素D类	长期用不宜同时补大剂量钙剂，定期监测血钙、尿钙；大量连续用可中毒，推荐剂量800～1200IU
钙剂补充	清晨和睡前各1次，或"3次/日"于餐后1小时服用

【记忆口诀】 疗程个体且长期，同类联用不可取，双膦空腹直立服，维D钙剂慎使用，钙剂服用有讲究。

考点7 骨质疏松症患者教育★★

项目	具体内容
生活习惯	保持健康生活习惯，摄入富含钙、蛋白质、低盐膳食，适度运动，戒烟限酒，少饮咖啡、碳酸饮料；上臂暴露日光浴15～20分钟增加维生素D合成，但避免隔玻璃、涂防晒，北纬35°以北冬季光照不足
预防跌倒	预防跌倒和外伤降低骨折风险，锻炼是重要内容，缓慢开始，逐渐增加活动量，每天行走30分钟，每周2～3次抗阻运动
骨密度测量	美国NOF建议每2年1次；国际ISCD提倡首次随访测定在启动治疗或改变治疗后1年；我国指南推荐首次治疗或改变治疗后每年、效果稳定后每1～2年测量

【记忆口诀】 健康生活多注意，预防跌倒常锻炼，骨密测量记指南，不同建议要分辨。

第五节 高尿酸血症与痛风

考点1 高尿酸血症与痛风概述★

项目	详情
高尿酸血症定义	正常嘌呤饮食状况下，非同日2次空腹血尿酸水平＞420μmol/L
高尿酸血症危险因素	尿酸生成过多：高嘌呤饮食、饮酒、药物、溶血等 尿酸排出减少：遗传、肥胖、某些药物、肾功能不全、酸中毒等 混合性因素：尿酸生成过多和排出减少同时存在
痛风定义	部分高尿酸血症患者血尿酸水平升高，尿酸钠微小结晶析出沉积，引发急、慢性炎症和组织损伤，出现关节炎、尿路结石及肾脏疾病等多系统损害
痛风发作诱因	关节损伤、暴饮暴食、过度疲劳、受湿冷、药物、感染、创伤及手术等
痛风性肾病表现	尿酸结晶形成肾结石，出现肾绞痛或血尿；在肾间质沉积及阻塞肾集合管形成痛风性肾病，可出现蛋白尿、高血压等；严重时可致急性肾衰竭

【记忆口诀】 高尿血症看尿酸，生成排出因素率。痛风发作有诱因，肾脏受累病不轻。

考点2 高尿酸血症与痛风诊断及分期★

项目	详情
高尿酸血症（HUA）诊断标准	正常嘌呤饮食下，非同日2次空腹血尿酸（SUA）水平＞420μmol/L（成年人，不分男性、女性）
痛风临床表现和分期	无症状HUA期：血尿酸水平升高，但无疼痛、关节炎等临床表现 痛风性关节炎急性发作期：有药物、饮酒和饮食等诱因，中青年男性多见，起病急，多以单关节非对称性关节炎为主，第一跖趾关节最常见，数日后可自行缓解，但常反复发作 痛风性关节炎发作间歇期：急性期后可反复发作，多见于未经治疗或治疗不彻底者，可表现为多关节受累或仅有血尿酸水平增高，间歇期血尿酸水平不能降至300～360μmol/L（5～6mg/dl）时，痛风发作会越加频繁 慢性痛风性关节炎期：未经治疗或治疗不彻底者，反复发作痛风，可到多关节受累，形成痛风结石，造成关节畸形，关节滑囊液检查可见尿酸结晶，X线检查可见"穿凿样"透光缺损

【记忆口诀】 高尿血症诊断明，痛风分期要记清。间歇急性症状异，慢性结石关节畸。

考点3 高尿酸血症与痛风治疗★★★★★

项目	详情
一般治疗	生活方式改变：避免摄入高嘌呤食物，每日饮水2000～3000ml，戒烟限酒，加强锻炼，控制体重，增加碱性食物摄取 物理治疗：对有炎症的关节可行红外线理疗、透热疗法、矿泉浴、泥沙疗法、推拿按摩
药物治疗-降尿酸治疗	启动时机和目标：痛风性关节炎发作≥2次等情况应立即启动，目标为SUA＜360μmol/L，有痛风结石等情况达标值为SUA＜300μmol/L；痛风性关节炎发作1次等情况，SUA＞480μmol/L时启动；无痛风性关节炎病史且无危险因素者，SUA＞540μmol/L时启动，达标值为＜420μmol/L 抑制尿酸生成药物：别嘌醇：成人初始剂量50～100mg/d，根据血尿酸水平调整剂量，最大剂量600mg/d，肾功能不全患者起始剂量需调整，HLA-B*5801基因阳性者禁用，应用初期可与小剂量秋水仙碱联合。非布司他：初始剂量20～40mg/d，2～5周后血尿酸不达标者逐渐加量，最大剂量80mg/d，轻、中度肾功能不全患者无需调整剂量，重度肾功能不全患者慎用 促进尿酸排泄药物：苯溴马隆：初始剂量25～50mg/d，2～4周后调整剂量，早餐后服用，用于轻至中度肾功能不全或肾移植患者，服用时须碱化尿液，心、肾功能正常者维持尿量在2000ml以上 新型降尿酸药物——尿酸酶：包括拉布立海和普瑞凯希，用于特定情况的高尿酸血症和难治性痛风。选择性尿酸重吸收抑制剂：RDEA594用于单一足量使用黄嘌呤氧化酶抑制剂仍不能达标的痛风患者，与黄嘌呤氧化酶抑制剂联合使用，服药时加强水化，服药前评估肾功能 碱化尿液治疗：接受降尿酸药物，尤其是经促进尿酸排泄药物治疗的患者及尿酸性肾石症患者，推荐将尿液pH维持在6.2～6.9，可选择碳酸氢钠、枸橼酸盐 痛风急性发作期治疗——秋水仙碱：推荐在痛风发作12小时内尽早使用，起始负荷剂量为1.0mg，1小时后追加0.5mg，12小时后按"0.5mg，1～3次/日"服用，肾功能损害患者须酌情减量。非甾体抗炎药（NSAIDs）：若无禁忌者推荐早期足量使用速效制剂，活动性消化道溃疡/出血等患者禁用。糖皮质激素：用于严重急性痛风发作且经秋水仙碱、NSAIDs治疗无效或使用受限的患者以及肾功能不全患者，全身给药或关节腔内注射，避免使用长效制剂。 生物制剂：用于NSAIDs、秋水仙碱或糖皮质激素治疗无效的难治性痛风急性发作或使用上述药物有禁忌时，如白细胞介素-1受体拮抗剂 降尿酸治疗初期预防急性发作：痛风患者初始降尿酸治疗时应使用药物预防痛风急性发作，首选口服小剂量秋水仙碱，秋水仙碱无效时采用NSAIDs，秋水仙碱和NSAIDs疗效不佳或存在使用禁忌时改用小剂量泼尼松或泼尼松龙，预防治疗维持3～6个月

续表

项目	详情
药物治疗-其他治疗	**痛风石治疗**：痛风石患者血尿酸降至300μmol/L以下并维持6个月以上，痛风石可逐渐溶解、缩小，较大、压迫神经或破溃经久不愈者可考虑手术治疗，术后仍须接受规范化抗痛风综合治疗

【记忆口诀】 痛风治疗分阶段，降酸碱化加抗炎。发作初期防复发，痛风石大手术援。

考点4 抗痛风药物的分类与分期选用 ★★★

药物名称	作用机制	适应证
别嘌醇	抑制尿酸生成	间歇期、慢性痛风（尿尿酸≥1000mg/24h，泌尿系统结石史，排尿酸药无效时）
非布司他	抑制尿酸生成	间歇期、慢性期
苯溴马隆	促进尿酸排泄	间歇期、慢性痛风（肾功能正常或轻至中度受损，尿尿酸<600mg/24h，无肾结石）
丙磺舒	促进尿酸排泄	间歇期（无肾结石、尿尿酸低、肾功能正常）
秋水仙碱	抑制粒细胞浸润	急性期，终止急性发作；预防痛风急性发作
解热镇痛药	抗炎、镇痛	急性发作首选对乙酰氨基酚、吲哚美辛，次选布洛芬
糖皮质激素	抗炎	急性发作（次选）

【记忆口诀】 痛风用药要记清，抑制生成别非布，促排苯溴丙磺舒，秋水仙碱急防用，抗炎镇痛有两类，激素次选要谨慎。

考点5 高尿酸血症与痛风用药注意事项与患者教育 ★★★

项目	详情
用药注意事项	用药前及用药期间定期检查血尿酸及24小时尿尿酸水平、血常规及肝肾功能 别嘌醇应用初期可发生尿酸转移性痛风发作，用药前应筛查HLA-B*5801基因 非布司他应从小剂量开始用药，禁用于正在接受硫唑嘌呤、巯嘌呤治疗的患者，对有心血管疾病病史者需谨慎使用 秋水仙碱不宜长期应用，小剂量用法疗效相当且严重不良反应发生率减少 苯溴马隆治疗初期宜同时服用秋水仙碱或NSAIDs（非阿司匹林等水杨酸类药），注意大量饮水、碱化尿液，服药期间如痛风急性发作，建议将药量减半
患者教育	告知患者调整生活方式、坚持长期治疗，减少痛风反复发作 健康生活方式包括避免摄入高嘌呤食物、每日饮水2000～3000ml、戒烟限酒、加强锻炼、控制体重、增加碱性食物摄取 了解病因和诱因，减少痛风发作，预防相关慢性疾病，合并高血压患者注意血尿酸水平 别嘌醇服用后可出现眩晕，用药期间不宜驾驶车船等，且不宜过度限制蛋白质摄入 有些药物（噻嗪类利尿剂；免疫抑制剂如环孢素、巯嘌呤、吗替麦考酚酯、他克莫司、西罗莫司、巴利昔单抗等；抗菌药物如青霉素、洛美沙星、莫西沙星；抗结核药如吡嗪酰胺、乙胺丁醇；抗肿瘤药；非甾体抗炎药如阿司匹林等）可致血尿酸升高，应用时需定期监测尿酸，必要时处理 对高危人群（高龄、男性、肥胖等）进行筛查，及早发现

【记忆口诀】 用药检查要定期，各药禁忌心中记。生活方式需改善，高危筛查别忘记。

第十三章　免疫系统常见疾病

第一节　类风湿关节炎

考点1 类风湿关节炎（RA）概述 ★

项目	详情
定义	一种以侵袭性、对称性多关节炎为主要临床表现的慢性、系统性自身免疫性疾病
发病机制	尚未完全明确，与环境、遗传、免疫紊乱等多种因素相关，滑膜细胞和炎性细胞浸润，释放多种细胞因子，导致滑膜增生和软骨、骨组织破坏
好发人群	女性多见，发病高峰年龄在30～50岁

【记忆口诀】　类风关病免疫乱，侵蚀对称关节炎，环境遗传共影响，三十五十女多见。

考点2 类风湿关节炎临床表现 ★

项目	详情
关节表现	晨僵：晨起后关节及其周围僵硬感，持续≥1小时意义较大，常为病情活动的指标之一 疼痛与压痛：最常见症状，多呈对称性、持续性，时轻时重，疼痛关节往往伴有压痛，以近端指间关节、掌指关节、腕关节最常见 关节肿胀：多因关节腔积液、滑膜增生和软组织水肿所致，常见部位与疼痛部位一致 关节畸形：多见于较晚期患者，如天鹅颈样、纽扣花样畸形，导致关节功能严重受损 特殊关节表现：颈椎可出现颈部疼痛、活动受限；肩、髋关节活动受限、疼痛；颞下颌关节出现疼痛、张口受限等
关节外表现	类风湿结节：最常见关节外表现，多位于关节隆突部及受压部位皮下，如肘关节鹰嘴突附近、枕骨、跟腱等，大小不一，质硬，无压痛，提示病情活动 类风湿血管炎：可累及全身各系统，如皮肤出现紫癜、溃疡等，眼部表现为巩膜炎、角膜炎等，神经系统受累可出现感觉异常、运动障碍等 肺脏受累：可出现肺间质病变、胸膜炎、肺结节等，肺间质病变最常见，表现为活动后气短、干咳等 心脏受累：可出现心包炎、心肌炎等，心包炎最常见，但多数患者无明显症状 血液系统受累：常见贫血，多为正细胞正色素性贫血，病情活动时血小板可增高 干燥综合征：部分患者可出现口干、眼干等症状，实验室检查可发现抗SSA抗体、抗SSB抗体阳性

【记忆口诀】　类风关症关节起，晨僵肿痛畸形积。关节之外结节现，多系受累各有迹。

考点 3 类风湿关节炎治疗 ★★★★★

药物类别	具体药物	适用人群、不良反应及注意事项
非甾体抗炎药（NSAIDs）	各类NSAIDs（如阿司匹林、布洛芬、塞来昔布等）	常见的不良反应包括胃肠道、肾脏、肝脏、血液系统以及可能增加心血管不良事件风险，少数患者发生过敏反应（皮疹、哮喘）以及耳鸣、听力下降、无菌性脑膜炎等。选择性COX-2抑制剂（如昔布类）与非选择性的传统NSAIDs相比，能明显减少严重胃肠道不良反应的发生。药物剂量应个体化；避免同时选用≥2种NSAIDs；老年人宜选用半衰期短的NSAIDs；对有消化性溃疡病史的老年人，宜服用选择性COX-2抑制剂。NSAIDs虽能减轻RA的症状，但不能改变病程和预防关节破坏，故必须与DMARDs联合应用
改善病情的抗风湿药（DMARDs）		RA一经确诊，应尽早使用DMARDs治疗。该类药物较NSAIDs发挥作用慢，明显改善症状需要1~6个月，故又称慢作用药。虽不具备即刻止痛和抗炎作用，但有改善和延缓病情进展的疗效。推荐首选甲氨蝶呤（MTX）治疗，并将它作为联合治疗的基本药物。也可选用柳氮磺吡啶或羟氯喹；存在MTX禁忌时，考虑单用来氟米特或柳氮磺吡啶。视病情可单用也可采用两种DMARDs联合治疗。单一传统合成DMARDs治疗未达标时，建议：①应用生物制剂。②联合另一种或两种传统合成DMARDs进行治疗，可选用的联合方案有：MTX+柳氮磺吡啶；MTX+羟氯喹（或氯喹）；MTX+来氟米特；MTX+雷公藤。③一种DMARDs联合一种生物制剂进行治疗
	甲氨蝶呤（MTX）	常见的不良反应有恶心、口炎、腹泻、脱发、皮疹，少数出现骨髓抑制、听力损害和肺间质病变，也可引起流产、致畸胎和影响生育力。口服是首选，多采用每周1次给药。常用剂量为7.5~25mg/w，服药期间应适当补充叶酸，定期监测血常规和肝功能
	柳氮磺吡啶（SSZ）	恶心、呕吐、厌食等胃肠道反应，皮疹、氨基转移酶增高、可逆性精子减少，偶见白细胞、血小板减少，磺胺类过敏者禁用。定期监测血常规和肝功能
	来氟米特（LEF）	腹泻、瘙痒、高血压、肝酶升高、皮疹、脱发、白细胞计数下降，致畸作用。定期监测肝功能和白细胞计数，孕妇禁服，与MTX合用有协同作用，定期监测血常规和肝功能
	抗疟药（氯喹、羟氯喹）	头晕、头痛、胃肠道反应、皮疹，长期用可致视网膜病变甚至失明。服药半年左右查眼底，用药前后查心电图，心脏病患者禁用
	硫唑嘌呤（AZA）	脱发、皮疹、骨髓抑制、胃肠道反应、肝损害、致畸、致癌。定期监测血常规和肝功能
	环孢素（Cs）	高血压、肝肾毒性、神经系统损害、继发性感染、肿瘤、胃肠道反应、齿龈增生、多毛。监测血常规、血肌酐和血压
	环磷酰胺（CYC）	骨髓抑制、胃肠道反应、出血性膀胱炎、脱发、致畸等。监测血常规、肝肾功能等

药物类别	具体药物	适用人群、不良反应及注意事项
生物制剂	肿瘤坏死因子（TNF-α）拮抗剂（依那西普、英夫利西单抗、阿达木单抗）	注射部位或输液反应，增加感染和肿瘤风险，偶有狼疮样症状、脱髓鞘病变 用药前筛查结核病，排除活动性感染和肿瘤
	白介素-6（IL-6）拮抗剂（托珠单抗、沙利鲁单抗）	用于中至重度RA，对TNF-α拮抗剂反应欠佳的患者 感染、胃肠道症状、皮疹、头痛
	白介素-1（IL-1）拮抗剂（阿那白滞素）	阿那白滞素是目前唯一被批准用于治疗RA的IL-1拮抗剂 注射部位反应，增加感染发生率
	抗CD20单抗（利妥昔单抗）	利妥昔单抗主要用于TNF-α拮抗剂疗效欠佳的活动性RA 输液反应、高血压、皮疹、瘙痒、发热等，增加感染发生率
	细胞毒性T淋巴细胞相关抗原4-免疫球蛋白（阿巴西普）	阿巴西普用于治疗病情较重或TNF-α拮抗剂反应欠佳的患者 头痛、恶心，增加感染和肿瘤发生率
	JAK通路抑制剂（托法替布）	托法替布可用于MTX疗效不足或对其无法耐受的中至重度活动性RA成年患者，也可与MTX或其他非生物类的DMARDs联合使用 血细胞减少、感染风险增加 不与生物类DMARDs或强效免疫抑制剂联用，血细胞减少者调整剂量或停药，严重感染者控制感染后使用
糖皮质激素		糖皮质激素能迅速减轻关节疼痛、肿胀，在关节炎急性发作或伴有心、肺、眼和神经系统等器官受累的重症患者，可给予短效激素，其剂量依据病情严重程度而调整 小剂量糖皮质激素（每日泼尼松10mg或等效的其他激素）可缓解多数患者的症状，并作为DMARDs起效前的"桥梁"作用，或NSAIDs疗效不满意时的短期干预措施，必须纠正单用激素治疗RA的倾向，使用激素时应同时服用DMARDs 激素治疗RA的原则是尽可能小剂量、短期使用，不推荐单用或长期大量使用糖皮质激素；并在治疗过程中须注意补充钙剂和维生素D以防止骨质疏松，还应监测血压及血糖变化。关节腔注射激素有利于减轻关节炎症状，改善关节功能，但1年内不宜超过3～4次；过多的关节腔穿刺除会并发感染外，还可发生类固醇晶体性关节炎
	泼尼松等	骨质疏松、血压与血糖异常、类固醇晶体性关节炎等
植物药制剂	雷公藤多苷	性腺抑制、胃肠道反应、骨髓抑制、肝酶升高、血肌酐清除率下降等多种不良反应
	青藤碱	皮肤瘙痒、皮疹等过敏反应，白细胞减少（少见不良反应）
	白芍总苷	便次增多、轻度腹痛、纳差

【记忆口诀】　类风治疗目标明，NSAIDs缓疼痛。DMARDs控进展，激素救急慎使用。

考点 4 类风湿关节炎特殊人群用药★★★★

特殊人群	用药推荐
中至高疾病活动度合并皮下结节	首选甲氨蝶呤；正在使用甲氨蝶呤的进展性结节患者换非甲氨蝶呤的DMARDs

续表

特殊人群	用药推荐
中至高疾病活动度合并肺部疾病（偶发、轻度、定期气道或实质性肺疾病）	推荐甲氨蝶呤
合并心力衰竭（NYHA心功能Ⅲ~Ⅳ级及化学合成DMARDs无效）	推荐生物制剂（除外肿瘤坏死因子拮抗剂）或靶向合成DMARDs
中至高疾病活动度合并淋巴增殖性疾病	推荐利妥昔单抗
合并乙型肝炎（HBcAb阳性，即使HBsAg阴性）	开始利妥昔单抗治疗需预防性抗病毒治疗并密切监测乙肝活动
合并非酒精性脂肪性肝病（初始、中至高疾病活动度、肝功能正常、无进展性肝纤维化）	推荐甲氨蝶呤，而非其他DMARDs
合并持续性低免疫球蛋白血症但不伴感染（使用利妥昔单抗且已达标治疗）	推荐继续使用利妥昔单抗，而非转换其他DMARDs
既往12个月内发生严重感染（中至高疾病活动度）	可加用/转换DMARDs，而非开始/增加糖皮质激素治疗
传统合成DMARDs单药治疗后仍有中至高疾病活动度	可加用其他DMARDs，而非接受生物制剂治疗

【记忆口诀】 特殊人群药不同，结节甲氨蝶呤攻，肺心肝等各有招，记住规则应考妙。

考点5 类风湿关节炎治疗注意事项与患者教育★★

项目	详情
治疗注意事项	遵循早期、联合、个体化、新药使用的治疗原则。定期监测血常规、肝肾功能、炎症指标等，评估药物疗效及不良反应，及时调整治疗方案。使用生物制剂前，需严格筛查结核、乙肝、肿瘤等疾病，用药期间密切观察，预防感染等并发症。NSAIDs与抗血小板药物联用时，注意增加胃肠道出血风险。多种DMARDs联用时，注意药物相互作用及叠加的不良反应
患者教育	保持良好生活方式，适当锻炼，如散步、游泳等，避免过度劳累，注意关节保暖，防止关节损伤。了解疾病知识，树立治疗信心，坚持规范治疗，切勿自行停药或换药。定期复诊，监测血常规、肝肾功能根据病情调整治疗方案。若出现药物不良反应，如皮疹、发热、黑便等，及时就医

【记忆口诀】 类风治疗讲原则，定期监测不能缺。生活注意护关节，规范治疗遵医嘱。

第二节 系统性红斑狼疮

考点1 系统性红斑狼疮(SLE)药物治疗★★★★

分类	详情
SLE不同疾病严重程度的治疗	**轻度SLE：** 予羟氯喹或非甾体抗炎药控制病情，当无法控制病情时可考虑使用小剂量糖皮质激素治疗 **中度SLE：** 予中等剂量糖皮质激素 [0.5~1mg/（kg·d）] 泼尼松或等效剂量的其他糖皮质激素进行治疗。若中等剂量糖皮质激素难以快速控制病情时，在适当增加剂量的基础上，可联合使用免疫抑制剂作为激素助减剂

分类	详情
SLE不同疾病严重程度的治疗	**重度SLE**：予标准剂量糖皮质激素［1mg/（kg·d）］泼尼松或等效剂量的其他糖皮质激素联合免疫抑制剂进行治疗，通常分为诱导缓解和维持治疗。对威胁生命的狼疮危象，推荐使用糖皮质激素冲击联合免疫抑制剂进行治疗，激素冲击治疗为静脉滴注甲泼尼龙500~1000mg/d，连续使用3日为一个疗程，冲击治疗后改口服泼尼松0.5~1mg/（kg·d）或等效剂量的其他糖皮质激素。免疫抑制剂常选用环磷酰胺。对难治/复发性重症SLE，可考虑利妥昔单抗治疗。大剂量人静脉用免疫球蛋白（IVIG）可用于重症血小板减少性紫癜的急性期，IVIG一方面对SLE本身具有免疫治疗作用；另一方面具有非特异性的抗感染作用，可对大剂量甲泼尼龙和环磷酰胺的联合冲击治疗所致的免疫抑制起到一定的保护作用
糖皮质激素	在诱导缓解期，根据病情活动性采用泼尼松0.5~1mg/kg每日口服，病情改善后2~6周内缓慢减量。如果病情允许，以小于10mg/d的剂量长期维持。当存在狼疮危象时可用甲泼尼龙冲击治疗，即500~1000mg，静脉滴注，每日1次，连用3~5天为一个疗程。如果病情需要，可1~2周后重复使用。冲击治疗后，必须联合使用大剂量糖皮质激素和免疫抑制剂，否则激素减量后，病情极易反复
免疫抑制剂	**环磷酰胺**：主要作用于静止期细胞周期特异性烷化剂，通过影响DNA合成发挥细胞毒性。不良反应有骨髓抑制、诱发感染、胃肠道反应、脱发、肝损害、性腺抑制、出血性膀胱炎；远期致畸、致癌性 **霉酚酸酯**：抑制嘌呤从头合成途径，从而抑制淋巴细胞活化。不良反应有感染、骨髓抑制、胃肠道反应、致畸 **环孢素**：特异性抑制T淋巴细胞IL-2的产生，选择性细胞免疫抑制。不良反应有胃肠道反应、肾功能损伤、高血压、高血糖、多毛、齿龈增生、高尿酸血症、肝功能异常、震颤 **甲氨蝶呤**：二氢叶酸还原酶拮抗剂，通过抑制核酸的合成发挥细胞毒性作用。不良反应有胃肠道反应、口腔黏膜糜烂、肝功能损害、骨髓抑制、偶见肺间质病变 **他克莫司**：剂量可根据血药浓度调整。不良反应有高血压、胃肠道反应、高尿酸血症、肝功能损伤、高血钾、震颤 **硫唑嘌呤**：通过抑制DNA合成发挥细胞毒性作用。不良反应有骨髓抑制、胃肠道反应、肝功能损伤、脱发 **羟氯喹**：不良反应有视网膜和角膜病变、皮肤色素变化、胃肠道反应、头晕、肌病、心脏传导阻滞
生物制剂	对经过羟氯喹（单药或联合激素）治疗仍有疾病活动或复发的患者或不能将激素减至维持剂量（例如泼尼松≤5mg/d）的患者，推荐联合生物制剂 生物制剂可以与激素、抗疟药和免疫抑制剂联合使用。狼疮性肾炎患者诱导期生物制剂可以联合激素、吗替麦考酚酯或环磷酰胺，维持期生物制剂可联合低剂量激素加霉酚酸酯或硫唑嘌呤，其中贝利尤单抗证据较多 **贝利尤单抗**：可用于疾病活动且伴肾脏、血液系统、皮肤黏膜、骨骼-肌肉受累、抗双链DNA抗体阳性、低补体血症、泼尼松≥7.5mg/d，或因残留疾病活动而致激素无法减量和（或）复发等特征的SLE患者；可用于活动性增殖性狼疮肾炎的患者 **泰它西普**：联合用于在传统治疗基础上仍具有高疾病活动、自身抗体阳性的SLE成人患者 **利妥昔单抗**：可用于难治性或重症SLE（如狼疮肾炎、血液系统受累）患者

【记忆口诀】 SLE疗分轻中重，激素免疫搭配用。生物制剂有选择，各药副反要记清。

考点 2 系统性红斑狼疮用药注意事项与患者教育 ★★★★

分类	详情
特殊人群用药	SLE患者妊娠时发生母体和胎儿不良事件的概率高于普通人群，主要危险因素包括：SLE病情活动/复发，尤其是活动性狼疮性肾炎、狼疮性肾炎病史、抗磷脂抗体阳性或合并抗磷脂综合征。但是SLE并非妊娠的绝对禁忌证，当患者病情稳定至少6个月，激素使用量为泼尼松15mg/d（或等效剂量的其他激素）以下，无重要脏器损害，停用可能致畸的药物至足够安全的时间后可考虑妊娠 SLE患者妊娠后，需要产科和风湿免疫科双方共同随访 对于习惯性流产病史和抗磷脂抗体阳性的孕妇，主张口服低剂量阿司匹林（50~100mg/d）抗栓和（或）低分子量肝素抗凝，防治流产或死胎的发生 小剂量激素通过胎盘时被灭活（但是地塞米松和倍他米松是例外）。孕晚期应用对胎儿影响小，妊娠时及产后可按病情需要给予激素治疗
用药注意事项	开始应用激素、免疫抑制剂或生物制剂治疗前需充分评估患者的状况，避免用于严重活动性感染或免疫力明显受损的患者中，对有慢性感染或反复感染史的患者应充分权衡后谨慎使用 在免疫抑制剂和生物制剂治疗的同时应避免接种活疫苗，灭活疫苗、重组疫苗等其他类型的疫苗可根据患者需求接种 确诊新冠病毒感染的患者无论病情何种严重程度，均应停用或暂缓使用生物制剂，可在症状缓解后7~14天后重启治疗，利妥昔单抗需要酌情延迟下一个周期的治疗时间 启用生物制剂后，可根据临床经验和患者病情制定激素和免疫抑制剂的减量策略 对合并结核分枝杆菌感染的患者，应首先施行抗结核治疗，在治疗足够时间后再开始生物制剂治疗。使用生物制剂期间及停药后2个月内，应定期复查结核分枝杆菌感染干扰素释放试验和肺部CT，一旦发现结核分枝杆菌再激活或新发感染的证据，酌情停用生物制剂并开始抗结核治疗 对肿瘤患者，生物制剂应避免在怀疑或确诊有恶性肿瘤的患者中使用；如在使用生物制剂期间诊断恶性肿瘤，应酌情停用。既往有恶性肿瘤病史或癌前病变的患者使用生物制剂时，应充分权衡利弊并密切监测，基于现有数据，利妥昔单抗可以考虑使用 基于现有证据，贝利尤单抗在肝损伤和轻、中度肾损伤患者中使用时可能无需调整剂量，在重度肾损伤患者中应慎用
患者教育	SLE需要长期治疗，避免疾病复发 SLE患者需要定期到专科门诊就诊，以便评估病情并调整治疗方案 定期监测药物不良反应，比如定期监测血常规、肝肾功能等指标 生活中注意预防骨质疏松，同时防范慢性感染或机会性感染等情况的发生

【记忆口诀】 狼疮妊娠必审，用药禁忌心中存。定期随诊监反应，防松防感保健康。

第十四章　泌尿系统常见疾病

第一节　良性前列腺增生症

考点1 良性前列腺增生症药物治疗 ★★★★★

药物	详情
α₁受体拮抗剂	作用机制：抑制前列腺和膀胱颈部平滑肌 α₁ 受体，减轻张力和梗阻 适用人群：轻至中度良性前列腺增生症/下尿路症状（BPH/LUTS）患者初始治疗 常用药物：选择性（多沙唑嗪、阿夫唑嗪、特拉唑嗪）、高选择性（坦索罗辛） 疗效：降低国际前列腺症状评分（IPSS）35%~40%，数小时到数天改善症状，不影响前列腺体积和前列腺特异性抗原（PSA），可维持4年以上疗效 不良反应：体位性低血压（伴高血压老年患者易出现）、眩晕、头痛、乏力、困倦、逆向射精，坦索罗辛血管不良事件与安慰剂无差异
5α还原酶抑制剂	作用机制：抑制Ⅱ型5α还原酶，降低双氢睾酮水平，缩小前列腺体积、提高尿流率 适用人群：伴前列腺体积增大的BPH患者，减少急性尿潴留风险 常用药物：非那雄胺、度他雄胺、爱普列特 疗效：6~12个月前列腺体积缩小15%~25%，PSA降低约50%，3~6个月症状缓解，长期用减少手术需求 不良反应：性欲降低、勃起功能减退、射精障碍，第一年服药后的不良反应发生率与安慰剂无显著差异，对前列腺癌发病影响有争议 注意事项：用药前评估前列腺癌，用药期间注意PSA假阴性，测PSA基线水平
抗胆碱药物（M受体拮抗剂）	作用机制：作用于M₂、M₃受体，缓解逼尿肌过度兴奋，降低膀胱敏感性 适用人群：伴膀胱过度活动症的BPH患者，改善尿急等症状 常用药物：非选择性（奥昔布宁、托特罗定）、选择性（索利那新） 注意事项：有增加残余尿风险，残余尿量＜150ml急性尿潴留罕见此不良反应，＞150ml则不建议用；其他见口干、便秘等不良反应
β₃受体激动剂	作用机制：刺激膀胱 β₃ 受体，舒张逼尿肌，增加储尿容量和排尿间隔，不影响膀胱排空，减少急性尿潴留 适用人群：以膀胱储尿期症状为主的中、重度LUTS患者 常用药物：米拉贝隆 不良反应：高血压、头痛、鼻咽炎等 注意事项：禁用于未控制的严重高血压患者，服药期间监测血压
磷酸二酯酶-5（PDE-5）抑制剂	适用人群：无论是否伴勃起功能障碍的BPH患者，他达拉非5mg/d口服都可以作为治疗选择 疗效：改善IPSS和国际勃起功能评分（IIEF-5），不能改善尿流率
植物制剂	药物：锯叶棕、普适泰
联合用药方案	α₁受体拮抗剂+5α还原酶抑制剂：仅建议作为明显前列腺肥大患者的治疗选择。联合治疗，对于BPH/LUTS症状及最大尿流率的改善优于单药治疗，对于降低急性尿潴留及需要手术治疗的风险优于 α₁受体拮抗剂。考虑到5α还原酶抑制剂显效时间较长，因此只有预期寿命超过12个月的患者应用联合治疗方可显示其疗效

药物	详情
联合用药方案	**α₁受体拮抗剂+M受体拮抗剂**：同时拮抗下尿路 α₁肾上腺素能受体与胆碱能受体，从而达到协同作用。主要用于临床表现为伴发膀胱过度活动症的BPH患者，在缓解尿频、减少夜尿方面优于单药治疗。但有明显残余尿的BPH/LUTS患者应慎用M受体拮抗剂，需要咨询泌尿外科医生 **α₁受体拮抗剂+β₃受体激动剂**：适用于接受 α₁受体拮抗剂治疗后，储尿期症状持续存在的BPH患者。与 α₁受体拮抗剂单药治疗相比，联合米拉贝隆治疗可更好地改善尿频及尿急症状

【记忆口诀】 BPH用药种类全，α₁速缓症，5α缩腺体，M抗对多动，β₃增储尿，PDE-5改两评，植物制剂有两种，联合用药疗效明。

考点 2 常用治疗良性前列腺增生症的药物 ★★★★

药物类别	具体药物	主要不良反应
α肾上腺素受体拮抗剂	多沙唑嗪、阿夫唑嗪、特拉唑嗪、坦索罗辛	体位性低血压（坦索罗辛少见）、头晕、头痛、心悸、晕厥、逆向射精
5α还原酶抑制剂	非那雄胺、度他雄胺、爱普列特	性功能减退、射精障碍、瘙痒、皮疹、乳腺增大
M受体拮抗剂	奥昔布宁、托特罗定、索利那新	口干、尿潴留、便秘，严重胃肠动力障碍、重症肌无力、闭角型青光眼、正在使用强CYP3A4抑制剂的重度肾功能不全和（或）肝功能障碍患者禁用
β₃受体激动剂	米拉贝隆	尿路感染和心动过速

【记忆口诀】 α阻睡前服，低压头晕心中怵；5α减性功，皮疹乳大不能忽。M拮口干秘，禁忌情况要记熟；β₃激速尿感，心跳过速也来凑。

考点 3 良性前列腺增生症治疗注意事项与患者教育 ★★★

项目	详情
用药前注意事项	前列腺癌和前列腺增生症症状多有相同且可合并存在，使用抗BPH/LUTS药物前需先排除前列腺癌
药物特点及注意	**α₁受体拮抗剂**：利于快速控制下尿路症状；与降压药合用时，监测血压，预防直立性低血压，可睡前用药、体位改变缓慢，出现不良反应先躺下→稍坐→再站立，连续用药阶段多数不再发生 **5α还原酶抑制剂**：需长时间使用控制前列腺体积；可降低血清PSA水平，使用超6个月的患者，所测PSA值乘以2后与未用药患者正常参考值上限比较，警惕前列腺癌
轻度BPH患者行为建议	**行为治疗**：戒烟忌酒，禁食辛辣、凉冷食物，避免劳累、感染；防止性生活过度或性交中断；尽早治愈慢性前列腺炎、尿道炎、膀胱炎 **生活习惯**：保证营养充足，适量饮水，劳逸结合，避免久坐和过度疲劳，不憋尿；注意下半身保暖，避免受寒、受湿；常进行力所能及的户外活动与锻炼

【记忆口诀】 BPH是中老年病，用药先排癌，α₁快控症，防低压，5α久控体，PSA乘2，轻患者，行为和生活，双管齐下好。

第二节　慢性肾脏病

考点 1 慢性肾脏病定义、病因及危险因素 ★

项目	详情
定义	各种原因引起慢性肾脏结构和功能障碍（肾脏损伤病史＞3个月），包括GFR正常或不正常的病理损伤、血液或尿液成分异常、影像学检查异常，或不明原因GFR下降（GFR＜60ml/min）超过3个月
主要病因	糖尿病肾病、高血压肾小动脉硬化、原发性或继发性慢性肾小球肾炎、肾小管间质病变、肾血管病变、遗传性肾病等
危险因素	控制不佳的高血压或高血糖、蛋白尿（包括微量白蛋白尿）、吸烟、贫血、高脂血症、营养不良、老年等

【记忆口诀】　慢肾损伤超三月，多种病因共发难，不良因素来捣乱，血压血糖蛋白尿。

考点 2 慢性肾脏病肾功能评估方法 ★

评估方法	详情
菊粉清除率	外源性标志物"金标准"，可从肾小球自由过滤，不被肾脏分泌、重吸收及代谢，但需静脉给药，检测费用高、有创、操作繁琐，一般仅用于科研
肌酐清除率（CCr或CrCl）	肌酐为肌酸代谢产物，其清除率可替代菊粉清除率表示GFR，是临床评价患者肾功能最常用方法
肾功能评估公式	常用公式包括Cockcroft-Gault公式、MDRD公式、CKD-EPI公式、Schwartz公式等

【记忆口诀】　菊粉科研金标准，肌酐临床最常用，评估公式有多种，牢记各自优缺点。

考点 3 慢性肾脏病诊断与分期 ★★★

项目	详情
诊断标准（2012年KDIGO制定）	肾结构和功能异常（如GFR下降、尿白蛋白异常等）持续至少3个月，至少满足1项指标（具体指标包括GFR、AER、ACR等）
分期（2012年KDIGO修订）	根据GFR分为5期：G1期 ≥90ml/（min·1.73m²），肾功能正常或增高；G2期60~89ml/（min·1.73m²），肾功能轻度下降；G3a期45~59ml/（min·1.73m²），肾功能轻至中度下降；G3b期30~44ml/（min·1.73m²），肾功能中至重度下降；G4期15~29ml/（min·1.73m²），肾功能重度下降；G5期＜15ml/（min·1.73m²），肾功能衰竭
白蛋白分级（KDIGO推荐）	根据白蛋白尿水平分成3级

【记忆口诀】　CKD诊看三月，结构功能异常现。GFR来分五期，白蛋白尿也分级。

考点4 慢性肾脏病临床表现 ★

临床表现	具体症状
代谢性酸中毒	肾小管分泌氢离子障碍或对 HCO_3^- 重吸收能力下降，或肾脏排泄障碍致酸性代谢产物蓄积，表现为食欲不振、呕吐、虚弱无力等
电解质紊乱和肾性骨病	水钠潴留导致水肿、高血压、低钠血症；肾脏排钾能力下降及代谢性酸中毒致高钾血症；肾脏 1α-羟化酶分泌不足致活性维生素D缺乏，诱发继发性甲状旁腺功能亢进症，表现为高磷、低钙血症，骨质疏松、异位钙沉积。部分患者有皮肤瘙痒症
糖、脂肪、蛋白质代谢异常	胰岛素在肾脏灭活，肾功能减退时有效胰岛素水平增高，机体胰岛素敏感性增高，糖尿病患者易出现低血糖；蛋白质、氨基酸合成下降，分解代谢增加及负氮平衡，表现为蛋白质营养不良；继发高脂血症，表现为轻至中度的高三酰甘油血症或高胆固醇血症等
胃肠道症状	肾脏代谢产物排泄障碍，毒素蓄积，酸性代谢产物从胃肠道排泄增加，出现食欲不振、恶心、呕吐、口腔有尿味；常合并血小板功能障碍，消化道出血发生率增加
心血管系统	肾小球硬化刺激球旁细胞分泌大量肾素，激活RAAS，导致血管收缩、血压急剧增高；肾脏对水和电解质排泄能力减弱致水钠潴留，引发容量性高血压；肾性高血压难控制，可继发冠心病、左心室肥厚、心力衰竭等
肾性贫血	促红细胞生成素分泌不足引起轻至中度贫血，合并缺铁、营养不良、出血等因素时贫血加重；体内毒素蓄积致血小板功能降低，G4~5期患者有出血倾向
神经-肌肉系统症状	早期有疲劳、失眠、注意力不集中等，随疾病进展出现性格改变、抑郁、记忆力减退、判断力降低；周围神经病变常见，表现为肢体麻木、烧灼感或感觉异常，神经-肌肉兴奋性增加出现肌肉震颤或不宁腿综合征等
呼吸系统症状	部分患者出现气短或气促，与体液过多、心功能不全导致肺水肿、胸腔积液有关，或因贫血导致活动后气短，严重贫血者静息或端坐呼吸；代谢性酸中毒时呼吸加快，重症患者出现Kussmaul呼吸

【记忆口诀】 代谢酸中没力气，电解骨病常相依。代谢紊乱多系统，胃肠心血也受累。贫血神经呼吸难，CKD症要牢记。

考点5 慢性肾脏病治疗—预防疾病进展 ★★★★

管控措施	具体内容
生活方式调整	体育锻炼：每周至少5次，每次30分钟。保持健康体重：维持BMI 18.5~24.0kg/m²。戒烟。规律作息，避免疲劳；防止呼吸道感染；放松心情，避免情绪紧张
营养治疗	CKDG 3~5期非透析患者采用优质低蛋白饮食，热量摄入30~35kcal/（kg·d），蛋白质摄入量0.8g/（kg·d） 透析患者蛋白质摄入推荐量为1.0~1.2g/（kg·d），优质蛋白质不少于50%，可补充复方 α 酮酸制剂0.075~0.12g/（kg·d）
控制蛋白尿	糖尿病CKD患者尿蛋白控制目标ACR<30mg/g，非糖尿病CKD患者尿蛋白控制目标ACR<300mg/g 用药：RAAS抑制剂（ACEI、ARB、MRA），因其扩张入球小动脉>出球小动脉，降低肾小球囊内压力，减少蛋白尿。糖皮质激素及免疫抑制剂用于免疫反应异常介导的肾小球疾病

续表

管控措施	具体内容
控制高血压	非透析CKD患者血压控制在＜130/80mmHg，能耐受时收缩压可控制在120mmHg以下 老年CKD患者血压控制在＜140/80mmHg ACEI/ARB为无糖尿病但有蛋白尿以及糖尿病合并CKD G1～4期患者的一线降压疗法
控制血糖	血糖控制目标：未透析CKD合并糖尿病患者，健康良好、无低血糖病史者糖化血红蛋白＜6.5%；有严重低血糖事件史等情况者糖化血红蛋白＜8.0% 降糖药物治疗：根据eGFR水平选择药物，SGLT-2i、GLP-1受体激动剂有肾脏保护作用。对于2型糖尿病合并CKD，当eGFR≥45ml/（min·1.73m²）时，推荐二甲双胍联合SGLT-2i作为一线降糖方案。当血糖未能达标或不宜使用SGLT-2i时，建议加用GLP-1受体激动剂；而当eGFR＜30ml/（min·1.73m²）时，二甲双胍和SGLT-2i均不建议使用
控制血脂异常	血脂控制目标：有ASCVD病史或eGFR＜60ml/（min·1.73m²）等超（极）高危患者的LDL-C水平应＜1.8mmol/L，其他患者LDL-C水平应＜2.6mmol/L 调脂药物治疗：50岁以上的CKD未透析（G1～5期）患者、成年肾移植和开始透析时已经使用这类药物的患者，均需要使用他汀类或他汀类和依折麦布联合降脂治疗；18～49岁、未透析且未肾移植患者，他汀类适用于有以下一项或一项以上因素的极高危患者：冠心病（心梗或冠脉重建术）、糖尿病、缺血性脑卒中、10年间发生ASCVD风险大于10%
控制高尿酸血症	控制目标：尿酸盐肾病患者血尿酸控制目标为＜360μmol/L；有痛风发作的患者血尿酸控制目标为＜300μmol/L（但不应＜180μmol/L）。CKD继发高尿酸血症患者血尿酸＞480μmol/L时应干预 治疗：低嘌呤饮食，多饮水，碱化尿液，避免用升尿酸药物。根据患者高尿酸血症分型及eGFR水平选择药物、调整用量：别嘌醇在G3期应减量，在G5期禁用；非布司他在轻、中度肾功能不全时无需调整剂量；当eGFR＜20ml/（min·1.73m²）时应避免使用苯溴马隆

【记忆口诀】 生活方式要健康，营养蛋白控适当。蛋白血压血糖脂，尿酸控制各有方。

考点6 慢性肾脏病治疗—并发症管理 ★★★★★

并发症	管理措施
贫血	评估：G1、G2期有症状时评估，G3a、G3b期至少3个月评估1次，G4、G5期至少2个月评估1次 治疗时机：Hb＜100g/L开始治疗 治疗目标：Hb≥115g/L（但不推荐＞130g/L） 药物治疗：人促红素皮下或静脉给药，不推荐将ESAs用于活动性恶性肿瘤或近期有恶性肿瘤病史者。低氧诱导因子脯氨酰羟化酶抑制剂（HIF-PHI）是新型口服药，治疗肾性贫血，根据体重设定起始剂量
心血管疾病	针对潜在心脏疾病采取与非CKD患者相同筛查和处理措施；有动脉粥样硬化风险患者给予抗血小板药物治疗 CKD伴HFrEF患者，能用ARB/ACEI者，建议用ARNI替代以进一步控制心力衰竭症状；须避免ARNI与ACEI联用

续表

并发症	管理措施
慢性肾脏病-矿物质与骨代谢异常（CKD-MBD）	饮食与磷结合剂：限制磷摄入在 800~1000mg/d，若血磷仍高，合理用含钙的磷结合剂（如碳酸钙），同时维持血钙正常。碳酸钙餐中服用。高钙血症时用不含钙的磷结合剂（如碳酸镧、司维拉姆），避免用氢氧化铝（以防铝中毒） 全段甲状腺旁腺激素（iPTH）控制：目标水平不明，建议控制在正常值上限2~5倍内。严重或进行性继发性甲状旁腺功能亢进症患者，非透析者不常规用活性维生素 D 及其类似物、拟钙剂，透析者增加磷清除 活性维生素 D 及其类似物：骨化三醇、阿法骨化醇和帕立骨化醇。其区别在于阿法骨化醇为维生素 D 类似物，需经肝脏 25-羟化酶活化生成 1，25-$(OH)_2D_3$，即骨化三醇；帕立骨化醇为人工合成的选择性维生素 D 受体激动剂，无需经肝、肾活化。此类药物有引起高钙血症的风险，iPTH 低于目标值低限需停药 拟钙剂：以西那卡塞为例，抑制 PTH 分泌，但可致低钙血症，校正血钙值低至 1.87mmol/L 时需停药
酸中毒	血 HCO_3^- 浓度 < 22mmol/L 时，口服碳酸氢钠等碱制剂，使 HCO_3^- 浓度维持正常；中至重度患者必要时静脉输注碱制剂
高钾血症	低钾饮食，调整 RAAS 抑制剂用量，口服降钾药物，根据肾功能和尿量酌情用排钾利尿剂 血钾急性升高时用胰岛素和葡萄糖治疗，合并酸中毒时静脉滴注碳酸氢钠，药物不能控制时启动紧急透析治疗
透析治疗	G5 期患者尽早开始维持性透析治疗，可选择肾移植、血液透析和腹膜透析 开始透析指征：容量负荷所致严重高血压和心力衰竭、严重高钾血症和代谢性酸中毒、尿毒症脑病等

【记忆口诀】　贫血评估按分期，心血筛查照常规。骨病控磷又补钙，酸中碱剂钾调控，G5 透析早进行。

考点 7　口服降钾药物及其特性 ★★★★

药物特性	聚苯乙烯磺酸钠	聚苯乙烯磺酸钙	环硅酸锆钠	帕替罗默（Patiromer）
作用部位	结肠	结肠	全消化道	结肠
选择性	非选择性，也结合钙和镁	选择性，也结合镁	高选择性结合钾	选择性，也结合镁
钠含量	1500mg/15g	0	400mg/5g	0
起效时间	2~6小时	不确定	1小时	7小时
不良反应	胃肠道不良反应，水肿，低钾血症	便秘，胃肠道不良反应（肠道穿孔、肠梗阻）、低钾血症	水肿，低钾血症	胃肠蠕动减少、低镁血症、低钾血症

【记忆口诀】　降钾药物有几种，作用部位各不同。选择钠量起效异，用法用量和反应，考生记清莫混淆。

考点 8 慢性肾脏病用药注意事项与患者教育 ★★

项目	详情
饮食与生活	低盐、优质低蛋白饮食，避免高脂食物摄入 控制高嘌呤饮食，预防高尿酸血症 注意个人和饮食卫生，适当运动，注意休息
降压治疗注意事项	首次使用降压药评估患者情况，个体化制定策略 降压幅度不可过快，初始血压＞180/100mmHg时按高血压急症原则降压 老年患者慎用 α 受体拮抗剂等易致体位性低血压药物，使用利尿剂关注电解质紊乱
用药指导	指导患者合理安排服药时间，提高用药依从性

【记忆口诀】　饮食低盐优质蛋，降压谨慎防风险。服药时间安排好，CKD 患记心间。

第十五章　肿　瘤

第一节　肿瘤的临床基础

考点1 肿瘤病因及危险因素★★

类别	具体内容
感染因素	病毒感染与超15%肿瘤有关，典型标志是持续性感染。乙肝、丙肝致肝癌，EBV致鼻咽癌、Burkitt及霍奇金淋巴瘤，HPV致宫颈癌，KSHV致卡波西肉瘤，HTLV-Ⅰ参与T细胞淋巴瘤/白血病病程，HIV与卡波西肉瘤、B细胞淋巴瘤等有关
理化因素	吸烟致多种癌，"二手烟"致肺癌；饮酒致口腔癌等，量多风险高；超重/肥胖、过量红肉/腌肉增肺风险。特定化学物、化疗药可致肿瘤，辐射可诱发多种肿瘤
遗传因素	正常细胞靠癌基因和抑癌基因平衡。多数肿瘤不直接遗传，少数罕见肿瘤可直接遗传。常见肿瘤如鼻咽癌、食管癌、胃癌、结直肠癌和乳腺癌表现出遗传倾向，有家族聚集现象，亲属患癌风险高
其他因素	免疫缺陷者患癌概率高，器官移植受者和AIDS患者淋巴瘤风险高。激素异常在多种肿瘤病因中很重要，如乳腺癌相关激素因素。年龄、性别等也影响肿瘤的发生与发展

【记忆口诀】　感染病毒致肿瘤，理化烟酒辐射毒。遗传倾向有聚集，免疫激素加其他，肿瘤病因要记熟。

考点2 肿瘤筛查、诊断与分期★★

类别	具体内容
筛查	定义：对高危人群用简单常规检查区分可疑患者和非患者，发现早期无症状患者，降低发病率和死亡率 意义与展望：我国有早期发现、早期诊断、早期治疗的"三早"决策，可发现早期患者和高危人群，但面临筛查目的、对象界定等挑战 部分筛查方式：筛查需满足能够早发现疾病、治疗有效改善结局、获益超风险的标准，避免过度筛查，部分筛查有争议
诊断-临床表现	不同肿瘤早期无特异性，如胃癌早期难与良性病变区分，确诊多已晚期。同一肿瘤不同阶段表现不同，如肺癌有原发症、胸内蔓延、远处转移、副肿瘤综合征表现。一般分局部（肿块、疼痛等）和全身（发热、消瘦等）表现
诊断-影像学诊断	影像学技术是肿瘤诊疗重要工具，常用有X线、CT、MRI、SPECT、PET-CT、超声等。不能单纯依赖一种技术，应综合选择，如X线造影需结合CT或MRI弥补不足
诊断-肿瘤标志物	肿瘤细胞或人体受刺激释放的物质，可了解肿瘤情况、监测疗效，大致分酶类、激素类、糖蛋白类等。单一标志物不能确诊，多数为辅助标记。重要特异性标志物有：甲胎蛋白（AFP），可用于肝癌诊断和鉴别诊断；癌胚抗原（CEA），主要用于结直肠癌诊断；前列腺特异性抗原（PSA），用于男性前列腺癌的诊断

续表

类别	具体内容
诊断-病理学诊断	肿瘤治疗前多需明确病理学诊断，是"金标准"，可判断肿瘤、区分良恶性、确定组织学分型。包括细胞（收集体液等检查）和组织（穿刺等制成切片）病理学诊断；绝大多数需进一步完善免疫组织化学（IHC）检查，以明确分型或提示治疗决策及预后，如恶性淋巴瘤、乳腺癌等
分期及释义	肿瘤分期是精准诊断、治疗和预后判断的前提。国际分期方法多，TNM分期系统最通用，已更新至第9版，分临床和病理分期——T表示原发肿瘤，N表示区域淋巴结，M表示远处转移，再分Ⅰ~Ⅳ期

【记忆口诀】　肿瘤筛查早发现，诊断症状分局部。影像标志病理全，分期TNM最常见，肿瘤知识心中记。

第二节　肿瘤的治疗与预防

考点1 肿瘤药物治疗 ★★★★

类别	具体内容
化疗原则	肿瘤对化疗敏感 所选药物在单药治疗时有确切疗效且在联用时不互相拮抗 兼顾不同药物的细胞周期与细胞增殖动力学基础 规避主要不良反应、作用机制等存在重叠的药物 联合化疗方案常以所含药物英文缩写的大写首字母表示，如用于非霍奇金淋巴瘤的CHOP方案，方案所含药物分别为环磷酰胺（CTX）、阿霉素（ADM）、长春新碱（VCR）、泼尼松(PDN)。联合化疗方案除要明确所用具体药物外，还需确定每种药物剂量、给药方法、用药时间和每周期天数
常见化疗方式	根治性化疗：血液、淋巴和生殖系统肿瘤对化疗高度敏感，部分经药物治疗可治愈。因此，方案中的药物尽量用至人体能耐受的最大剂量，尽可能缩短间隔时间，从而发挥对肿瘤的最大杀伤力 辅助化疗：辅助化疗实质上是根治性治疗的一部分。许多肿瘤在术前已存在超出手术范围外的微小转移灶，经有效的局部治疗（手术或放疗）降低肿瘤负荷后，为防止复发、转移，再对微小转移灶进行化疗，以提高治愈可能性。实践证明，乳腺癌、结直肠癌等实体肿瘤采取术后辅助化疗具有重要价值 新辅助化疗：新辅助化疗是指局部治疗（手术或放疗）前采取的化疗，其目的主要在于使肿瘤体积缩小、改善血流，利于随后局部治疗的施行。实施新辅助化疗还可观察肿瘤对化疗的反应，为施行后续的药物治疗提供重要参考。尽管研究表明新辅助化疗提高了如头颈部肿瘤等手术切除机会，但可能也增加了一旦化疗失败导致患者失去手术时机的风险 姑息性化疗：部分处于局部晚期或存在转移的肿瘤，如乳腺癌、非小细胞肺癌、胰腺癌等，化疗无法根治，只能达到减轻症状、改善生活质量或延长生存时间的目的，此时的化疗称为姑息性化疗 研究性化疗：研究性化疗是指为探索高效、低毒的新药或新型化疗方案而开展的临床试验。研究性化疗须有明确的目的、完善的试验计划、详细的观察和评价方法，且严格遵循医学伦理学原则

类别	具体内容
临床应用注意事项	**给药剂量**：给药剂量与疗效存在一定量效关系，随剂量增加还可能在一定程度上克服肿瘤细胞耐药性，但也需权衡增加剂量导致不良反应风险增高的情况。绝大多数化疗药物剂量常根据体表面积确定。目前，由于没有仪器可精确测定体表面积，因此根据身高、体重、性别估算而得。一般来说，体表面积大者需要的药物剂量较大 **给药途径**：化疗药物常以静脉、口服或局部给药（腔内、鞘内或动脉内）途径。若肿瘤体积较大，有些区域血供不足，通过血流达到这些部位的药物浓度也较低，可将药物直接注射进入肿瘤所在部位解决这一问题。将氟尿嘧啶等这种需通过肝脏解毒的药物经肝动脉注射到肝和肝肿瘤所在部位，绝大部分药物在肝脏得以代谢与清除，局部药物浓度提高，则进入体循环的药物较少。同样，将顺铂直接腹腔注射或羟基喜树碱膀胱灌注可使肿瘤所在局部药物浓度达到相当高的水平，而全身药物浓度很低 **给药方法**：联合化疗方案中的药物若为细胞周期非特异性（如顺铂），因其药物峰浓度是决定疗效的关键因素，故常采取短时间内一次性静脉注射给予一个周期内的全部剂量。而细胞周期特异性药物，因其达到一定剂量后疗效不再提高，延长作用时间可使更大比例的肿瘤细胞进入细胞周期中对药物敏感的时相，从而提高疗效，因此这些药物常以缓慢静脉滴注、肌注或口服来延长药物作用时间 **给药间隔与顺序**：化疗药物在杀灭肿瘤细胞的同时也会影响正常细胞，产生如骨髓抑制、恶心、呕吐等在内的不良反应，且需要一定时间恢复。因此，恢复之前不宜给予同种药物或主要不良反应存在重叠的其他药物。如甲氨蝶呤静脉滴注6小时后再给予氟尿嘧啶 此外，出于对细胞周期和药代动力学方面的考虑，联合化疗方案中的药物有特定的给药顺序，如紫杉醇联合顺铂用于非小细胞肺癌时，若先用顺铂再用紫杉醇，则可导致紫杉醇清除率降低，造成更严重的骨髓抑制。因此，应先用紫杉醇，再用顺铂
靶向药物治疗	**靶向药物分类** 按靶标可将肿瘤靶向药物分为分子靶向、血管靶向、免疫靶向和细胞靶向。目前研究和临床应用最广的是小分子药物和单克隆抗体。按靶点分类是目前最常用的靶向药物分类方式 **临床应用注意事项** 靶点检测：靶向药物的疗效与肿瘤细胞是否产生对应的靶点变异密切相关，因此，靶点检测是多数靶向药物治疗的起点。基因/靶点检测结果的准确性与临床治疗关系重大，须遵循相应规范与指南 知情同意：相比传统化疗药物，靶向药物在某些情况下存在显著优势，患者及家属往往抱有过高期待。但靶向药物也存在治疗失败的风险，可能会发生特殊或后果严重的不良反应，如吉非替尼可导致间质性肺炎、贝伐珠单抗加重出血从而延迟伤口愈合等。因此，应正确看待靶向药物的临床价值并准确把握靶向药物适应证，不宜随意拓宽适应证 治疗费用：靶向药物研发投入大、成本高，因此，价格比较昂贵，部分药物不在医疗保险涵盖范围之内，并且这类药物治疗周期长，患者家庭和社会面临较大的经济压力与负担 **靶向药物联合治疗** 尽管目前化疗仍具有不可替代的价值，但靶向药物联合方案，如联合化疗、联合靶向、联合免疫检查点抑制剂、联合放疗、联合激素治疗、联合抗体耦联药物(ADC)等已在临床应用广泛，且是靶向治疗重要的研究领域
免疫治疗策略与发展	肿瘤免疫治疗分为主动特异性免疫治疗（如肿瘤疫苗、免疫基因治疗）和过继性免疫治疗 过继性免疫治疗主要指以免疫抗原或免疫检查点通路作为靶点的抗体治疗和细胞过继性免疫治疗，其对无法响应免疫应答的肿瘤治疗更具现实意义。包括：免疫检查点抑制剂如帕博利珠单抗、纳武利尤单抗或伊匹木单抗，靶向肿瘤细胞抗体如利妥昔单抗、曲妥珠单抗，抗体耦联药物如恩美曲妥珠单抗，细胞过继性免疫治疗如嵌合抗原受体修饰的T细胞(CAR-T)，免疫调节剂如干扰素、白细胞介素-2等 然而，免疫应答是动态变化的，因此一旦肿瘤细胞逃脱免疫监视与清除，既往从免疫治疗获益的患者仍可出现疾病进展。此外，安全性与经济性仍是这类药物面临的重要挑战和社会关注的热点问题

【记忆口诀】 肿瘤药疗历史长，化疗百年才登场。靶向精准新方向，免疫激活添力量。联合化疗有规章，敏感单效不拮抗。周期重叠需避让，剂量途径细考量。给药方法看周相，非特速注特延长。间隔顺序莫乱闯，不良重叠要预防。靶向四类心中装，分子血管免疫胞。靶点检测头一桩，知情费用不能忘。医保谈判政策强，联合治疗领域广。免疫两类细端详，主动过继各有长。过继手段多样强，抗体细胞调节剂。应答动态有风险，安全经济待破难。

考点 2 抗肿瘤药物不良反应及处理 ★★★★★

不良反应类型	具体表现	涉及药物	处理措施
皮肤不良反应	主要包括脱发、瘙痒、皮疹、皮肤干燥、色素变化和手足综合征等。多柔比星（阿霉素）、环磷酰胺、依托泊苷等大多数化疗药物均可导致脱发。氟尿嘧啶可致患者沿静脉出现迂回线状色素沉着和皮肤迅速晒黑而无灼痛或红斑。痤疮样皮疹是EGFR抑制剂如吉非替尼、厄洛替尼突出的皮肤不良反应	多柔比星、环磷酰胺、依托泊苷、氟尿嘧啶、吉非替尼、厄洛替尼、卡培他滨等	轻度皮疹只需观察或局部用糖皮质激素软膏；中至重度皮疹局部处理，必要时加用全身性抗菌药物和糖皮质激素，视情况暂停或永久停止治疗；手足综合征根据严重程度和发生次数暂停或减量用药 手足综合征的预防措施：穿戴宽松的鞋袜和手套，避免反复揉搓手脚，避免长时间阳光直射
血液学毒性	骨髓抑制，先表现为粒细胞计数降低，血小板计数降低出现时间较晚，红细胞计数通常下降不明显	紫杉醇、环磷酰胺、卡铂、吉西他滨等骨髓抑制程度较重；培美曲塞、长春新碱、顺铂等骨髓抑制程度较轻	轻度白细胞和粒细胞计数降低可自行恢复；白细胞计数 $<2.0\times10^9/L$ 或粒细胞计数 $<1.0\times10^9/L$，给予人粒细胞刺激因子（G-CSF）或人粒细胞巨噬细胞刺激因子（GM-CSF）治疗（化疗结束48小时后应用）；白细胞计数 $<1.0\times10^9/L$，特别是粒细胞计数 $<0.5\times10^9/L$ 持续5天以上，感染风险显著升高 轻度血小板计数降低无需处理，血小板计数 $<50.0\times10^9/L$ 可皮下注射白细胞介素-11（IL-11）或促血小板生成素（TPO）；血小板减少性出血危象时，输注血小板及止血治疗；血红蛋白降低患者皮下注射促红细胞生成素（EPO）并补充铁剂
胃肠道不良反应	食欲减退、恶心、呕吐、腹泻及便秘等，恶心、呕吐最常见。化疗导致的呕吐（CINV）分为急性呕吐、迟发性呕吐、预期性呕吐、暴发性呕吐及难治性呕吐	高致吐性（>90%）：顺铂、环磷酰胺、多柔比星、表柔比星等；中致吐性（30%~90%）：卡铂、奥沙利铂、伊立替康等；低致吐性（10%~30%）：紫杉醇、多西他赛、培美曲塞、吉西他滨等；极低致吐性（<10%）：博来霉素、利妥昔单抗、曲妥珠单抗、贝伐珠单抗等 5-氟尿嘧啶、伊立替康、吉非替尼可引起腹泻	根据CINV分类及相关指南意见，选用多巴胺受体拮抗剂（如甲氧氯普胺）、5-HT$_3$受体拮抗剂（如昂丹司琼、托烷司琼和帕洛诺司琼等）、皮质类固醇（如地塞米松）、抗胆碱药和抗组胺药（如苯海拉明）及NK-1受体拮抗剂（如阿瑞匹坦）等止吐。需特别强调乳腺癌患者禁用甲氧氯普胺止吐 伊立替康致腹泻者出现大便性状改变甚至水样便时须尽早口服洛哌丁胺胶囊4mg，随后每2小时服用2mg，直至末次水样便停止后12小时；但每日总剂量不超过16mg

续表

不良反应类型	具体表现	涉及药物	处理措施
心脏毒性	以左心室功能障碍和心力衰竭为主，蒽环类可致急性心脏毒性（窦性心动过速、心律失常、传导阻滞等）和迟发性心脏毒性（充血性心力衰竭、心肌细胞肿胀和变性等）；曲妥珠单抗致无症状性的左室射血分数（LVEF）降低、心动过速、心悸、呼吸困难、胸痛和充血性心力衰竭	蒽环类、紫杉醇、氟尿嘧啶、大剂量环磷酰胺、曲妥珠单抗等	蒽环类：选择维生素、辅酶Q、谷胱甘肽或右雷佐生预防或治疗；曲妥珠单抗：β受体拮抗剂、血管紧张素转换酶抑制剂（ACEI）可起到一定预防效果
肺毒性	肺纤维化、肺水肿、间质性肺炎等，严重者可致死	博来霉素、吉非替尼、厄洛替尼、帕博利珠单抗、纳武利尤单抗等	定期行胸部X线或肺功能检查，早诊早治；一旦出现，停药、吸氧并尽早给予糖皮质激素
肝毒性	肝细胞损伤、变性、坏死甚至胆汁淤积等，分为急、慢性，急性表现为一过性氨基转移酶升高或血清胆红素升高（黄疸），慢性如肝纤维化、脂肪性病变、肉芽肿形成、嗜酸性粒细胞浸润等	环磷酰胺、卡莫司汀、阿糖胞苷、依托泊苷、利妥昔单抗等	治疗前全面了解患者肝病史，评估肝功能；治疗期间严密监测肝功能指标；发生肝毒性，立即停用可疑药物，根据机制与特征，结合病情选用如还原型谷胱甘肽、多烯磷脂酰胆碱或熊去氧胆酸等保肝药物治疗；利妥昔单抗：用药前进行乙肝病毒筛查，活动性乙肝患者禁用
肾毒性	肾小管功能障碍、肾内梗阻、急性和慢性肾衰竭、溶血性尿毒症综合征等，早期症状为蛋白尿和管型尿，继而可发生氮质血症、肾功能减退，严重时可出现急性肾衰竭和尿毒症等，环磷酰胺和异环磷酰胺可引起出血性膀胱炎	环磷酰胺、异环磷酰胺、顺铂、贝伐珠单抗、伊马替尼等	环磷酰胺和异环磷酰胺：同步给予美司钠解救；顺铂：充分的水化和碱化尿液预防肾毒性
神经毒性	中枢神经系统毒性、外周神经系统毒性和感受器毒性，紫杉醇表现为肢端麻木及感觉异常；长春新碱表现为肢端麻木、感觉异常、自主神经损伤症状（便秘、腹痛甚至肠梗阻）；奥沙利铂表现为肢端麻木、面部、咽喉部感觉异常，遇冷刺激时加重，可导致喉部痉挛，甚至呼吸困难	紫杉醇、长春新碱、奥沙利铂等	奥沙利铂用药期间嘱患者避免冷饮、冷食，避免暴露于低温或接触冰冷物体

【记忆口诀】 皮肤反应多样防，血液毒性看指标。胃肠反应分致吐，心脏肺肝肾毒早。神经毒性避冷物，不良反应处理好。

考点 3 肿瘤预防 ★

预防级别	措施
一级预防	烟草控制：控烟受多种因素影响 合理膳食：遵循膳食指南，注意营养均衡 加强体育运动：降低激素浓度，控制体重预防肿瘤 控制感染：接种疫苗预防相关肿瘤 减少职业与环境暴露：鉴别并控制风险因素，加强防护 化学预防：用化学药物或微量营养素预防肿瘤
二级预防	临床前期"三早"工作，具体方法有普查、筛检等，加强宣传和建立监测系统
三级预防	对已患病人群：规范化诊治和康复指导，加强患者自我管理

【记忆口诀】　一级预防多方面，控烟膳食运动先，控制感染减暴露，化学预防也关键；二级预防抓"三早"，普查筛检不能少；三级诊治加康复，自我管理质量高。